全国高等学校医学成人学历教育（专科起点升本科）教材

供临床、预防、口腔、护理、检验、影像等专业用

医用物理学

主　编　童家明

副主编　阮　萍　袁小燕

编　者（以姓氏笔画为序）

王　岚（哈尔滨医科大学）　陈艳霞（大连医科大学）

仲伟纲（泰山医学院）　侯淑莲（华北煤炭医学院）

刘东华（新乡医学院）　袁小燕（长治医学院）

阮　萍（桂林医学院）　彭友霖（赣南医学院）

苏永春（南方医科大学）　曾　兵（青岛大学）

陈月明（安徽医科大学）　童家明（青岛大学）

人　民　卫　生　出　版　社

图书在版编目（CIP）数据

医用物理学/童家明主编.—北京:人民卫生出版社，2007.8

ISBN 978-7-117-08927-2

Ⅰ.医…　Ⅱ.童…　Ⅲ.医用物理学-成人教育:高等教育-升学参考资料　Ⅳ.R312

中国版本图书馆CIP数据核字(2007)第101379号

医用物理学

主　　编：童家明
出版发行：人民卫生出版社(中继线 010-67616688)
地　　址：北京市丰台区方庄芳群园 3 区 3 号楼
邮　　编：100078
网　　址：http://www.pmph.com
E - mail：pmph @ pmph.com
购书热线：010-67605754　010-65264830
印　　刷：潮河印业有限公司
经　　销：新华书店
开　　本：787×1092　1/16　**印张**：24.25
字　　数：552 千字
版　　次：2007 年 8 月第 1 版　2007 年 8 月第 1 版第 1 次印刷
标准书号：ISBN 978-7-117-08927-2/R·8928
定　　价：36.00 元

全国高等学校医学成人学历教育（专科起点升本科）教材第2轮修订说明

2002年以来，我国医学成人学历教育的政策和实践发生了重要变化。为了适应我国医学成人学历教育的现状和趋势，卫生部教材办公室，全国高等医药教材建设研究会决定启动全国高等学校医学成人学历教育教材的第2轮修订。2005年7月，卫生部教材办公室在北京召开论证会议，就我国医学成人学历教育的现状、趋势、特点、目标及修订的专业、课程设置、修订原则及要求等重要问题进行充分讨论并形成了共识。2006年8月底，卫生部教材办公室在沈阳召开全国高等学校医学成人学历教育卫生部规划教材修订工作主编人会议，正式启动教材修订工作。会议明确了教材修订的2个目标和4个要求，即新版教材应努力体现医学成人教育的特点（非零起点性、学历需求性、职业需求性、模式多样性）；应努力实现医学成人学历教育的目标（复习、巩固、提高、突破）；要求教材编写引入“知识模块”的概念并进行模块化编写；要求创新教材编写方法，强化教材功能；要求教材编写注意与普通高等教育教材的区别与联系；注意增强教材的教学适应性和认同性。另外，本次教材修订，还特别注意理论和实践的联系，强调基础联系临床、临床回归基础。在具体写作形式上，本次修订提倡插入“理论与实践”、“问题与思考”、“相关链接”等文本框，从形式上保证了教材修订目标和要求的实现，也是对教材创新的探索。

本次共修订医学成人学历教育**专科起点升本科**教材32种，32种教材已被卫生部教材办公室、全国高等医药教材建设研究会评选为卫生部“十一五”规划教材。

全国高等学校医学成人（继续）教育教材评审委员会

全国高等学校医学成人学历教育（专科起点升本科）教材第2轮修订说明

2002年以来，我国医学成人学历教育的[illegible]

[illegible]

全国高等学校医学成人（学历）教育教材评审委员会

顾 问 [illegible]

主任委员 [illegible]

副主任委员 [illegible]

委员（按姓氏笔画为序）

[illegible]

秘 书 [illegible]

全国高等学校医学成人学历教育临床医学专业（专科起点升本科）教材目录

1. 医用物理学	主编	童家明	副主编	阮　萍 袁小燕
2. 医用化学	主编	张锦楠	副主编	石秀梅 袁亚莉 赵福岐
3. 医学生物学	主编	范礼斌	副主编	刘　佳
4. 医学遗传学（第 2 版）	主编	傅松滨	副主编	王培林
5. 预防医学（第 2 版）	主编	黄子杰	副主编	肖　荣 贺　佳 让蔚清
6. 医学文献检索	主编	赵玉虹	副主编	李健康 张　晗
7. 全科医学概论（第 2 版）	主编	崔树起	副主编	卢祖洵 陈　新
8. 卫生法学概论（第 2 版）	主编	樊立华	副主编	王　瑾
9. 医学计算机应用	主编	周　猛	副主编	黄龙岗
10. 皮肤性病学（第 2 版）	主编	吴先林		
11. 急诊医学（第 2 版）	主编	王佩燕	副主编	黄子通 刘世明
12. 循证医学	主编	杨克虎		
13. 临床基本操作技术	主编	杨　岚 马跃美		
14. 常用护理技术	主编	杨　辉	副主编	邵山红
15. 人体解剖学（第 2 版）	主编	席焕久	副主编	曾志成
16. 生理学（第 2 版）	主编	吴博威	副主编	闫剑群
17. 病理学（第 2 版）	主编	唐建武		
18. 生物化学（第 2 版）	主编	查锡良	副主编	林德馨 周晓霞
19. 病原生物学（第 2 版）	主编	景　涛 吴移谋	副主编	张风民 赵富玺
20. 医学免疫学（第 2 版）	主编	沈关心	副主编	潘新瑜 董　群

21. 临床药理学	**主编**	姚明辉	**副主编**	张　力 陶　亮 张明升
22. 组织学与胚胎学	**主编**	金连弘 王燕蓉	**副主编**	陈晓蓉 潘安娜
23. 病理生理学	**主编**	张立克	**副主编**	王　莞 汪思应
24. 诊断学(第2版)	**主编**	李定国	**副主编**	李　萍 陈明伟
25. 医学影像学(第2版)	**主编**	白人驹 郑可国	**副主编**	申宝忠 冯晓源
26. 内科学(第2版)	**主编**	马爱群 余保平	**副主编**	甘　华 李　岩
27. 外科学(第2版)	**主编**	戴显伟 赵浩亮	**副主编**	王新军 延鹏翔
28. 妇产科学(第2版)	**主编**	谢　幸	**副主编**	孔北华 张为远
29. 儿科学(第2版)	**主编**	常立文	**副主编**	邹丽萍 李廷玉
30. 神经病学(第2版)	**主编**	肖　波	**副主编**	孙圣刚 何宏远
31. 医学心理学与精神病学(第2版)	**主编**	姚树桥	**副主编**	许　毅
32. 传染病学	**主编**	李　刚	**副主编**	黄　春 蒋就喜

注:1~14种课程为专科、专科起点升本科临床医学专业、护理专业、药学专业、预防医学专业、口腔医学专业、检验专业共用教材或者选学教材。15~32为专科起点升本科临床医学专业主干课程。

前 言

本书以全国高等学校医学成人学历教育培养目标、卫生部教材办公室提出的成人学历教育教材要“能够体现我国医学成人学历教育的特点、能够确保成人学历教育目标的实现”编写目标为依据，由全国10省11所院校中长期从事成人医用物理学教学的骨干教师结合多年的教学实践体会共同编写。

本书的编写指导思想是在坚持“三基”(基本理论、基本知识、基本技能)、“五性”(思想性、科学性、先进性、启发性、适用性）的基础上，力求贴近医学成人学历教学的实际。本书有以下几个特点：

1. 避免烦琐的数学推导，所用的数学知识以初等数学为主。便于自学，力求采用通俗易懂的文字，突出物理思想的阐述。

2. 物理学基本内容的深度与广度接近普通高等医学教育的本科物理教材，起点接近普通高等医学教育的专科物理教材，方便教师根据学生实际水平组合教学内容，使教材具有普适性。

3. 根据“实用”、“够用”、“会用”的原则，重点介绍与医学关系密切的物理学内容。根据成人学历教育学生医学专业理论与技能“非零起点”的特点，比较深入地介绍与讨论了物理学基础理论知识在医学临床中的相关应用，并以渗透的方式分散在各章节中。

4. 各章在适当处，以文字框的形式，设置了“问题与思考”、“相关链接”，期望能起到启发思考、开阔视野的作用。

全书16章，基本覆盖了医学专业所需要的物理学基本理论知识及其在医学中的主要应用。每章配有一定数量的例题、思考题与习题。同时编写了配套教材《医用物理学学习指导与习题集》，供师生使用。

本书适合全国高等学校医学成人学历教育临床医学专业（专科起点升本科、专科）学生使用，也可作为医学成人学历教育其他相关专业师生的参考书。

本书的编写得到了青岛大学、哈尔滨医科大学有关领导及各位编者所在院校领导的关心支持，在此表示衷心感谢。

编写医学成人学历教育的物理课程教材是新的尝试，尽管在编写过程中所有编者投入了极大的热情和努力，但限于我们的学识水平和能力，书中的错误与疏漏在所难免，诚恳希望使用本书的教师和学生批评指正。

编　者

2007 年 5 月

目 录

绪 论

物理学是研究物质的基本结构、相互作用和运动形态基本规律的一门科学。研究的目的在于揭示物质各层次的内部结构和认识物质运动的普遍规律，它是其他科学和生产技术发展的先导与基础。

医学是一门以人的生命运动形式为研究对象的科学。现代医学研究已经从形态的定性研究进入到功能的定量研究、从细胞水平进入到分子水平，即医学研究已经逐步进入了对生命现象的本质性研究阶段。虽然生命现象是一种复杂、高级的物质运动形态，但就其本质，它还是遵守物质运动的基本规律，从这个角度上讲，生命现象的本质性研究离不开物理学。例如血液的生成是一个复杂的生物化学问题，但是血液在体内的运动却遵从物理学中流体力学的一些基本规律。如果血液或血管发生某些异常，则会导致血液运动背离这些基本规律，从而使我们能够鉴别某些疾病。掌握一定的流体力学知识，有助于正确、深刻地理解血液循环过程中发生的某些生理现象。又如，人体的肌肉、心脏、大脑的活动都伴有生物电的产生，掌握一定的电学知识，无疑将有助于正确读释代表这些生理过程的肌电图、心电图、脑电图。人体的各种组织器官是由不同的分子、原子所组成，这些分子、原子的运动必然反映出有关组织器官的组织及生理特征，要认识这些分子、原子的运动规律，则需要掌握一定的物理学理论知识。眼睛是心灵之窗，为什么眼睛能够看清远近不同的物体？为什么有些人要戴不同的眼镜？如果不戴眼镜，为什么有的人只能看清近物？而有的人则只能看清远物？这些道理属于几何光学研究的范畴。了解射线与物质相互作用的规律，则有助于理解利用射线进行诊断、治疗及射线防护的原理。由此可见，在人体生理过程中存在着大量的物理现象，要正确深刻地认识这些生理过程，并且能科学地鉴别和纠正某些非正常的生理过程，诊断和治疗某些疾病，一定的物理学理论知识是我们认识、研究生命现象的必要理论基础。

对生命现象本质的研究，需要研究生物分子本身的结构、构象、能量状态及其变化，以及这些状态和变化与功能之间的关系。这些研究应用了过去已经发展起来以及近代正在发展的各种物理学技术，如光学显微镜、电子显微镜、激光共聚焦扫描显微镜、原子力显微镜，以及各种波谱技术等。光学纤维做成的各种内镜，已在临床广泛使用。X 射线计算机体层成像（X-CT）、各种超声诊断仪、磁共振成像仪、发射型计算机断层仪等现代医学影像设备的应用，不仅大大地减少了患者的痛苦和创伤，提高了诊断的准确性，而且直接促进了医学影像学的建立与发展。γ 刀、X 刀、超声刀等现代治疗设备的出现，更是改变了传统的手术观念，显著提高了治疗效果。掌握一定的物理学理论知识，有助于了解现代医学仪器设备的基本原理和性能，在医学研究和医疗实践中更好地使用先进的医学仪器设备。

一般来讲，物理学研究问题的方法是采用从“个别”到“一般”，再由“一般”去研究“个别”。这种方法的具体体现就是物理学中较普遍采用的模型法。从大量千奇百怪的个别事物或现象中，通过形象思维、抽象思维或逻辑思维找出一个能反映事物或现象共同特征或规律的东西，就是模型。例如一张交通路线图就是一个模型，它用一张纸、若干曲线和符号就可以表示出交通线路及城市的分布情况。模型法现已大量应用于医学基础理论及临床技术的研究中。物理学在培养学生抽象思维、逻辑思维能力及探索创新精神方面有其独特作用。学好物理学，将有助于继承人类文明、提高科学素养、更好地适应高科技社会的发展。

我们深信，一位具有精湛的医学理论与技术的医学工作者，厚实的物理学基础将会为其医学研究或医疗实践工作锦上添花。

（童家明）

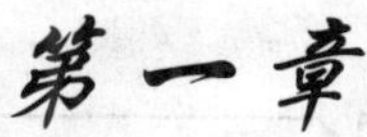

刚体的定轴转动

转动是物体机械运动的基本形式之一，大至星球，小至原子、电子等微观粒子都在不停地转动着。在日常生活中，转动也是随处可见的，例如，各种轮子、仪表指针的转动，人体手、臂、腿的屈伸等。本章引入矢量的概念，讨论用矢量表示的描述物体运动的物理量，如位置、速度、角速度、加速度、角加速度等，在此基础上讨论刚体的定轴转动的规律与刚体的平衡。

第一节 运　　动

一、质点运动

1. 质点　质点（mass point）就是没有体积和形状，只具有一定质量的理想物体。任何实际物体，大至宇宙中的天体，小至原子、原子核、电子以及其他微观粒子，都具有一定的体积和形状。如果在所研究的问题中，物体的体积和形状是无关紧要的，我们就可以把它看作为质点。例如，地球相对于太阳的运动，由于地球既公转又自转，地球上各点相对于太阳的运动是各不相同的。但是，考虑到地球到太阳的距离约为地球直径的一万多倍，以至在研究地球公转时可以忽略地球的大小和形状对这种运动的影响，认为地球上各点的运动情形基本相同，这时可以把地球看成为一个质点。

对于同一个物体，由于研究的问题不同，有时可以把它看作为一个质点，有时则不能。但在不能将物体看作为质点的时候，却总可以把这个物体看作是由许多质点组成的，对其中的每一个质点都可以运用质点运动的结论。

2. 描述质点运动的物理量

（1）矢量及其运算：只有大小没有方向的物理量是标量。既有大小又有方向的物理量是矢量。矢量通常用一个有向线段来表示，线段的长短表示矢量的大小，线段的方向即为该矢量的方向，如图 1-1 所示，一般用加粗的字符表示矢量，如 $\boldsymbol{A}$、$\boldsymbol{a}$ 等。

大小为 1 的矢量称为单位矢量，通常用来表示一个方向，单位矢量可表示为

$$\hat{A}=\frac{\boldsymbol{A}}{A} \tag{1-1}$$

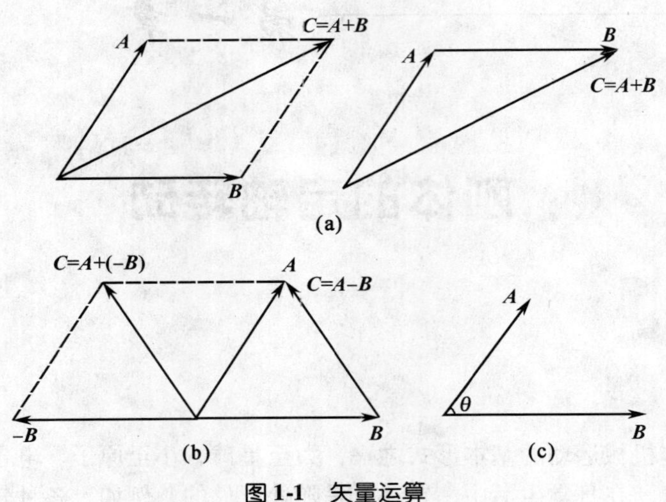

图 1-1　矢量运算

1）矢量的加法：任意两个矢量 $\boldsymbol{A}$、$\boldsymbol{B}$ 的和还是一个矢量 $\boldsymbol{C}$，表示为

$$\boldsymbol{C}=\boldsymbol{A}+\boldsymbol{B} \tag{1-2}$$

矢量的加法服从平行四边形法则和三角形法则。在直角坐标系中，矢量可以表示为

$$\boldsymbol{A}=A_x\boldsymbol{i}+A_y\boldsymbol{j}+A_z\boldsymbol{k} \tag{1-3}$$

其中，A_x、A_y、A_z 分别为矢量 $\boldsymbol{A}$ 在 x、y、z 坐标轴上的投影，$\boldsymbol{i}$、$\boldsymbol{j}$、$\boldsymbol{k}$ 分别表示 x、y、z 坐标轴方向的单位矢量，也称为基矢。

2）矢量的减法：矢量的减法可以由矢量的加法定义，即

$$\boldsymbol{C}=\boldsymbol{A}+(-\boldsymbol{B})=\boldsymbol{A}-\boldsymbol{B} \tag{1-4}$$

3）矢量的乘法：两个矢量相乘，有两种不同的结果。相乘结果为标量，称为点积（或称标积）；相乘结果为矢量，则称为叉积（或矢积）。

矢量的点积：设 $\boldsymbol{A}$、$\boldsymbol{B}$ 两个矢量之间的夹角为 θ，则它们的点积用 $\boldsymbol{A}\cdot\boldsymbol{B}$ 表示，定义为

$$\boldsymbol{A}\cdot\boldsymbol{B}=AB\cos\theta \tag{1-5}$$

显然，$\boldsymbol{A}\cdot\boldsymbol{B}$ 是一个数值等于 $AB\cos\theta$ 的标量，可理解为矢量 $\boldsymbol{A}$ 在矢量 $\boldsymbol{B}$ 上的投影 $A\cos\theta$ 与矢量 $\boldsymbol{B}$ 的大小 B 的乘积，或为矢量 $\boldsymbol{B}$ 在矢量 $\boldsymbol{A}$ 上的投影 $B\cos\theta$ 与矢量 $\boldsymbol{A}$ 的大小 A 的乘积。可以证明，矢量的点积运算服从交换律和结合律。从式（1-5）可以看出，当两个矢量同向时，点积结果的数值最大；当两个矢量反向时，点积结果的数值最小；当两个矢量垂直时，点积结果为 0。

矢量的叉积：设 $\boldsymbol{A}$、$\boldsymbol{B}$ 两个矢量之间的夹角为 θ，则它们的叉积用 $\boldsymbol{A}\times\boldsymbol{B}$ 表示，

并定义它为另一个矢量 $\boldsymbol{C}$，即

$$\boldsymbol{C}=\boldsymbol{A}\times\boldsymbol{B} \tag{1-6}$$

矢量 $\boldsymbol{C}$ 的大小为

$$C=AB\sin\theta \tag{1-7}$$

矢量 $\boldsymbol{C}$ 的方向垂直于矢量 $\boldsymbol{A}$、$\boldsymbol{B}$ 构成的平面，并服从右手螺旋法则，即右手拇指以外的其他四指并拢并指向矢量 $\boldsymbol{A}$ 的方向，令它们顺 θ 角从 $\boldsymbol{A}$ 转到 $\boldsymbol{B}$，与四指垂直的拇指指向即为矢量 $\boldsymbol{C}$ 的方向。由叉积的定义可以看出，当两个矢量平行时，叉积结果为零；当两个矢量垂直时，叉积结果最大。另外，根据叉积运算定义，可以得到如下结果：

$$\boldsymbol{B}\times\boldsymbol{A}=-\boldsymbol{A}\times\boldsymbol{B}$$

矢量的叉积不服从交换律，但服从结合律，即

$$\boldsymbol{A}\times(\boldsymbol{B}+\boldsymbol{C})=\boldsymbol{A}\times\boldsymbol{B}+\boldsymbol{A}\times\boldsymbol{C}$$

（2）位置矢量与位移

1）位置矢量：如图 1-2 所示，位于直角坐标系中 A 处的质点，其位置由三个坐标 x、y、z 来确定，或者用从原点 O 到 P 点的有向线段 $\boldsymbol{r}$ 表示，矢量 $\boldsymbol{r}$ 称为位置矢量（position vector），简称位矢。$\boldsymbol{r}$ 在三个坐标轴上的分量分别为 x、y 和 z。用 $\boldsymbol{i}$、$\boldsymbol{j}$、$\boldsymbol{k}$ 分别表示沿 x、y、z 轴正方向的单位矢量，则位矢 $\boldsymbol{r}$ 在直角坐标系中可以表示为

$$\boldsymbol{r}=x\boldsymbol{i}+y\boldsymbol{j}+z\boldsymbol{k} \tag{1-8}$$

质点运动时，其位置坐标是时间 t 的函数，可以表示成

$$x=x(t),y=y(t),z=z(t) \tag{1-9}$$

或者表示为

$$\boldsymbol{r}=x(t)\boldsymbol{i}+y(t)\boldsymbol{j}+z(t)\boldsymbol{k} \tag{1-10}$$

2）位移：要了解质点的运动，不仅要知道其位置，还要了解它的位置变化情况。设质点在 t 时刻位于 A 点，经过 Δt 时间后到达 B 点（图 1-2），其位矢分别为 $\boldsymbol{r}_A$ 和 $\boldsymbol{r}_B$，则质点位置的变化可由 A 指向 B 的矢量 $\Delta\boldsymbol{r}$ 表示，$\Delta\boldsymbol{r}$ 称为质点由位置 A 到位置 B 的位移矢量，简称位移（displacement）。即

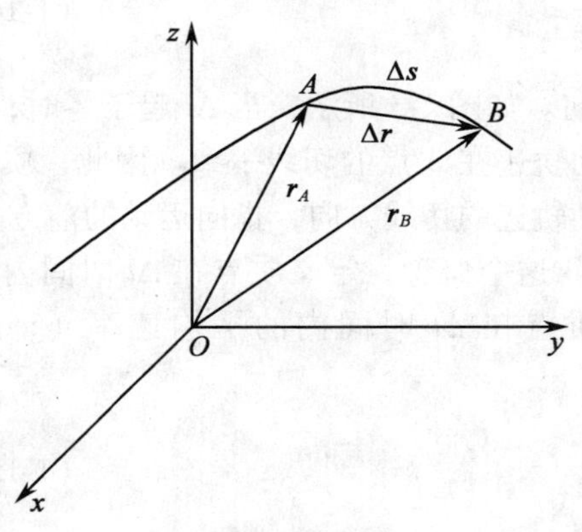

图 1-2　位矢与位移

$$\Delta\boldsymbol{r}=\boldsymbol{r}_B-\boldsymbol{r}_A \tag{1-11}$$

在直角坐标系中，位移 $\Delta\boldsymbol{r}$ 可表示为

$$\Delta\boldsymbol{r}=\Delta x\boldsymbol{i}+\Delta y\boldsymbol{j}+\Delta z\boldsymbol{k}$$

其中，$\Delta x=x_B-x_A$，$\Delta y=y_B-y_A$，$\Delta z=z_B-z_A$。位移的大小

$$|\Delta r| = \sqrt{\Delta x^2 + \Delta y^2 + \Delta z^2} \tag{1-12}$$

在 Δt 时间内质点沿其运动轨道上所经过的曲线长度称为路程，如图 1-2 中的曲线 AB 的长度，记作 Δs。要特别注意，位移 $\Delta \boldsymbol{r}$ 与路程 Δs 是两个不同的概念。

（3）速度与加速度

1）速度：速度是描述运动质点空间位置变化快慢和运动方向的物理量。若质点在 Δt 时间内所产生的位移为 $\Delta \boldsymbol{r}$，为了表征质点在这段时间内运动的快慢与方向，定义 $\Delta \boldsymbol{r}$ 与 Δt 的比值为质点在 Δt 时间内的平均速度（mean velocity），用 $\bar{\boldsymbol{v}}$ 表示，在国际单位制（SI）中，其单位是米·秒$^{-1}$（m·s^{-1}）。

$$\bar{\boldsymbol{v}} = \frac{\Delta \boldsymbol{r}}{\Delta t} \tag{1-13}$$

例 1-1　一辆轿车在笔直的公路上行驶，10min 时它处于 5km 处，15min 时它到了 8km 处，求这辆轿车的平均速度。

解： $\bar{v} = \dfrac{\Delta \boldsymbol{r}}{\Delta t} = \dfrac{8\times10^3 - 5\times10^3}{(15-10)\times60}\text{m}\cdot\text{s}^{-1} = 10\text{m}\cdot\text{s}^{-1}$

这辆轿车的平均速度为 10m·s^{-1}。

平均速度的方向与位移 $\Delta \boldsymbol{r}$ 的方向一致。它只能粗略地反映 Δt 时间内质点位置变化的快慢与方向。

为了解质点每一瞬时的速度，将时间 Δt 取得很小，如图 1-3 所示，设质点在 t 和 $t+\Delta t$ 时刻分别位于 A 和 B 点，在两点的速度分别为 $\boldsymbol{v}_A$ 和 $\boldsymbol{v}_B$，质点从 A 点运动到 B 点，Δt 越小，质点的平均速度就越接近于 t 时刻它在 A 点的速度。当时间间隔 Δt 趋于零时，质点平均速度的极限称为瞬时速度（instantaneous velocity），简称速度（velocity），用 $\boldsymbol{v}$ 表示，即

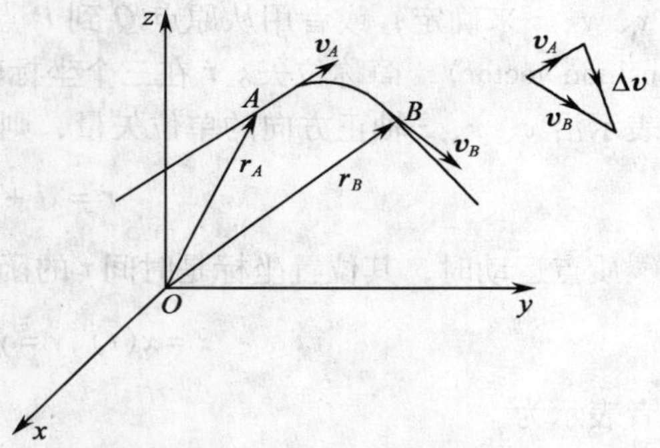

图 1-3　速度与速度改变量

$$\boldsymbol{v} = \lim_{\Delta t \to 0} \frac{\Delta \boldsymbol{r}}{\Delta t} \tag{1-14}$$

速度的方向就是 Δt 趋于零时位移 $\Delta \boldsymbol{r}$ 的方向。如图 1-3 所示，当 Δt 趋于零时，B 点向 A 点靠近，而 $\Delta \boldsymbol{r}$ 的方向最后将与质点运动轨迹在 A 点的切线一致。因此，质点在时刻 t 的速度方向就是该时刻质点所在处运动轨迹的切线方向，指向运动的前方。

在描述质点的运动时，还经常采用"速率"这个概念，定义质点在 Δt 时间内所走过的路程 Δs 与所用的时间 Δt 的比值为质点在 Δt 时间内的平均速率（mean speed），即

$$\bar{v} = \frac{\Delta s}{\Delta t} \tag{1-15}$$

要注意，平均速度是质点在单位时间内的位移，是矢量；平均速率是质点在单位

时间内走过的路程，是标量，两者有本质区别。

同样，当 Δt 趋于零时，平均速率的极限值即为质点在时刻的瞬时速率，用 v 表示，即

$$v=\lim_{\Delta t\to 0}\frac{\Delta s}{\Delta t} \tag{1-16}$$

显然，当 Δt 趋于零时，$|\Delta \boldsymbol{r}|$ 和 Δs 趋于相同，因此有 $v=|\boldsymbol{v}|$，表明速率等于速度的大小，它反映了质点运动的快慢。

在直角坐标系中，速度可以表示为

$$\boldsymbol{v}=v_x\boldsymbol{i}+v_y\boldsymbol{j}+v_z\boldsymbol{k} \tag{1-17}$$

式中 v_x、v_y、v_z 分别为速度 $\boldsymbol{v}$ 在三个坐标方向上的分量，它们都是代数量，可正可负。式（1-17）说明质点的速度 $\boldsymbol{v}$ 是各速度分量的矢量和。在直角坐标系中，速率与各速度分量之间存在以下关系：

$$\boldsymbol{v}=\sqrt{v_x^2+v_y^2+v_z^2} \tag{1-18}$$

2）加速度：加速度（acceleration）是反映质点运动速度变化快慢的物理量。在国际单位制中，加速度的单位是米·秒$^{-2}$（$\mathrm{m\cdot s^{-2}}$）。质点运动到空间不同位置时，一般速度也不同，如图 1-3 所示，质点从 A 点运动到 B 点时，速度的增量为 $\Delta\boldsymbol{v}=\boldsymbol{v}_B-\boldsymbol{v}_A$，质点的平均加速度定义为

$$\bar{\boldsymbol{a}}=\frac{\Delta\boldsymbol{v}}{\Delta t} \tag{1-19}$$

例 1-2 一辆轿车用了 10s，由静止加速至 $30\mathrm{m\cdot s^{-1}}$，求这辆轿车的平均加速度。

解： $\bar{a}=\dfrac{\Delta\boldsymbol{v}}{\Delta t}=\dfrac{30-0}{10}\mathrm{m\cdot s^{-2}}=3\mathrm{m\cdot s^{-2}}$

这辆轿车的平均加速度为 $3\mathrm{m\cdot s^{-2}}$。

平均加速度只能粗略反映 Δt 时间内质点速度变化情况。与讨论速度时的情况类似，当时间间隔 Δt 趋向于零时，取平均加速度的极限值，则为质点的瞬时加速度（简称加速度），用 $\boldsymbol{a}$ 表示，即

$$\boldsymbol{a}=\lim_{\Delta t\to 0}\frac{\Delta\boldsymbol{v}}{\Delta t} \tag{1-20}$$

在直角坐标系中，加速度可表示为

$$\boldsymbol{a}=a_x\boldsymbol{i}+a_y\boldsymbol{j}+a_z\boldsymbol{k} \tag{1-21}$$

要特别注意的是，加速度是矢量，是速度的单位时间改变，这种改变包括速度的大小，也包括速度的方向。加速度的方向是速度增量的极限方向，一般与该时刻的速度方向不一致。当质点作曲线运动时，加速度的方向总是指向轨迹曲线的凹侧。

当物体沿曲线轨道运动时，为了研究问题的方便，常将加速度 $\boldsymbol{a}$ 分解成法向加速度 $\boldsymbol{a}_\mathrm{n}$ 和切向加速度 $\boldsymbol{a}_\mathrm{t}$，如图 1-4 所示，加速度在物体所在点 A 处圆弧曲率半径上的

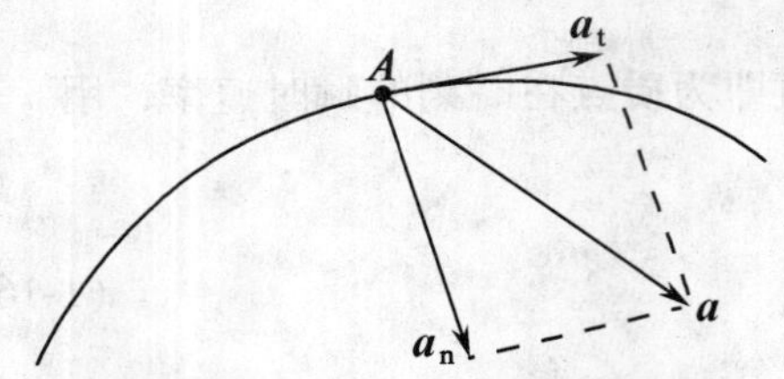

图 1-4　法向加速度与切向加速度

投影称为法向加速度，在轨道切线方向上的投影称为切向加速度。显然有

$$a^2 = a_n^2 + a_t^2 \tag{1-22}$$

可以证明，法向加速度的大小为

$$a_n = \frac{v^2}{R} \tag{1-23}$$

其中，R 为物体所在处轨道圆弧的曲率半径。

切线加速度的大小为

$$a_t = \lim_{\Delta t \to 0} \frac{\Delta v}{\Delta t} \tag{1-24}$$

法向加速度只改变速度的方向，切向加速度只改变速度的大小。

例 1-3　一辆小轿车开始向西行驶，然后以半径为 20m 的圆弧右转弯向北行驶。转弯时车的速率为 $8.5\text{m}\cdot\text{s}^{-1}$，求小轿车在开始转弯瞬间、通过转弯一半路程时和完成转弯瞬间时的加速度。

解： 在转弯期间，小轿车作匀速圆周运动，所以它的加速度数值为

$$a_n = \frac{v^2}{R} = \frac{8.5^2}{20}\text{m}\cdot\text{s}^{-2} = 3.6\text{m}\cdot\text{s}^{-2}$$

小轿车刚进入弯道的瞬间，圆心在北面，此时该车加速度为 $3.6\text{m}\cdot\text{s}^{-2}$，指向北；

在小轿车到达弯道的一半时，圆心位于东北方向，此时该车加速度为 $3.6\text{m}\cdot\text{s}^{-2}$，指向东北；

同理，在转弯结束的瞬间，该车的加速度为 $3.6\text{m}\cdot\text{s}^{-2}$，指向东。

（4）圆周运动的角量描述：质点在作平面曲线运动过程中，若其运动轨道是一个圆，则称质点做圆周运动。根据圆周运动的特点，除可以用前面已经接触到的位置矢量 $\boldsymbol{r}$、位移 $\Delta\boldsymbol{r}$、速度 $\boldsymbol{v}$、加速度 $\boldsymbol{a}$ 等线量（linear quantity）描述外，还经常用角位置 θ、角位移 $\Delta\theta$、角速度 $\boldsymbol{\omega}$、角加速度 $\boldsymbol{\alpha}$ 等角量（angular quantity）来描述。

1）角位置与角位移：设质点在平面内以原点 O 为中心作半径为 r 的圆周运动，如图 1-5 所示。t 时刻质点位于 A 点，其位矢 $\boldsymbol{r}$ 与 x 轴的夹角称为角位置，记为 θ。经过 Δt 时间，位置矢量转过的角度 $\Delta\theta$ 称为质点对于圆心 O 的角位移（angular displacement）。习惯上规定逆时针转动形成的角位移为正，顺时针转动形成的角位移为负。在国际单位制中，角位移的单位为弧度（rad）。

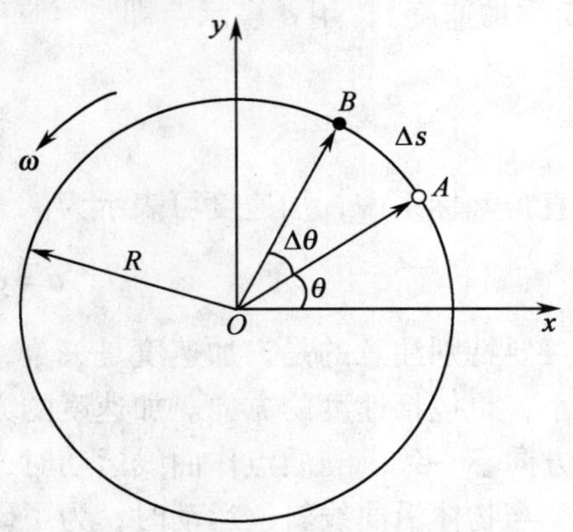

图 1-5　描述圆周运动的角量

2）角速度：角位移 $\Delta\theta$ 与时间间隔 Δt 的比值称为物体做圆周运动的平均角速度，用

$\overline{\boldsymbol{\omega}}$表示，即$\overline{\boldsymbol{\omega}}=\frac{\Delta\theta}{\Delta t}$。当$\Delta t$趋于零时，$\overline{\boldsymbol{\omega}}$的极限为物体做圆周运动的瞬时角速度，简称角速度（angular velocity），用$\boldsymbol{\omega}$表示，即

$$\boldsymbol{\omega}=\lim_{\Delta t\to 0}\frac{\Delta\theta}{\Delta t} \tag{1-25}$$

角速度是描述质点做圆周运动快慢与方向的物理量，在数值上等于单位时间内质点转过角度的弧度数。在国际单位制中，角速度的单位是弧度·秒$^{-1}$（rad·s^{-1}）。角速度是矢量，其大小由式（1-25）决定，方向可用右手螺旋法则决定，即四指表示质点的旋转方向，垂直伸出的拇指则代表角速度的方向，这个方向也是转动轴的正方向。

3）角加速度：如果质点在t时刻的角速度为$\boldsymbol{\omega}$，$t+\Delta t$时刻的角速度为$\boldsymbol{\omega}+\Delta\boldsymbol{\omega}$，则角速度增量$\Delta\boldsymbol{\omega}$与时间间隔$\Delta t$的比值称为平均角加速度，用$\overline{\boldsymbol{\alpha}}$表示，即$\overline{\boldsymbol{\alpha}}=\frac{\Delta\boldsymbol{\omega}}{\Delta t}$。当$\Delta t$趋于零时，$\overline{\boldsymbol{\alpha}}$的极限称为瞬时角加速度（angular acceleration），用$\boldsymbol{\alpha}$表示，即

$$\boldsymbol{\alpha}=\lim_{\Delta t\to 0}\frac{\Delta\boldsymbol{\omega}}{\Delta t} \tag{1-26}$$

角加速度是描述质点做圆周运动角速度变化快慢的物理量，在国际单位制中，其单位为弧度·秒$^{-2}$（rad·s^{-2}）。角加速度是矢量，大小由式（1-26）决定，其方向是角速度改变的方向，加速转动时角加速度与角速度同向，减速转动时角加速度与角速度反向。

（5）角量与线量的关系：描述质点做圆周运动的角量与线量之间存在着确定的关系，如图1-6所示。

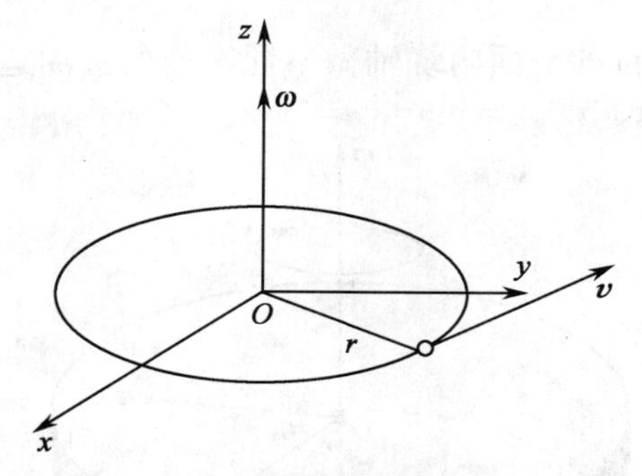

图1-6　线量与角量的关系

质点运动的路程Δs与角位移有如下关系：

$$\Delta s=r\Delta\theta \tag{1-27}$$

质点的线速度$\boldsymbol{v}$与角速度$\boldsymbol{\omega}$有如下关系：

$$\boldsymbol{v}=\boldsymbol{\omega}\times\boldsymbol{r} \tag{1-28}$$

其大小为

$$v=r\omega \tag{1-29}$$

方向按照矢量叉积的右手螺旋法则确定。

质点的切线加速度为

$$a_{\mathrm{t}}=r\alpha \tag{1-30}$$

质点的法向加速度为

$$a_{\mathrm{n}}=\frac{v^2}{r}=r\omega^2 \tag{1-31}$$

二、刚体的运动

1. 刚体　在外力作用下，大小和形状都不发生变化的物体称为刚体（rigid body），或者说任意两点之间的距离永远保持不变的物体称为刚体。刚体也是力学中的一个理想化模型。实际物体在外力作用下都可能发生一定的变化，称物体发生了形变。在所研究的问题中，当物体的形变所起的作用可以忽略不计时，就可以将其看作是刚体，进而使问题得以简化。

2. 刚体的运动　刚体的基本运动可分为平动和转动，任何复杂的刚体运动都可以看成是这两种最简单、最基本运动的合成。在刚体的运动过程中，如果刚体上的任何一条直线在运动过程中都始终保持相同的方位，这种运动就称为刚体的平动（translation）。例如电梯、缆车的升降运动都是平动。刚体在平动时，其上的各点都具有相同的位移、速度和加速度，所以可将平动的刚体当成质点来处理。如果在刚体的运动过程中，其上各点都绕同一条直线做圆周运动，这种运动就称为刚体的转动（rotation），这条直线称为转动轴（rotation axis）。转动轴固定不动的转动称为定轴转动（fixed-axis rotation）。例如旋转式门窗、转椅的转动等都是定轴转动。

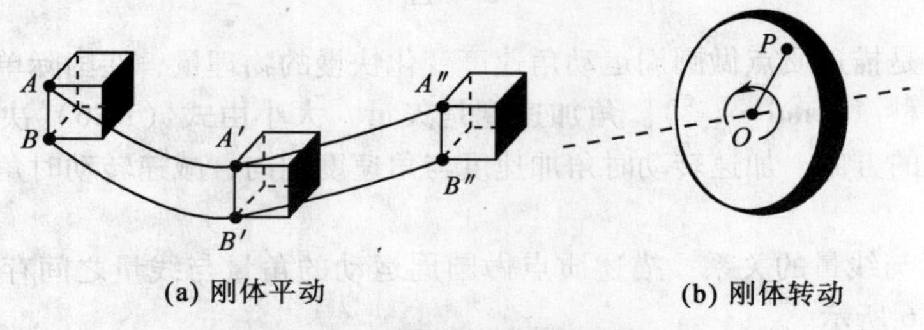

图 1-7　刚体的平动与转动

刚体在做定轴转动时，刚体中各质点在各自的平面内绕轴做不同半径的圆周运动，它们的位移和速度一般都不相同，但它们在相同的时间内转过的角度却是相等的。根据这个特点，可以采用角量来描述刚体的定轴转动。

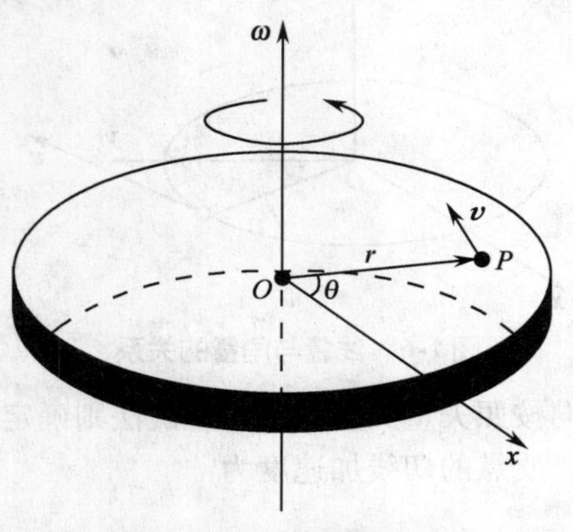

图 1-8　刚体的定轴转动

设刚体绕固定轴 z 做定轴转动，如图 1-8 所示，在刚体上选一点 P，过 P 点做垂直于转动轴的平面，此平面称为 P 点的转动平面。P 点在此平面内做圆周运动，以转轴与转动平面的交点 O 为原点，在转动平面内建立相对于参考系静止的坐标系，则 P 点的位置矢量 $\boldsymbol{r}$ 与 x 轴的夹角 θ 即为刚体的角位置。因此，描述刚体转动的角量可由 P 点做圆周运动时的角量来表示。

刚体做匀变速转动的运动方程为

$$\left.\begin{aligned}\omega&=\omega_0+\alpha t\\ \Delta\theta&=\omega_0 t+\frac{1}{2}\alpha t^2\\ \omega^2&=\omega_0^2+2\alpha\cdot\Delta\theta\end{aligned}\right\}\tag{1-32}$$

例 1-4 一个转盘做匀加速转动，它的初角速度为 48rad · s^{-1}，转 37 周用了 3s，求它的角加速度和 3s 末的角速度。

解： $\Delta\theta=2\pi\times37=2\times3.14\times37\text{rad}=232\text{rad}$

由 $\Delta\theta=\omega_0 t+\frac{1}{2}\alpha t^2$，得角加速度

$$\alpha=\frac{2\ (\Delta\theta-\omega_0 t)}{t^2}=\frac{2\ \ (232-48\times3)}{3^2}\text{rad}\cdot\text{s}^{-2}=20\text{rad}\cdot\text{s}^{-2}$$

由 $\omega=\omega_0+\alpha t$，得 3s 末的角速度

$$\omega=\omega_0+\alpha t=(48+20\times3)\text{rad}\cdot\text{s}^{-1}=108\text{rad}\cdot\text{s}^{-1}$$

第二节 转动惯量 力矩 转动定律

一、功能原理

1. 功 一个物体受到力的作用，如果沿着力的方向产生了一段位移，则称这个力对物体做了功（work），功习惯用 A 表示。例如人推车前进，车在人的推力作用下，沿推力的方向产生了一段位移，推力对车做了功；如果人用力推车，而车没有动，没有位移产生，则推力没有对车做功。若一个物体在恒力 $\boldsymbol{F}$ 作用下，作直线运动，并产生了 $\Delta\boldsymbol{r}$ 的位移，则恒力 $\boldsymbol{F}$ 对物体所做的功为

$$A=\boldsymbol{F}\cdot\Delta\boldsymbol{r}=F\cdot\Delta r\cos\theta$$

式中 θ 为 $\boldsymbol{F}$ 与 $\Delta\boldsymbol{r}$ 的夹角。功是标量，若 $A>0$，力对物体做正功；若 $A<0$，力对物体做负功，或称物体克服这个力做功。在国际单位制中，功的单位为焦耳（J）。

2. 动能 一个物体能够对外做功，则这个物体具有能量，简称为能。能是表明物体做功能力大小的物理量。物体能够做的功越多，它所具有的能量也越大。

物体由于运动而具有的能量称为动能（kinetic energy），习惯用 E_k 表示。物体的动能与物体的质量和速度有关，质量越大，速度越大，动能也就越大。一个质量为 m、速度为 v 的物体的平动动能为 $\frac{1}{2}mv^2$。运动的物体具有动能，所以能克服阻力做功。当物体克服阻力做功时，物体的动能减小；当外力对物体做功时，物体的动能增加。外力对物体所做功的量值等于物体动能的增量，这一规律称为动能定理。动能是标量，在国际单位制中，动能的单位为焦耳（J）。

3. 势能 沿任一闭合回路对物体做功等于零的力称为保守力，否则称为非保守力。由于保守力做功只与物体的位置有关，与路径的选取无关，用势能（potential energy）这个

物理量来描述保守力的这一性质，势能习惯用 E_p 表示。万有引力、重力和弹性力都是保守力。因此，物体由于被举高而具有的能量称为重力势能，例如被高举的重锤从高处落下，可以将木桩打进地里，重锤具有重力势能。通常将物体在地面上的重力势能规定为零，位于某一高度的物体的重力势能，可以用它从这个高度落到地面时所做的功量度。物体距地面越高，重力势能越大。若取地面为零势能面，则一个质量为 m、距地面高度为 h 的物体的重力势能为 mgh。在研究问题时，可根据不同的情况，选择不同的零势能面。

当物体由高处向低处运动时，物体克服阻力做功，物体的重力势能减小，其减小量等于物体对外所做功的数值；当物体由低处向高处运动时，外力克服重力对物体做功，物体的重力势能增加，其增加量等于外力对物体所做功的数值。

势能是标量，在国际单位制中，势能的单位为焦耳（J）。

4. 功能原理　动能定理是对单个物体而言的，对于由多个物体组成的物体系统来说，整个系统会受到系统外部力的作用，系统内部的物体之间也有相互作用力，并且系统内部的作用力可分为保守力和非保守力。如果定义系统总的机械能为系统的总动能与总势能之和，则系统的外力与系统的非保守内力所做的总功等于系统总的机械能的改变，这一规律被称为功能原理。

如果一个物体系统只有保守力做功，其他非保守力和所有外力都不做功或它们所做的总功为零，则这个物体系统的动能和势能之间可以相互转化，但系统的机械能保持不变，这个结论称为机械能守恒定律。

二、刚体的转动动能

转动着的物体也都具有能量。这种能量是由于物体处于转动状态而具有的，故称为转动动能。刚体的转动动能应等于其上各体元动能的总和。设以角速度 $\boldsymbol{\omega}$ 转动的某一刚体由质量为 m_1、m_2、m_3、…、m_n 个体元组成，各体元离开转轴的距离分别为 r_1、r_2、r_3、…、r_n，速度为 v_1、v_2、v_3、…、v_n。考虑到 $v_i = r\omega_i$，则刚体的转动动能为

$$E_k = \frac{1}{2}m_1v^2 + \frac{1}{2}m_2v^2 + \cdots + \frac{1}{2}m_nv^2$$
$$= \frac{1}{2}\left(m_1r_1^2 + m_2r_2^2 + \cdots + m_nr_n^2\right)\omega^2$$
$$= \frac{1}{2}\sum_{i=1}^{n} m_ir_i^2\omega^2$$

令 $I = \sum_{i=1}^{n} m_ir_i^2$，则有

$$E_k = \frac{1}{2}I\omega^2 \tag{1-33}$$

三、转动惯量

将式（1-33）与质点运动的动能表达式 $E_k = \frac{1}{2}mv^2$ 加以比较，若把 ω 与 v 相对应，则 $I = \sum_{i=1}^{n} m_ir_i^2$ 与质点的质量 m 相对应，质量 m 是反映质点惯性大小的物理量，

因而 $\sum_{i=1}^{n} m_i r_i^2$ 应是反映刚体转动惯性大小的物理量，称其为刚体的转动惯量，用 I 表示。在数值上，转动惯量等于刚体中每个体元的质量与该质点到给定转轴距离的平方乘积的总和。对于质量连续分布的刚体，其转动惯量可用积分的方式求得。

例 1-5 一个半径为 0.3m 的圆盘，质量是 50kg，以每分钟 360 转的速度绕通过中心与盘面垂直的轴旋转，求其转动动能。

解： 圆盘的转动惯量参见表 1-1。

$$E_k = \frac{1}{2}I\omega^2 = \frac{1}{2}\times\frac{1}{2}mr^2\omega^2 = \frac{1}{2}\times\frac{1}{2}\times 50\times 0.3^2\times\left(\frac{2\pi\times 360}{60}\right)^2 \text{J}$$

$$= 1597\text{J}$$

因转动惯量 I 由组成刚体的所有体元的质量及其相对于转轴的位置所决定，因此刚体的质量、刚体转轴的位置及刚体的几何尺寸和各个部分的密度大小都会影响转动惯量的大小。人们利用这些规律制成各种器械以满足不同的需要。如机械中常用的飞轮，使质量多分布于轮缘，以增大飞轮的转动惯量。中国古建筑中的宫门，往往制作成越远离门轴越厚的形状，使得质量重的宫门开关时灵活省力。人们在体育和艺术活动中，也会在腾空和旋转过程中，通过收缩或伸展躯体来改变转动惯量，从而取得不同的转动效果。

表 1-1 几种刚体的转动惯量

均匀刚体	转轴位置	转动惯量
质量为 m、长度为 l 的长棒	与棒身垂直，通过棒端	$\frac{1}{3}ml^2$
	与棒身垂直，通过棒的质心	$\frac{1}{12}ml^2$
质量为 m、长度为 l、半径为 r 的圆柱体	沿圆柱体轴线	$\frac{1}{2}mr^2$
	通过质心与圆柱体轴线垂直	$\frac{1}{4}mr^2+\frac{1}{12}ml^2$
	通过一端与圆柱体轴线垂直	$\frac{1}{4}mr^2+\frac{1}{3}ml^2$
质量为 m、半径为 r 的球体（壳）	轴线沿直径的球	$\frac{2}{5}mr^2$
	轴线沿直径的球壳	$\frac{2}{3}mr^2$
质量为 m、半径为 r 的薄圆盘	以任一直径为轴	$\frac{1}{4}mr^2$
	通过中心与盘面垂直	$\frac{1}{2}mr^2$
质量为 m、半径为 r 的薄壁窄圆环	沿直径	$\frac{1}{2}mr^2$
	通过中心与环面垂直	mr^2

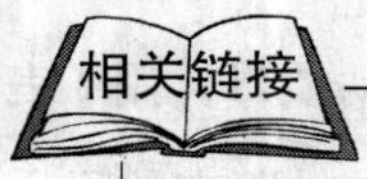

相关链接

人体惯性参数

人体惯性参数是人体质量、质心位置及转动惯量的总称。人体惯性参数包括：人体整体与各体段（把人体按骨性标志分割成若干段，每段称为人体体段）的质量、质心位置和转动惯量（人体体段的转动惯量指组成人体体段的各部分质量对指定轴的转动惯量），是进行人体运动及运动损伤与预防研究的人体基本参量，也是工效学、人类学及人体科学研究的重要组成部分。人体惯性参数的应用领域十分广泛，例如体操、技巧、跳水等动作设计；战斗机弹射座椅设计；形体假人设计；伤残人假肢的研制；安全防护设备（如工业栏杆、民用阳台护栏、安全带等）的设计；机动车辆安全保护、检测；运动仿真等方面均需要用到人体惯性参数。

一段时间内，我国各个领域、各个行业所使用的是外国人的参数。大量事实表明，中国人与外国人的体态有较大的差异。为此，国家有关部门组织有关院校、研究所的科研人员共同研究，并取得了重大成果。

1998 年 3 月 12 日，国家技术监督局批准《GB/T17245-1998 成年人人体质心》（中华人民共和国国家标准，1998 年 10 月 1 日实施），从而使中国人有了自己的人体惯性参数。该标准规定了成年人人体环节划分的方法，给出了成年人人体各环节的相对质量分布、人体各环节的质心相对位置及整体质心位置。

2004 年 5 月 10 日，中华人民共和国国家质量监督检验检疫总局、中国国家标准化管理委员会发布了《GB/T17245-2004 成年人人体惯性参数》（中华人民共和国国家标准，2004 年 12 月 1 日实施），代替《GB/T17245-1998 成年人人体质心》。在《GB/T17245-2004 成年人人体惯性参数》中又规定了成年人人体体段划分的方法，给出了成年人人体惯性参数。

四、力　矩

质点运动状态改变的原因是质点受到力的作用。经验告诉我们，要使物体转动，与作用在物体上力的大小有关，还与力的作用方向和作用点的位置有关。例如，要想打开门窗，如果所用的力通过转轴或与转轴平行，无论用多大的力都不能打开门窗。

图 1-9 表示刚体受力作用发生转动的情况，若刚体所受外力 $\boldsymbol{F}$ 在垂直于转轴的转动平面内，力的作用点 P 到转轴的距离为 r（相应的矢径为 $\boldsymbol{r}$），力到转轴的距离为 d（即力对转轴的力臂）。力和力臂的乘积称为力对转轴的力矩（moment of force），其大小用 M 表示，所以

$$M = Fd = Fr\sin\theta$$

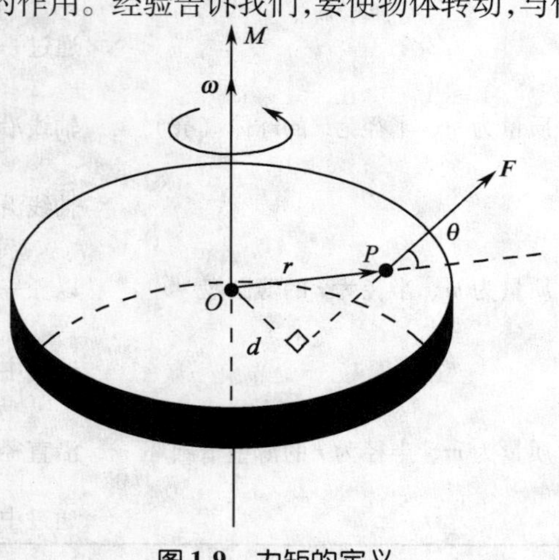

图 1-9　力矩的定义

式中，θ 是矢径 $\boldsymbol{r}$ 与外力 $\boldsymbol{F}$ 的夹角。显然，当 $\theta=0$ 时，即力通过转轴时，力矩为零。

力矩是矢量，可用矢径 $\boldsymbol{r}$ 与外力 $\boldsymbol{F}$ 的叉积表示

$$\boldsymbol{M}=\boldsymbol{r}\times\boldsymbol{F} \tag{1-34}$$

$\boldsymbol{M}$ 的方向服从矢量的叉积的右手螺旋法则。

如果外力 $\boldsymbol{F}$ 不在转动平面内，可以把 $\boldsymbol{F}$ 向转动轴和转动平面投影。与转动轴平行的分力对力矩没有贡献，它只改变刚体沿转动轴方向作平动的运动状态，只有位于转动平面内的分力才对刚体转动状态的改变有作用。因此，力矩定义式中的力 $\boldsymbol{F}$ 应理解为位于转动平面内的分力。

力矩的作用使物体转动。力矩是矢量，在定轴转动中，它或者与转轴方向相同，或者与转动轴方向相反。在国际单位制中，力矩的单位为牛顿·米（N·m）。

问题与思考

牵引是一种非手术治疗方法，在临床上应用较为普遍，但牵引力过大，会给被治疗者带来伤害。如果牵引效果是由力矩所产生，是否有可能设计一个既达到牵引效果，又不会因牵引力过大而伤害被治疗者的治疗方案。

物体在恒力 $\boldsymbol{F}$ 作用下，沿直线移动了一个位移 $\Delta\boldsymbol{r}$，则力 $\boldsymbol{F}$ 对物体所做的功为

$$A=\boldsymbol{F}\cdot\Delta\boldsymbol{r}=F\Delta r\cos\theta$$

其中 θ 为力 $\boldsymbol{F}$ 与位移 $\Delta\boldsymbol{r}$ 的夹角。

如果刚体在恒定外力矩 $\boldsymbol{M}$ 的作用下，在 Δt 时间内绕转轴转过的角位移为 $\Delta\theta$，则该力矩对刚体做的功为

$$A=M\cdot\Delta\theta \tag{1-35}$$

五、转动定律

1. 转动定律　设刚体在恒定外力矩 $\boldsymbol{M}$ 的作用下，在 Δt 时间内绕转轴转过的角位移为 $\Delta\theta$，且初、末时刻的角速度分别为 $\boldsymbol{\omega}_0$、$\boldsymbol{\omega}$，则有角位移

$$\Delta\theta=\frac{\omega_0+\omega}{2}\Delta t$$

外力矩做的功

$$A=M\cdot\Delta\theta=M\frac{\omega_0+\omega}{2}\Delta t$$

在此过程中，刚体转动动能的增量为

$$\Delta E_k=\frac{1}{2}I\omega^2-\frac{1}{2}I\omega_0^2$$

由功能原理可知，合外力矩对刚体所做的功应等于刚体转动动能的增量，即

$$M\frac{\omega_0+\omega}{2}\Delta t=\frac{1}{2}I\omega^2-\frac{1}{2}I\omega_0^2$$

所以
$$M=\frac{I}{2}\left(\omega^2-\omega_0^2\right)\frac{2}{(\omega_0+\omega)\ \Delta t}$$
$$=I\frac{\omega-\omega_0}{\Delta t}=I\frac{\Delta\omega}{\Delta t}$$

当 Δt 趋于零时，$\frac{\Delta\omega}{\Delta t}$ 就是刚体的瞬时角加速度 $\boldsymbol{\alpha}$，因此有

$$\boldsymbol{M}=I\boldsymbol{\alpha} \tag{1-36}$$

式（1-36）表明，在定轴转动中，刚体转动的角加速度与刚体相对于该转轴的转动惯量成反比，与作用于刚体的外力矩成正比，这就是刚体的转动定律。

刚体的转动定律与牛顿第二定律相对应，其中外力矩与外力对应，转动惯量与质量对应，角加速度与加速度对应。由转动定律可知，在相同的外力矩作用下，转动惯量较大的刚体，获得的角加速度较小，转动状态不容易改变，表明其转动惯性大，因此，可以看出刚体的转动惯量是刚体转动惯性的量度。

2. 跑步中腿的运动　人在跑步时，腿向前摆动，由于肌肉的收缩又把它拉向后，直到脚接触地时将脚的速度给予人体。设腿是一个转轴通过它的一端的实心圆柱体，则其转动惯量为$\frac{1}{4}mr^2+\frac{1}{3}ml^2$（参见表 1-1），但因 $r\ll l$，可将其近似为$\frac{1}{3}ml^2$。若某人体重 68kg，腿长 107cm，单腿重 11kg，以 $7\mathrm{m\cdot s^{-1}}$的速度跑步，腿的摆角约为 50°，分析其跑动中肌力 F 的大小。

跑步的速度也是脚的最大线速度，可由 $v=r\omega$ 求得此时腿的角速度

$$\omega=\frac{v}{r}=\frac{7}{1.07}\mathrm{rad\cdot s^{-1}}=6.5\mathrm{rad\cdot s^{-1}}$$

假设脚的初速度为零，则初角速度为零，利用 $\omega^2-\omega_0^2=2\alpha\cdot\Delta\theta$，得

$$\alpha=\frac{\omega^2}{2\Delta\theta}=\frac{6.5^2}{2\times(50\pi/180)}\mathrm{rad\cdot s^{-2}}=24.2\mathrm{rad\cdot s^{-2}}$$

力矩为

$$M=I\alpha=\frac{1}{3}\times11\times1.07^2\times24.2\mathrm{N\cdot m}=102\mathrm{N\cdot m}$$

此力矩中的一部分是由作用于腿的质心上的重力提供的，为了简化，假设此力矩仅由肌肉的力 F 提供，假定肌肉到髋关节（转轴）的距离（力臂）为 7.5cm，则据 $M=rF$，得

$$F=\frac{M}{r}=\frac{102}{0.075}\mathrm{N}=1360\mathrm{N}$$

腿并非是上下一致的圆柱体，而是上粗下细、上重下轻，因此，其转动惯量应小于计算值。哺乳动物腿的这种特性减小了转动惯量，进而可以减小高速奔跑时所需要的肌力，或付出同样的肌力可获得更高的奔跑速度。

第三节　角动量　角动量守恒定律

一、角动量　角动量定理

由于物体的运动状态不仅与速度有关，还与物体的质量有关，所以常用物体的质

量与其速度的乘积——动量（$\boldsymbol{p}=m\boldsymbol{v}$）描述物体的运动状态，动量是矢量，其方向与速度方向相同。但动量是描述物体平动运动状态的物理量，不能用来描述物体的转动状态。为了研究物体转动的需要，引入一个新的物理量——角动量（angular momentum），也称动量矩，用 $\boldsymbol{L}$ 表示。

1. 质点的角动量　质量为 m 的质点绕某点 O 转动，某时刻质点的速度为 $\boldsymbol{v}$，相对于 O 点的位置矢量为 $\boldsymbol{r}$，则质点对 O 点的角动量 $\boldsymbol{L}$ 定义为

$$\boldsymbol{L}=\boldsymbol{r}\times m\boldsymbol{v} \tag{1-37}$$

角动量的大小为

$$L=mvr\sin\theta \tag{1-38}$$

其中 θ 是质点位置矢量 $\boldsymbol{r}$ 与动量 mv 之间小于180°的夹角。角动量的方向由矢量叉积的右手螺旋法则确定。在国际单位制中,角动量的单位是千克·米^2·秒$^{-1}$（$kg\cdot m^2\cdot s^{-1}$）。

2. 刚体的角动量　刚体的角动量等于其转动惯量与其转动角速度的乘积，方向与刚体转动角速度方向相同。即

$$\boldsymbol{L}=I\boldsymbol{\omega} \tag{1-39}$$

3. 角动量定理　根据转动定律有

$$\boldsymbol{M}=I\frac{\Delta\boldsymbol{\omega}}{\Delta t}=\frac{\Delta I\boldsymbol{\omega}}{\Delta t}=\frac{\Delta\boldsymbol{L}}{\Delta t} \tag{1-40}$$

采用角动量表达的转动定律称为角动量定理，可表述为刚体角动量的变化率等于该刚体所受到的合外力矩。

式（1-40）可改写为

$$\boldsymbol{M}\Delta t=\Delta\boldsymbol{L} \tag{1-41}$$

定义 $\boldsymbol{M}\Delta t$ 为在 Δt 时间间隔内的冲量矩，记为 $\boldsymbol{H}$，用以描述力矩对时间的积累效应。式（1-41）表明，刚体在特定时间内所受到的合外力的冲量矩等于刚体在此时间内角动量的改变量。在国际单位制中，冲量矩的单位是牛顿·米·秒（N·m·s）。

二、角动量守恒定律

由式（1-38）可知，当 $\boldsymbol{M}=0$ 时，$\Delta\boldsymbol{L}=0$，即

$$\boldsymbol{L}=I\boldsymbol{\omega}=\text{常矢量} \tag{1-42}$$

表明当刚体所受合外力矩等于零时，其角动量不随时间改变。这个结论称为刚体对定轴的角动量守恒定律。它不但适用于刚体，也适用于绕定轴转动的任意物体系统。

物体绕定轴转动时，如果物体上各体元相对于转轴的距离可变，则物体的转动惯量 I 可变，此时物体绕定轴转动的角动量守恒意味着转动惯量与角速度的乘积不变，即 $I\omega=$常量。物体转动惯量 I 增大，则其角速度 ω 减小；物体转动惯量 I 减小，则其角速度 ω 增大。例如一个站在冰面上的花样滑冰运动员，开始时双臂张开，以一定

的初角速度绕竖直轴转动，当其收拢双臂时，因整个人体系统的转动惯量I变小，角速度ω相应增大，人的转速加快。在这一过程中，由于重力作用于人的重心，与转轴重合，对转轴的力矩为零，人的双臂用力产生的力矩是人体系统的内力矩，因此满足角动量守恒定律。类似的例子很多，如芭蕾舞演员及跳水运动员就是通过调整双臂或者摆动腿来改变自己的转动惯量，以达到调整转动速度的目的，从而做出许多优美的动作，展现令人眼花缭乱的精彩表演。

例1-6 一位滑冰者伸开双臂以 $1.9\text{rad}\cdot\text{s}^{-1}$ 的角速度旋转，初始转动惯量为 $1.33\text{kg}\cdot\text{m}^2$。为加快转速，她收起双臂减小转动惯量。如果她收起双臂后的转动惯量为 $0.48\text{kg}\cdot\text{m}^2$，求她得到的转动速度。

解： 假定冰近似于没有摩擦，则滑冰者的角动量守恒，有

$$I_{伸}\ \omega_{伸}=I_{收}\ \omega_{收}$$

所以，滑冰者得到的转动速度为

$$\omega_{收}=\frac{1.33\times1.9}{0.48}\text{rad}\cdot\text{s}^{-1}=5.26\text{rad}\cdot\text{s}^{-1}$$

第四节 旋 进

刚体绕轴转动时，若转轴与竖直方向不重合，则刚体会受到重力矩的作用，使刚体在绕自身转轴旋转的同时，还绕与自身转轴成一定夹角的竖直轴转动，这种现象称为旋进（precession），也称为进动。

下面以玩具陀螺为例来说明旋进现象。陀螺以角速度 $\boldsymbol{\omega}$ 绕自转轴旋转，自转角动量为 $\boldsymbol{L}$，$\boldsymbol{L}$ 的方向沿自转轴由 O 指向 O'。如果陀螺自转轴与竖直轴的夹角为零，它所受到的重力矩为零，陀螺将不停地转动下去，角动量 $\boldsymbol{L}$ 保持不变，如图 1-10（a）所示。

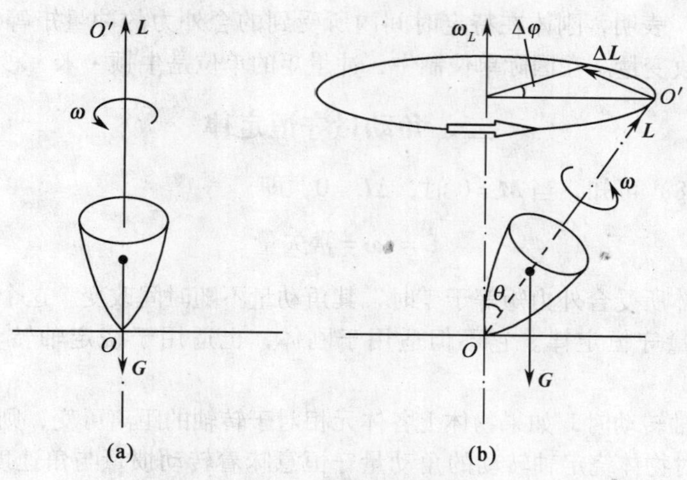

图 1-10 陀螺的旋进

当陀螺的自转轴与竖直轴的夹角不为零时，陀螺的自转角动量 $\boldsymbol{L}$ 与竖直轴有不为零的夹角 θ，陀螺所受的重力 $\boldsymbol{G}$ 不通过 O 点，因而受到重力矩 $\boldsymbol{M}$ 的作用。重力矩 $\boldsymbol{M}$ 的方向与角动量矢量 $\boldsymbol{L}$ 和竖直轴所确定的平面垂直。由角动量定理可知，经过 Δt 时间，角动量的增量为 $\Delta\boldsymbol{L}=\boldsymbol{M}\Delta t$。角动量增量 $\Delta\boldsymbol{L}$ 的方向即为力矩 $\boldsymbol{M}$ 的方向，也就是与角动量 $\boldsymbol{L}$ 的方向垂直。$\boldsymbol{L}$ 与 $\Delta\boldsymbol{L}$ 合成的结果，只是使 $\boldsymbol{L}$ 的方向发生变化，而其数值并不发生变化，即陀螺的自转轴在重力矩的作用下绕竖直轴转过了 $\Delta\varphi$ 角，由于重力矩始终存在，因而使得陀螺的自转轴与竖直轴保持固定的夹角 θ，以 ω_L 绕竖直轴转动，于是形成了陀螺的旋进，如图 1-10（b）所示。

陀螺的旋进是陀螺的自旋和陀螺所受的重力矩共同作用的结果。如果没有自旋，陀螺在重力矩的作用下必然倒下；如果没有重力矩，陀螺只能自旋，而不会发生旋进。

旋进效应在实际中有着广泛的应用。例如，用陀螺作为飞机和航天器的导航设备部件，用回转仪作为罗盘和船舶稳定器。在微观世界中，电子、原子核以及其他微观粒子都具有角动量和自旋磁矩，它们在外磁场的作用下所形成的磁力矩也会像陀螺一样产生进动。对原子核、电子在外磁场中进动的研究，已经发展成核磁共振及电子自旋共振技术，在探索物质微观结构方面有重要作用，在医药学方面的应用也日趋广泛。

第五节　刚体的平衡

一、刚体的平衡条件

1. 刚体的平衡条件　一般说来，刚体的运动可以看成是平动与转动的合成，或者也可以这样理解，当几个外力同时作用在刚体上时，从它们产生的效果来看，无非是这样两种作用：某些力使刚体平动；某些力相对一定的转轴产生力矩而使刚体转动。因此，要使刚体静止不动而处于平衡状态的必要条件和充分条件则是：使刚体平动的合外力等于零和使刚体转动的合外力矩等于零，即

$$\sum F_{外}=0，\sum M_{外}=0$$

为了研究问题方便，通常选用直角坐标系，把外力写成分力平衡的形式，即

$$\sum F_{x外}=0，\sum F_{y外}=0$$

2. 解决刚体平衡问题的基本步骤

（1）分析刚体的受力情况，画出正确的受力图，标清刚体所受各力的方向和作用点，对于未知力用适当的符号表示；

（2）选用合适的直角坐标系，将各力分解在 x 轴和 y 轴上，并写出受力平衡方程

$$\sum F_{x外}=0，\sum F_{y外}=0$$

（3）选取合适的转轴，力求更多的力通过转轴，求出各力矩并写出各力矩的转动平衡方程

$$\sum M_{外} = 0$$

（4）将上述方程联立求解。

二、人体受力分析举例

刚体的平衡条件，对于人体中的某些情况也是适用的，但在解决具体问题时应当考虑肌肉、骨骼的力学特性。

组成人体的骨头共206块，它们借助关节形成一副完整的骨架。附着在骨头上的肌肉在神经系统的支配下，进行适度的收缩或舒张致使关节活动，或者说使骨架相应的部分发生局部形变，从而协调地完成各种有目的的动作。肌肉收缩的主要作用是使骨骼绕轴旋转，实际上是一个转动问题。

1. 作用在脚上的力　当人体单脚踮起站立时，分析脚受力的情况。如图1-11（a）所示，$\boldsymbol{F}_T$ 为跟腱作用在脚上的力，$\boldsymbol{F}_B$ 为小腿骨（胫骨与腓骨）作用在脚上的力，$\boldsymbol{N}$ 为地面作用在脚上的支撑力，其大小等于人体的重力 $\boldsymbol{G}$。人脚本身的重力与这些力相比是很小的，因此可以忽略不计。将脚的受力情况简化为图1-11（b）后，根据静力平衡条件：$\sum F_{x外} = 0$，$\sum F_{y外} = 0$，有

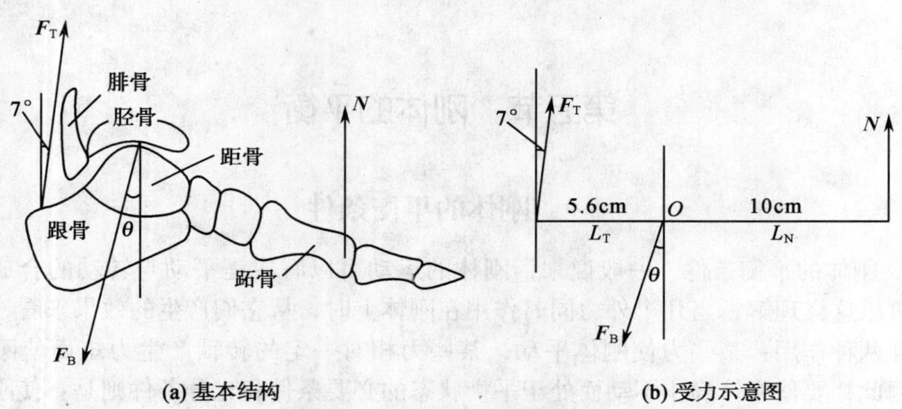

图1-11　作用在髁关节上的力

$$F_T \sin 7° - F_B \sin\theta = 0$$

$$F_T \cos 7° + N - F_B \cos\theta = 0$$

以 $\boldsymbol{F}_B$ 的作用点 O 为支点，列出转动平衡方程

$$\sum M_{外} = 0$$

$$G \times 10 - F_T \cos 7° \times 5.6 = 0$$

三个方程联立，求得：$F_T = 1.80G$，$F_B = 2.8G$，$\tan\theta = 0.079$，$\theta = 4.5°$。

由此可知，当人独脚踮起站立时，肌腱中的力几乎是体重的2倍，而作用在脚上距骨的力几乎是体重的3倍。同时还可以看出，如果第一跖骨到距骨的距离比跟骨到距骨的距离大得多时，则 $\boldsymbol{F}_T$ 和 $\boldsymbol{F}_B$ 将会更大。这就是为什么通常跟腱易于撕裂和距骨易于骨折的原因。这对穿高跟鞋者更应特别注意。

2. 作用在髋关节上的力　股骨是全身最粗大的长骨，其长度约占身高的1/4。股骨的上端伸向内侧，末端呈球面状，称为股骨头，它与髋臼构成髋关节。用静力平衡条件估算作用在髋关节上的力的大小和方向。这种估算对于理解和处理临床上的某些问题是很有益的。

股骨和髋关节的受力如图1-12所示。当人体单足站立时，在髋关节处维持平衡的力主要来自髋外展肌。$\boldsymbol{F}_1$ 是外展肌拉股骨大转子的力，与水平方向约成70°的角。$\boldsymbol{F}$ 是髋臼作用在股骨头上的力，其方向几乎通过股骨头中心。$\boldsymbol{N}$ 是地面对脚支持力，其方向竖直向上，与人体重量相等。$\boldsymbol{G}_\mathrm{L}$ 是腿的重量，方向竖直向下，其等效作用点（腿的重心）在膝盖的上方，大小约为体重 $\boldsymbol{G}$ 的1/7。

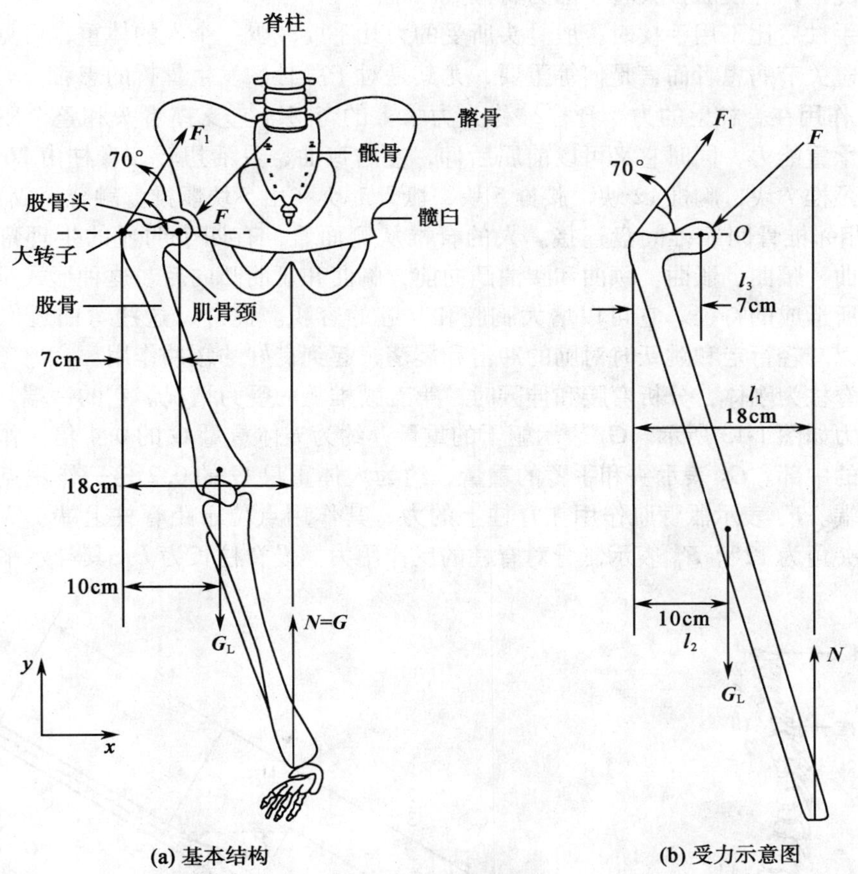

图1-12　作用在髋关节上的力

根据静力平衡条件：$\sum F_{x外}=0$，$\sum F_{y外}=0$，有

$$F_1\cos70° - F_x = 0$$

$$F_1\sin70° - F_y - \frac{G}{7} + G = 0$$

以 $\boldsymbol{F}$ 的作用点 O 为支点，列出转动平衡方程

$$\sum M_{外} = 0$$

$$-F_1 \sin 70° l_3 - \frac{G}{7}(l_2 - l_3) + N(l_1 - l_3) = 0$$

三个方程联立，解得 $F_1 = 1.6G$、$F_x = 0.55G$、$F_y = 2.4G$、$F = 2.4G$。

可见外展肌拉股骨大转子的力约为整个人体重量的 1.6 倍。同时还可以看到，$\boldsymbol{F}_1$ 的大小主要由地面的支持力（数值等于重量）及其力臂的长短（$l_1 - l_3$）决定。如果右脚站立，左手再提重物，显然 $\boldsymbol{N}$ 要增大，所以要在这种情况下建立平衡，$\boldsymbol{F}_1$ 就必须增大；如果右脚站立，右手使用手杖，这样则使力臂缩短，$\boldsymbol{F}_1$ 减小；在正常情况下，两条腿站立，$\boldsymbol{N}$ 减为体重的一半，脚也位于股骨头的正下方（$l_1 - l_3$），所以在这种情况下，外展肌拉大转子的力将大大减小。

用手杖后比不用手杖时，股骨头所受的力几乎要减少一个人的体重，可见使用手杖对于髋关节病患者而言是何等重要，尤其是对于股骨颈发生骨折的患者。

3. 作用在脊柱上的力　脊柱被称为力学上的奇迹。它支撑着头和整个躯干，有很好的承重能力，同时它又可以前屈后仰，左右弯曲，灵活扭转。脊柱由 26 块骨头组成，颈椎 7 块，胸椎 12 块，腰椎 5 块，骶骨 1 块（由 5 块骶椎骨融合而成），尾骨 1 块。相邻椎骨间靠椎间盘连接。人的脊椎从侧面看，有四个明显的生理弯曲：颈曲、胸曲、腰曲、骶曲。颈曲和腰曲凸向前，胸曲和骶曲凸向后。这种形式是人类直立姿势所形成的特征。它可以增大胸腔和盆腔的容积。此外，这些弯曲还像弹簧装置，可以减轻行走和跳跃时对脑的冲击和震荡，起到良好的缓冲作用。

视脊柱为刚体，分析弯腰和伸腰时，第五腰椎上的受力情况。它的一端与骶骨相接。受力如图 1-13 所示。$\boldsymbol{G}_1$ 表示躯干的重量，约为人体重量 $\boldsymbol{G}$ 的 0.4 倍，作用点位于躯干的中部。$\boldsymbol{G}_2$ 表示头和手臂的重量，约为人体重量 $\boldsymbol{G}$ 的 0.2 倍，作用点位于颈椎的上端。$\boldsymbol{F}_e$ 表示骶棘肌作用在脊柱上的力，其作用点位于距脊柱上端 1/3 处，与脊柱的夹角为 12°。$\boldsymbol{F}_R$ 表示骶骨对脊柱的反作用力。设脊柱长为 L，其与水平方向的

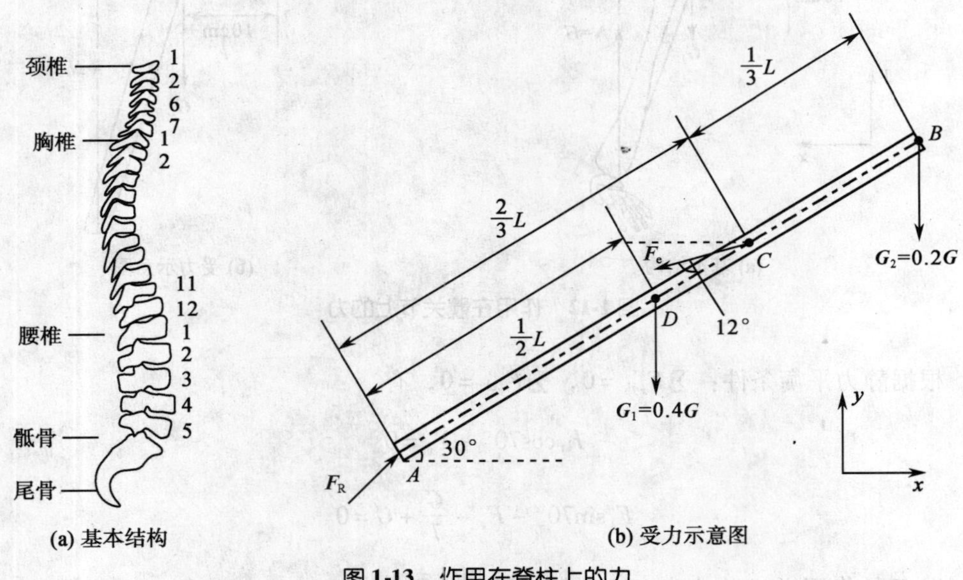

图 1-13　作用在脊柱上的力

夹角为 30°，于是，$\boldsymbol{F}_e$ 与水平方向的夹角为 18°。

根据静力平衡条件：$\sum F_{x外}=0$，$\sum F_{y外}=0$，有

$$F_{Rx}-F_e\cos 18°=0$$

$$F_{Ry}-F_e\sin 18°-0.4G-0.2G=0$$

以 $\boldsymbol{F}_R$ 的作用点 A 为支点，列出转动平衡方程

$$\sum M_{外}=0$$

$$F_e\sin 12°\times\frac{2}{3}L-0.4G\cos 30°\times\frac{L}{2}-0.2G\cos 30°\times L=0$$

三个方程联立，解得 $F_e=2.5G$；$F_{Rx}\approx 2.38G$、$F_{Ry}=1.37G$、$F_R=2.74G$。

$\boldsymbol{F}_R$ 与水平方向的夹角 $\varphi=\tan^{-1}\dfrac{F_{Ry}}{F_{Rx}}=\tan^{-1}0.57=29.9°$，即 $\boldsymbol{F}_R$ 基本上是沿脊柱的轴线方向的。这力使椎间盘变形，且被它的弹性应力所平衡。

如果手上提有重物，那么骶骨对脊柱的反作用力 F_R 将显著增大。设手提的重物为 $0.2G$，则上述中的 G_2 由 $0.2G$ 变为 $0.4G$，其他条件不变，可计算出 $F_e=3.74G$，$F_R=4.07G$。这表明手提 $0.2G$ 重物，F_e 增加了 $1.24G$，F_R 增加了 $1.33G$（其原因是重物对骶骨有很大的力臂）。

一体重 50kg 的人，弯腰 30°提起 10kg 的物体时，其腰骶椎间盘上所受的力将是 204kg。这么大的压力加在椎间盘上，就会使其软组织脱出或突起，从而压迫神经或关节面，引起疼痛和肌肉痉挛。这就是临床上常见的椎间盘脱出症。但临床表明，这在 4～5 腰椎之间最易发生。同时，该力与脊柱轴线的方向并不一致，所以椎间盘除受正压力外，还要受到切向力的作用。弯腰时手提重物越重，则 $\boldsymbol{F}_e$ 越小，φ 越小，椎间盘的切向力也越大。当然这个力被周围韧带的弹性力所平衡。一旦这个力超出周围韧带所能承受的限度，就会造成韧带损伤，这也是临床上常见的患疾之一。

由于即使在不提重物的情况下，弯曲的背部也同样要使脊柱受到相当大的压力作用，如图 1-14（a）所示。所以，在提重物，特别是在提很重的物体时，就必须避免采取这种姿势。

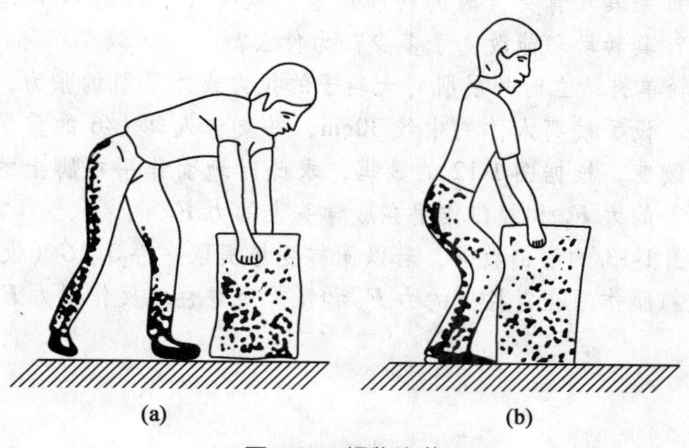

图 1-14　提物姿势

一般采用的正确姿势是让膝盖弯曲，但尽可能保持脊柱在竖直方向上，这时人体的重心几乎直接位于骶骨之上，因而对骶骨产生的力矩就很小，所以骶棘肌也就无需施加很大的力了，如图1-14（b）所示。于是，作用在椎间盘上的力就近似等于支持重物的重量。这是一种提举重物的安全方法。举重运动员都是采用这种正确姿势举重的。

思考题与习题一

1-1　一人向东走了10m，再向北走了10m，请用单位矢量写出其位移的矢量式（x 轴指向东，y 轴指向北）。

1-2　如果钟表的时针端点的线速度是分针端点的1/18，已知分针长15.24cm，问时针的长度是多少？

1-3　为了减少飞石和别的碎片造成危害，要限制旋转割草机叶片的最大速率。现有一种割草机的转速为每分钟3700转，其叶片半径为0.25m，问叶片末端的速率是多少？

1-4　一个原来静止的飞轮在6s内角速度到达36rad·s^{-1}，求飞轮的角加速度及6s内转过的角度。

1-5　在什么条件下，“刚体”可以作为“质点”处理？为什么？

1-6　一个给定刚体的转动惯量是否只有一个确定的值？物体的转动惯量与哪些因素有关？

1-7　对人体自身而言，作什么样的姿势及对什么样的转轴，转动惯量最大或最小？

1-8　当刚体转动时，若其角速度很大，问：是否作用在它上面的力也一定很大？是否作用在它上面的力矩也一定很大？

1-9　一个半截木制、半截钢制的棒。分别将转轴选在木制部分端点或钢制部分端点，而在另一端点施加相同的力，问这两种情况下产生的角加速度是否相同？为什么？

1-10　花样滑冰运动员绕过自身的竖直轴转动，开始时双臂伸开，以3πrad·s^{-1}的角速度旋转。如果其双臂交叉时的转动惯量为双臂伸开时的60%，问双臂交叉时的角速度是多少？其转动动能改变了多少？为什么？

1-11　为减轻单脚站立时外展肌对大转子的拉力或外展肌的张力，常在有效关节的对侧使用手杖。设手杖离人体的中线30cm，并支撑人体1/6的重量。忽略使用手杖时人体重心的改变，根据图1-12的数据，求此时地面作用在脚上的支撑力 $\boldsymbol{N}$、外展肌拉股骨大转子的力 $\boldsymbol{F}_1$ 和髋臼作用在股骨头上的力 $\boldsymbol{F}$。

1-12　根据图1-13的解剖数据，若以同样姿势提取一件0.2G（设此人重量为 G）的重物，求此骶棘肌作用在脊柱上的力 $\boldsymbol{F}_e$ 和骶骨对脊柱的反作用力 $\boldsymbol{F}_R$。

（童家明）

第二章

物体的弹性

研究刚体的运动时，我们忽略了物体在外力作用下形状和大小的变化，而引入刚体这一理想模型。实际上，任何一个物体在外力作用下，其形状和大小都要发生变化，即产生一定的形变（deformation）。

研究物体在受到外力作用时，其形状和大小发生变化时的力学性质，不仅在工程技术方面，而且在生物医学方面也具有十分重要的意义。本章将介绍一些有关物体弹性的基本概念及有关生物弹性物质的基本知识。

第一节　应变　应力　应变率

一、应变与应力

1. 应力　当物体受到拉力或者压力作用时，其长度会发生变化。如图 2-1 所示，设有一根粗细均匀杆，长度为 l_0、截面积为 S。在杆的两端施以大小相等、方向相反的拉力 F，则杆的内部任一横截面上也受到大小相等、方向相反的张力 F 作用，且力 F 在截面上均匀分布。横截面上的力和横截面积之比定义为应力（stress），用符号 σ 表示

$$\sigma = \frac{F}{S} \tag{2-1}$$

在国际单位制中，σ 的单位是牛顿·米$^{-2}$（$N \cdot m^{-2}$），当杆处于拉伸状态时，这一应力称为张应力（tensile stress）；当杆处于压缩状态时，这一应力称为压应力（compressive stress）。由于张应力与压应力均与物体的横截面垂直，因此统称为正应力。

如图 2-2 所示，有一长方形物体，其下底面固定，在上底面上施加一与表面相切的力 F，由于长方体处于平衡态，所以下底面也受到

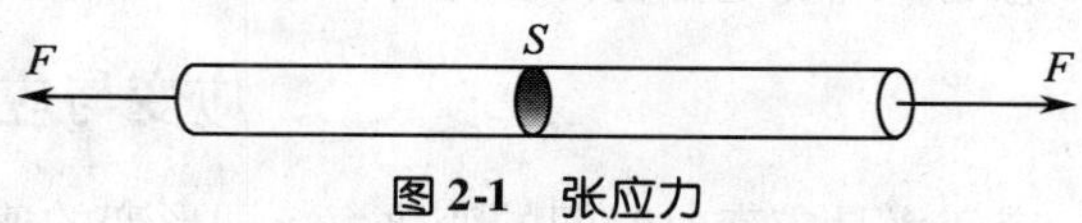

图 2-1　张应力

一与力 F 大小相等、方向相反的力作用。此时长方体内任一与底面平行的截面也受到大小相等、方向相反的切向力 F 作用，两者均与截面平行。如果截面的面积为 S，则 F 与 S 之比称为切应力（shear stress），用符号 τ 表示

$$\tau = \frac{F}{S} \tag{2-2}$$

在国际单位制中，τ 的单位是牛顿·米$^{-2}$（$N \cdot m^{-2}$）。

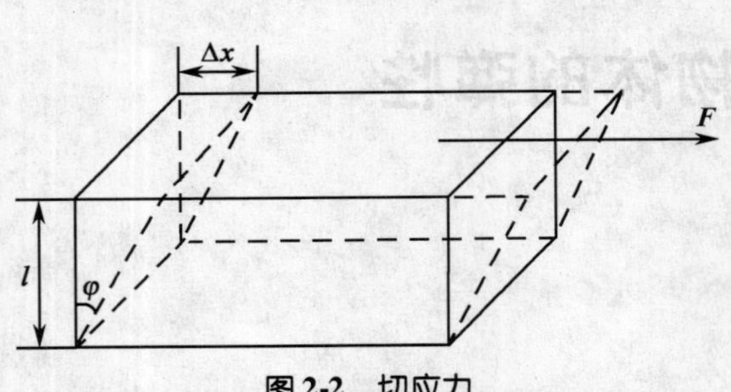

图 2-2　切应力

当一固体放在静止的流体中时，固体要受到流体静压强的作用。这种压强不仅作用于固体表面，在固体中任一平面，都有垂直于该面的压强作用。这种压强也是一种应力，是由于物体受到均匀压强作用而产生的。同样，当液体或气体表面受到与其表面垂直的压强作用时，其内部任一平面上都有垂直于该面的应力作用。

2. 应变　物体受到应力作用时，其形状、长度、体积都要发生变化，对应的就有应变（strain）的概念。

若图 2-1 中粗细均匀杆长度为 l_0，当其受到大小相等、方向相反的力 F 作用时，杆的绝对伸长量为 Δl，则 Δl 与 l_0 之比称为张应变（tensile strain），即

$$\varepsilon = \frac{\Delta l}{l_0} \tag{2-3}$$

应变 ε 无量纲。当杆受到压应力作用时，上式仍然成立，此时的应变称为压应变（compressive strain）。

如图 2-2 中长方体在切应力作用下形状发生变化，变为虚线所示的斜平行六面体，若上下底面的相对位移为 Δx，垂直距离为 l_0，则 Δx 与 l_0 之比称为切应变（shear strain），即

$$\gamma = \frac{\Delta x}{l_0} = \tan\varphi \tag{2-4}$$

实际情况中，一般 θ 角很小，上式可近似为 $\gamma \approx \varphi$，切应变 γ 也无量纲。

当物体的体积由于受到压力的作用而发生变化时，体积的变化量 ΔV 与原体积 V_0 之比定义为体应变，即

$$\theta = \frac{\Delta V}{V_0} \tag{2-5}$$

体应变也无量纲的常数。

总之，应变是指物体在应力作用下发生的相对形变，是没有量纲的纯数。

二、应变与应变率

应变率是应变对时间的变化率，即形变的速率，其单位是秒$^{-1}$（s^{-1}）。其中，切

应变对时间的变化率称为“切应变率”，简称“切变率”。应变和应变率显像在临床中有着比较重要的应用。利用其可用于评价冠心病患者的心肌局部功能，区分透壁心梗和非透壁心梗，定量评价负荷超声，评价心肌存活性及心肌的收缩功能储备，帮助选择合适的心脏同步化程序治疗患者，并协助优化起搏程序，评价并随访其疗效。

心肌应变及应变率显像

定量评价局部心肌功能是近年的一大热点。它对冠心病的定位诊断、疗效评价、愈合判断提供了最直接的参考依据。应变率成像是定量评价局部心肌功能的一种新方法。

在心肌生理学中，心肌应变即为心室壁（收缩期）增厚或（舒张期）伸长；心肌应变率即为心室壁（收缩期）增厚速率或（舒张期）伸长速率，此即心肌纤维收缩性能指标，可由公式 $S_R=(\Delta l/l_0)/\Delta t=\Delta v/l_0=(v_1-v_2)/l_0$ 求得，v_1、v_2 为沿超声束方向两点 A、B 的运动速度，l 为 A、B 两点间的距离，心脏位移和邻近心脏节段可同时影响 v_1、v_2，但不影响 v_1 与 v_2 之差，故 S_R 克服了心脏整体运动（如旋转运动）和邻近心肌节段的被动牵拉对室壁运动速度的影响，因而被认为能够真正地反映室壁运动速度。以此为基础的超声应变率显像是基于组织多普勒显像的一种新技术，它能够评价心肌的收缩、舒张功能，这不仅体现在该技术能够评估心脏整体功能，而且它更主要应用于评估心室局部功能，因此它在室壁心肌缺血的早期检出、心脏负荷试验中具有重要意义。另外，超声应变率显像还能够定量估测心肌病的心脏收缩、舒张功能，这有助于对限制型心肌病和缩窄性心包炎的鉴别。

第二节 弹性模量

一、弹性 塑性 粘弹性

1. 弹性 弹性和塑性是材料的变形性能，它们主要描述的是材料变形的可恢复特性。弹性是指材料在外力作用下发生变形，当外力解除后，能完全恢复到变形前形状的性质。这种变形称为弹性变形（elastic deformation）。图 2-3 表示了典型的拉伸应力与拉伸应变的关系。对于不同的材料来说，曲线的具体数据可能有差异，但大致情况是相似的。由原点到 A 点，表现出应力和应变成正比的关系，A 点称为正比极限。由 A 点到 B 点，应力和应变不再成正比，但在这一范围内去除外力时仍能恢复原长，因此 B 点称为弹性极限（elastic limit）。骨是弹性材料，在正比极限范围内，它的拉伸应力与拉伸应变成正比关系。图 2-4 表示湿润而密致的成人桡骨、腓骨和肱骨的应力-应变关系曲线，可见在应变小于 0.5% 的条件下，这三种骨的应力-应变曲线皆为直线，成正比关系。

2. 塑性 塑性是指材料在外力作用下发生变形，当外力解除后，不能完全恢复

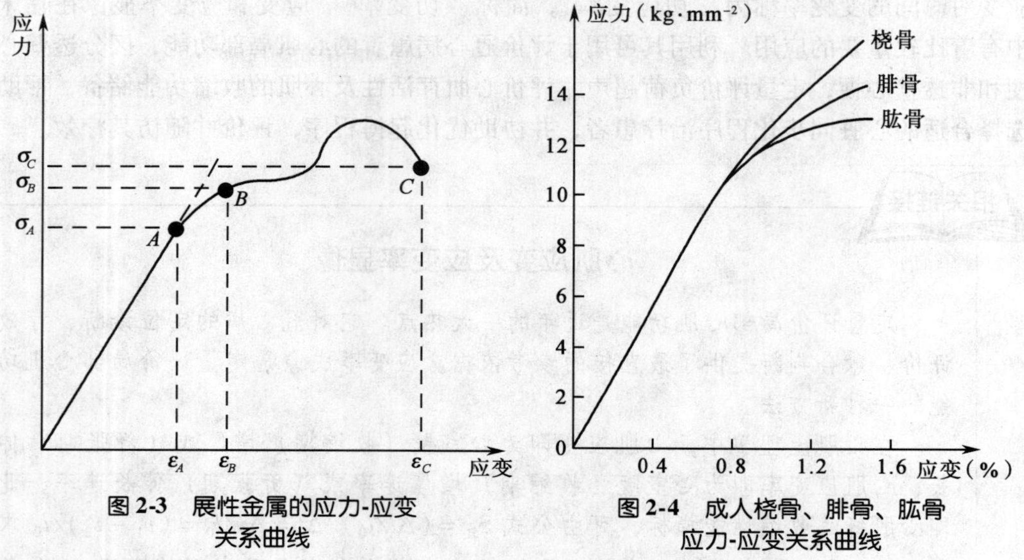

图 2-3 展性金属的应力-应变关系曲线

图 2-4 成人桡骨、腓骨、肱骨应力-应变关系曲线

原来形状的性质。这种变形称为塑性变形（plastic deformation）或不可恢复变形。图 2-3 中超过 B 点后除去外力材料不能恢复原长，表现出永久变形。当到达 C 点时材料断裂，把 C 点称为断裂点。断裂点的应力称为被试材料的抗张强度。在做压缩试验时，断裂点的应力称为被试材料的抗压强度。由 B 点到 C 点是材料的塑性范围。如果 ε_C 和 ε_B 差值较大，说明材料能产生较大的塑性，表示材料有很好的展性。如果 ε_C 和 ε_B 差值较小，则说明材料表现出脆性。

3. 粘弹性　所谓粘弹性，是这样一种特性：材料的应力响应不仅取决于当时当地的应变状态，还与形变随时间发展的历史进程有关，材料对自己的应变“历史”具有某种“记忆性”，因而同一应变状态会因历史不同而并不唯一地对应于一种应力状态。换句话说，应力不是应变的单值函数；反过来应变对应力的响应也具有与上述完全相同的特点。材料力学响应的这种时间（历史）相关性，必然使得材料的力学行为呈现出一系列典型的粘弹性特征，即应力“松弛”（恒应变下，应力随时间而减小）、应变“蠕变”（恒应力下，应变随时间而增加）和弹性“滞后”（应变总是在时间上滞后于应力）等。血液、血管壁等都具有粘弹性的特征。

二、弹性模量

从图 2-3 的应力-应变曲线可以看出，在正比极限范围内，应力与应变成正比，这一规律即为胡克定律。对于不同的物体，应力与应变的比值可能不同。某一物体应力与应变的比值称为该物体的弹性模量（modulus of elasticity）。下面分别讨论杨氏模量、切变模量和体变模量。

1. 杨氏模量　在正比极限范围内，材料受到张应力或压应力作用时，张应力与张应变或者压应力与压应变之比称为材料的杨氏模量（Young modulus），用符号 E 表示，即

$$E=\frac{\sigma}{\varepsilon}=\frac{F/S}{\Delta l/l_0} \tag{2-6}$$

一部分材料的杨氏模量见表 2-1。

表 2-1　一些常见材料的杨氏模量、弹性限度和强度

物质	杨氏模量 $/10^9 N \cdot m^{-2}$	弹性限度 $/10^7 N \cdot m^{-2}$	抗张强度 $/10^7 N \cdot m^{-2}$	抗压强度 $/10^7 N \cdot m^{-2}$
铝	70	18	20	
骨拉伸	16		12	
骨压缩	9			17
血管	0.0002			
腱	0.02			
钢	200	30	50	
木材	10			10
橡胶	0.001			

注：上表所列仅是每种材料的代表值，对某一特定的样本可能得出不相同的值

例 2-1　设某人的一条股骨长 0.5m，横截面积平均为 $5cm^2$，求用此骨支持整个体重时（相当于 500N 的力），其长度缩短多少？

解：查表 2-1 骨压缩时杨氏模量为 $9\times10^9 N\cdot m^{-2}$，由 $E=\frac{\sigma}{\varepsilon}=\frac{F/S}{\Delta l/l_0}$，可得

$$\Delta l=\frac{l_0F}{SE}=\frac{0.5\times500}{5\times10^{-4}\times9\times10^9}m=5.56\times10^{-5}m$$

2. 切变模量　在一定的弹性范围内，当材料受到切应力作用时，切应力与切应变之比值称为材料的切变模量（shear modulus），用符号 G 表示

$$G=\frac{F/S}{\Delta x/l_0} \tag{2-7}$$

大多数材料的切变模量是杨氏模量的 1/3 到 1/2。

3. 体变模量　在体应变的情况下，在一定弹性范围内，压强 p 与体应变 θ 成正比。压强与体应变的比值，称为体变模量（bulk modulus），以符号 K 表示，即

$$K=\frac{-p}{\theta}=-\frac{pV_0}{\Delta V} \tag{2-8}$$

由于体变时压强增加，材料的体积缩小，ΔV 为负，式中的负号就保证了等式两边均为正值。

第三节　骨与软组织的力学性质

一、骨的力学性质

1. 骨的成分　骨主要由有机纤维（主要是胶原纤维）、无机结晶体［主要为羟磷灰石 $Ca_{10}(PO_4)_6(OH)_2$］、胶合物质和水等组成。其中有机物约占骨重量的 40%、

体积的60%，无机物则约占骨重量的60%、体积的40%，前者构成稠状物，后者则填充在其中，犹如钢筋水泥结构一样。如果将新鲜骨浸在盐酸中，骨中无机物就会溶解，剩下的只是有机物，经过这样处理的骨和橡皮一样，可以随意弯曲，甚至打结。若将骨放在火中去烧，有机物被烧掉了，剩下的只是无机物，此时骨仍可以保持原形，但极脆弱。由此可见，骨中有机物像钢筋一样，使骨具有弹性；而无机物则像水泥一样，使骨具有坚固性。因此，骨既有较大的抗张强度，又有较大的抗压强度。

2. 骨的力学性质　人体的骨骼系统是人体的支架，它起着支承重量、维持体形、完成运动和保护内脏器官等作用。各种骨因其所在部位不同而具有不同的功能、形状和大小，一般分为长骨、短骨、扁骨和不规则骨，本书只讨论长骨的力学性质。

由图2-4长骨所受应力和应变的关系可见，当应变小于0.5%时，应力和应变有直线关系，服从胡克定律。这时可近似认为骨骼是线性弹性体。当应变大于0.5%时，曲线弯曲，应力和应变不再成简单的直线关系，增加应力所产生的应变大于弹性体所产生的应变。当应力增加到某一值时，骨将出现裂纹，发生骨折。骨折大约发生在应变为1.5%处，此时的应力称为极限抗张（抗弯）强度。实验表明，骨的极限抗弯强度大于极限抗压强度，而极限抗压强度大于极限抗张强度。和骨密质相比，骨松质的极限抗张强度和弹性模量都小很多。与一般金属材料相比，骨材料具有各向异性的力学性能，骨骼在不同方向的负荷作用下，表现出不同的强度，如图2-5所示（图中样品轴线中的短黑线表示拉伸方向）。从图中可以看出，在纵轴方向上加负载时，样品的强度最大，而在横轴方向上强度最小，也就是说，人骨所能承受的剪切力比拉伸力或压缩力要小。

长骨中部是圆管状的骨干，两端是肥大的骨骺。骨干的腔壁和骺外面，由骨密质所组成。骺的骨密质下有比较粗松的骨松质。骨松质由粗细不同的骨小梁构成，骨小梁按照一定的次序排列。图2-6为一横梁在负荷作用而弯曲的情况。由图可见，上层缩短下层伸长，中层未变。上层缩短受到斥力作用，下层伸长受到引力作用，中层未变没有受到力的作用。可见，负荷对中间层不起作用，因而中间层可有可无，股骨、

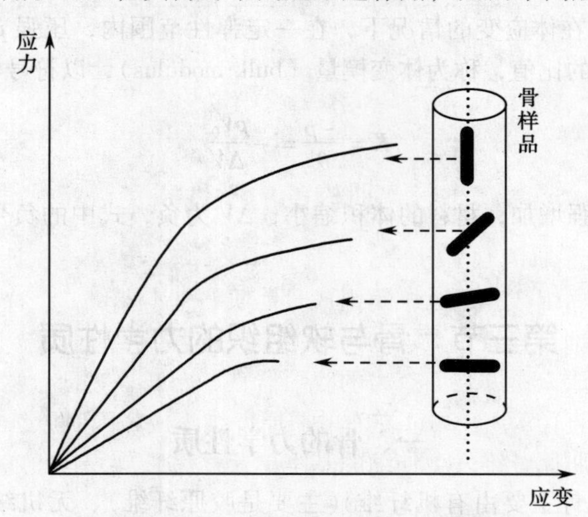

图2-5　长骨在不同方向上的受力强度

胫骨等充分地发挥了上述力学功能，在生物进化过程中形成了中空的管状骨结构。承受重量的骨如胫骨、股骨，它们通过两端传递压强，所以这些骨的两端都比中间肥大些，以便在关节处增大接触面，减少压强。由此可见，骨骼是一种截面和外形合理的优良承力结构。

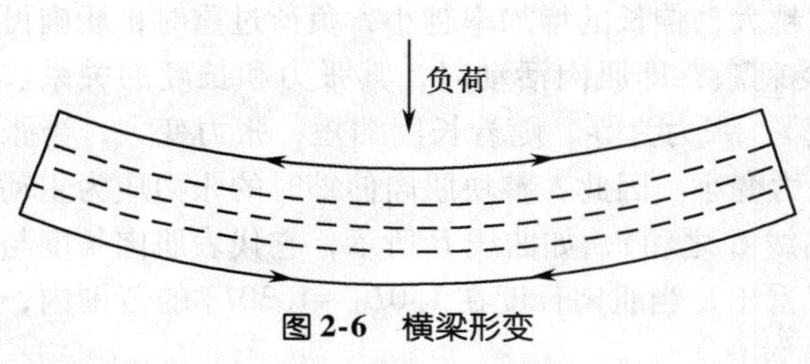

图 2-6　横梁形变

根据外力和力矩的方向，人体骨骼受力的形式可分为以下四种：①拉伸与压缩，从骨的表面施加大小相等、方向相反的载荷；②剪切，在与骨骼横截面平行方向施加载荷；③扭转，骨的两端受到与其轴线垂直的一对大小相等、方向相反的力偶作用；④弯曲，骨骼受到使其轴线发生弯曲的载荷作用。在实际生活中，骨很少只是受到一种负荷的作用，作用在人体骨骼上的负荷往往是几种负荷的复合作用。

研究骨组织和骨骼结构在外界作用（力、电、磁、热等）下的力学性态，研究骨受力后的瞬时效应和远期效应，以及活骨发育、生长、吸收和消亡的力学机制的学科称为骨力学。现在对各类骨的宏观、细观力学性质已有相当多的成果，但对其动力学特性，特别是高应变率下的损伤机理还很不清楚。活骨的重建力学是骨力学的核心。1884 年，骨科教授 J. Wolff 提出一个重要的假说（通常称为 Wolff 定律）：骨在需要的地方就生长，不需要的地方就吸收。即骨的生长、吸收、重建都与骨的受力状态有关。这个重要思想指出了力学与生命的联系。因此，在 Wolff 之后，人们一直为这一论断寻求理论的和实验的验证。已开始研究骨细胞是怎样接受力学信息及作出相应响应的机理。骨中应力对骨折愈合有重要作用。关节力学的研究已有很多临床应用成果。

问题与思考

既然骨的结构和力学性质像钢筋水泥一样，相当坚固，那为什么老年人容易骨折，青少年不容易骨折？

二、肌肉的力学性质

1. 肌肉的成分　肌肉有平滑肌、骨骼肌（又称横纹肌）、心肌三种，其中骨骼肌由大量肌纤维并联而组成，肌纤维是组成骨骼肌的基本单位，又称为肌细胞。肌纤维有长有短，有粗有细，其直径约为 10 ~ 100μm，长度等于肌肉全长或者肌肉一半长度。骨骼肌可以组成人体的强而有力的收缩器官，四肢、头颈、躯干的肌肉都是骨骼肌。肌纤维由许多直径为 1 ~2μm 左右的肌原纤维组成，因肌原纤维呈现横纹，故骨骼肌又称横纹肌。肌原纤维发生伸缩的基本单元称作肌节，其长度是变化的，充分缩短时的长度约为 1. 5μm，放松时为 2. 0 ~2. 5μm。

2. 肌肉的力学性质　肌肉的收缩是动物的主要生命过程之一，肌肉在受到刺激时，会出现收缩，内部产生张力（即拉力）。肌纤维会产生两种张力：一种是缩短收缩的主动张力，另一种是伸长收缩的被动张力。图 2-7 是肌肉的力学特征曲线，其中曲线 A 是肌纤维不活动承受负荷时的被动张力曲线，曲线 C 是肌肉受到刺激而活动的主动张力曲线。由曲线 A 可知，肌肉虽然随着负荷的增加而伸长，但两者呈非线性关系，不服从胡克定律，且负荷越大，伸长的增加率越小，负荷过重时，肌肉可能会被拉断。而曲线 C 则表示肌肉受刺激，即肌肉活动时，其张力和长度的关系。当肌肉长度为 $1.7L_0$ 时（L_0 为原长度），张力为零，随着长度缩短，张力变大，当张力达到最大值以后，如果再缩短，张力变小。因此，整块肌肉伸缩时的张力应为主动张力与被动张力之和（即曲线 A 与曲线 C 之和），如曲线 B 所示，它代表肌肉长度与张力关系的实际曲线。从曲线 B 可以看出，当肌肉长度在 $1.0L_0 \sim 1.30L_0$ 的范围内，肌肉强直收缩时产生最大张力。

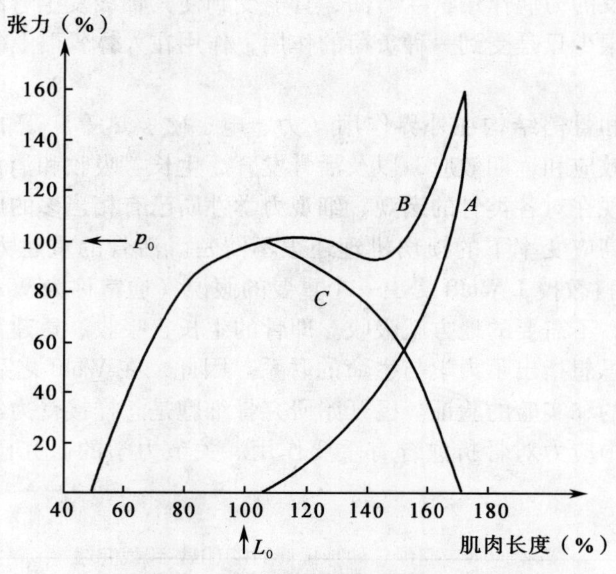

图 2-7　肌肉长度与张力的关系

物理学上有关功的定义也适用于肌肉，功等于位移方向的力与位移的乘积，这里的力是指肌肉的张力，位移指肌肉的收缩。若肌肉收缩没有使负荷沿收缩方向移动，尽管这时也消耗了能量，但肌肉没有做功；若负荷的重量大于肌肉的最大收缩张力（如手提重物），则肌肉将被拉长，这时肌肉的张力与位移方向相反，肌肉作的是负功。另外，理论和实验还表明，肌肉的收缩力与其速度近似成反比，也就是说，收缩力大时，收缩速度小，收缩力小时，收缩速度大。

三、血管的力学性质

1. 血管的成分　血管的构成随血管部位的不同有着显著的差异。动脉和静脉血管分三层，即内膜、中膜和外膜。所有动脉和静脉血管的内侧都覆盖着一层扁平的内皮细胞。构成血管壁的其他要素有平滑肌细胞、胶原、弹性蛋白、基底膜、结缔组织、微纤维、纤维细胞等，这些成分使血管壁具有弹性。血管含水量约为 70%，这些水分具有抗压缩的能力，不具有弹性。

2. 血管的力学性质　使血管变形的成分有弹性纤维、胶原纤维和平滑肌三种，这三种成分的比例及其在血管壁中的结构决定了血管壁的力学性质。弹性纤维呈卷曲状，主要分布在血管壁的内层，形成弹性内膜；弹性纤维接近完全弹性体，其应力与应变呈线性关系，满足胡克定律，其杨氏模量约为（3～6）×10^5N·m^{-2}；胶原纤维以网络状分布于血管壁的中层和外层，它比弹性纤维坚韧得多，且杨氏模量较大，约为10^8N·m^{-2}，而且在正常动脉压范围内，胶原纤维折叠成疏松状，并不伸张受力，只有当动脉变形到一定程度时胶原纤维才起作用；平滑肌具有主动收缩功能，易于变形，小应力就能造成比较大的变形，杨氏模量约为10^3～10^5N·m^{-2}。在整个血管系统中，由于各动脉的血管壁中含平滑肌、弹性纤维与胶原纤维的比例不同，所以各段动脉血管的力学性质也不同。一般说来，离心脏越远的动脉血管杨氏模量越大。

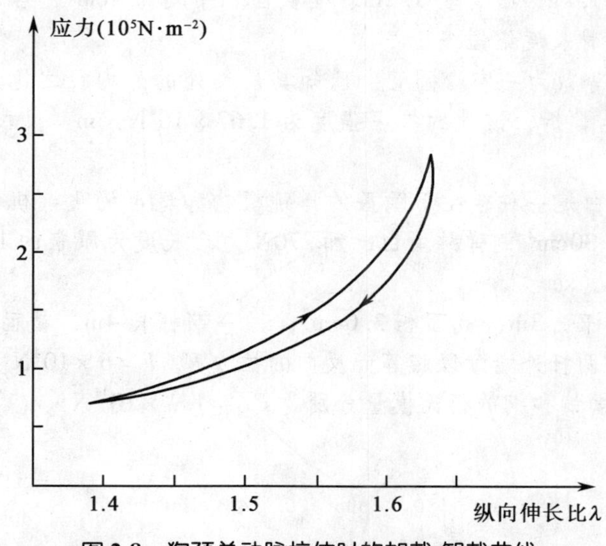

图 2-8　狗颈总动脉拉伸时的加载-卸载曲线

血管壁既表现有弹性，也表现有粘性，是一种粘弹性体。图 2-8 是由实验测得的狗颈动脉纵向拉伸的加载-卸载关系曲线。从曲线可以看出，无论是加载还是卸载过程，压力与体积之间的变化关系都是非线性的，且加载与卸载过程的曲线不重合，形成加载-卸载过程的应力-应变滞后环。滞后环现象是由于加载、卸载两个过程的历史不同，因而同一应力（或应变）会对应于两个应变（或应力），从而造成两过程的曲线不重合，形成滞后环。另外，血管的粘弹性也会由于“粘性”引起能量损耗，并一般以热的形式消耗掉。

思考题与习题二

2-1　什么是张应力、张应变、杨氏模量？

2-2　什么是切应力、切应变、切变模量？

2-3　什么是体应变、切变模量？

2-4　弹性、塑性与粘弹性各有什么特点？

2-5　为什么说骨的结构与力学性质像钢筋水泥一样？

2-6　为什么长骨是中空的管状结构？

2-7　肌纤维收缩会产生哪几种张力？

2-8　血管的力学性质主要取决于什么？

2-9　根据表2-1提供的数据，计算：(1) 横截面积为5cm^2的密质骨在拉力作用下骨折时受到的拉力。(2) 在800N的拉力作用下，此骨的应变。

2-10　长为0.2m、横截面积为40cm^2的圆柱形肱二头肌，伸长5cm时，需要30N的力，而当该肌肉处于紧张状态时，产生相同伸长量需要力450N。求该肌肉在以上两种情况下的杨氏模量。

2-11　在高为4cm的正方体上下两个底面上各施加1000N的方向相反的切向力，两平面相对位移为1mm，求其切变模量。

2-12　某人重75kg，腿骨长1.2m、横截面积平均为4cm^2，若用此骨支持体重，求此人站立时其腿骨长度缩短多少？

2-13　股骨可等效为一空心圆管，已知其最细处的外内径之比为2∶1，在$6.0\times10^4\text{N}$的压力下发生骨折，该骨的抗压强度为$1.67\times10^8\text{N}\cdot\text{m}^{-2}$，求此骨最细处的外直径。

2-14　弹跳蛋白是一种存在于跳蚤的弹跳机构和昆虫的飞翔机构中的弹性蛋白。今有一横截面积为30cm^2的弹跳蛋白，加270N力后长度为原来的1.5倍，求其杨氏模量。

2-15　有一铜杆长3m，截面积3.0cm^2；另一钢杆长4m，截面积1.0cm^2。今将二杆接牢，然后在两杆外端加以相等而反向的拉力F，$F=6\times10^4\text{N}$。求每根杆的长度改变了多少？(已知铜和钢的杨氏模量分别为$E_{铜}=1.1\times10^{11}\text{N}\cdot\text{m}^{-2}$；$E_{钢}=2.0\times10^{11}\text{N}\cdot\text{m}^{-2}$)

(苏永春)

第三章

流体的运动

气体和液体没有一定的形状，各部分之间极易发生相对运动，具有流动性，因而被统称为流体。研究静止流体规律的学科称为流体静力学（hydrostatics），大家所熟悉的阿基米德原理、帕斯卡原理等都是其研究内容；研究流体运动的学科称为流体动力学（hydrodynamics），如连续性方程、伯努力方程等为其研究内容；流体静力学和流体动力学合称为流体力学。流体的运动广泛地存在于自然界以及生物体内，生物体内养分的输送和废物的排泄都遵循着流体运动的规律。掌握这些规律，是深入研究人体内血液循环、呼吸过程以及排泄等生理过程的基础。

本章主要介绍流体运动的基本概念及一般规律，并简单介绍血液的流动情况。

第一节 理想流体的定常流动

一、流体运动的描述方法

1. 理想流体 实际流体的运动是很复杂的，影响因素很多，为了方便研究，通常建立一个流体的理想模型，称为理想流体（ideal fluid）。理想流体必须满足两个条件：绝对不可压缩（即各处密度相同），且完全没有粘性（即没有内摩擦）。在解决某些问题时，利用理想流体模型可以得到与实际情况相当接近的结果。

实际流体一般是不严格满足这两个条件的，但是，在一定的情况可以认为近似满足。例如水在10℃时，每增加一个大气压，体积只缩小两万分之一。可见，在一般情况下，液体的可压缩性可以忽略。气体虽然极易压缩，但它流动性很好，只要有很小的压强差，就可以使气体由密度大的地方流向密度小的地方，从而使各处的密度差异减到最小，所以在研究气体的某些问题时，其可压缩性仍然可以忽略。

实际流体都有粘性，当流体各层之间有相对运动时，相邻两层之间存在着阻碍相对运动的内摩擦力。不过水和酒精等液体的内摩擦力很小，气体的内摩擦力就更小，此时粘性可以忽略。但甘油、糖浆、油漆等液体的粘性较大而不能忽略。

总之，在一些实际问题的分析中，当可压缩性和粘性只是影响运动的次要因素，而其主要因素是流动性时，一般可采用理想流体模型。

2. 流场、流线与流管　流体可以看成是由许多流体质元所组成的。它在流动过程中，各流体质元都具有一定的速度，即每个流体质元都有一个流速矢量，通常把这些流速矢量构成的空间称为流速场，简称流场（flow field），如图 3-1（a）所示。

为了描述流体质元的速度方向在空间分布的情况，在流体中画一些曲线，在任意时刻，曲线上任意一点的切线方向为流经该点流体质元的速度方向，这样的曲线称为流线（stream line）。如图 3-1（b）所示，A 点处流体质元的速度方向就是曲线在 A 点的切线方向，B、C 点亦同。

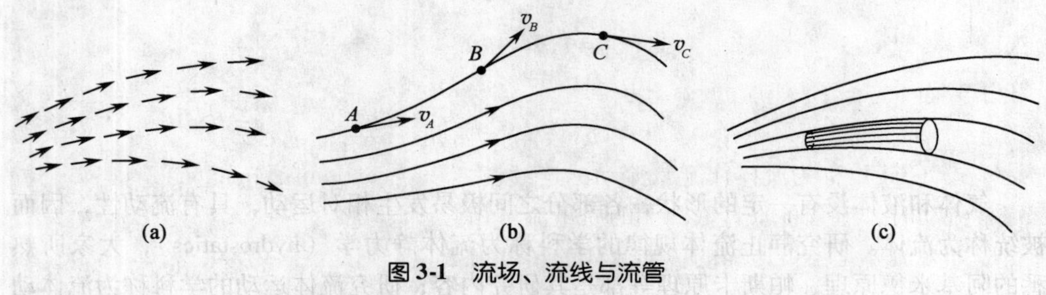

图 3-1　流场、流线与流管

在流体中作一微小的闭合曲线，通过此曲线上的各点的流线所围成的细管称为流管（stream tube），如图 3-1（c）所示。在流体力学中，往往以流管作为研究对象进而描述整个流体的运动规律。

二、定常流动

如果流体中任意一点的流速不随时间而改变，即流线的形状不随时间变化的流动称为定常流动（steady flow）。在定常流动的情况下，流线就是流体质元的运动轨迹，这时，图 3-1（b）中 A 点处的速度永远为 v_A，B 点处的速度永远为 v_B，但 v_A 并不一定等于 v_B。流体作定常流动时，由于每一点有唯一确定的流速，所以在任意时刻任意两条流线不可相交，流管内外的流体都不会穿越管壁，即流管的形状不会发生改变。

三、连续性方程

在流体中任取一曲面 S，则单位时间内通过该曲面的流体体积和质量，分别称为流体的体积流量（volume flow rate）和质量流量（mass flow rate）。

如图 3-2 所示，流体作定常流动，当选取的流管截面积足够小时，其任意截面 S_1 上的速度 v_1、密度 ρ_1 可认为是均匀的，同样截面 S_2 上的速度 v_2、密度 ρ_2 也可认为是均匀的。由于流体作定常流动，流管内各点流体的密度不随时间改变，因此流管内流体的质量不会发生变化，即在 Δt 时间内，通过 S_1 流入流管的流体质量 $\rho_1 v_1 \Delta t S_1$ 必然等于通过 S_2 流出流管的流体质量 $\rho_2 v_2 \Delta t S_2$，即

$$\rho_1 v_1 \Delta t S_1 = \rho_2 v_2 \Delta t S_2$$

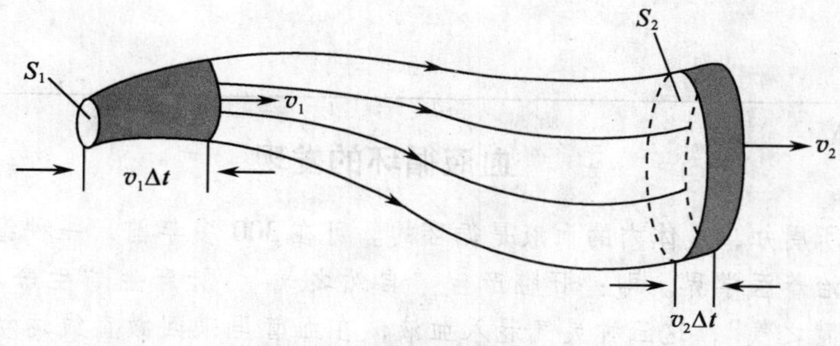

图 3-2 连续性方程的推导

有

$$\rho_1 v_1 S_1 = \rho_2 v_2 S_2$$

由于截面 S_1、S_2 是任取的，所以

$$\rho \cdot v \cdot S = 常量 \tag{3-1}$$

式（3-1）称为流体作定常流动的连续性方程（continuity equation），即当流体作定常流动时，流管各垂直截面上的质量流量相等。

如果流体是不可压缩的，即流体的密度为常量，则式（3-1）化为

$$v \cdot S = 常量 \tag{3-2}$$

即：当不可压缩的流体作定常流动时，流管各垂直截面上的体积流量相等，截面大处流速小，截面小处流速大。

人体的血液可近似为不可压缩流体，血液在血管中的流动可近似为定常流动，当血液从心脏→动脉→毛细血管→静脉→心脏流动时，由于血管的总截面积从动脉到毛细血管逐渐增大，而从毛细血管到静脉又逐渐减少，由连续性方程可知，血液的流速（平均速度）从动脉到毛细血管逐渐减少，而从毛细血管到静脉又逐渐增大，如图 3-3 所示。毛细血管的总截面积为主动脉截面积的 220～440 倍，主动脉中血液的平均流速大约为 0.22m·s^{-1}，所以毛细血管中血液的平均流速大约为 0.05～0.1cm·s^{-1}，流速很慢，几乎停滞不前，这对促进血液与组织之间的营养及代谢物质的交换是有

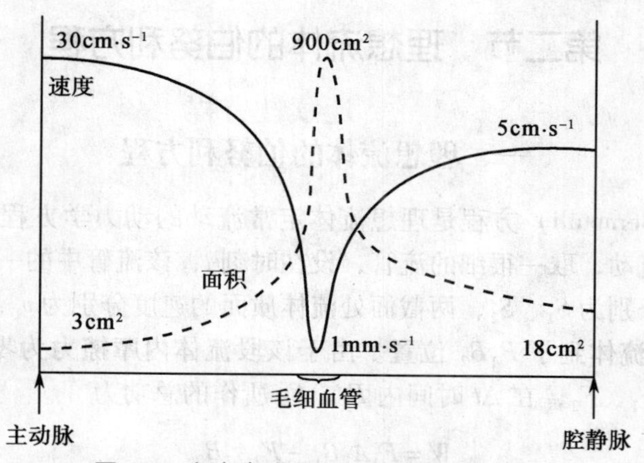

图 3-3 血液流速和血管总截面积的关系

利的。

血液循环的发现

众所周知，人体内的血液是循环的。可在300多年前，一种错误的理论牢固地统治着医学界。即：肝脏产生“自然之气”，肺产生“生命之气”，脑产生“智慧之气”，这三种灵气混入血液，在血管里来回做直线运动，供养各器官，形成了生命现象。英国医生哈维（W. Harvey）从流淌着的溪水得到启发，做了以下实验：他用绳子扎住动物的动脉血管，观察到结扎处上方的血管（血管靠心脏近的那头为上方，反之为下方）胀起来，而且越鼓越高。他割破一点血管，血马上涌了出来，血流比平时猛得多。而结扎处下方的血管明显地瘪了下去，割破之后，几乎没有血流出。然后他解开结扎绳，血直向前涌，下方的血管又胀起来了，原来结扎处上下方不均衡的现象顿时消除，血管又恢复了常态。他又用同样的方法结扎静脉血管，发现情况恰恰相反，结扎处上方的血管马上瘪下去了，而结扎处下方的血管，反而明显地胀起来了。哈维对上述两种现象进行了综合分析，并根据流体力学中的连续性原理，按逻辑推断了血液循环的存在，得出如下结论：心脏收缩时，把血液压进动脉血管；心脏放松时，静脉里的血又流回来。如此一缩一松，一张一弛，就使心脏跳动起来，心脏的跳动又促使血液流动，这样周而复始，也就是血液循环。1628年，他把自己的实验上升为理论，并写成著名的专著《心血循环运动论》。

哈维的血液循环学说，第一次科学地解释了血液运动的现象，彻底否定了在此之前的错误理论，对医学科学的发展产生了极为深远的影响，这一重大发现的价值无法估量。1661年意大利科学家马尔皮基利（M. Malpighi）用显微镜发现了连接动静脉的蛙肺毛细血管，证实了哈维血液由动脉流向静脉的正确推断。

第二节　理想流体的伯努利方程

一、理想流体的伯努利方程

伯努利（D. Bernoulli）方程是理想流体定常流动的动力学方程。如图3-4所示，理想流体做定常流动，取一很细的流管，设在时刻 t，该流管中的一段流体在 A_1A_2 位置，两截面面积分别为 S_1、S_2，两截面处流体质元的速度分别为 v_1、v_2，经过 Δt（$\Delta t \to 0$）时间，该段流体到了 B_1B_2 位置。由于该段流体内摩擦力为零，它只受到前后流体对它的推力 F_1、F_2，在 Δt 时间内 F_1、F_2 所作的总功为

$$\begin{aligned} W &= F_1A_1B_1 - F_2A_2B_2 \\ &= F_1v_1\Delta t - F_2v_2\Delta t \end{aligned}$$

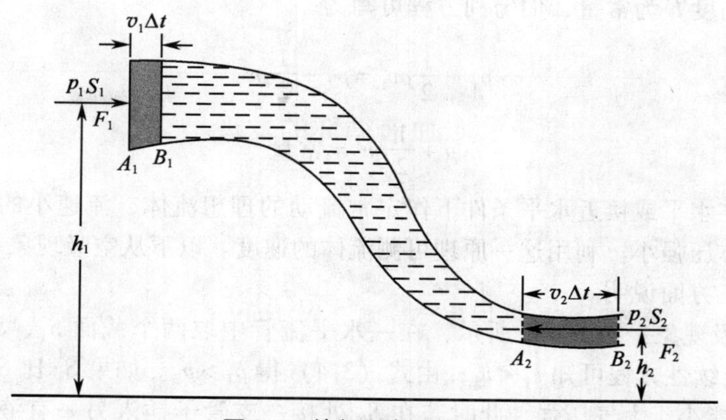

图 3-4 伯努利方程的推导

$$=p_1S_1v_1\Delta t-p_2S_2v_2\Delta t$$

式中，p_1、p_2 分别为截面 S_1 和 S_2 处的压强。由于理想流体绝对不可压缩，根据连续性方程可知，A_1B_1 和 A_2B_2 段流体体积相等，即 $S_1v_1\Delta t=S_2v_2\Delta t=\Delta V$，所以

$$W=p_1\Delta V-p_2\Delta V$$

因为是定常流动，B_1A_2 段流体的机械能不变，所以 A_1A_2 段流体经 Δt 时间后，机械能的变化量为 A_1B_1 段流体机械能的消失和 A_2B_2 段流体机械能的增加。其相应的动能和势能的变化量分别为

$$\Delta E_k=\frac{1}{2}mv_2^2-\frac{1}{2}mv_1^2 \text{ 和 } \Delta E_p=mgh_2-mgh_1$$

由能量守恒定律知，外力所做的功等于这段流体机械能的增量，即

$$W=\Delta E_p+\Delta E_k$$

所以

$$p_1\Delta V-p_2\Delta V=\frac{1}{2}mv_2^2-\frac{1}{2}mv_1^2+mgh_2-mgh_1$$

两边同除 ΔV，得

$$p_1+\frac{1}{2}\rho v_1^2+\rho gh_1=p_2+\frac{1}{2}\rho v_2^2+\rho gh_2$$

又因为 A_1A_2 段流体是任取的，即

$$p+\frac{1}{2}\rho v^2+\rho gh=\text{常量} \qquad (3\text{-}3)$$

此式称为伯努利方程（Bernoulli equation）。这个方程表明，在作定常流动的理想流体中，沿同一流管的每单位体积流体的动能、势能以及该处的压强之和为一常量。其中，p 和 ρgh 因为不含速度 v 称为静压强，$\frac{1}{2}\rho v^2$ 称为动压强。

二、伯努利方程的应用

1. 压强和流速的关系　当理想流体在水平或接近水平条件下作定常流动时，式

(3-3) 中的高度 h 为常量，伯努利方程可写为

$$p_1 + \frac{1}{2}\rho v_1^2 = p_2 + \frac{1}{2}\rho v_2^2$$

或

$$p + \frac{1}{2}\rho v^2 = \text{常量} \tag{3-4}$$

上式表明，在水平或接近水平条件下作定常流动的理想流体，流速小的地方压强大，流速大的地方压强小。利用这一原理可测流体的速度。以下从空吸现象、比托管和文丘里流量计三方面说明。

(1) 空吸现象：如图 3-5 所示，在一水平流管中取两个截面 S_1、S_2，由图可知 $S_1 > S_2$，由连续性方程可知 $v_1 < v_2$；由式 (3-4) 得 $p_1 > p_2$。如果 S_1 比 S_2 大到一定程度，则 p_2 可能小于大气压强，此时若在 S_2 处接一支管子插入另一有液体的容器中，则容器中的流体会被吸上来，这种现象称为空吸现象。图 3-6 (a)、(b) 所示的喷雾器和水流抽气机就是根据这一原理设计的。

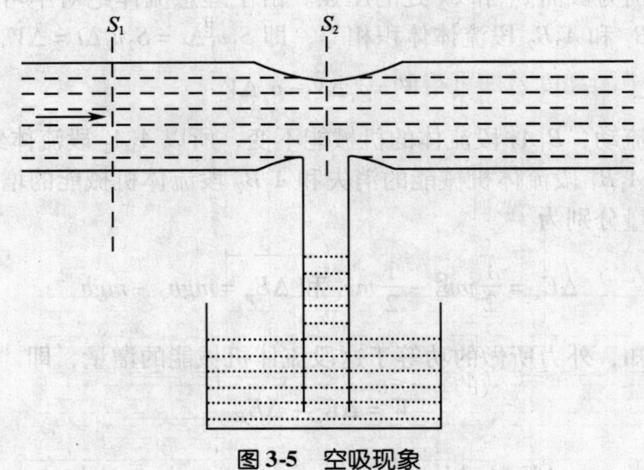

图 3-5　空吸现象

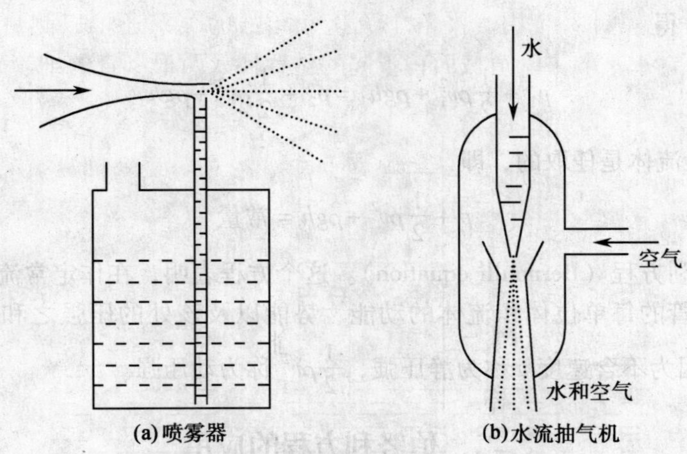

图 3-6　喷雾器与水流抽气机原理

(2) 比托管：如图 3-7 所示，液体在水平管中流动，两个弯成 L 形的管子 a、b，其中 a 管的开口 A 与流动方向相切，b 管的开口 B 迎着液体的流动方向，设 A、B 在同一高度上，由伯努利方程有

$$p_A+\frac{1}{2}\rho v_A^2=p_B+\frac{1}{2}\rho v_B^2$$

因为 b 管的开口 B 正对液体的流动方向，使流体在该处被阻滞形成流速为零的停滞区，该处动压强全部转化为静压强，$v_B=0$，开口 A 与流动方向相切，$v_A=v$，因此，有

$$\frac{1}{2}\rho v^2=p_B-p_A$$

A、B 两处的压强差由两管中液体高度差决定，即

$$p_B-p_A=\rho g\ (h_B-h_A)$$

所以液体的流速为

$$v=\sqrt{2g\ (h_B-h_A)} \tag{3-5}$$

故测出 a、b 两管中的高度差即可得到流速。

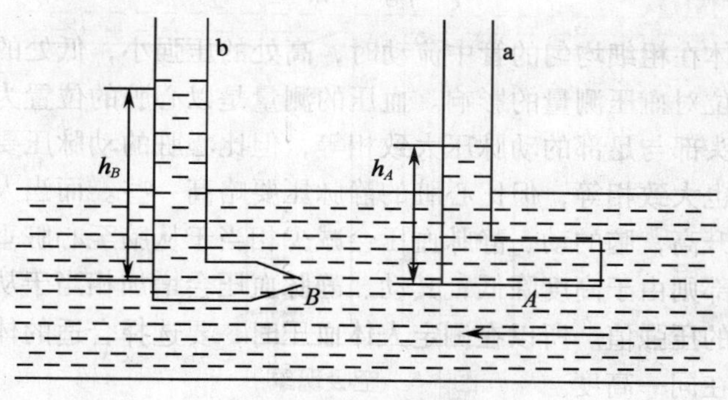

图 3-7 比托管原理图

(3) 文丘里流量计：应用水平管中流速和压强的关系还可以测量流体的流量。如图 3-8 所示，在水平的主管道截面积不同的位置插入两根竖直的细管来测量这两个

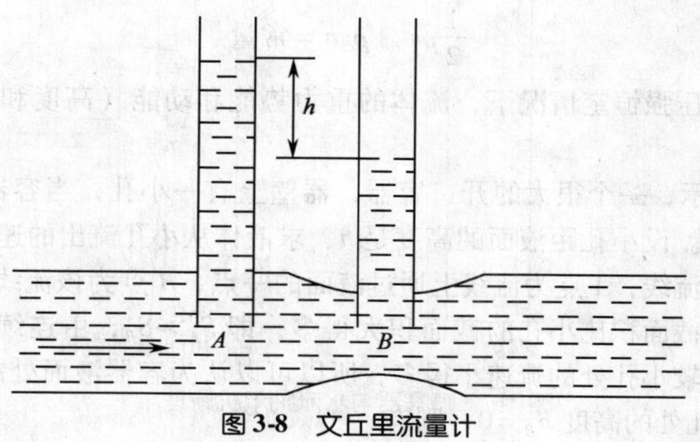

图 3-8 文丘里流量计

截面的压强差，然后计算出流量，这就是文丘里流量计的设计原理。设 A 处截面积为 S_A、流速为 v_A、压强为 p_A，B 处截面积为 S_B、流速为 v_B、压强为 p_B，两竖直管中液体的高度差为 h，对 A、B 两处列伯努利方程，有

$$p_A+\frac{1}{2}\rho v_A^2=p_B+\frac{1}{2}\rho v_B^2$$

即

$$v_B^2-v_A^2=\frac{2}{\rho}(p_A-p_B)$$

又由连续性方程 $S_Av_A=S_Bv_B$ 和 $p_A-p_B=\rho gh$，并联立上式得

$$v_A=S_B\sqrt{\frac{2gh}{S_A^2-S_B^2}}$$

$$Q=S_Av_A=S_AS_B\sqrt{\frac{2gh}{S_A^2-S_B^2}} \tag{3-6}$$

若已知 S_A、S_B，只要测出两管中的液面高度差 h，即可得到管中流量 Q 和流速 v_A。

2. 压强和高度的关系　当流体在粗细均匀的管中作定常流动时，由连续性方程可知，管中各截面处的流速相等，此时伯努利方程可写为

$$p_1+\rho gh_1=p_2+\rho gh_2$$

或

$$p+\rho gh=\text{常量} \tag{3-7}$$

上式表明流体在粗细均匀的管中流动时，高处的压强小，低处的压强大。利用这一原理可解释体位对血压测量的影响。血压的测量是以心脏的位置为参考水平，人体在取平卧位时，头部与足部的动脉压大致相等，但比心脏的动脉压要略低一些；头部与足部的静脉压也大致相等，但比心脏的静脉压要略高一些。而当人站立时，与平卧位相比头部位置升高，脑的动、静脉血压会减少相当于从脑至心脏垂直高度的一段血柱的压强值；足部则由于高度降低，其动、静脉血压会增加相当于从心脏到足部垂直高度的一段血柱的压强值。所以在测定人体血压时，要选择合适的体位，使被测量部位与心脏大致处在同一高度。

3. 速度和高度的关系（小孔流速）　理想流体作定常流动，当压强不变时，伯努利方程可写成

$$\frac{1}{2}\rho v_1^2+\rho gh_1=\frac{1}{2}\rho v_2^2+\rho gh_2$$

或

$$\frac{1}{2}\rho v^2+\rho gh=\text{常量} \tag{3-8}$$

上式表明在压强恒定情况下，流体的重力势能和动能（高度和速度）之间的转换关系。

如图 3-9 所示，一个很大的开口容器，器壁上有一小孔，当容器内注入液体后，液体从小孔流出。设小孔距液面的高度是 h，求液体从小孔流出的速度大小。

任意选取一流线，A 点为流线上通过液面的一点，B 点为该流线通过小孔上的一点。由于容器的截面积比小孔的截面积大得多，即 $S_A \gg S_B$，由连续性方程可知，容器液面处的流速较小孔处的流速小得多，所以可以认为容器液面处的流速近似为零，即 $v_A \approx 0$。令小孔处的高度 $h_B=0$，则有

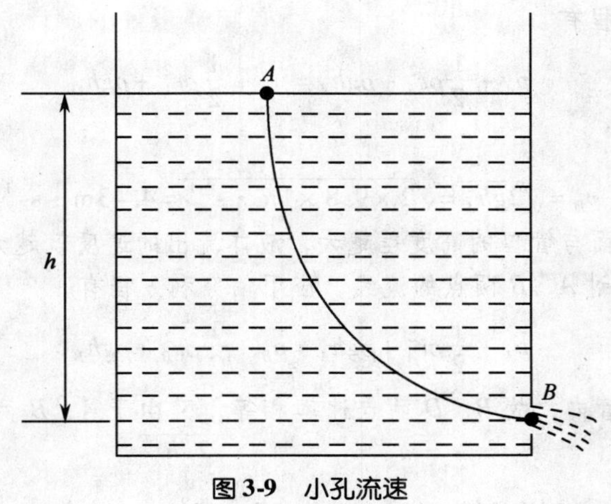

图 3-9 小孔流速

A 点：$h_A = h$，$v_A = 0$，$p_A = p_0$（大气压）

B 点：$h_B = 0$，$p_B = p_0$

将上述各量代入伯努利方程式（3-3），得

$$p_A + \frac{1}{2}\rho v_A^2 + \rho g h_A = p_B + \frac{1}{2}\rho v_B^2 + \rho g h_B$$

所以

$$v_B = \sqrt{2gh}$$

可见液体从液面下 h 处的小孔流出的速率与物体从高为 h 处自由下落的速率相等。这一规律是意大利物理学家、数学家托里拆利（E. Torricelli）首先发现的，因此称为托里拆利定理。

例 3-1 利用装满液体的曲管可以将液体经过高出液面的地方引向低处，这样的曲管称为虹吸管，如图 3-10 所示。已知虹吸管的最高点 C 比容器液面高 0.5m，管口出水处比容器液面低 1m，虹吸管粗细均匀，内径为 1cm。若容器所盛液体为水，大气压为 1.013×10^5Pa。求：(1) 从虹吸管中流出的水的速度大小；(2) 求 B 点压强；(3) 求 C 点压强。

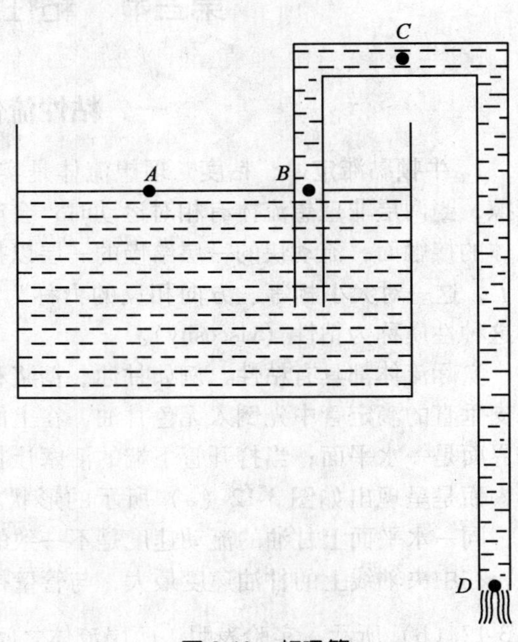

图 3-10 虹吸管

解：取管口处 D 点所在的水平面为参考面，则 A、B 两点的高度为 1m，C 点的高度为 1.5m。

(1) 取一条经过 A、D 两点的流线，由连续性方程有 $v_A = \frac{S_D}{S_A} v_D$，由于 $S_A \gg S_D$，故 v_A 近似为零。

对于 A 点：$h_A = 1\text{m}$，$v_A = 0$，$p_A = p_0$（大气压）

对于 D 点：$h_D = 0$，$p_D = p_0$

根据伯努利方程有

$$p_A+\frac{1}{2}\rho v_A^2+\rho gh_A=p_D+\frac{1}{2}\rho v_D^2+\rho gh_D$$

整理后，得

$$v_D=\sqrt{2gh_A}=\sqrt{2\times 9.8\times 1\text{m}\cdot\text{s}^{-1}}=4.43\text{m}\cdot\text{s}^{-1}$$

由此可见，容器液面与管口的高度差越大，液体流出的速度就越大。

（2）取一条经过 A、B 两点的流线，应用伯努利方程有

$$p_A+\frac{1}{2}\rho v_A^2+\rho gh_A=p_B+\frac{1}{2}\rho v_B^2+\rho gh_B$$

B 点位于虹吸管内，故 B、D 两点速率相等，又由于 A、B 两点高度相同，则整理上式可得

$$p_B=p_0-\frac{1}{2}\rho v_D^2=\left(1.013\times 10^5-\frac{1}{2}\times 1.0\times 10^3\times 4.43^2\right)\text{Pa}=9.15\times 10^4\text{Pa}$$

由此可见，当高度不变时，流体流速小的地方压强大，流速大的地方压强小。

（3）取一条经过 C、D 两点的流线，由于 C、D 两点在虹吸管内，所以两点的速率相等。C、D 两点的高度差为 $h_C=1.5\text{m}$，应用伯努利方程有

$$p_C+\rho gh_C=p_D$$

C 点的压强为

$$p_C=p_D-\rho gh_C=(1.013\times 10^5-1.0\times 10^3\times 9.8\times 1.5)\text{Pa}=8.66\times 10^4\text{Pa}$$

由此可见，当流速不变时，高处压强小，低处压强大。

第三节　粘性流体的运动

一、粘性流体的运动

1. 牛顿黏滞定律、粘度　理想流体是实际流体的近似模型，实际流体都具有内摩擦，当两层非理想流体有相对运动时，会产生切向力。如图 3-11 所示，ΔS 为两层流体的接触面，流动快的一层给慢的一层以拉力 f，而慢的一层给流动快的一层以阻力 f'，这一对大小相等、方向相反的力称为黏力（viscous force）或内摩擦力，流体的这种性质称为粘性（viscosity）。

实际流体都具有粘性，例如甘油、糖浆和血液等都是粘性比较大的流体。如果在一支垂直的滴定管中先倒入无色甘油，在上面再加上一段着色甘油，此时两种甘油的分界面是一水平面；当打开管下端的活塞让甘油流出后，两种甘油的分界面不再是平面，而是呈现出如图 3-12（a）所示的形状。从两种甘油分界面变化的情况可以看出，同一水平面上甘油的流动速度是不一致的，越靠近中央轴线，甘油的流动速度越大，在中央轴线上的甘油速度最大，与管壁接触的甘油黏附在管壁上，速度为零，如图 3-12（b）所示。实验表明，两层流体之间黏力的大小 f 正比于速度梯度 $\frac{\Delta v}{\Delta x}$ 和接触

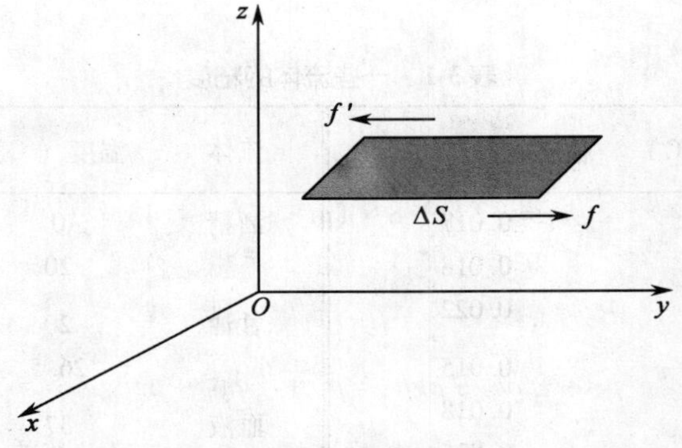

图 3-11　黏力的方向

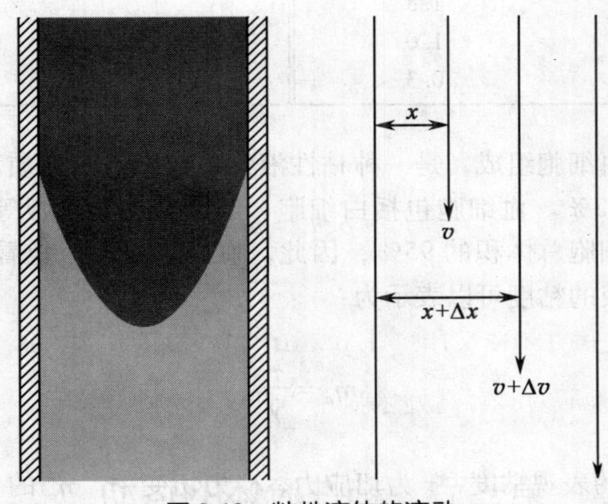

图 3-12　粘性流体的流动

面积 ΔS，选坐标轴 z 垂直于流速方向，如图 3-11 所示，则有

$$f=\eta\frac{\Delta v}{\Delta x}\Delta S \tag{3-9}$$

上式即为牛顿黏滞定律。比例系数 η 称为流体的粘度（viscosity），$\frac{\Delta v}{\Delta x}$表示在垂直于流体的流动方向上，每增加单位距离流体速率的增加量。在国际单位制中，粘度的单位是帕斯卡·秒（Pa·s 或 $N \cdot s \cdot m^{-2}$）。粘度的另一单位是泊（poise，P），1P＝0.1Pa·s。粘度是一个反映流体粘性的物理量，其大小不仅与物质的性质有关，还与流体所处的温度有关。对于液体来说，其粘度随着温度的升高而减小；对于气体来说，其粘度随着温度的升高而增大。表 3-1 列出了几种流体的粘度值。

凡遵从牛顿黏滞定律的流体称为牛顿流体，其粘度在一定温度下是一常量。不遵从牛顿粘度定律的流体为非牛顿流体，其粘度在一定温度下不是一常量。一般只含有相同物质的均匀流体多为牛顿流体。水、酒精、血浆都是牛顿流体，血液因含有血细胞故为非牛顿流体。

表 3-1　一些流体的粘度

流体	温度（℃）	粘度（10^{-3}Pa·s）	流体	温度（℃）	粘度（10^{-3}Pa·s）
空气	0	0.017	酒精	0	1.77
	20	0.018		20	1.19
	100	0.022	甘油	20	830
二氧化碳	20	0.015		26.5	494
	100	0.018	血液	37	2.0～4.0
	250	0.025	血浆	37	1.0～1.4
水蒸气	100	1.30	血清	37	0.9～1.2
水	0	1.8			
	20	1.0			
	100	0.3			

血液由血浆和血细胞组成，是一种粘性液体。血浆是蛋白质和无机盐的水溶液，含水量约为91%～92%。血细胞包括白细胞、红细胞和血小板等，其中红细胞占的体积最大，约为血细胞总体积的95%，因此，血液可以近似地看成是红细胞和血浆组成的悬浮液。血液的粘度可以表示为

$$\eta_a = \frac{\tau}{\dot{\gamma}} \tag{3-10}$$

式中，η_a 称为血液的表观粘度，τ 为切应力，$\dot{\gamma}$ 为切变率。η_a 的单位与式（3-9）中 η 的单位完全相同。但是式（3-9）中的 η 是牛顿粘度，在一定温度下是常量，而上式的 η_a 不是常量。影响血液粘度的因素很多，除了切变率 $\dot{\gamma}$ 外，温度、血管半径、红细胞压积（红细胞总体积与血液总体积之比）、血细胞的聚集性和变形性都对血液粘度有影响。这些影响因素与临床医学有着密切关系，对心血管疾病、肿瘤以及血液系统多种疾病的诊断与治疗有着重要意义。

2. 层流、湍流、雷诺数　我们可以把前述的着色甘油在一支垂直的滴定管中的流动情况，用图 3-13 形象地表示出来，液体在管内的这种流动称为层流（laminar flow）。这种层流有如下特点：第一，分层流动，各层的速度不同；第二，流速方向与层面相切，没有法向方向分量；第三，层与层之间没有质量交换。

当液体的流速不断增大时，层流将被破坏，这时流体作不规则的运动，在垂直于管轴的方向上将有分速度产生，流体的这种运动称为湍流（turbulent flow）。粘性较小的流体在直径较大的管道中快速流动时，往往能形成湍流。图 3-14 中 A 管接自来水龙头，打开水龙头使 A 管中的水与 B 管中染色的液体同时流入 C 管。当 C 管中水的流速比较低时，染色液体在 C 管中是一条与管轴平行的清晰细流，此时 C 管中的水作层流；当水龙头开大使 C 管中的水流速增大，并超过某一定值时，C 管中的染色液体则散开，掺混到水流中，使 C 管中的水全部染色，此时 C 管中的水作湍流。当

流体在管道或沟渠中的流动由层流变为湍流时，流体的流动不但具有混杂和紊乱的特征，而且能量损耗和阻力都急剧增大。

流体在管道中流动时，由层流转变为湍流，不仅取决于流速 v，还取决于流体的密度 ρ、粘度 η 以及管道的半径 r、形状等因素。1883 年英国科学家雷诺（O. Reynolds）提出以一个无量纲的数作为决定层流向湍流转变的判据，即

$$Re = \frac{\rho v r}{\eta} \tag{3-11}$$

式中 Re 称为流动的雷诺数（Reynolds number）。从层流向湍流的过渡，以一定的雷诺数为标志，称为临界雷诺数，用 Re^c 表示。当 $Re < Re^c$ 时为层流，当 $Re > Re^c$ 时为湍流。实验表明，当液体在刚性的直圆管道中流动时，临界雷诺数 Re^c 为 1000～1500，即

$Re < 1000$ 时，液体作层流；

$Re > 1500$ 时，液体作湍流；

$1000 < Re < 1500$，液体可作层流，也作湍流，称为过渡流。

但临界雷诺数并不是绝对的，当管道有急转弯、分支、管径剧变以及液体被迫流经小孔、经过障碍物等，临界雷诺数将减小，将发生湍流。人的心脏、主动脉以及支气管的某些部位都是容易出现湍流的地方。

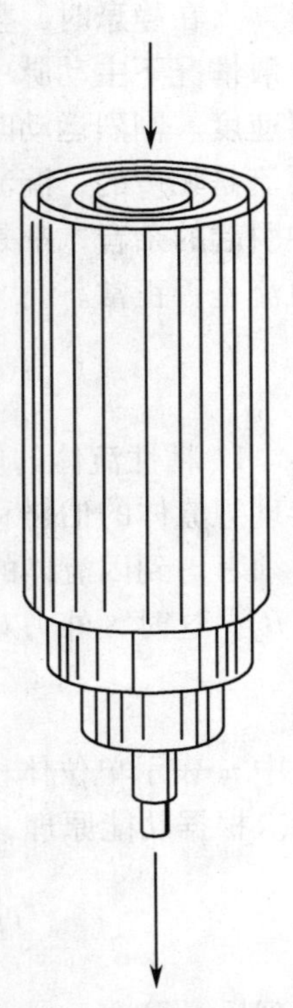

图 3-13　层流示意图

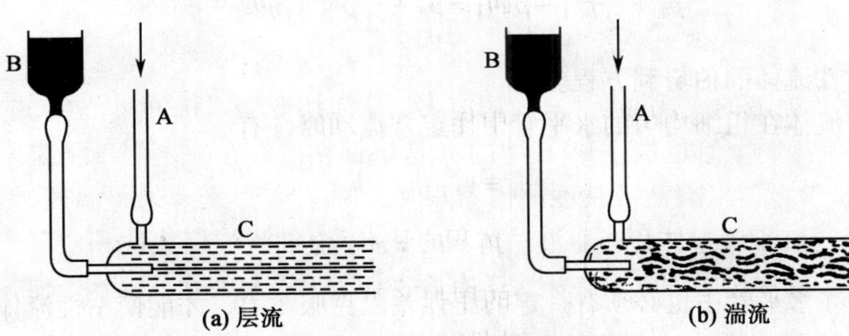

图 3-14　粘性流体的两类流动

例 3-2　血液的粘度 $\eta = 4.0 \times 10^{-3}\text{Pa} \cdot \text{s}$，密度 $\rho = 1.05 \times 10^3 \text{kg} \cdot \text{m}^{-3}$，主动脉半径 $r = 1 \times 10^{-2}\text{m}$，临界雷诺数 $Re^c = 1000$，求血液的临界速度。

解：由式（3-11）可得

$$Re^c = \frac{\rho v r}{\eta} \Rightarrow v = \frac{Re^c \eta}{\rho r}$$

所以血液的临界速度

$$v = \frac{1000 \times 4.0 \times 10^{-3}}{1.05 \times 10^3 \times 10^{-2}} = 0.4\text{m} \cdot \text{s}^{-1}$$

人在静息时，整个心动周期内主动脉血流平均速度为0.2m·s^{-1}，由此可见，在一般情况下主动脉中的血流属于层流范围，但在心脏收缩开始射血期内速度会超过临界速度。剧烈运动时，心输出量可达静息时的4~5倍，主动脉中将产生湍流。此外，层流是无声的，湍流则伴有噪声。例如，动、静脉部分堵塞以及心脏瓣膜狭窄在血管中引起的杂音，都是湍流产生的。因此医生可以根据从听诊器中所听到的声音来判断血流是否正常。

二、粘性流体的伯努利方程

1. 粘性流体的伯努利方程　前面在忽略了流体的粘性和可压缩性的前提下，推导理想流体的伯努利方程。粘性流体做定常流动时，流体的可压缩性可以忽略，但是必须考虑到因流体的粘性所导致的能量损耗。对于图3-5，粘性流体从A_1A_2流动到B_1B_2，这时，外力对这段液柱所做的总功为

$$W=(p_1-p_2)\Delta V-w\Delta V$$

式中w表示单位体积的流体在流管中从A_1A_2流动到B_1B_2黏力所做的功，称为粘性损耗。根据功能原理，有

$$(p_1-p_2)\Delta V-w\Delta V=\frac{1}{2}mv_2^2-\frac{1}{2}mv_1^2+mgh_2-mgh_1$$

整理后，得

$$p_1+\frac{1}{2}\rho v_1^2+\rho gh_1=p_2+\frac{1}{2}\rho v_2^2+\rho gh_2+w \tag{3-12}$$

上式就是粘性流体的伯努利方程。

若粘性流体在粗细均匀的水平管中作定常流动时，有

$$v_1=v_2,\ h_1=h_2$$

则

$$p_1-p_2=w$$

因此，即使在水平管中也必须有一定的压强差以克服黏力，才能使粘性流体作定常流动。从图3-15可以看出，单位体积粘性流体所损失的能量还与管道的长度成正比，这种均匀地分布在流程上的能量损失称为沿程能量损失。当水在截面相同的明渠中流动时，由于各处的压强都等于大气压强，即

$$v_1=v_2,\ p_1=p_2$$

由式（3-12）可得

$$h_1-h_2=\frac{w}{\rho g}$$

因此，渠道中必须有一定的高度差，才能使水在其中作定常流动。

2. 心脏做功　血液循环系统是由心脏和血管组成的充满血液的闭合系统，心脏提供动力使血液在体循环和肺循环中往复流动。体循环始于左心室，左心室收缩，心脏射血入主动脉，最后到达毛细血管，在此向细胞提供氧气并收集二氧化碳，然后血液经小静脉、静脉回到右心房。肺循环始于右心室，心脏收缩右心室射血入肺动脉，

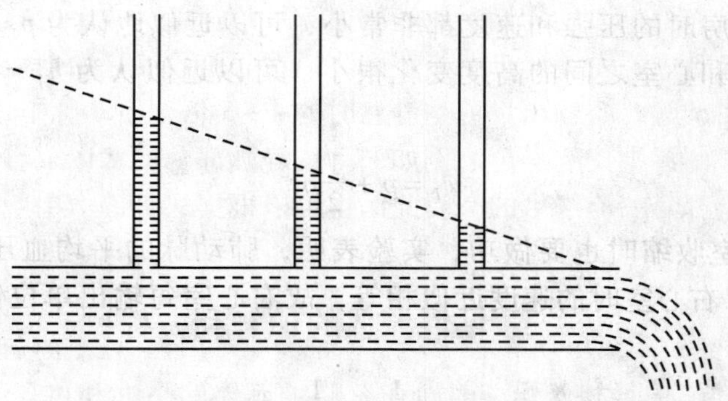

图 3-15　均匀水平管中粘性流体的压强分布

最后到达肺部毛细血管，在此吸收氧气排出二氧化碳，最后血液经肺静脉流回左心房（图 3-16）。当左心室收缩时主动脉血压达到的最高值称为收缩压（systolic pressure）；左心室舒张时主动脉血压下降达到的最低值称为舒张压（diastolic pressure）；收缩压和舒张压之差为脉压（pulse pressure）。

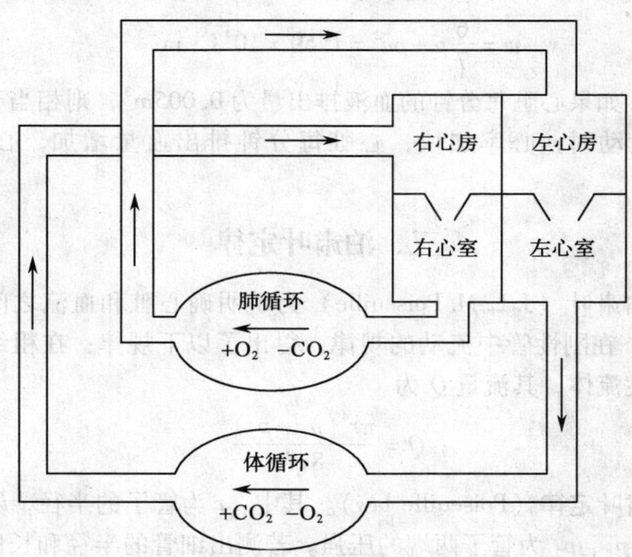

图 3-16　人体血液循环示意图

血液是粘性流体，血管不同于一般的刚性管道，有一定的弹性，口径可以变化。但是在一定条件下血液可以看成均匀的粘性流体，血管也可以看成是刚性管，在此前提下可以讨论心脏的做功情况。根据伯努利方程，令 $p_1+\frac{1}{2}\rho v_1^2+\rho gh_1$ 为血液刚进入左心房时单位体积的平均压强、动能及势能之和，$p+\frac{1}{2}\rho v^2+\rho gh$ 为血液离开左心室进入主动脉时单位体积的平均压强、动能及势能之和，二者之差即是左心室每输出单位体积血液所做的功，即

$$w_L=\left(p+\frac{1}{2}\rho v^2+\rho gh\right)-\left(p_1+\frac{1}{2}\rho v_1^2+\rho gh_1\right)$$

由于血液进入心房时的压强和速度都非常小，可以近似地认为 $p_1=0$，$v_1=0$，又由于血液在心房和心室之间的高度变化很小，可以近似认为 $h_1=h$，故上式可简化为

$$w_L=p+\frac{1}{2}\rho v^2$$

同样，右心室收缩时也要做功，实验表明，肺动脉的平均血压为主动脉的1/6，血液离开左、右心室时的速度近似相等，故右心室每输出单位体积血液所做的功为

$$w_R=\frac{1}{6}p+\frac{1}{2}\rho v^2$$

综合以上两式，整个心脏对单位体积血液所做的功为

$$w=w_L+w_R=\frac{7}{6}p+\rho v^2$$

假设一个人的主动脉平均压强为13.33kPa，主动脉平均血流速度为$0.4\text{m}\cdot\text{s}^{-1}$，血液密度为$1000\text{kg}\cdot\text{m}^{-3}$，则心脏输出单位体积血液所做的功为

$$w=\frac{6}{7}p+\rho v^2=1.59\times10^4\text{J}\cdot\text{m}^{-3}$$

静息状态下，如果心脏每分钟的血液排出量为0.005m^3，则相当于心脏每分钟做功79.5J。人在运动时，心率加快，心脏每分钟排出血量增加，心脏做功也相应增加。

三、泊肃叶定律

法国医学家泊肃叶（J. L. M. Poiseuille）为了明确心脏和血流之间的关系，研究了牛顿液体（水）在刚性管中流动的规律，得出了以下规律：在粗细均匀的水平圆管中作层流的粘性流体，其流量 Q 为

$$Q=\frac{\pi r^4(p_1-p_2)}{8\eta l} \tag{3-13}$$

这就是著名的泊肃叶定律（Poiseuille law）。其中，r 为管子的半径，l 为管子的长度，η 是流体的粘度，p_1、p_2 为管子两端的压强。若测出细管的半径和长度，以及在这一长度上的压强差和流量，则用泊肃叶定律可算出粘度 η。

若令 $R=\frac{8\eta l}{\pi r^4}$，式（3-13）可改为

$$Q=\frac{p_1-p_2}{R}=\frac{\Delta p}{R} \tag{3-14}$$

式中 R 称为流阻（flow resistance），医学上习惯称之为外周阻力。血液在血管中流动时，流阻的大小反映了血液所受阻力的大小。流阻的国际单位为$\text{Pa}\cdot\text{s}\cdot\text{m}^{-3}$。流阻与管子半径的四次方成反比，半径微小的变化都会对流阻产生不可忽视的影响。人体中血管有弹性，可以伸缩，其管径的变化对血液的流量有很强的控制作用。

问题与思考

从连续性方程看来管子越粗流速越慢，而从泊肃叶定律看来管子越粗流速越快，两者似有矛盾，如何解释？

式（3-14）表明，粘性流体在粗细均匀的水平管中作层流时，流量等于管子两端压强差与流阻的比值。这与电学中的欧姆定律相似，且流阻具有和电阻相同的串并联公式。当多个等截面水平管串联或并联时，其总流阻分别为

串联：$R = R_1 + R_2 + \cdots + R_n$

并联：$\dfrac{1}{R} = \dfrac{1}{R_1} + \dfrac{1}{R_2} + \cdots + \dfrac{1}{R_n}$

医学上常用这些公式对心血管系统的心输出量、血压降、外周阻力之间的数量关系进行近似地分析。

例如要确定体循环过程中的流阻之和，根据式（3-14），首先确定左心室平均压强和右心房平均压强之差，即 Δp，再确定心脏每秒射出的血量，即 Q。由于右心房平均压强近似为零，左心室平均压强 = 舒张压 + $\dfrac{1}{3}$（收缩压 − 舒张压），且 Q = 心脏每搏输出量 × 心率/60s，代入式（3-14），体循环过程中的流阻可表示为

$$R = \frac{\text{舒张压} + \frac{1}{3}(\text{收缩压} - \text{舒张压})}{\text{心脏每搏输出量} \times \text{心率}} \times 60$$

一般认为成人心脏每搏输出量为常量，所以通过测量病人的收缩压、舒张压和心率，可以利用上式计算病人体循环过程中的外周阻力。如果外周阻力过高，那么血压只有升高才能保持正常的血量，这就是产生高血压的原因之一。因此，外周阻力的测量在医学中具有很重要的意义。

血液是粘性流体，当血液从心脏向全身流动时，要不断地消耗能量，血压也就随之逐渐降低。在主动脉和大动脉段，由于血管较粗，所以血压降比较小；小动脉和微动脉段，血管变细，血流阻力增大，血压下降比较显著，如图3-17所示。毛细血管

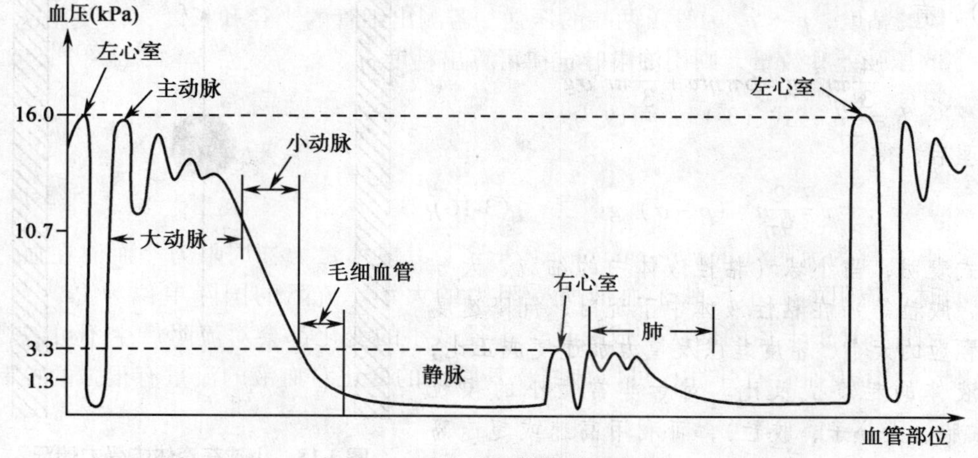

图 3-17　心血管系统的血压变化

虽然比较细，但此时血液不能近似地看成牛顿流体，且从理论和实验均表明毛细血管处的流阻比较小，血压降也比较低。故临床上常将小动脉和微动脉对血流的阻力称为外周阻力，并且由于大动脉中的血压降很小，常常通过测量上臂的肱动脉压来代表主动脉的血压。

四、斯托克斯阻力公式

固体在粘性流体中运动时会受到阻力作用。由于固体表面附着了一层流体，这层流体随固体一起运动。由于流体分层运动，这层流体和周围的流体必然有黏力的作用，阻碍固体在流体中运动。

1851 年英国物理学家、数学家斯托克斯（G. G. Stkes）研究了小球在粘性很大的液体中缓慢运动时所受到的阻力问题，发现当小球的运动速度很小时，在粘性流体中以速率 v 运动的半径为 r 的小球所受到的粘性阻力为

$$f=6\pi\eta rv \qquad (3\text{-}15)$$

上式称为斯托克斯阻力公式，简称斯托克斯公式。斯托克斯公式有着广泛的应用，如测量流体的粘度、小液滴的半径以及红细胞的下沉速度等。

例 3-3　半径为 r、密度为 ρ 的小球在粘度系数为 η、密度为 σ 的液体中自由下沉，求稳定后小球的速度。

解：先分析小球的受力情况，如图 3-18 所示，小球共受到三个力的作用：重力 mg、浮力 f_2、粘性阻力 f_1。其合力为

$$F=mg-f_1-f_2$$
$$=\frac{4}{3}\pi r^3\rho g-6\pi\eta rv-\frac{4}{3}\pi r^3\sigma g$$

由于粘性阻力与速度成正比，当速度增加时，粘性阻力增大，最后三力平衡，小球匀速下降（此时小球的速度称为收尾速度或沉降速度），有

$$\frac{4}{3}\pi r^3\rho g=6\pi\eta rv+\frac{4}{3}\pi r^3\sigma g$$

整理后，得

$$v=\frac{2}{9\eta}r^2\ (\rho-\sigma)\ g \qquad (3\text{-}16)$$

上式表明，当小球（粘性液体中的细胞、大分子、胶粒等）在粘性液体中下沉时，沉降速度和颗粒的大小、密度差以及重力加速度成正比，与液体的粘度成反比。对于非常微小的颗粒（细胞、大分子、胶粒），可利用高速或超速离心机来增加有效 g 值，加快其沉降速度。

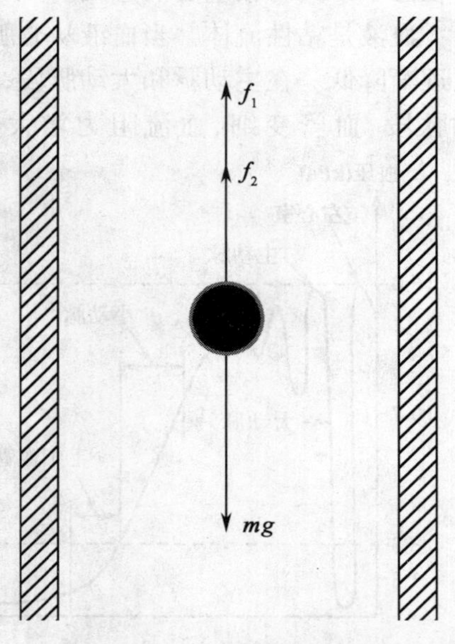

图 3-18　小球在液体中受力情况

对于混合悬浮液体，根据斯托克斯公式，可采用增加悬浮介质粘度、密度和减小悬浮颗粒尺寸的方法，来降低液体流速，提高其流动的稳定性。

思考题与习题三

3-1　什么是理想流体、流管、流线、定常流动？各有什么特点？

3-2　连续性方程和理想流体的伯努利方程在什么条件下成立？

3-3　水龙头流下的水为什么逐渐变细？

3-4　由连续性方程可知，截面积大的地方流速小；而由泊肃叶定律知，截面积大的地方流速大，两者是否矛盾？为什么？

3-5　当输送的血液压强相等时，为什么直径小的血管管壁比直径大的血管管壁薄呢？

3-6　在一个高度为 H 的敞口大水箱中装满水，水箱侧壁上开一系列高度 h 不同的小孔，试证明：水从高度为 $h=\dfrac{H}{2}$ 的小孔流出的射程最远。

3-7　注射器活塞面积为 12cm^2，针头的截面积为 1.0mm^2，当注射器水平放置时用 4.9N 的力推动活塞，使活塞匀速地移动了 4cm，问：药水从注射器中流出所需的时间。

3-8　一条半径为 3mm 的小动脉被一硬斑部分阻塞，此狭窄段的有效半径为 2mm，血液流经此段的平均速率为 $50\text{cm}\cdot\text{s}^{-1}$，求未变窄处的血液平均速度。

3-9　正常人体休息时，通过主动脉的平均血液流速是 $0.38\text{m}\cdot\text{s}^{-1}$，求流过半径为 5mm 的主动脉的流量是多少？

3-10　假设排尿时，尿从计示压强为 40mmHg（1mmHg = 133.3Pa）的膀胱经过尿道后由尿道口排出，已知尿道长 4cm，流量为 $21\text{cm}^3\cdot\text{s}^{-1}$，尿的粘度为 $6.9\times10^{-4}\ \text{Pa}\cdot\text{s}$。求尿道的有效直径。

3-11　设某人的心脏排血量为 $0.83\times10^{-4}\ \text{m}^3\cdot\text{s}^{-1}$，体循环的总压强差为 12.0kPa，求此人体循环的总流阻。

3-12　可以近似认为单个细胞是一个半径为 $2.0\times10^{-6}\text{m}$ 的固体小球，它的密度是 $1.09\times10^3\text{kg}\cdot\text{m}^{-3}$。设血浆粘度为 $1.2\times10^{-3}\ \text{Pa}\cdot\text{s}$，密度为 $1.04\times10^3\text{kg}\cdot\text{m}^{-3}$，试计算它在重力作用下在 37℃的血液中沉淀 1cm 所需要的时间。

（苏永春）

第四章

液体的表面现象

液体的表面是液体与气体或液体与固体的接触面。在液体的表面层上会产生一些特别的物理现象。本章主要讨论液体的表面张力、弯曲液面的附加压强和毛细现象，简要介绍液体的表面能以及表面活性物质与表面吸附，了解肺泡的物理性质和气体栓塞现象。

第一节 表面张力 表面能

一、表面张力

在日常生活中，经常看到液体表面有收缩成表面积最小的性质。如荷叶上的小露滴、玻璃板上的小水银滴都收缩成球形，因为同样体积的液体以球形的表面积为最小。因此，有些液体的表面是球面或弯曲面。液体表面存在收缩趋势的这种性质，也可以通过简单的实验证实。例如在金属环上系一细棉线圈，把金属环连同细棉线圈一起浸入肥皂液后取出，环中就布张了一层肥皂液膜，细棉线圈在液膜上处于一种自然的状态，如果将细棉线圈内的液膜刺破，细棉线圈立即张开成为圆形（如图 4-1 所示），这说明细棉线圈外液面对细棉线圈有向外的拉力，这正是细棉线圈外液面收缩

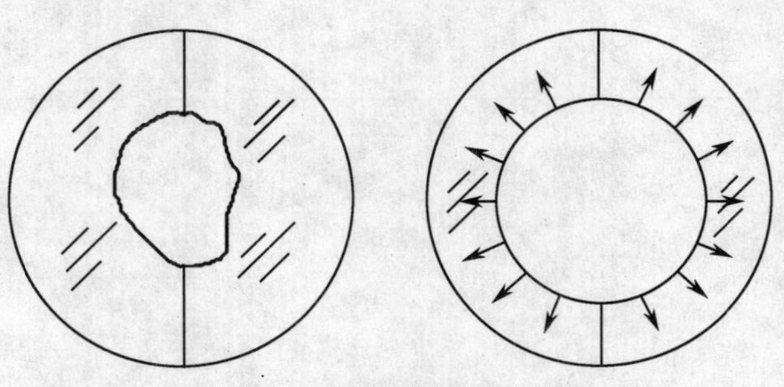

图 4-1 液体表面张力实验

的结果。这些现象都说明液体表面存在自动收缩的趋势，力图使液体的表面面积收缩到最小。

液体表面面积自动收缩的趋势，是由于液体表面处处存在着表面张力。如果在液面上想像地画一段直线 MN，如图 4-2 所示，直线两侧的液面都有与液面相切且垂直作用于直线 MN 的拉力，液体表面的这种张力称为表面张力（surface tension）。

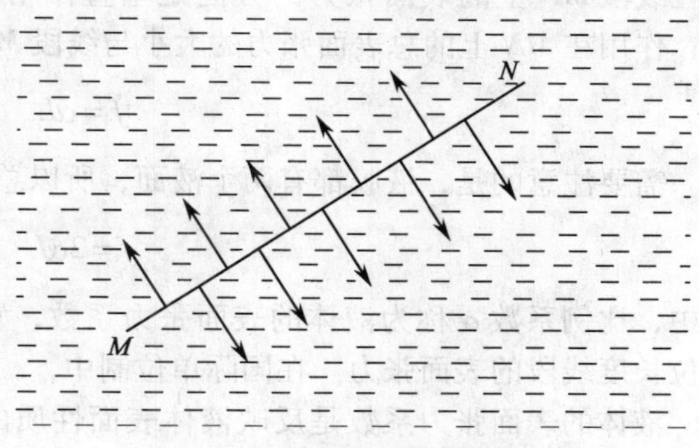

图 4-2　表面张力示意图

表面张力存在于极薄的表面层中,这个表面层的厚度大约是 10^{-9}m。表面张力产生的原因可以用液体分子之间的相互作用力解释。分子之间的相互作用力称为分子力，分子力有引力，也有斥力。当分子之间的距离小于 10^{-10}m 时，分子之间的作用表现为斥力；当分子之间的距离介于 10^{-10} ~ 10^{-9}之间时，分子之间的作用表现为引力；分子之间的距离大于 10^{-9}m 时，分子力几乎为零，所以分子引力的有效作用距离 r 为 10^{-9}m。依据分子之间的相互作用，显然液体表面层内的分子 m 与液体内部的分子 m'受力情况不相同，如图 4-3 所示。若以分子 m 和分子 m'为球心，以分子引力的有效作用距离 r 为半径所作的球称为分子作用球。从图中可以看出，只有分布在分子作用球内的分子对球心分子具有引力作用，与球心距离大于 r 的其他分子对位于球心的分子的引力作用可以忽略。在液体内部的分子 m'所受周围分子的引力在各个方向大小相等，合力为零；而对于表面层内的分子 m 来说，分子作用球内一部分是液体分子，一部分是气体分子。由于这两部分的分子密度不同，以至分子 m 受到液体内部分子的向下引力大于液面外分子向上的引力，其合力等于图中 efg 区域内分子对 m 引力的矢量和。在图 4-3 中可以看出，分子 m 越接近液面，合力就越大，而且合力垂直于表面层并指向液体内部。由此可见，处于液体表面层内的分子都受到一个向下指向液体内部的合力作用。在这个合力

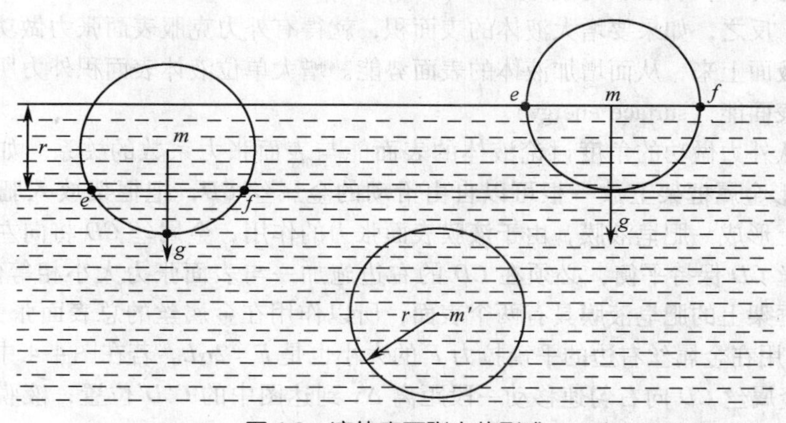

图 4-3　液体表面张力的形成

的作用下，液体表面层的分子都有向液体内部收缩的趋势，使液面处于一种绷紧的状态，在宏观上表现为表面张力。

在图 4-2 中，线段 MN 上的每一点都受到线段两侧液体表面张力的作用，显然作用在线段 MN 上的表面张力的方向是垂直作用于线段 MN，与液面相切，指向液面内；作用在 MN 上的总表面张力的大小与线段 MN 的长度 L 成正比，即

$$f=\alpha L \tag{4-1}$$

需要注意的是，液膜都有两个液面，所以总的表面张力的大小应为

$$f=2\alpha L \tag{4-2}$$

式中，比例系数 α 称为液体的表面张力系数，它的大小在数值上等于作用在液面上单位长度线段的表面张力。在国际单位制中，α 的单位是牛顿·米$^{-1}$（$N\cdot m^{-1}$）。

液体的表面张力系数是反映液体表面性质的重要物理参数。不同液体的 α 值不同，同一种液体的 α 值随温度的升高而减小。表 4-1 列出了某些液体的 α 值。此外，表面张力系数还可以用液体的表面能来定义。

表 4-1　不同液体与空气接触时的表面张力系数

液体	温度（℃）	α（$J\cdot m^{-2}$或$N\cdot m^{-1}$）	液体	温度（℃）	α（$J\cdot m^{-2}$或$N\cdot m^{-1}$）
丙酮	20	0.0237	肥皂液	20	0.025
甲醇	20	0.0226	溴化钠	熔点	0.103
苯	20	0.0228	水	0	0.0756
氯仿	20	0.0271	水	20	0.0728
甘油	20	0.0634	水	30	0.0712
水银	15	0.487	水	100	0.0589

二、表　面　能

由上述可知，表面层的液体分子都有往液体内部迁移的趋势，使液体的表面积收缩到最小。反之，如果要增大液体的表面积，就得有外力克服表面张力做功把更多的分子提到液面上来，从而增加液体的表面势能。增大单位液体表面积外力所做的功称为液体的表面能（surface energy）。

下面从外力做功的角度讨论液体的表面能与表面张力系数的关系。如图 4-4 所示，在 U 形金属框架上放一根可以自由滑动的金属丝 CD，把框架放入肥皂液后取出，框架上形成一肥皂液膜，由于液膜表面张力的作用，金属丝 CD 将向左滑动。若要使金属丝 CD 保持平衡，必须在 CD 的右边施加一与表面张力大小相等的拉力 F。由于金属框架上的肥皂液膜具有两个表面，所以作用在金属丝的总表面张力大小为 $f=2\alpha L$，作用在金属丝右边的平衡拉力 F 的大小也是 $F=2\alpha L$。若在图 4-4 中，用外力 F 使滑动金属丝 CD 向右匀速移动一段距离 Δx 到达图中的 $C'D'$ 位置，液膜表面积增大了 $\Delta S=2L\cdot\Delta x$，外力所作的功为

$$\Delta A = F \cdot \Delta x = 2\alpha L \cdot \Delta x = \alpha \cdot \Delta S$$

增大单位液体表面积外力所做的功即表面能为

$$\frac{\Delta A}{\Delta S} = \frac{\alpha \Delta S}{\Delta S} = \alpha \tag{4-3}$$

由式（4-3）可见，表面张力系数在数值上也等于增大单位液面面积时外力所做的功，或等于增大单位液面积时所增加的表面能。

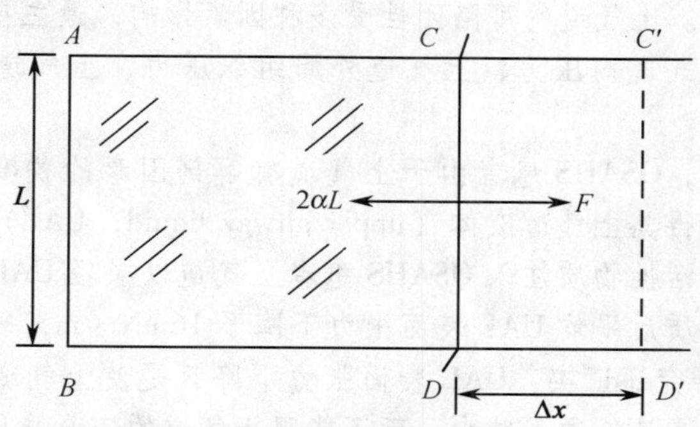

图 4-4　表面张力系数与表面能

例 4-1　吹起半径为 1cm 的水泡及肥皂液泡各需多少功？（$\alpha_{水} = 0.0728\text{N} \cdot \text{m}^{-1}$，$\alpha_{液} = 0.0250\text{N} \cdot \text{m}^{-1}$）

解：根据表面张力系数在数值上也等于增大单位液面积时外力所做的功，所以

$$\Delta A_{水} = \alpha \cdot \Delta S = \alpha \cdot 2 \times 4\pi R^2 = 72.8 \times 10^{-3} \times 8 \times 3.14 \times 0.01^2 \text{J} = 18.28 \times 10^{-5} \text{J}$$

$$\Delta A_{肥皂液} = \alpha \cdot \Delta S = \alpha \cdot 2 \times 4\pi R^2 = 25.0 \times 10^{-3} \times 8 \times 3.14 \times 0.01^2 \text{J} = 6.28 \times 10^{-5} \text{J}$$

三、表面活性物质与表面吸附

1. 表面活性物质　实验表明，溶液的表面张力系数与加入的溶质有关。有的溶质可使溶液的表面张力系数减小，这种溶质称为该溶液溶剂的表面活性物质；有的溶质可使溶液的表面张力系数增大，这种溶质称为该溶液溶剂的表面非活性物质。如水的表面活性物质有胆盐、蛋黄素、有机酸、酚醛、肥皂等；水的表面非活性物质有食盐、糖类、淀粉等。

表面活性物质进入溶剂后，溶质与溶剂分子之间的引力小于溶剂分子间的引力。那么，位于表面层的溶剂分子受到液体内部的引力比溶质分子大，因此溶剂分子将尽可能地离开表面层而进入液体内部，使表面层中溶质的浓度增大。由于表面活性物质在溶液中聚集在极薄的表面层，所以少量的表面活性物质就可以显著降低溶液的表面张力系数。反之，表面非活性物质进入溶剂后，溶剂与溶质分子之间的引力大于溶剂分子间的引力，因此溶质将尽可能地离开表面层，进入液体内部，以减少表面能，结果使液体内部溶质的浓度比表面层大。

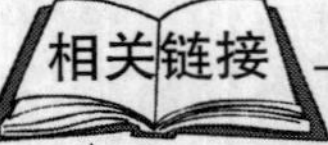

阻塞性睡眠呼吸暂停低通气综合征与上气道液体表面张力

阻塞性睡眠呼吸暂停低通气综合征（obstructive sleep apnea hypopnea syndrome，OSAHS）是临床上最常见的睡眠呼吸障碍。

研究显示，OSAHS 患者发生呼吸暂停时，上气道的陷闭是其呼吸阻力升高的主要原因。上气道的可陷闭性受多种因素影响，最主要的包括上气道扩张肌的活动、上气道内压力、上气道外周组织压力、上气道表面的液体表面张力等。

研究发现，OSAHS 患者由于上气道有解剖因素的狭窄，造成了更多的粘液折叠，这使得其上气道液体（upper airway liquid，UAL）表面张力较高。有人将液体表面活性物质注入 OSAHS 患者上气道以减轻 UAL 表面张力，发现注入表面活性物质后平均 UAL 表面张力下降了 16mN · m，呼吸紊乱指数较前降低了 30%。研究还证实，UAL 表面张力下降只是使上气道的轻度狭窄得到改善，改变主要是让低通气减少，而不能阻止气道的完全限闭。这些研究的结果表明，UAL 表面张力升高造成了上气道可限闭性的增加，UAL 表面张力下降可以降低上气道限闭性，减少患者呼吸紊乱的发生。

2. 表面吸附　如上所述，当表面活性物质进入溶剂后，表面活性物质将聚集在极薄的溶液表面层，在某些情况下，液体的表面层可以完全由表面活性物质组成，形成一种液体悬浮在另一种液体表面并伸展成薄膜的现象，这种现象称为表面吸附。如常见的水面上的油膜就是表面吸附现象。

第二节　弯曲液面的附加压强

一、弯曲液面的附加压强

在表面张力的作用下，液体表面层相当于一个拉紧的膜。如果液面是水平的，则表面张力也是水平的，而且液体表面层内外的压强相等。若液体表面是弯曲面，则表面张力有拉平液面的趋势，从而产生一个指向液面内的合力，而且弯曲液面的内外的压强是不相等的。弯曲液面内外的压强差称为弯曲液面的附加压强（additive pressure）。

如图 4-5 所示，在液体表面任选一微小表面 AB，那么微小液面 AB 将受到三个力的作用，它们分别是液面外部大气压强 p_0 产生的压力、液面内液体压强 p 产生的压力和 AB 面周边的液面对 AB 的表面张力。作用在 AB 上的表面张力方向与 AB 的周边界垂直，且沿周边界与液面相切。如果液体表面是平面，如图 4-5（a）所示，则表面张力也是水平的，因此，沿 AB 周边界的表面张力恰好平衡，这时液面的内外压强相等，$p=p_0$。如果液面是凸面，如图 4-5（b）所示，则表面张力将产生一个指向液体内部的正压力，液面将紧压液体产生一个正压强 p_S，平衡时 $p=p_0+p_s$，凸液面内

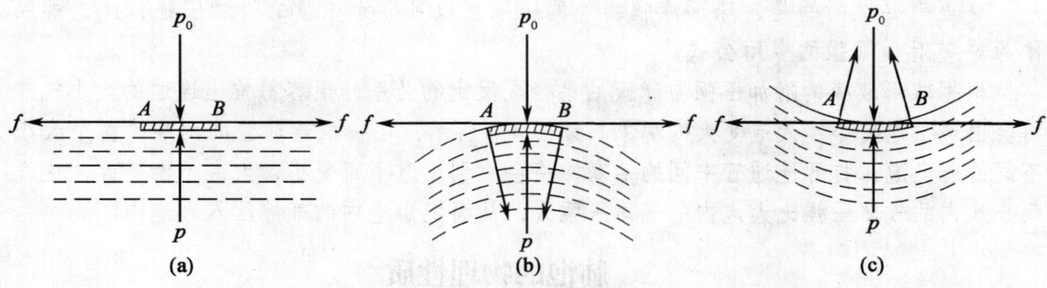

图 4-5　弯曲液面的附加压强

部的压强大于外部的压强；如果液面是凹面，如图 4-5（c）所示，则表面张力将产生一个指向液体外部的负压力，使液面向外拉，液体也随液面受到一个向外拉的负压强 p_S，平衡时 $p=p_0-p_S$，凹液面内部的压强小于外部的压强。

总之，如果液面是一个弯曲液面，液面内外的压强不相等。其液面内外的压强差 p_s 被称为弯曲液面的附加压强。理论可以证明，一个曲率半径为 R、表面张力系数为 α 的弯曲液面的附加压强为

$$p_S=p_{内}-p_{外}=\frac{2\alpha}{R} \tag{4-4}$$

值得注意的是，凸液面的附加压强是正值，凹液面的附加压强是负值。弯曲液面的附加压强是液面表面张力拉紧液面的结果。

例 4-2　如图 4-6 所示是一个球形肥皂泡，求肥皂泡内外的压强差。

解：肥皂泡内外有两个液面，B、C 液面是凸液面，B、A 液面是凹液面，由于液膜很薄，可以认为 $R_1 \approx R_2=R$。根据弯曲液面的附加压强公式，肥皂泡内外的压强差，即

$$\begin{aligned} p_A-p_C &= p_A-p_B+p_B-p_C=(p_A-p_B)+(p_B-p_C) \\ &= -\left(-\frac{2\alpha}{R}\right)+\frac{2\alpha}{R}=\frac{4\alpha}{R} \end{aligned}$$

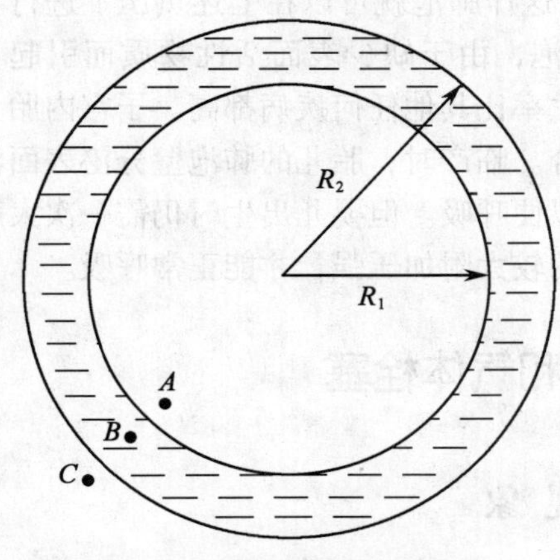

图 4-6　球形液膜的附加压强

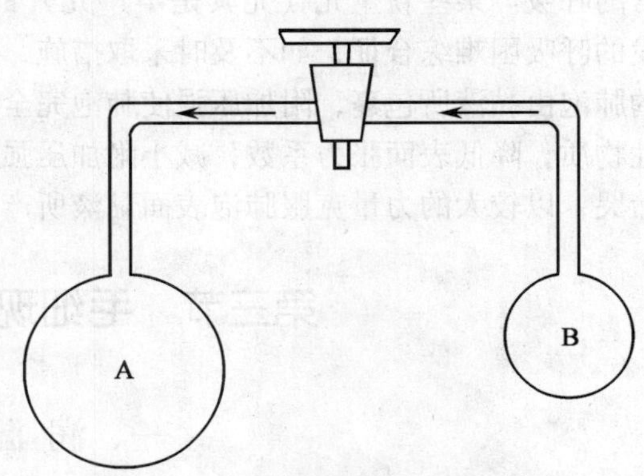

图 4-7　附加压强与曲率半径的关系

这里需要说明的是，球形液膜内外的压强差也可称为球膜的附加压强，此式可以作为球膜附加压强的专用公式。

根据球形液膜的附加压强与球膜的半径成反比的关系，很容易推出连通的大小气泡将会出现小泡变小、大泡变大的现象。如图4-7所示，在一根连通管的两端吹两个大小不同的肥皂泡，打开连通管中间的活塞，将会看到小泡不断变小，大泡不断变大，这说明小泡内的气体压强比大泡内的气体压强大，从而把小泡内的气体压入大泡内。

二、肺泡的物理性质

肺位于胸腔内，支气管在肺内分成很多小支气管，小支气管越分越细，末端膨胀成囊状气室，每室又分成许多小气囊，这些小气囊称为肺泡。人的肺泡总数约为3亿个，各个肺泡大小不一，而且有些大小不同的肺泡是连通的。如果各肺泡的表面张力系数相同，按照附加压强与球面半径的关系，小肺泡内的压强将大于大肺泡内的压强，小肺泡内的气体将流向大肺泡内，使小肺泡趋于萎缩而大肺泡膨胀，但这种现象不会出现，原因是表面活性物质的调节平衡作用。肺泡的表面液层中分布有一定量的、由卵磷脂和脂蛋白组成的表面活性物质。根据附加压强与表面张力系数成正比、与曲率半径成反比的关系，虽然小肺泡的半径比大肺泡小，但小肺泡单位表面积的表面活性物质比大肺泡多，综合考虑大小肺泡内的压强是平衡的，所以小肺泡内的气体不会流向大肺泡内。还有必要指出，肺泡在人体的呼吸过程中起着重要的作用。呼气时肺泡表面积减少，单位面积上的表面活性物质增多，表面张力系数减小，但由于肺泡表面积减小，肺泡半径减小，综合考虑肺泡内的压强不变；反之吸气时，肺泡表面积增大，单位表面积的活性物质减少，表面张力系数增大，但由于肺泡表面积增大，半径增大，综合考虑肺泡内的压强同样不变。

研究表明，大小不同肺泡的平均半径约为0.05mm，肺泡内壁组织液的表面张力系数约为$0.05N \cdot m^{-1}$，那么肺泡内壁组织液产生的附加压强为2000Pa，由于附加压强是肺泡内外的压强差，这样肺泡内的压强要比肺泡外胸腔内压强高2000Pa。据此可以推出，肺泡不但无法吸气，还会因此萎缩。其实这种现象在健康的人体内也是不会发生的。原因是肺泡内壁有一种能分泌表面活性物质的特殊细胞，从而使肺泡内壁液层的表面张力系数降低为原来的1/15～1/7，这样肺泡就可以在上述负压下进行正常的呼吸。某些新生儿（尤其是早产儿）的肺泡，由于缺少表面活性物质而引起自发的呼吸困难综合征，如不及时采取措施，死亡率比其他任何疾病都高。子宫内胎儿的肺泡由黏液所包裹，附加压强使肺泡完全闭合。临产时，胎儿的肺泡壁分泌表面活性物质，降低表面张力系数，减小附加压强，以便呼吸。但婴儿出生时仍需一次大声啼哭，以较大的力量克服肺泡表面黏液所产生的较大附加压强，才能正常呼吸。

第三节　毛细现象和气体栓塞

一、润湿现象

当液体与固体接触时，在液体与固体的接触面，会有两个力的作用。一是固体分子与液体分子之间的相互作用引力称为附着力；二是液体内部分子间的相互作用引力称为内聚力。当附着力大于内聚力时，附着层内液体分子的密度增大，液体分子间的斥力起主导作用，将推动液面沿固液接触面向外扩展，液体润湿固体，使液面形成凹面，这种现象称为润湿现象（wetting phenomenon）。如在洁净的玻璃板上放一滴水，水会沿玻璃面向外扩展，表明水能润湿玻璃，如图 4-8（a）所示。如果附着力小于内聚力，附着层内液体分子的密度减小，液体分子间的引力起主导作用，液体沿固液接触面向内收缩，液体不能润湿固体，液面形成凸面，这种现象称为不润湿现象。如在玻璃板上放一滴水银，它总是收缩成近似球形，表明水银不能润湿玻璃，如图 4-8（b）所示。

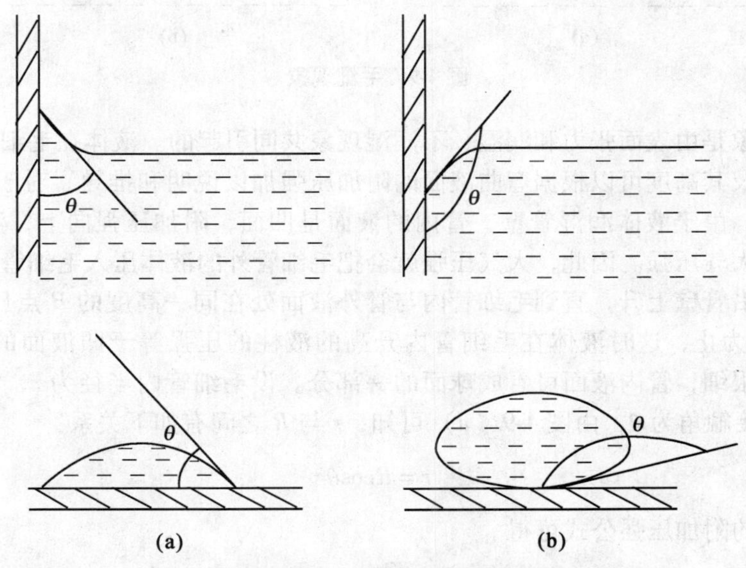

图 4-8　液体与固体接触处的表面现象

液体能否润湿固体，由固液接触处固液分子间的引力与液体内部分子间引力的大小决定。在固体表面附近，厚度等于附着力有效作用距离的一层液体称为附着层。

液体润湿固体的程度可用接触角的大小反映。在图 4-8 中，液体表面的切面经过液体内部而与固体表面之间形成的夹角 θ 称为接触角（contact angle）。需要强调的是，接触角介于 $0°\sim180°$ 之间，具体数值由附着力和内聚力的大小决定。附着力大于内聚力时，液体能润湿固体，$\theta<90°$，如图 4-8（a）所示。附着力越大，液体越能润湿固体，θ 越小，当 $\theta=0°$ 时，液体完全润湿固体。附着力小于内聚力时，液体不能润湿固体，$\theta>90°$，如图 4-8（b）所示。附着力越小，液体越不能润湿固体，θ 越大，当 $\theta=180°$ 时，液体完全不润湿固体。

二、毛细现象

内径很小的管子称为毛细管。将毛细管的一端插入液体中，液体能润湿管壁时，管内的液面将上升，液面呈凹液面，如图 4-9（a）所示；如果液体不能润湿管壁，管内的液面将下降，液面呈凸液面，如图 4-9（b）所示。这种现象称为毛细现象

(capillary phenomenon)。

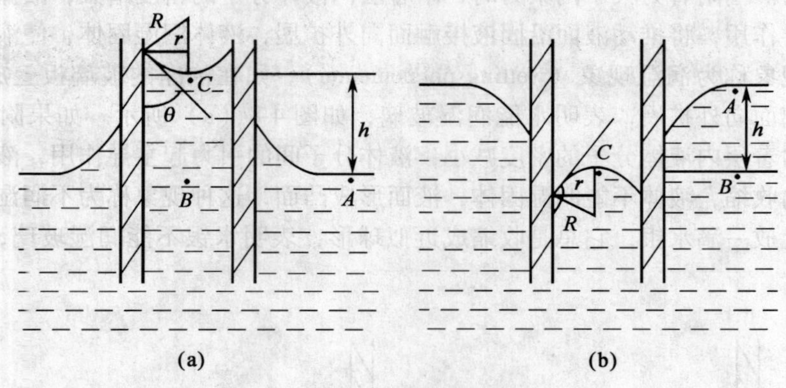

图 4-9 毛细现象

毛细现象是由表面张力和润湿、不润湿现象共同引起的。液体在毛细管中上升或下降的原因及其高度可以根据弯曲液面的附加压强加以说明和推导。对于图 4-9（a）所示的情形，由于液体润湿管壁，管内的液面是凹面，附加压强向上，液面内 C 点的压强低于大气压强。因此，大气压强就会把毛细管外的液体压入毛细管内，使毛细管内的液面沿管壁上升，直到毛细管内与管外液面处在同一高度的 B 点压强 p_B 等于大气压强 p_0 为止，这时液体在毛细管内升高的液柱的压强等于凹液面的附加压强。由于毛细管很细，管内液面可看成球面的一部分。设毛细管内半径为 r，液面的曲率半径为 R，接触角为 θ，由图 4-9（a）可知，r 与 R 之间有如下关系：

$$r = R\cos\theta$$

由弯曲液面的附加压强公式可得

$$p_C - p_0 = -\frac{2\alpha}{R} = -\frac{2\alpha}{r}\cos\theta$$

或者写成

$$p_C = p_0 - \frac{2\alpha}{r}\cos\theta \tag{4-5}$$

根据流体静力学原理，当达到平衡时，毛细管内液面下的 B 点与管外同一水平面的 A 点的压强相同，即

$$p_B = p_C + \rho g h = p_A = p_0$$

将式（4-5）代入，有

$$p_0 - \frac{2\alpha}{r}\cos\theta + \rho g h = p_0$$

即可得毛细管内外液面的高度差为

$$h = \frac{2\alpha}{r\rho g}\cos\theta \tag{4-6}$$

式中，h 为平衡时毛细管内外液面的高度差，ρ 为液体的密度。上式表明，液体在毛细管中上升的高度与表面张力系数成正比，与毛细管的内半径 r 成反比，毛细管越

细，毛细管中的液面上升越高。

当液体不润湿管壁时，毛细管内的液面是凸面，附加压强向下，液面下的压强高于大气压强，会把毛细管内的液体压出毛细管外，使毛细管内的液面下降，下降的高度也可以用式（4-6）计算，这时的接触角 $\theta > \pi/2$，得出的 h 值是负的，表示管内液面下降。

毛细现象在日常生活和生产实践中经常见到。对于植物中养料的吸收和水分的输运、动物血液在毛细血管中的流通和气体栓塞，毛细现象都起着重要作用。

问题与思考

用棉纸托着缝衣针一同放在水面上后，棉纸渐渐地被水浸透，沉了下去，缝衣针却仍然漂在水面上，这是为什么？

三、气体栓塞

液体在毛细管中流动时，如果管中有气泡，液体的流动将受到阻碍，气泡多时可发生阻塞，这种现象称为气体栓塞（air embolism）。图 4-10（a）所示的均匀毛细管中的一段润湿液柱，中间有一气泡，当气泡两侧的液体压强相等时，则气泡两端有同样的凹弯月液面，且两个凹弯月液面的附加压强大小相等、方向相反，所以液柱不能向右流动。如果在毛细管的左端增加压强 Δp，这时气泡左端液面的曲率半径变大，气泡右边液面的曲率半径变小，使左端弯曲液面的附加压强 $p_{左}$ 小于右端弯曲液面的附加压强 $p_{右}$。如果 $p_{右} - p_{左} = \Delta p$，则液柱仍不会流动，如图 4-10（b）所示。只有当液体两端的压强差 Δp 超过某一临界值 δ 时，气泡才能移动。注意，这个临界值 δ 与液体和管壁的性质以及管的半径有关。若毛细管中有 n 个气泡时，那么只有 $\Delta p > n\delta$ 时液体才能带着气泡移动，如图 4-10（c）所示。

值得注意的是，临床静脉注射和输液时，要防止气泡留在注射器中和进入输液管，以免在微细血管中发生气体栓塞。此外，潜水员从深水中上来，病人或工作人员从高压氧舱中出来，都必须有适当的缓冲时间，让在高压下溶于血液的过量气体缓慢释放出来，避免快速释放形成气泡，产生气体栓塞。

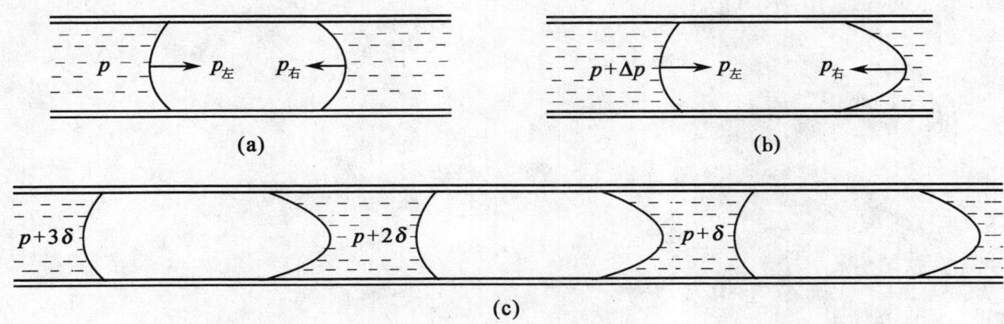

图 4-10　气体栓塞

思考题与习题四

4-1　为什么在水面上比在肥皂液上容易漂浮同样的硬币？

4-2　将玻璃毛细管插入水中，在下述几种情况下，水在毛细管中上升的高度有什么不同？①增大管半径；②升高水温；③在水中加入少许肥皂液（提示：在水中加入少许肥皂液，可以减小水的表面张力系数）。

4-3　把一长为2cm的钢针轻放在液体的表面上并使钢针平浮着，若该液体的表面张力系数为$10^{-2}\text{N}\cdot\text{m}^{-1}$，求钢针的重量。

4-4　把一个表面张力系数为α的肥皂泡由半径R吹成半径为$2R$的肥皂泡，求其所做的功。

4-5　密度为ρ的液体内距液面h处的某一小气泡，半径为R，求小气泡内部的压强。

4-6　肥皂液的表面张力系数$\alpha=40\times10^{-3}\text{N}\cdot\text{m}^{-1}$，若吹一个直径为5.0cm的肥皂泡，求其肥皂泡内外的压强差。

4-7　将半径为0.20mm的玻璃毛细管插入乙醇中，设乙醇能完全润湿玻璃管壁，求乙醇在竖直毛细管中上升的高度。（设乙醇的表面张力系数$\alpha=22\times10^{-3}\text{N}\cdot\text{m}^{-1}$，密度为$\rho=791\text{kg}\cdot\text{m}^{-3}$）

（仲伟纲）

第五章

机械振动与机械波

振动是自然界中常见的运动形式之一。如讲话时声带的振动、心脏的跳动、钟摆的摆动、晶体中原子的不停振动等。广义地说，任何一个物理量随时间的周期性变化都可以称为振动。交流电中的电流和电压、电磁波中电场和磁场的周期性变化等，也属于振动的范畴。振动是声学、光学、电工学、电子技术、机械技术等不可缺少的基础。所有振动，尽管物理本质不同但都遵循相同的规律。

振动是波动的根源，波动是振动的传播过程，同时也是能量的传播过程。不同性质的波动也遵循着一些共同的规律。波动理论不仅对宏观现象的理解十分重要，也是研究微观世界的重要基础。

物体在一定位置附近所作的来回往复的运动称为机械振动。本章只涉及机械振动和机械波。我们可以从机械振动的分析中，了解振动和波动现象的一般规律。

本章首先讨论简谐振动，它是一种最简单、最基本的振动，任何复杂的振动都可以看成是若干个简谐振动的合成。其次讨论简谐振动的合成与分解。然后讨论波的产生、性质和规律等。

第一节　简 谐 振 动

一、简谐振动方程与特征量

弹簧振子是人们研究简谐振动时提出的理想模型，它是由质量可以忽略的弹簧和一刚体（也称振子）组成的振动系统。在忽略空气和摩擦阻力的情况下，弹簧振子的振动就是简谐振动（simple harmonic vibration）。

1. 简谐振动方程　质量为 m 的刚体与轻弹簧组成的弹簧振子如图 5-1（a）所示。当弹簧处在自由状态时，受到的合力为零，振子静止在 O 点，该点为振子的平衡位置。若把振子从平衡位置向右拉到 M 点，这时弹簧被拉长，产生指向平衡位置的弹力，如图 5-1（b）所示。松手后，振子在弹力作用下，向左做加速运动。在振

子从 M 点向平衡位置 O 点运动的过程中，弹簧形变逐渐变小，弹力逐渐减弱，振子的加速度也相应地减小，在该过程中加速度和速度方向相同，所以振子做加速运动。当振子到达平衡位置 O 点时，如图 5-1（c）所示，振子的速度达到最大，这时弹簧形变消失，弹力为零，加速度也为零。由于惯性，振子继续向左运动，在此过程中，弹簧逐渐被压缩，作用在振子上的弹力逐渐增大，弹力方向仍指向平衡位置 O 点，振子的加速度也逐渐增大，方向指向平衡位置并与速度方向相反，所以振子做减速运动。当速度减小到零时，振子到达平衡位置左侧最远位置 N 点，如图 5-1（d）所示，这时弹簧形变最大，振子受到的弹力最大。然后，在指向平衡位置 O 的弹力作用下，振子离开 N 点向右做加速运动，到达 O 点时，如图 5-1（e）所示，振子受到的弹力为零，速度最大。由于惯性，振子继续向右运动，在弹力的作用下做减速运动，当速

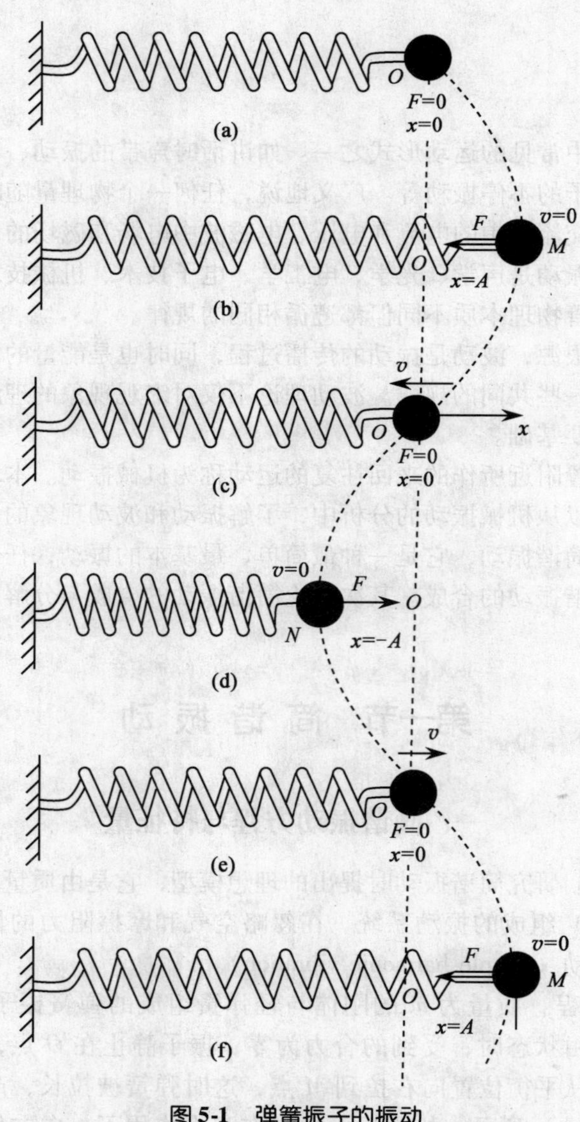

图 5-1　弹簧振子的振动

度为零时，它到达平衡位置 O 右侧最远位置 M 点如图 5-1（f）所示，这样振子就完成了一次全振动。以后，振子重复上述运动过程。

从上述分析可知，只要振子离开平衡位置，就受到指向平衡位置的力的作用，该力使物体回到平衡位置，这个力称为弹性回复力。在图 5-1 中，取平衡位置 O 为 x 轴的坐标原点，向右为 x 轴的正向。根据胡克定律，在弹簧弹性限度内，弹力的大小与弹簧形变的长度成正比，即振子所受到的回复力 F 与振子离开相对平衡位置的位移 x 成正比，即

$$F = -kx \tag{5-1}$$

式中，k 为弹簧的劲度系数，负号表示回复力与物体位移的方向相反。物体受到与位移大小成正比、方向与位移方向相反的回复力作用下的振动，称为简谐振动。

根据牛顿第二定律 $F = ma$，得

$$a = -\frac{k}{m}x \tag{5-2}$$

上式表明简谐振动加速度的大小与位移大小成正比，方向与位移方向相反。式（5-2）中 k 和 m 均为正量，令 $k/m = \omega^2$，上式可写为

$$a = -\omega^2 x \tag{5-3}$$

因加速度是位移的二阶导数，式（5-3）的解可表示为

$$x = A\cos(\omega t + \varphi) \tag{5-4}$$

此式是简谐振动的位移方程，式中 A 和 φ 为积分常数。因

$$\cos(\omega t + \varphi) = \sin\left(\omega t + \varphi + \frac{\pi}{2}\right)$$

令 $\varphi' = \varphi + \frac{\pi}{2}$，则式（5-4）可写成

$$x = A\sin\left(\omega t + \varphi + \frac{\pi}{2}\right) = A\sin(\omega t + \varphi') \tag{5-5}$$

也可以说，物体作简谐振动时，位移是时间的正弦函数。所以简谐振动也可定义为用时间的余弦（或正弦）函数来描述的运动。根据速度与加速度的定义，由式（5-4）可求得做简谐振动的物体的速度与加速度分别为

$$v = -A\omega\sin(\omega t + \varphi) \tag{5-6}$$

$$a = -A\omega^2\cos(\omega t + \varphi) \tag{5-7}$$

由式（5-1）、式（5-6）、式（5-7）知，简谐振动的物体的位移、速度与加速度是按余弦或正弦规律变化的。

2. 简谐振动的特征量　对一定的简谐振动来说，其运动表达式（5-4）中的 A、ω 和 φ 为常量，它们是决定一具体简谐振动的特征量。

（1）振幅：振动物体离开平衡位置的距离是变化的，但有一最大距离。最大距

离越大，振动越强，反之，越弱。为了描述振动的强弱，引入振幅这一概念。振动物体离开平衡位置的最大位移称为振幅（amplitude），常用A表示，单位是米（m）。在图5-1中OM或ON之间的距离就表示弹簧振子的振幅。

（2）周期和频率：物体的振动有快有慢，为了描述物体振动的快慢，引入周期和频率的概念。振动物体完成一次完整振动所需要的时间，称为振动周期（period），常用T表示，单位是秒（s）。在单位时间内所完成的全振动次数，称为频率（frequency），常用ν表示，单位是赫兹（Hz）。振动物体在2π秒内所完成的振动次数，称为角频率（angular frequency）（也称圆频率），常用ω表示，单位为弧度·秒$^{-1}$（rad·s^{-1}）。T、ν和ω三者的关系为

$$\nu = \frac{1}{T} \tag{5-8}$$

$$\omega = 2\pi\nu = \frac{2\pi}{T} \tag{5-9}$$

从理论上可以证明弹簧振子的周期为

$$T = 2\pi\sqrt{\frac{m}{k}} \tag{5-10}$$

将式（5-10）代入式（5-8）、式（5-9）可得弹簧振子的频率和角频率为

$$\nu = \frac{1}{2\pi}\sqrt{\frac{k}{m}} \tag{5-11}$$

$$\omega = \frac{2\pi}{T} = 2\pi\nu = \sqrt{\frac{k}{m}} \tag{5-12}$$

由式（5-10）、式（5-11）、式（5-12）知，弹簧振子的周期、频率和角频率完全决定于物体的质量、弹簧的劲度系数，即振动系统本身的性质，因而分别称为系统的固有周期、固有频率和固有角频率。

（3）相位和初相位：由简谐振动的振幅我们知道振动的范围和幅度，由频率或周期我们知道振动往复的快慢，但这两个物理量还不能确定系统任意时刻的运动状态。由式（5-4）知，当振动的振幅A和角频率ω一定时，振动的位移完全决定于物理量$(\omega t+\varphi)$，量$(\omega t+\varphi)$是决定简谐振动状态的物理量，称为振动的相位（phase），单位是弧度（rad）。相位中的φ称为初相位（initial phase），是$t=0$时的相位，决定初始时刻的运动状态。振动物体在初始时刻的运动状态x_0、v_0完全取决于φ。在$t=0$时，由式（5-4）、式（5-6）得

$$x_0 = A\cos\varphi$$

$$v_0 = -\omega A\sin\varphi$$

由以上两式可得振幅A和初相位φ为

$$A = \sqrt{x_0^2 + \frac{v_0^2}{\omega^2}} \tag{5-13}$$

$$\varphi = \arctan\left(-\frac{v_0}{\omega x_0}\right) \tag{5-14}$$

相位在比较两个同频率的简谐振动的步调时特别有用。

设有下列两个简谐振动：

$$x_1 = A_1\cos(\omega t + \varphi_1)$$
$$x_2 = A_2\cos(\omega t + \varphi_2)$$

它们的相位之差（简称相位差）为

$$\Delta\varphi = (\omega t + \varphi_2) - (\omega t + \varphi_1) = \varphi_2 - \varphi_1 \tag{5-15}$$

即它们在任意时刻的相位差都等于初相位差而与时间无关。

当 $\Delta\varphi = \pm 2k\pi$（$k=0, 1, 2, \cdots$）时，两个振动的步调完全相同，即同时达到正最大值，同时到零，同时达到负最大值，这种情况称为两振动同相，此时两物体运动状态相同。好像行军时人的手臂同步挥动一样。

当 $\Delta\varphi = \pm(2k+1)\pi$（$k=0, 1, 2, \cdots$）时，两个振动的步调相反，即其中一个振动振幅达到正最大值时，另一个振动振幅达到负最大值，这种情况称为反相。好像一人走路时两臂朝相反的方向前后摆动。

振幅、频率（或周期）和相位合称为简谐振动的三要素，是简谐振动的基本特征量。一个简谐振动，可以由三要素准确地描述和确定。

例 5-1 一个轻弹簧受 300N 的力时，伸长为 1.5m，弹簧下端挂一个质量为 0.5kg 物体。求：(1) 该系统的振动周期、频率、角频率；(2) 在开始时将物体从平衡位置拉下 0.1m，然后放开任其自由振动时的振幅、初相位、振动方程。

解：(1) 轻弹簧受 300N 的力时，伸长为 1.5m，得弹簧的劲度系数为

$$k = \frac{f}{x} = \frac{300\text{N}}{1.5\text{m}} = 200\text{N}\cdot\text{m}^{-1}$$

振动周期

$$T = 2\pi\sqrt{\frac{m}{k}} = 2\pi\sqrt{\frac{0.5}{200}} = 0.0314\text{s}$$

振动频率为
$$\nu = \frac{1}{T} = 32\text{Hz}$$

角频率为
$$\omega = 2\pi\nu = 64\pi\text{rad}\cdot\text{s}^{-1}$$

(2) 振幅 A、初相位 φ 决定于初始条件。当 $t=0$ 时，$x_0 = 0.1\text{m}$，$v_0 = 0$，得

$$A = \sqrt{x_0^2 + \frac{v_0^2}{\omega^2}} = \sqrt{0.1^2 + 0}\text{m} = 0.1\text{m}$$

$$\varphi = \arctan\left(-\frac{v_0}{\omega x_0}\right) = \arctan(0) = 0°$$

故振动方程为

$$x=A\cos(\omega t+\varphi)=0.1\cos(64\pi t)\text{ m}$$

例 5-2 一个质量为 0.2kg 物体做简谐振动，振幅为 0.24m，周期为 2s，起始时刻 $x_0=-0.12\text{m}$，向 x 轴正方向运动。求：(1) $t=2.0\text{s}$ 时物体所处的位置和所受的力。(2) 由起始位置运动到 0.12m 处所需的最短时间。

解：(1) 由 $T=2\text{s}$ 得

$$\omega=\frac{2\pi}{T}=\frac{2\pi}{2}=\pi\text{rad}\cdot\text{s}^{-1}$$

将已知 $t=0$ 时的 $x_0=-0.12\text{m}$、$A=0.24\text{m}$ 代入振动方程，得

$$-0.12=0.24\cos\varphi$$

即
$$\varphi=\arccos\left(-\frac{1}{2}\right)=\pm\frac{\pi}{3}$$

由于起始时刻物体向 x 轴正方向运动，即 $v=-A\omega\sin(\omega t+\varphi)$ 为正值，故

$$\varphi=-\frac{\pi}{3}$$

因此物体的振动方程为

$$x=A\cos(\omega t+\varphi)=0.24\cos\left(\pi t-\frac{\pi}{3}\right)$$

(2) 由起始位置运动到 $x=0.12\text{m}$ 处所需最短时间为 t，代入方程，得

$$0.12=0.24\cos\left(\pi t-\frac{\pi}{3}\right)$$

所以

$$t=\frac{1}{\pi}\left[\arccos\left(\frac{1}{2}\right)+\frac{\pi}{3}\right]=\frac{1}{\pi}\left[\frac{\pi}{3}+\frac{\pi}{3}\right]=\frac{2}{3}\text{s}=0.667\text{s}$$

二、简谐振动的旋转振幅矢量表示

简谐振动可以用一个旋转的矢量来描绘，称为简谐振动的矢量图示法。矢量图示法不仅可以用于表示简谐振动，还广泛应用于研究和描述振动的合成、波的干涉等方面。

如图 5-2 所示，在 x 轴上取任一点 O 为原点，自 O 点起作一矢量 $\boldsymbol{A}$。设在 $t=0$ 时，$\boldsymbol{A}$ 与 x 轴的夹角为 φ，若矢量 $\boldsymbol{A}$ 以匀角速度 ω（等于简谐振动的角频率）绕原点 O 逆时针旋转，则矢量末端 M 在轴上的投影点 N 就在 x 轴上作简谐振动。经过时间 t 后，$\boldsymbol{A}$ 与 x 轴的夹角变为 $(\omega t+\varphi)$，则投影点 N 相对于原点 O 的位移为

$$x=A\cos(\omega t+\varphi)$$

用一个旋转矢量末端在一条轴线上投影点的运动来表示简谐振动，即简谐振动的矢量图示法。矢量图示法易于了解简谐振动表达式中 $\boldsymbol{A}$、ω 和 φ 三个物理量的意义。

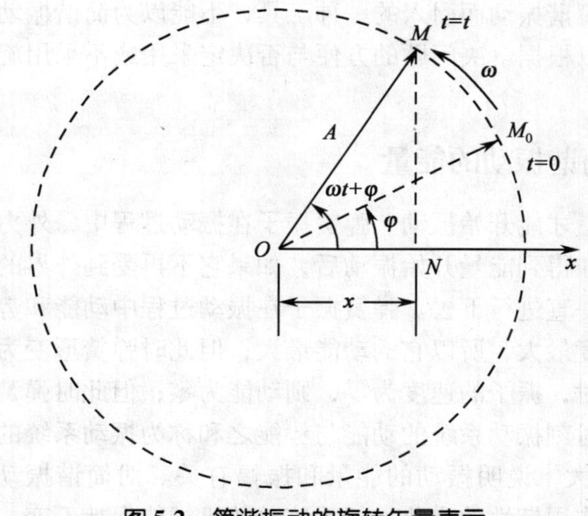

图 5-2 简谐振动的旋转矢量表示

矢量 $\boldsymbol{A}$ 的长度对应为振幅；角速度 ω 对应于简谐振动的角频率；$(\omega t+\varphi)$ 对应简谐振动的相位，φ 为简谐振动的初相位。矢量 $\boldsymbol{A}$ 旋转一周（2π）时，其在 x 轴上的投影点 N 全振动一次，投影点 N 的振动就是简谐振动。旋转矢量 $\boldsymbol{A}$ 旋转一周所用的时间即为简谐振动的一个周期 $\frac{2\pi}{\omega}$。

利用简谐振动的矢量图示法可以很容易地表示两个简谐振动的相位差，如图 5-3 所示。可以看出，简谐振动的相位差就是两个旋转矢量的夹角。当 $\Delta\varphi=2\pi$ 时，两个振动同相，两物体的运动状态相同；当 $\Delta\varphi=\pi$ 时，两个振动反相。

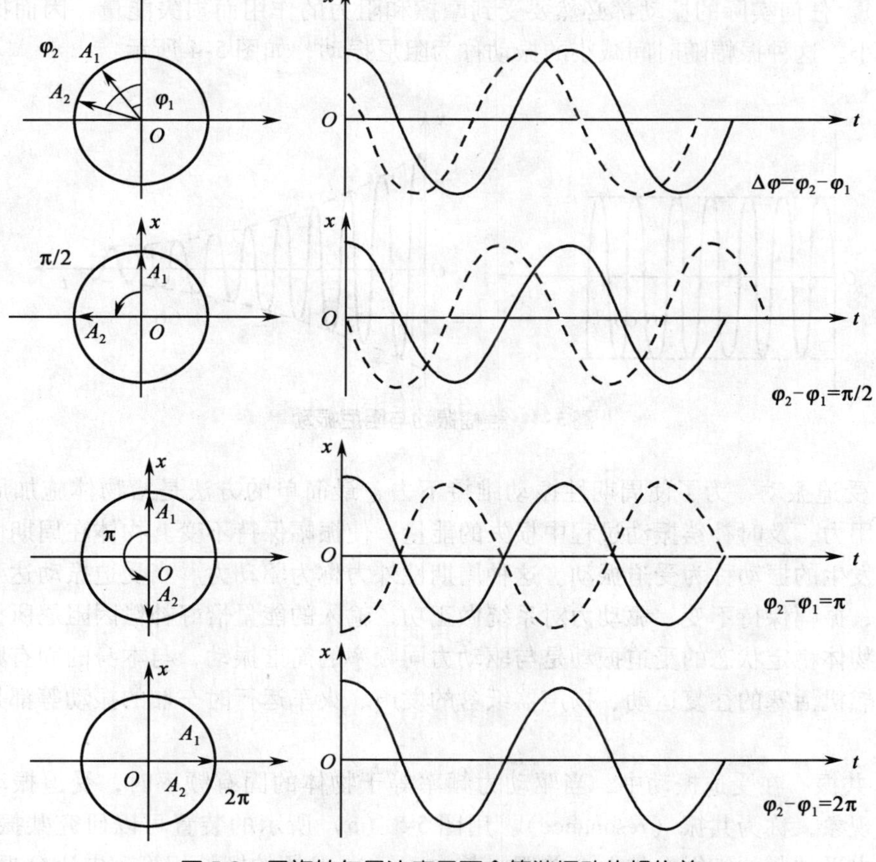

图 5-3 用旋转矢量法表示两个简谐振动的相位差

注意，旋转矢量只是为直观描述简谐振动而引入的一种工具，不能以为简谐振动的描述必须运用旋转矢量来表示，可以根据解决问题的方便与否决定采用或不采用旋转矢量。

三、简谐振动的能量

振动系统必须首先从外部获得能量才能开始振动。弹簧振子在振动过程中，外力首先克服弹簧弹性力对它做功。系统在得到能量开始振动后，如果它不再受到外界的影响，它的能量将保持不变，振动将一直进行下去。弹簧振子在振动过程中动能和势能不断变化。在平衡位置，振子的速度最大，所以它的动能最大；但此时弹簧形变为零，势能最小。当位移大小等于振幅时，振子的速度为零，则动能为零；但此时弹簧形变最大，则它的势能最大。在任意时刻振动系统的动能与势能之和称为振动系统的机械能。振幅 A 越大，振动的能量越大，说明振动的能量和振幅有关。对简谐振动而言，振动过程中动能和势能随时间作周期性的变化，但系统总的机械能保持不变。

四、阻尼振动、受迫振动和共振

1. 阻尼振动　弹簧振子是在忽略空气阻力和摩擦力作用下的振动，振动过程中的机械能是守恒的，其振幅保持不变，这种振动称为等幅振动（或自由振动、无阻尼振动）。任何实际的振动都必然要受到摩擦和阻力的作用而损失能量，因而振幅也随之减小。这种振幅随时间减小的振动称为阻尼振动，如图 5-4 所示。

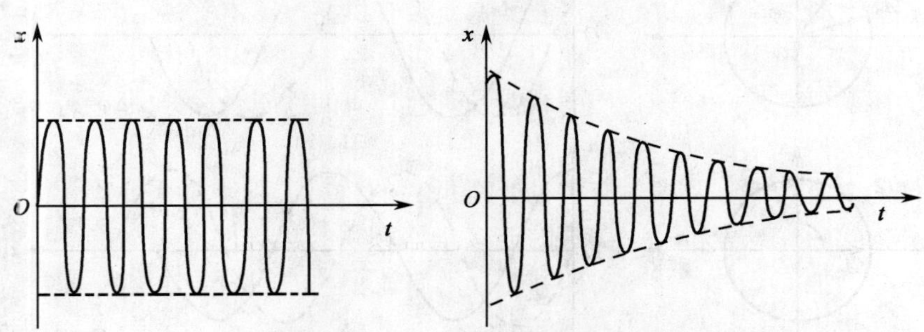

图 5-4　等幅振动与阻尼振动

2. 受迫振动　为了使周期性振动维持下去，最简单的方法是给物体施加周期性的外作用力，及时补偿振动过程中损失的能量，使振幅保持不变。物体在周期性外力作用下发生的振动称为受迫振动。这种周期性外力称为驱动力。当受迫振动达到稳定状态时，振幅保持不变，驱动力对系统做正功，输入的能量恰好补偿因阻尼所损失的能量。物体稳定状态的受迫振动是与驱动力同频率的简谐振动，与本身的固有频率无关。内燃机活塞的往复运动、扬声器纸盆的发声、火车运行时车厢的振动等都是受迫振动。

3. 共振　在受迫振动中，当驱动力频率等于物体的固有频率时，受迫振动振幅最大的现象，称为共振（resonance）。用图 5-5（a）所示的装置可以研究共振现象。在一根水平拉紧的细绳上挂七个单摆，其中 A、O、F 摆的摆长相等。先让 O 摆振动，随后可见其他六个摆做受迫振动。实验发现，只有与O摆摆长相同的A摆和F摆振幅最大。这其中的原因就在于A、F摆的固有频率等于策动力的频率（O摆的频率），三者频率相同，因而驱动力总是做正功，O摆通过做功将能量传递给A、F摆，使其振幅越来越大，最后达到最大值。图5-5（b）所示的曲线表示受迫振动的振幅与驱动力频率的关系。

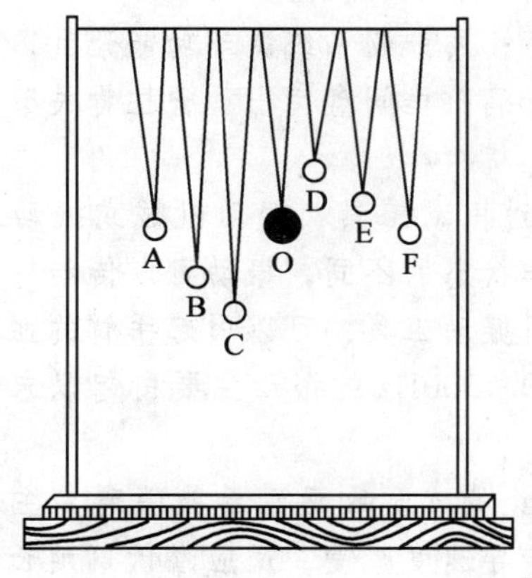

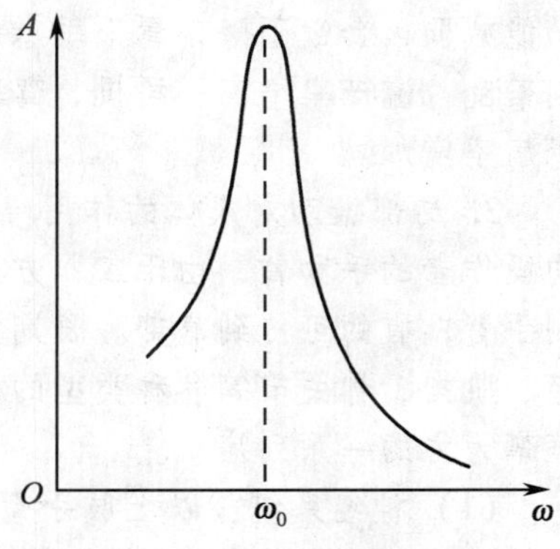

图5-5　共振

生活中有许多共振的现象，如载重车驶过时，玻璃窗抖动；风吹高压电线发出的尖啸声等。共振有很重要的用处，比如只有当收音机、电视机与电磁波发生共振，才接收到相应的电磁信号，所以如果没有共振，收音机播放不出美妙的音乐声，电视机屏幕也不可能显示出生动的画面。在原子核中也有共振现象。现代医学影像技术中利用原子核的磁共振现象来探测物质的结构，研究物质的性质及诊断疾病等。许多乐器也是利用共振的原理来提高演奏的音响效果。要利用共振时就使驱动力的频率等于或接近于物体的固有频率。共振也有害处，全世界的桥梁工程师都不会忘记1940年的一天，世界上第一座悬索桥——美国的连接华盛顿州与奥林匹克半岛的Tacoma大桥在风中因发生共振而坍塌了。要防止共振，就要使驱动力的频率远远大于或远远小于系统的固有频率。

振动对人体的影响

因振动作用部位不同，可能形成人体全身振动或局部振动两种不同的后果。人体不同部位和系统有各自的固有频率，所以当人体承受的振动频率接近或等于某一部位的固有频率时，就会产生共振，共振使得生理效应增大。如果人长期处于全身振动频率接近某个器官部位的固有频率，就会引起该部位的消极反应，损害器官的功能，从而对人体造成伤害。

1. 全身振动对人体的作用　低强度、短时间的振动对人体有良好作用，可增强肌肉活动力，减少疲劳，提高代谢水平，增加神经、组织的营养供应。但强度过大或作用时间过长，则会对身体有不良影响，甚至导致病损。

2. 全身振动对人体的不良影响　接受一定强度的振动可以引起不适感，甚至不能忍受。振动可以干扰发音，影响手眼配合，影响注意力集中，引起定向障碍，降低工作效率和影响作业能力。大强度剧烈的振动可引起内脏移位或某些机械性损伤，如挤压、出血，甚至撕裂，但这类情况并不多见。长期慢性作用可能出现各器官系统的一系列症状，表现为前庭器官刺激症状及植物神经功能紊乱，如眩晕、恶心；血压升高、心率加快、疲倦、睡眠障碍；胃肠分泌功能减弱，食欲下降，胃下垂患病率增高；内分泌系统调节功能紊乱，月经周期紊乱，流产率增高；司机、驾驶员腰背痛；椎间盘突出、脊柱骨关节病变的患病率增加。

3. 局部振动对人体的作用　振动通过振动工具、振动机械或振动工件传向操作者的手和臂，由于工作方式和工作状态的不同，振动可以传给一侧或双侧手臂，有的可传到肩部。长期持续使用振动工具，可以引起手臂的血管、神经、肌肉、骨关节等各种类型的病损。40～300Hz 的振动主要引起以末梢血管痉挛为主的一系列症状。

（1）神经系统：以上肢手臂末梢神经的感觉和运动功能障碍为主，表现为感觉迟钝，痛觉和振动觉减退，神经传导速度减慢，反应潜伏期延长。中枢神经系统方面表现为大脑皮质功能下降，条件反射潜伏期延长，脑电图有改变；交感神经功能亢进，血压不稳。

（2）心血管系统：40Hz 以上的振动可引起周围毛细血管形态和张力的改变，血管痉挛和变形；指血流图有异常改变，波幅低、流入时间延长，表现为血流量减少、血管紧张度增加；手部皮温降低、手指遇冷变白；心电图表现心动过缓、窦性心律不齐、房室传导阻滞和 T 波异常改变。

（3）骨骼肌肉系统：表现肌无力。肌疼痛与肌萎缩。肌电图有异常改变。40Hz 以下大振幅冲击性振动易引起骨关节的病损，可以见到骨皮质增生、囊样变、骨岛和空泡形成，也可见到脱钙、骨质疏松、骨关节变形及无菌性坏死等变化。

（4）听觉器官：振动与噪声多为同一发生源，振动与噪声结合同时作用于人体，可加重对听觉器官的损害，振动引起听力损伤的特点，表现为低频段听力下降，耳蜗顶部受损。

第二节　简谐振动的合成与分解

在实际的振动问题中，常常是一个质点同时参与几个振动，此时质点的振动是这几个振动合成的结果。与合成相反，任何一个复杂的周期运动都可以分解为一系列不同频率、不同振幅的简谐振动。实际的振动合成与分解问题比较复杂，下面以几种特殊情况为例讨论简谐振动的合成及振动的分解。

一、简谐振动的合成

1. 同方向同频率简谐振动的合成　设一质点同时参与两个在 x 轴上进行的同频率的简谐振动，在任意时刻 t 的位移分别为

$$x_1 = A_1\cos(\omega t + \varphi_1)$$
$$x_2 = A_2\cos(\omega t + \varphi_2)$$

由于这两个位移在同一直线上，因此合位移是 x_1 和 x_2 的代数和，即

$$x = x_1 + x_2$$

用旋转矢量法可以直观地求出合振动的表达式，而且易推广到多个简谐振动的合成。对应两个分振动的旋转矢量分别用 $\boldsymbol{A}_1$ 和 $\boldsymbol{A}_2$ 表示，初相位用 φ_1 和 φ_2 表示，如图 5-6

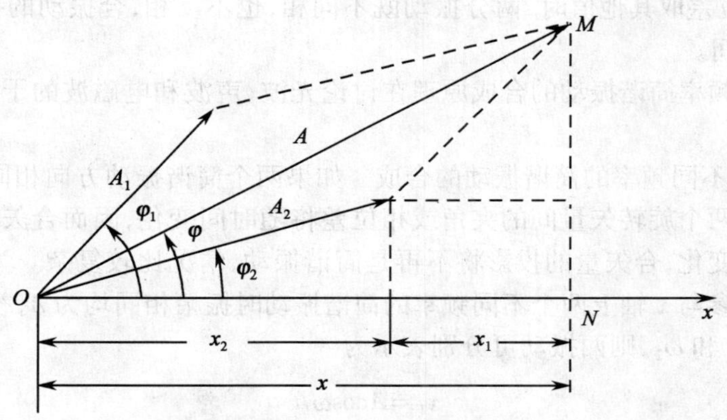

图 5-6　同方向同频率简谐振动的合成

所示。由矢量合成的平行四边形法则，可以作出矢量 $\boldsymbol{A}_1$ 和 $\boldsymbol{A}_2$ 合成的合矢量 $\boldsymbol{A}$。由于 $\boldsymbol{A}_2$ 以相同的角速度 ω 逆时针旋转，所以 $\boldsymbol{A}_1$ 和 $\boldsymbol{A}_2$ 之间的夹角（$\varphi_2 - \varphi_1$）保持不变，因而合矢量 $\boldsymbol{A}$ 的大小也不变。从图中可以看出，任意时刻合矢量 $\boldsymbol{A}$ 在 x 轴上的投影正好等于该时刻 $\boldsymbol{A}_1$、$\boldsymbol{A}_2$ 在 x 轴上的投影 x_1、x_2 的代数和。因此，矢量 $\boldsymbol{A}$ 就是合振动所对应的旋转矢量，合振动的运动方程为

$$x = x_1 + x_2 = A\cos(\omega t + \varphi)$$

其中 φ 为矢量 $\boldsymbol{A}$ 与 x 轴的夹角。可见，同方向同频率的两个简谐振动的合振动仍是一个简谐振动，合振动的频率与分振动的频率相同。可以求得合振动的振幅和初相位分别为

$$A = \sqrt{A_1^2 + A_2^2 + 2A_1A_2\cos(\varphi_2 - \varphi_1)} \tag{5-16}$$

$$\varphi = \arctan\left(\frac{A_1\sin\varphi_1 + A_2\sin\varphi_2}{A_1\cos\varphi_1 + A_2\cos\varphi_2}\right) \tag{5-17}$$

由式(5-16)、式(5-17)可知，合振动的振幅和初相位都与两个分振动的振幅和初相位有关。

下面讨论两种常见的特殊情况。

(1)若相位差 $\Delta\varphi=\varphi_2-\varphi_1=2k\pi(k=0,1,2,\cdots)$,则 $\cos(\varphi_2-\varphi_1)=1$,由式(5-16)得

$$A=\sqrt{A_1^2+A_2^2+2A_1A_2\cos(\varphi_2-\varphi_1)}=A_1+A_2$$

当两分振动同相位或相位差为 2π 整数倍时,两分振动相位相同,合振幅最大,等于两分振动振幅之和。

(2)若相位差 $\Delta\varphi=\varphi_2-\varphi_1=(2k+1)\pi(k=0,1,2,\cdots)$,则 $\cos(\varphi_2-\varphi_1)=-1$,故

$$A=\sqrt{A_1^2+A_2^2+2A_1A_2\cos(\varphi_2-\varphi_1)}=|A_1-A_2|$$

当两分振动的相位差为 π 的奇数倍时,两分振动相位相反,合振幅最小,等于两分振动之差的绝对值。

(3)当相位差取其他值时,两分振动既不同相,也不反相,合振动的振幅在 A_1+A_2 和 $|A_1-A_2|$ 之间。

同方向同频率简谐振动的合成原理在讨论光波、声波和电磁波的干涉和衍射时要用到。

2. 同方向不同频率的简谐振动的合成　如果两个简谐振动方向相同而频率不同,则在矢量图中两个旋转矢量间的夹角或相位差将随时间变化,因而合矢量的长度和相位差将随时间变化,合矢量的投影将不再是简谐振动,情况比较复杂。为使问题简化,设一质点同时参与 x 轴上两个不同频率的简谐振动时振幅相同均为 A,初相位均为零,频率分别为 ω_1 和 ω_2,则两振动可分别表示为

$$x_1=A\cos\omega_1 t$$
$$x_2=A\cos\omega_2 t$$

得合振动的位移为

$$x=x_1+x_2=A\cos\omega_1 t+A\cos\omega_2 t \tag{5-18}$$

研究该振动合成的最直接方法是画出分振动的位移时间曲线,然后将同一时刻的位移相加,即可得出合振动的时间位移曲线。图 5-7(a)、(b)、(c)分别表示三种不同初相位差所对应的合振动,两虚线代表两分振动,频率之比为 3∶1,实线代表它们的合振动。显然合振动不是简谐振动,而是比较复杂的周期运动。

在同方向不同频率的简谐振动的合成中,若两分振动的频率都很大而差值较小时,则合振动具有特殊的意义。将(5-18)式整理得

$$x=x_1+x_2=2A\cos\frac{\omega_2-\omega_1}{2}t\cos\frac{\omega_2+\omega_1}{2}t \tag{5-19}$$

上式亦表明同方向不同频率简谐振动合成后的振动不再是简谐振动。但是当 $\left|\frac{\omega_2-\omega_1}{2}\right|\ll\left|\frac{\omega_2+\omega_1}{2}\right|$ 即两分振动的频率都很大而差值较小时,可将式(5-19)看作是圆频率等于 $\frac{\omega_2+\omega_1}{2}$、振幅 $2A\cos\frac{\omega_2-\omega_1}{2}t$ 呈缓慢周期性变化的振动,即两方向相同、分振动

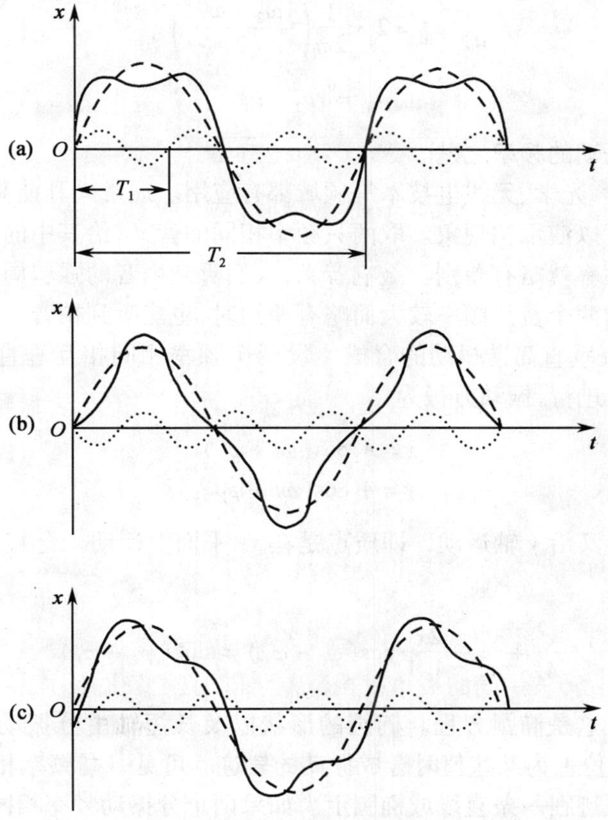

图 5-7 同方向不同频率的简谐振动的合成

的频率都很大而差值较小的振动合成时，振幅随时间周期性变化，因此振动时而加强，时而减弱，这种现象称为拍。如图 5-8(c)中虚线表示振幅的周期性变化。

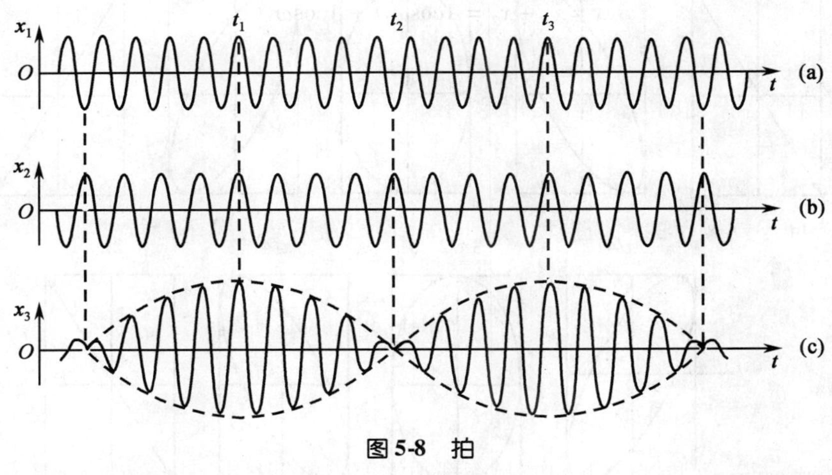

图 5-8 拍

单位时间内加强或减弱的次数称为拍频。由于余弦函数的绝对值在一个周期内两次达到极大值，即两次达到振幅最大，所以拍频应为

$$\nu_{拍}=2\cdot\frac{1}{2\pi}\left(\frac{|\omega_2+\omega_1|}{2}\right)$$

所以
$$\nu_{拍}=|\nu_2-\nu_1| \tag{5-20}$$

即拍频等于两分振动的频率之差。

拍现象在声学、光学、无线电技术等领域都有应用。通常人耳能感受的拍频为7Hz左右。利用音叉可以演示拍现象。取两只频率相同的音叉，给其中的一只加上小物体，这样它们的振动频率就略有差别。敲响音叉，人们听到声音的强弱周期变化，形成悠扬的拍音。双簧管的两个簧片频率较大而略有差别时，也能听到拍音。

3. 同频率相互垂直简谐振动的合成　设两个频率相同相互垂直的简谐振动在相互垂直的 x、y 轴上进行，振动方程为

$$x=A_1\cos(\omega t+\varphi_1)$$
$$y=A_2\cos(\omega t+\varphi_2)$$

质点既沿 x 轴运动又沿 y 轴运动，即质点是在 xy 平面上运动。合并上两式消去 t，得合成振动的方程为

$$\frac{x^2}{A_1^2}+\frac{y^2}{A_2^2}-\frac{2xy}{A_1A_2}\cos(\varphi_2-\varphi_1)=\sin^2(\varphi_2-\varphi_1) \tag{5-21}$$

一般情况下，这是椭圆方程。椭圆的形状以及长短轴由分振动振幅和相位差决定。图5-9表示相位差为某些值时合成振动的轨迹。可见，同频率相互垂直简谐振动合成后，其运动轨迹在一条直线或椭圆上。如果两个分振动频率相同、相位差随时间从0到π/4、π/2、…、2kπ缓慢地变化，则合振动轨迹曲线将按图5-9所示的顺序不断变化，即由直线变成椭圆再变成直线，并不断重复下去。但有一些特殊情况，即

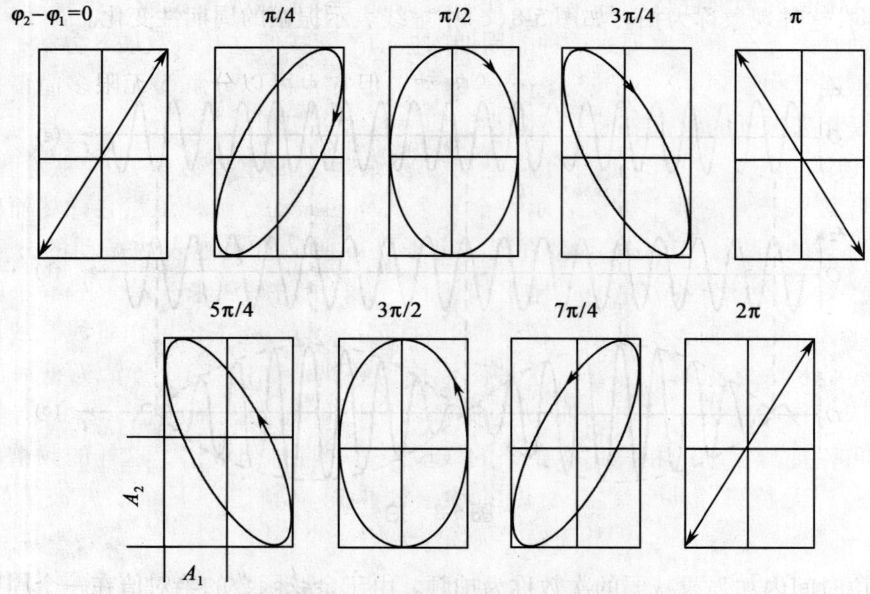

图5-9　同频率相互垂直简谐振动的合成

振幅相等、频率相等、相位差为 $\pi/2$ 或 $3\pi/2$ 时，合振动为圆周运动。

二、振动的分解

与振动的合成相反，任一复杂振动都能被分解为一系列不同频率、不同振幅的简谐振动，这个过程称为振动的分解。复杂振动可以是周期性的，也可以是非周期性的。

1. 复杂周期振动的分解　一个复杂的周期振动可以被分解为多个简谐振动之和，分振动的频率是该复杂振动频率的整数倍。傅立叶变换就是把一个频率为 ω 的复杂周期函数 $x(t)$ 表示为

$$x(t) = \frac{a_0}{2} + \sum_{n=1}^{\infty}(a_n \cos n\omega t + b_n \sin n\omega t) = \frac{a_0}{2} + \sum_{n=1}^{\infty} A_n \cos(n\omega t - \varphi_n) \quad (5\text{-}22)$$

式中 $n=1, 2, 3, \cdots$。可知复杂周期振动被分解成无数个简谐振动，各简谐振动的频率是原来振动频率的整数倍，系数就是各简谐振动的振幅。可以根据一定的公式将分振动的振幅 A_1、A_2、A_3、……及相位 φ_1、φ_2、φ_3、……唯一地求解出来。式（5-22）中，$n=1$ 时，分振动的频率与原复杂振动的频率相同，该频率称为基频，其他分振动的频率分别为 ω（基频）的整数倍，即 2ω、3ω、…，称为二次、三次、……谐频。从理论上说，周期信号可分解为无穷多的谐频分量，但因后面一些较高频率的分振动振幅很小，所以谐频次数过高的分量已经没有实际意义。实际应用中，可根据要求精度取有限项数即可。对于一个复杂振动的分解，从零开始到需要采用的最高频率范围是该振动所占有的频带宽度，简称频宽。

2. 非周期性复杂振动的分解　不仅复杂的周期性振动可以分解成一系列简谐振动，非周期性复杂振动也可以分解为无限多的简谐振动，因为非周期的振动可以看成是周期无限长的周期性运动。例如，在阻尼振动中，能量不断损失，振幅逐渐减小，某一运动状态不会重复出现。这种非周期的振动不能按傅立叶级数展开分解，即不能展开为不连续频率 ω、2ω、3ω、……等振动。但它也可以分解为无限多简谐振动的和，只是相邻振动的频率要相差无限小，即可包含一切频率。

3. 频谱分析　对振动进行分解是研究复杂运动的重要方法，称为频谱分析。用傅立叶级数展开的数学方法表示一个复杂的周期振动分解，虽然它详尽而确切地表达了分解的结果，但往往不够直观。为了既方便又直观地表达振动的分解（即包含哪些频率分量、各分量所占比重如何），可采用图解法来表示。图解法就是以横轴表示频率，纵轴表示振幅，在横轴上对应分振动的频率位置作垂线，线段的长度按一定比例表示振幅的大小，这种图形称为频谱。如图 5-10 所示为锯齿波及其频谱。因为该频谱表示了各分振动的振幅，所以也称为振幅频谱。有时有特殊需要，也可以把分振动的相位用一条条的线段表示并且排列成谱，这样的频谱称为相位频谱。若无特殊说明，通常所说的频谱就指振幅频谱。下面以方波为例进行探讨。

如图 5-11（a）所示，电压 $u(t)$ 作周期性矩形振动，周期为 T，振幅为 A，按傅立叶级数展开得

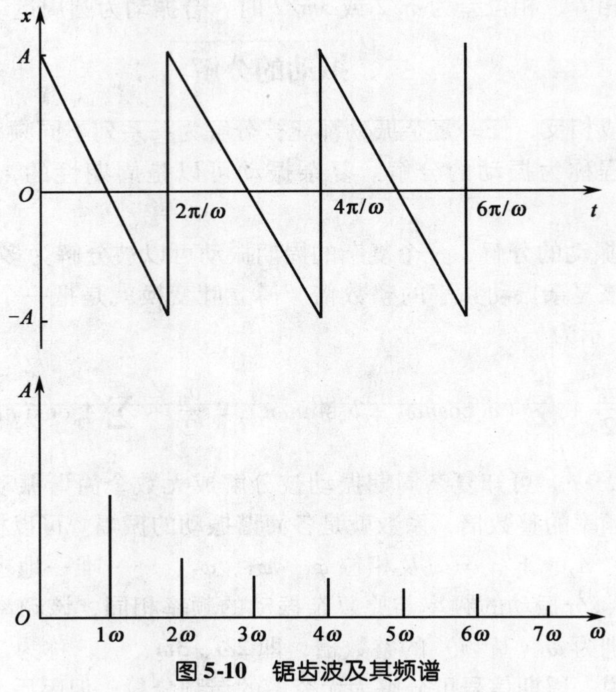

图 5-10　锯齿波及其频谱

$$u(t)=\frac{4A}{\pi}\left(\sin\omega t+\frac{1}{3}\sin 3\omega t+\frac{1}{5}\sin 5\omega t+\frac{1}{7}\sin 7\omega t+\cdots\right)$$

可见矩形振动可分解为一系列频率不同的正弦波，频率依次为基频 ω 的奇数倍。图 5-11（b）是取前 2 项（虚线表示该振动曲线）合成时的矩形振动曲线（以实线表示）。图 5-11（c）是取前 4 项合成时的矩形振动曲线。与实际曲线相比，图 5-11（c）比图 5-11（b）更接近。图 5-11（d）是该矩形振动的频谱图。矩形振动的频谱具有十分重要的典型意义。

由图 5-10（b）和图 5-11（d）可以看出周期信号的频谱具有如下特点：（1）频谱由不连续的线段组成，每一条线段代表一个正弦分量，这样的频谱称为不连续谱或离散频谱；（2）频谱的每一条谱线都只能出现在基波频率的整数倍上，不存在任何频率为基波频率非整数倍的分量；（3）各条谱线的高度是逐渐减小的，即谐频分量的振幅无限趋小。周期信号频谱的这三个特点称为离散性、谐频性、收敛性。任何复杂的周期性振动的频谱都是分立的线状谱。

非周期的复杂振动的频谱不再是分离的线状谱线，而是连续谱。在一定条件下周期振动可以转化为非周期振动，条件是周期 T 无限增大。其实物理现象的数学表示式是从客观现实中抽象出来的，它往往是对物理现象加以理想化后的近似描写。比如脉冲直流电，所谓无限大周期实际上是表示在后一个脉冲到来之前，前一个脉冲在电路中的作用已基本消失而已。周期振动的周期 T 无限增大时，频谱相邻谱线间的间隔 $\omega=\dfrac{2\pi}{T}$ 无限趋小，谱线无限密集，于是周期振动的离散频谱就变成了连续频谱，即非周期振动的频谱。图 5-12 是阻尼振动及其频谱图。

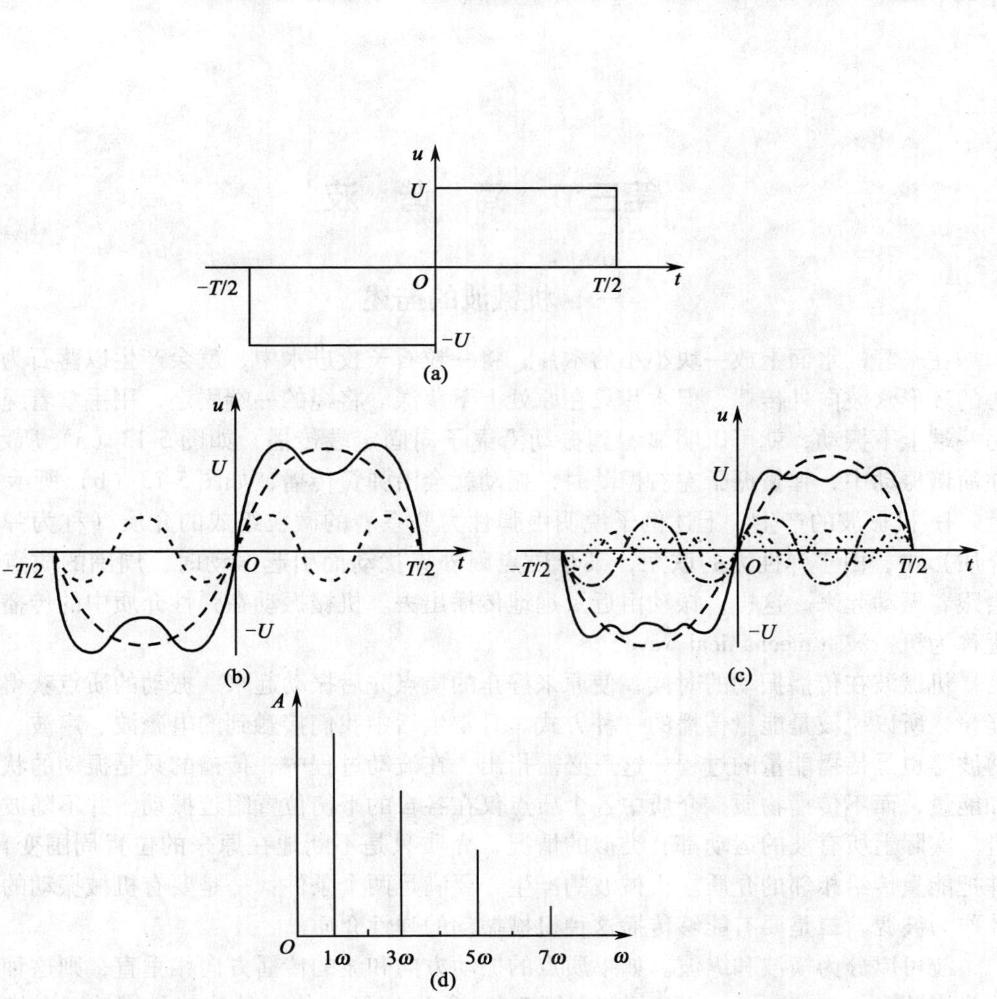

图 5-11　方波及其频谱

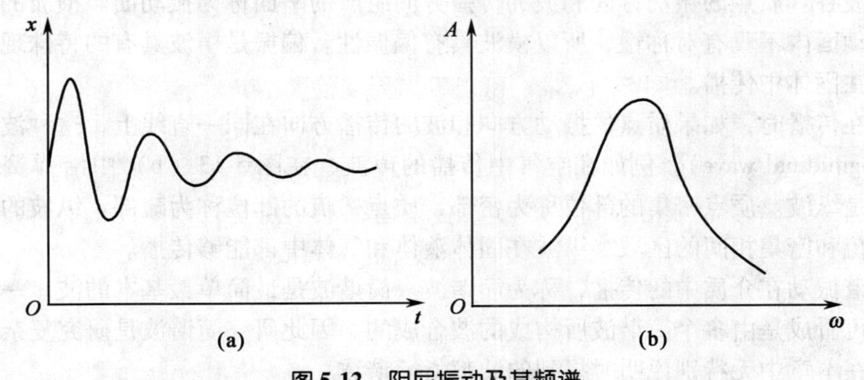

图 5-12　阻尼振动及其频谱

频谱分析可借助于频谱分析仪来完成。频谱分析在理论研究和实际应用中都有着十分重要的意义，如在医学上，对心电图、心音图、脑电图等进行定量频谱分析，可以辅助诊断心脑疾病。对肌电图的频谱分析，可以找出肢体各种运动对应的频率，为假肢的制作、控制和安装提供有利工具。

第三节 简 谐 波

一、机械波的描述

在平静的水面上放一块小小的木片，将一粒石子投进水中，就会产生以落石为圆心的环形水波向外传播，但木片只在原处上下荡漾。将绳的一端固定，用手拿着绳的另一端上下振动，就可以明显看到振动沿绳子向固定端传播，如图5-13（a）所示。在简谐振动中，弹簧振子左右振动时，振动就会沿弹簧传播，如图5-13（b）所示。

1. 机械波的产生　上述例子说明由弹性力联系着的微粒组成的介质（称为弹性介质）中，由于弹性力的联系，某个质点因外界扰动而引起振动时，周围的质点也会跟着振动起来。这样，振动由近及远地传播出去。机械振动在弹性介质中的传播过程称为机械波（mechanical wave）。

机械波在传播振动的时候，使原来静止的质点先后振动起来，振动的质点获得了能量，所以说波是能量传播的一种方式。日常生活中我们接触到的电磁波、声波、脉搏波等也是传播能量的过程。这里必需指出，在波动过程中，传播的只是振动的状态和能量，而不传播物质，介质中各个质点仅在各自的平衡位置附近振动，并不随波前进。实际上所有波的运动都有类似的情况，介质只是不断地在原来的位置周围变化，并把能量传给相邻的介质。机械波的产生，要满足两个条件：一是要有机械振动的物体作为波源，二是要有能够传播这种机械振动的弹性介质。

波可以分为横波和纵波。如果质点的振动方向和波的传播方向相垂直，则这种波称为横波（transverse wave）。例如在图5-13（a）绳子上传播的波就是横波。在横波中凸部的最高点称为波峰，凹部的最低点称为波谷。横波的特征是具有凸起的波峰和凹下的波谷。质点的振动方向和波的传播方向组成的平面称为振动面。横波的振动方向在振动面内不具有对称性，所以横波具有偏振性。偏振是横波具有的特殊现象。横波只能在固体中传播。

波在传播时，如果质点的振动方向和波的传播方向在同一直线上，这种波称为纵波（longitudinal wave）。例如在空气中传播的声波、在图5-13（b）中沿弹簧传播的波等都是纵波。质点密集的部位称为密部，质点稀疏的部位称为疏部。纵波的特征是具有稀疏和密集相间的区域。纵波在固体液体和气体中都能够传播。

简谐振动在介质中的传播，称为简谐波。简谐波是最简单最基本的波。一切复杂的波都可看成是由多个简谐波所构成的波合成的。因此研究简谐波是研究复杂波动的基础。在本章中无特别说明时提到的波都指简谐波。

2. 波长、波速和频率　波动中，波在一个振动周期内传播的距离（或在波的传播方向上振动状态完全相同的两相临质点间的距离）称为波长，用λ表示，单位是米（m）。对于横波，在图5-13（a）中，质点2到质点14、质点3到质点15间的距离都等于波长，即两相邻波峰之间或两相邻波谷之间的距离等于一个波长。对于纵波，在图5-13（b）中，质点0到质点16、质点6到质点22的距离就是一个波长，即两个相邻密部或疏部中心之间的距离等于一个波长。

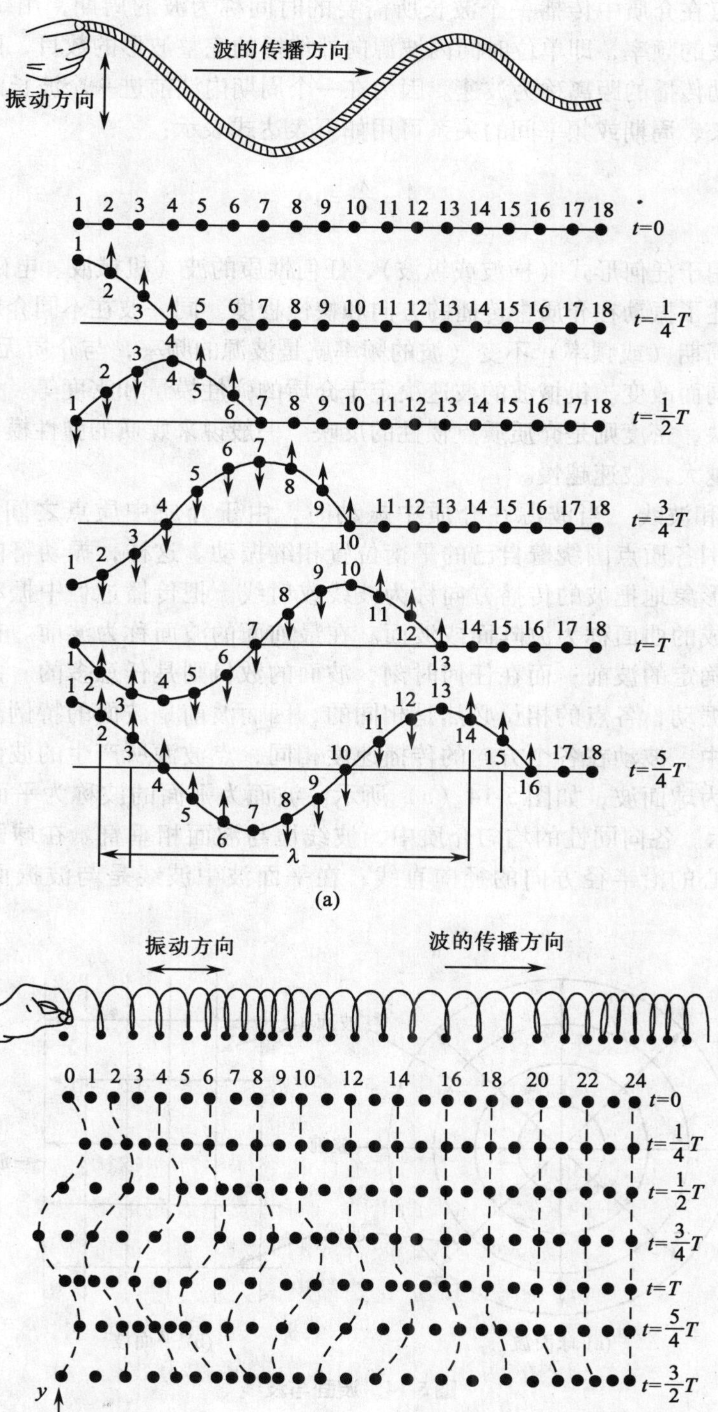

图 5-13　波的产生与传播

振动质点在介质中传播一个波长所需要的时间称为波的周期，用 T 表示。周期的倒数称为波的频率，即单位时间内波源向外传播的完整波形的数目，用 ν 表示。单位时间内振动传播的距离称为波速。因为在一个周期内波前进一个波长的距离，所以波速 u 与波长、周期或频率间的关系可用如下表达式表示：

$$u=\frac{\lambda}{T}=\nu\lambda \tag{5-23}$$

该表达式适用于任何形式（横波或纵波）、任何性质的波（机械波、电磁波等）。

波速描述了振动在介质中传播的方向和快慢程度。同一波在不同介质中传播时波速不同，而周期（或频率）不变（波的频率就是波源的频率，与介质无关），所以波长随介质不同而改变。机械波的波速决定于介质的弹性模量和密度等。弹性模量是介质弹性的反映，密度则是介质质点惯性的反映。一般说来媒质的弹性模量越大，波速越快；密度越大，波速越慢。

3. 波面和波线　当波源在介质中振动时，由于介质中质点之间的相互作用，引起波源周围各质点围绕着自己的平衡位置相继振动。这样，振动将向各方向传播出去。我们形象地把波的传播方向称为波线或射线。把传播过程中振动相位相同的各点所连接成的曲面称为波阵面或波面。在最前面的波面称为波前。在任何时刻都只能有一个确定的波前；而在任何时刻，波面的数目则是任意多的。由于波前上各点同时开始振动，各点的相位必然是相同的，因而波前是波面的特例。在各向同性的均匀介质中，波动在各个方向的传播速度相同，点波源所产生的波面是一系列同心球面，称为球面波，如图 5-14（a）所示。波面为平面的波称为平面波，如图 5-14（b）所示。各向同性的均匀介质中，波线恒与波面相垂直。在球面波中波线是以波源为中心的沿半径方向的径向直线；在平面波中波线是与波振面垂直的平行直线。

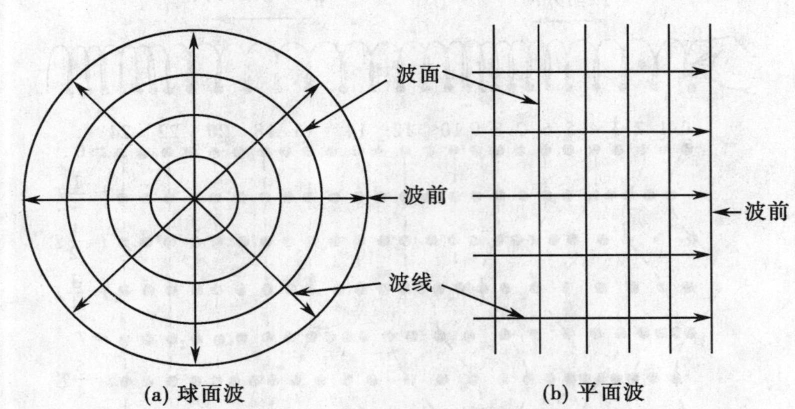

图 5-14　波面与波线

例 5-3　一波源的频率为 400Hz，在空气中的波长为 1m，求该波在空气中的传播速度。该波进入密质骨中波长变为 10m，则它在密质骨中的波速和频率是多少？

解： 已知 $\nu_1=400\text{Hz}$，$\lambda_1=1\text{m}$，$\lambda_2=10\text{m}$，求 u_1、u_2、ν_2。

因为 $u=\nu\lambda$，所以 $u_1=\nu_1\lambda_1=400\times1\text{m}\cdot\text{s}^{-1}=400\text{m}\cdot\text{s}^{-1}$

波的频率仅由波源的频率决定，它不随介质变化，所以

$$\nu_2=\nu_1=400\text{Hz}$$

$$u_2=\nu_2\lambda_2=400\times10\text{m}\cdot\text{s}^{-1}=4000\text{m}\cdot\text{s}^{-1}$$

二、惠更斯原理

在介质中，任何一个质点的振动都将直接引起临近各质点的振动，因此质点可以看作新的波源。如传播中的水面波，在传播过程中遇到一小孔，如果小孔的大小与波长相差不多时，可以观察到穿过小孔的波是圆形波，与原来波的形状无关，这说明小孔可以看作新波源。荷兰物理学家惠更斯（C. Haygen）总结多次观察的现象，指出：介质中波动传到的每一点都可看作新波源，向各个方向发射子波；在其后任一时刻，这些子波的包络就是该时刻的新波前。这就是惠更斯原理。

惠更斯原理不仅对机械波适用，对电磁波等任何波动过程都适用，而且适用于波在各向同性和各向异性介质中的传播。在各向同性介质中传播时，波的传播方向和所求出的波前的几何形状总是保持不变；在各向异性介质中传播时，所求出的波的传播方向和波前的几何形状可能发生变化。

应用惠更斯原理，可以从已知的波前用几何作图法确定下一时刻的新波前位置，因此解决了波的传播方向问题。图 5-15（a）中，波动从波源 O 点出发，以速度 u 向外传播，如果已知 t 时刻的波前是半径为 R 的球面 S_1，要求出 $t+\Delta t$ 时刻的波前 S_2，则可根据惠更斯原理，先以球面 S_1 上各点为球心（即做子波源），以 $u\Delta t$ 为半径，画出一系列半球形子波，再作这些子波的包络面，就得到新的波前 S_2。同理可以得到平面波的情况，如图 5-15（b）所示。

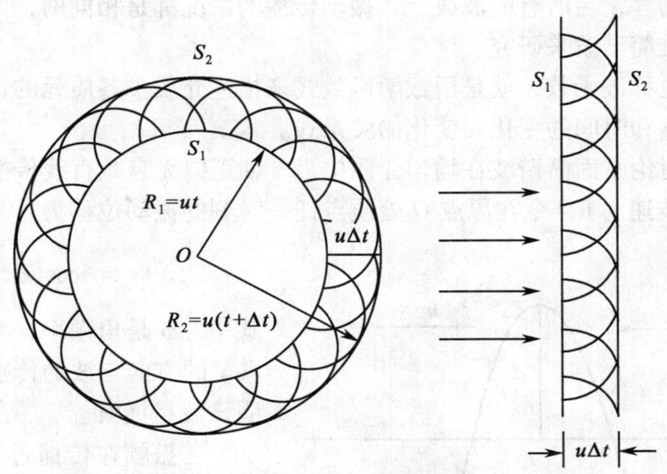

图 5-15　用惠更斯原理求波前

应用惠更斯原理，还可以解释波的衍射现象。波绕过障碍物传播的现象称为波的衍射。衍射现象不是在任何情况下都发生的。只有当波面上被阻挡部分的线度（即

障碍物的线度）或者波面上未被阻挡部分的线度（即孔或缝的线度）比入射波长短或相近时，才能发生明显的衍射现象。如图5-16所示，使平面波垂直入射到有狭缝AB（宽度与波长相近）的障碍物上，应用惠更斯原理可以作出下一时刻的波前。这时缝上各点可以当作发射子波的波源，作出子波的包络可以得出新的波前。这个新波前除中央部分仍为平面外，靠近狭缝边缘部分波前发生弯曲，波的传播方向发生了改变，波绕过了障碍物继续向前传播。

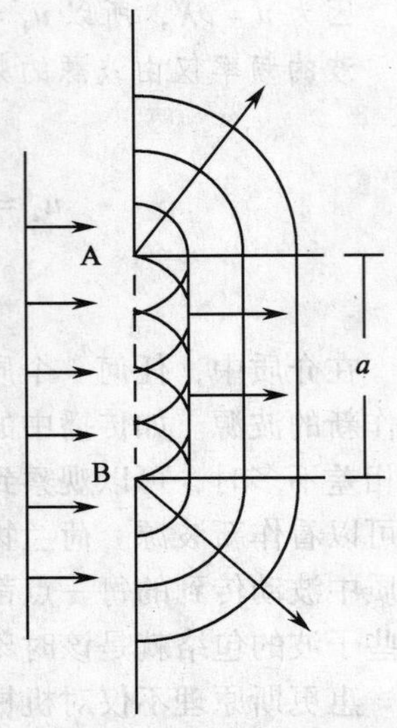

图 5-16　用惠更斯原理解释波的衍射

衍射现象是波的独具特征之一，在第十章波动光学中还会有更详尽的阐述。应用惠更斯原理还可以解释波的反射和折射。这里不再赘述。

应该指出，惠更斯原理很好地解释了波的传播方向问题，但却没有给出子波的强度分布情况。后来菲涅耳对惠更斯原理做了重要补充，解决了子波的强度分布问题，就是在光学中有重要应用的惠更斯-菲涅耳原理，这里不再赘述。

三、平面简谐波的波动方程

在平面波的传播过程中，设波源作简谐振动，则波线上所有的质元都按余弦（或正弦）规律振动，则此平面波称为平面简谐波。距波源很远的球面波也可看成为平面波；所有周期性的波都可以视为若干个简谐波的合成。因此，平面简谐波是一种基本的波动过程。

对平面波而言，在所有的波线上，振动传播的情况都是相同的，因此可将平面简谐波简化为一维简谐波来研究。

波动方程也称波函数，就是用数学函数式来描述介质中各质元的位移是如何随着质元的平衡位置和时间的变化而变化的关系式。

下面我们讨论平面简谐波在均匀介质中沿 x 轴正向无衰减直线传播的规律。如图5-17所示，设波速为 u，令在原点 O 处质点任一时刻的振动位移为

$$y = A\cos(\omega t + \varphi)$$

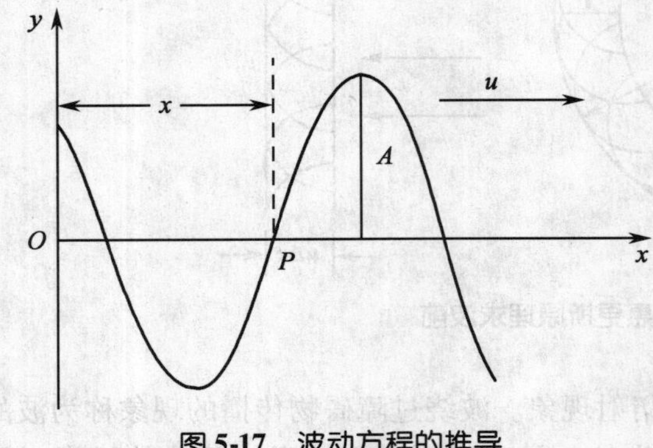

图 5-17　波动方程的推导

式中，ω 是角频率，A 是振幅。因位移 y 的方向与波的传播方向垂直，表明该波是横波。

若振幅在传播过程中保持不变，则振动从 O 点传到 x 轴上任一 P 点时，该点将以相同的振幅和频率重复 O 点的振动。但 P 处质点的振动较 O 处质点推迟了一段时间，即所

需的时间为$\frac{x}{u}$，P 处质点在 t 时刻的位移等于 O 处质点在$\left(t-\frac{x}{u}\right)$时刻的位移。因此，$P$ 点处的质点振动方程应为

$$y=A\cos\left[\omega\left(t-\frac{x}{u}\right)+\varphi\right] \tag{5-24}$$

上式表明任一时刻波线上任意点 P 的位移是时间 t 和质点位置 x 的函数，称为沿 x 轴正向传播的平面简谐波的波动方程。由周期 T、频率 ν 和波长 λ 诸量之间的关系，上式可写成其他形式：

$$y=A\cos\left[2\pi\left(\nu t-\frac{x}{\lambda}\right)+\varphi\right] \tag{5-25}$$

或
$$y=A\cos\left[2\pi\left(\frac{t}{T}-\frac{x}{\lambda}\right)+\varphi\right] \tag{5-26}$$

为进一步理解波动方程的物理意义，讨论下面三种情况：

1. 对于给定时刻 t 来说，位移 y 仅是位置 x 的余弦函数，这时波动方程表示在某一给定时刻沿波线上各质点的位移分布，即该时刻的波形。

2. 给定距离 x 时，位移 y 仅是 t 的余弦函数，这时波动方程表示距离原点 x 处质点在各时刻的振动情况，即给定点在各不同时刻的位移情况。

3. 当 t 和 x 都在变化时，波动方程表示沿波的传播方向上各个不同点在不同时刻的位移，或可以更形象地说该方程反映了波形的传播。如图 5-18 所示，当 $t=t_1$ 时，得到

$$y=A\cos\left[\omega\left(t_1-\frac{x}{u}\right)+\varphi\right]$$

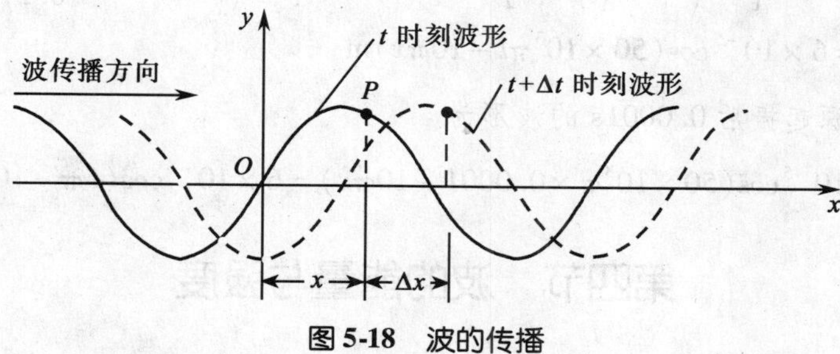

图 5-18　波的传播

描述一条余弦曲线。在另一时刻 $t=t_1+\Delta t$ 时，得到

$$y=A\cos\left[\omega\left(t_1+\Delta t-\frac{x}{u}\right)+\varphi\right]$$

描述另一条余弦曲线，两条曲线分别用实线和虚线表示。从图形可以看出，在 Δt 时间内，整个波形沿波的传播方向前进了一段距离，距离为

$$\Delta x=u\Delta t$$

如果波动向 x 轴的负方向传播，图 5-17 中 P 处质点比 O 处质点早开始振动 $\frac{x}{u}$，因此，波动方程变为

$$y = A\cos\left[\omega\left(t + \frac{x}{u}\right) + \varphi\right] \tag{5-27}$$

也可以写成如下形式：

$$y = A\cos\left[2\pi\left(\nu t + \frac{x}{\lambda}\right) + \varphi\right] \tag{5-28}$$

或

$$y = A\cos\left[2\pi\left(\frac{t}{T} + \frac{x}{\lambda}\right) + \varphi\right] \tag{5-29}$$

在这里需特别指出的是，要严格区分波上的传播速度 u 与介质中质点的振动速度 v。

例 5-4 一平面余弦纵波的频率为 25kHz，以 $5\times10^3\text{m}\cdot\text{s}^{-1}$ 的速度在某种介质中传播，若波源的振幅为 0.06mm，初相位为 0。试求：(1) 波长与频率；(2) 波动方程；(3) 在波源起振后 0.0001s 时的波形。

解： 已知 $\nu = 25\text{kHz} = 25\times10^3\text{Hz}$，$u = 5\times10^3\text{m}\cdot\text{s}^{-1}$，$A = 0.06\text{mm} = 6\times10^{-5}\text{m}$，$\varphi = 0$。

(1) 波长为

$$\lambda = \frac{u}{\nu} = \frac{5\times10^3}{25\times10^3} = 0.2\text{m}$$

周期为

$$T = \frac{1}{\nu} = \frac{1}{25\times10^3} = 4\times10^{-5}\text{s}$$

(2) 波动方程为

$$y = A\cos\left[2\pi\left(\nu t - \frac{x}{\lambda}\right) + \varphi\right] = 6\times10^{-5}\cos\left[2\pi\left(25\times10^3 t - \frac{x}{0.2}\right)\right]$$

$$= 6\times10^{-5}\cos(50\times10^3\pi t - 10\pi x)\text{m}$$

(3) 在波源起振后 0.0001s 的波形为

$$y = 6\times10^{-5}\cos(50\times10^3\pi\times0.0001 - 10\pi x) = 6\times10^{-5}\cos(5\pi - 10\pi x)\text{m}$$

第四节 波的能量与强度

一、波的能量

当波传播到介质中某处时，介质中原来静止的质点开始产生振动，同时介质要发生形变，因而质点获得了动能和弹性势能。介质获得的能量是由波源处传播而来的。在空间内，因波传播而具有的能量称为波的能量。从理论上可以证明，波的能量与介质的密度、振幅、频率有关，并随着时间的变化而变化。介质中单位体积的波动能量称为波的能量密度。能量密度在一个周期内的平均值称为平均能量密度，常用 $\overline{w}$ 表示，即

$$\overline{w}=\frac{1}{2}\rho A^2\omega^2 \tag{5-30}$$

可知波的平均能量密度与振幅的平方、频率的平方以及介质的密度成正比。上式对横波和纵波都适用。

二、波的强度

波的能量随波传播，在不同的位置处能量不同。单位时间内通过介质中某一面积的能量称为通过该面积的能流。单位时间内通过垂直于波动传播方向的单位面积的平均能量，称为能流密度或波的强度，用 I 表示，单位是瓦·米$^{-2}$（$\mathrm{W\cdot m^{-2}}$），则

$$I=\frac{\overline{\varepsilon}uTS}{TS}=\overline{\varepsilon}u=\frac{1}{2}\rho uA^2\omega^2 \tag{5-31}$$

上式表明，波的强度与振幅的平方、频率的平方、波速及介质的密度成正比。波的强度是表征波动能量传播性质的一个重要物理量。

三、波的衰减

波在介质中传播时，强度将随着传播距离的增加而减弱，振幅也随之减小，这种现象称为波的衰减。导致波衰减的主要原因首先是扩散衰减，即由于波面的扩大造成通过单位截面积的波的能量减少。其次是散射衰减，即由于散射使沿原方向传播的波的强度减弱。再次是介质对波的吸收，即由于介质的粘滞性（内摩擦）等原因，波的能量随传播距离的增加逐渐转化为其他形式的能量，如内能。

实验表明，若平面波在均匀介质中传播，入射波强度为 I_0，通过的介质厚度为 x，出射时波的强度为 I，波在传播过程中的吸收衰减遵循下面的指数规律：

$$I=I_0\mathrm{e}^{-\mu x} \tag{5-32}$$

式中比例系数 μ 与介质的性质和波的频率有关，称为介质的吸收系数。

第五节　波的干涉

一、波的叠加原理

实验表明，几列波在同一介质中相遇时，可以互不影响地同时通过相遇区域；在相遇处，任一质点的振动是各列波在该点所引起的振动位移的矢量和。波动离开相遇点后，各列波仍按照自己原来的传播特性（方向、频率、波长、振幅和相位等）继续传播。这种波动在相遇处的振动合成及传播的独立性规律，称为波的叠加原理。例如，几个人同时讲话时，我们仍能分清各个人的声音；在音乐厅听乐队合奏时，仍能够分辨出各种乐器的声音。

这一原理可推广到电磁波等其他波动现象，对于电磁波等非机械波现象，波的传播不一定需要介质，所研究的物理量一般也不是位移。

二、波的干涉

一般来说，多个振幅、频率和相位等都不同的几列波在空间某一点相遇叠加时，引起的合振动是很复杂的。现在我们讨论两列特殊的波叠加情况。这两列波满足频率相同、振动方向相同、初相位相同或相位差恒定的条件。下面我们看一下满足这样条件的两列波相遇时的情景。

有一波源S，在其附近放置一个开有两个小孔的障碍物，使小孔 S_1、S_2 与S对称分布。则 S_1、S_2 构成了频率相同、振动方向相同、初相位相同的波源，它们发出的波在空间相遇时叠加的效果如图5-19所示。实线圆弧表示波峰，虚线圆弧表示波谷。在叠加区域的某些位置上，振动始终加强，如 P 点，两列波的波峰在此相遇，质点位移为正的最大值。这样的点都在实线1上，振动始终加强。而在另一些位置上振动始终减弱或完全抵消，如 O 点，一列波的波峰与另一列波的波谷相遇，质点位移两列波的振幅之差，这样的点都在虚线2上，振动始终减弱。叠加区域的振动强弱按一定规律分布。这种频率相同、振动方向相同、初相位相同或相位差恒定的两列波相遇时，某些位置上振动始终加强，而另一些位置上振动始终减弱或完全抵消的现象称为波的干涉。满足上述三个条件的波，称为相干波，相应的波源称为相干波源。

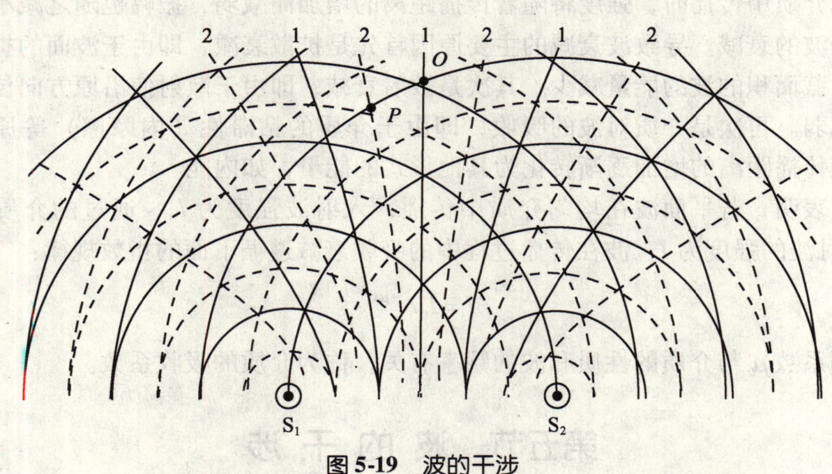

图 5-19 波的干涉

下面我们从叠加原理出发，用数学的方法分析波的干涉。

设有两个相干波源作简谐振动，其振动方程分别为

$$y_{01}=A_1\cos(\omega t+\varphi_1)$$

$$y_{02}=A_2\cos(\omega t+\varphi_2)$$

两波源振动的角频率相同，为式中的 ω；振动方向相同，都沿 y 轴方向振动；初位相分别为 φ_1、φ_2。若两列波在各向同性均匀介质中无衰减传播，叠加区中任一点 P 到两波源的距离分别为 r_1 和 r_2，如图5-20所示。则这两列波在 P 点引起的分振动分别为

$$y_1=A_1\cos\left(\omega t+\varphi_1-\frac{2\pi r_1}{\lambda}\right)$$

$$y_2 = A_2\cos\left(\omega t + \varphi_2 - \frac{2\pi r_2}{\lambda}\right)$$

由叠加原理知，P 点引起的振动为两分振动的合成，即

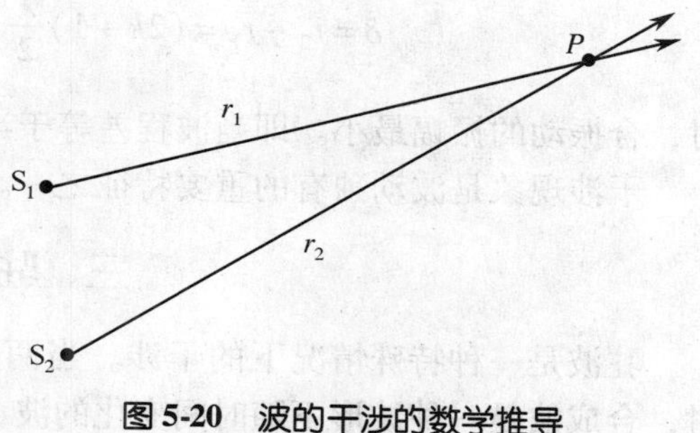

$$y = y_1 + y_2 = A_1\cos\left(\omega t + \varphi_1 - \frac{2\pi r_1}{\lambda}\right)$$

$$+ A_2\cos\left(\omega t + \varphi_2 - \frac{2\pi r_2}{\lambda}\right)$$

图 5-20 波的干涉的数学推导

由振动的合成知两同方向、同频率的简谐振动的合成仍为简谐振动，即

$$y = A\cos(\omega t + \varphi)$$

合振动的振幅为

$$A = \sqrt{A_1^2 + A_2^2 + 2A_1A_2\cos\left(\varphi_2 - \varphi_1 - 2\pi\frac{r_2 - r_1}{\lambda}\right)} \tag{5-33}$$

合振动的初相位为

$$\varphi = \mathrm{arctg}\frac{A_1\sin\left(\varphi_1 - \frac{2\pi r_1}{\lambda}\right) + A_2\sin\left(\varphi_2 - \frac{2\pi r_2}{\lambda}\right)}{A_1\cos\left(\varphi_1 - \frac{2\pi r_1}{\lambda}\right) + A_2\cos\left(\varphi_2 - \frac{2\pi r_2}{\lambda}\right)} \tag{5-34}$$

两列波在 P 点所引起的分振动的相位差为

$$\Delta\varphi = \varphi_2 - \varphi_1 - 2\pi\frac{r_2 - r_1}{\lambda} \tag{5-35}$$

已知对空间某一确定点相位差为一恒量，所以空间各点的振幅 A 始终不变，在叠加区域的某些位置上，振动始终加强，而在另一些位置上振动始终减弱或完全抵消，这就是波的干涉。现在讨论在空间某点 P 发生干涉加强或减弱的条件。

（1）$\Delta\varphi = \varphi_2 - \varphi_1 - 2\pi\frac{r_2 - r_1}{\lambda} = 2k\pi$，$k = 0$，$\pm1$，$\pm2$，…的空间各点，合振动的振幅最大，$A = A_1 + A_2$，即等于分振幅的和。满足此条件的空间各点振动始终加强。

（2）$\Delta\varphi = \varphi_2 - \varphi_1 - 2\pi\frac{r_2 - r_1}{\lambda} = (2k+1)\pi$，$k = 0$，$\pm1$，$\pm2$，…的空间各点，合振动的振幅最小，$A = |A_1 - A_2|$，即等于分振幅的差。满足此条件的空间各点振动始终减弱。若 $A_1 = A_2$，$A = 0$，称为干涉相消。

如果 $\varphi_2 = \varphi_1$，令 $\delta = r_2 - r_1$ 表示相干波从各自的波源到 P 点的路程差，称为波程差，则当

$$\delta = r_2 - r_1 = k\lambda,\ k = 0,\ \pm1,\ \pm2,\ \cdots \tag{5-36}$$

时，合振动的振幅最大。即当波程差等于半波长的偶数倍时，P 点振动加强。当

$$\delta = r_2 - r_1 = (2k+1)\frac{\lambda}{2},\ k=0,\ \pm1,\ \pm2,\ \cdots \tag{5-37}$$

时，合振动的振幅最小。即当波程差等于半波长的奇数倍时，P 点振动减弱。

干涉现象是波动独有的重要特征之一。干涉现象对于光学、声学都很重要。

三、驻　　波

驻波是一种特殊情况下的干涉。当两列振幅相同的相干波沿同一直线相向传播时，合成波是一种波形不随时间变化的波，称为驻波。

先看一个实验。如图 5-21 所示，弦线的一端系在音叉上，另一端通过一定滑轮系一钩码，使弦线绷紧。接通电源，调节接触螺旋，使音叉产生非衰减性的等幅振动。音叉振动时，绳上产生波动，向右传播，在 N 点产生反射，反射波向左传播。这样，入射波和反射波在同一弦上沿相反方向传播，它们相互干涉，调节钩码的质量，就会在弦上产生纺锤状波形，有一些点振动始终最强，有些点静止不动，这就形成了驻波。下面我们可以由简谐波表达式对驻波作定量描述。

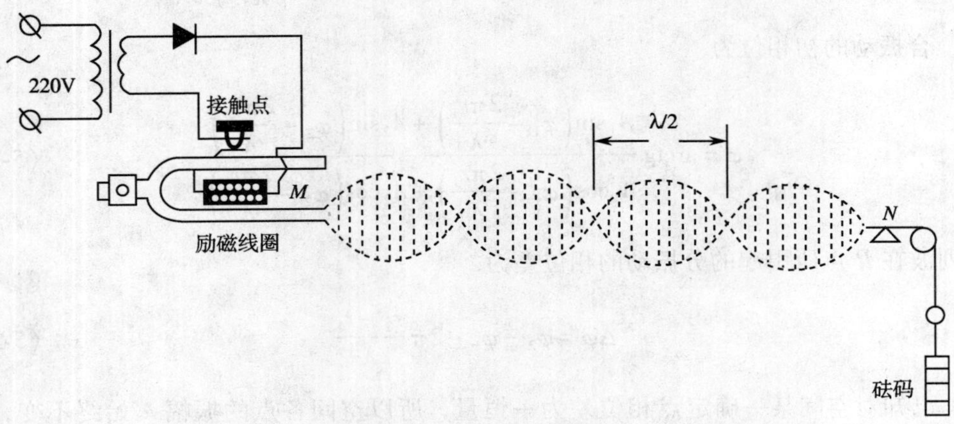

图 5-21　波的反射叠加

设有两列振幅相同的相干波分别沿 x 轴正方向（点状线表示）和负方向（虚线表示）传播，如图 5-22 所示。取两列波的相位相同且为 0 的点作为坐标轴的原点 O，沿 x 轴正、负方向传播的波分别表示为

$$y_1 = A\cos 2\pi\left(\frac{t}{T} - \frac{x}{\lambda}\right)$$

$$y_2 = A\cos 2\pi\left(\frac{t}{T} + \frac{x}{\lambda}\right)$$

利用三角公式求得合成波为

$$y = y_1 + y_2 = \left(2A\cos 2\pi\frac{x}{\lambda}\right)\cos\left(2\pi\frac{t}{T}\right) \tag{5-38}$$

上式称为驻波方程。方程中前面括号内 $2A\cos 2\pi\frac{x}{\lambda}$ 与时间无关，取绝对值就是振幅，

且随位置不同作余弦变化。余弦后面括号内的项 $2\pi \frac{t}{T}$ 是时间的函数，说明各点都在作简谐振动。

$\left|\cos 2\pi \frac{x}{\lambda}\right| = 1$ 的位置振幅最大，称为波腹。在波腹处

$$2\pi \frac{x}{\lambda} = k\pi, \ k = 0, \ \pm 1, \ \pm 2, \ \cdots$$

即位于

$$x = k\frac{\lambda}{2}, \ k = 0, \ \pm 1, \ \pm 2, \ \cdots \tag{5-39}$$

处振幅最大，为波腹。

$\left|\cos 2\pi \frac{x}{\lambda}\right| = 0$ 的位置振幅为零（即静止不动），称为波节。在波节处

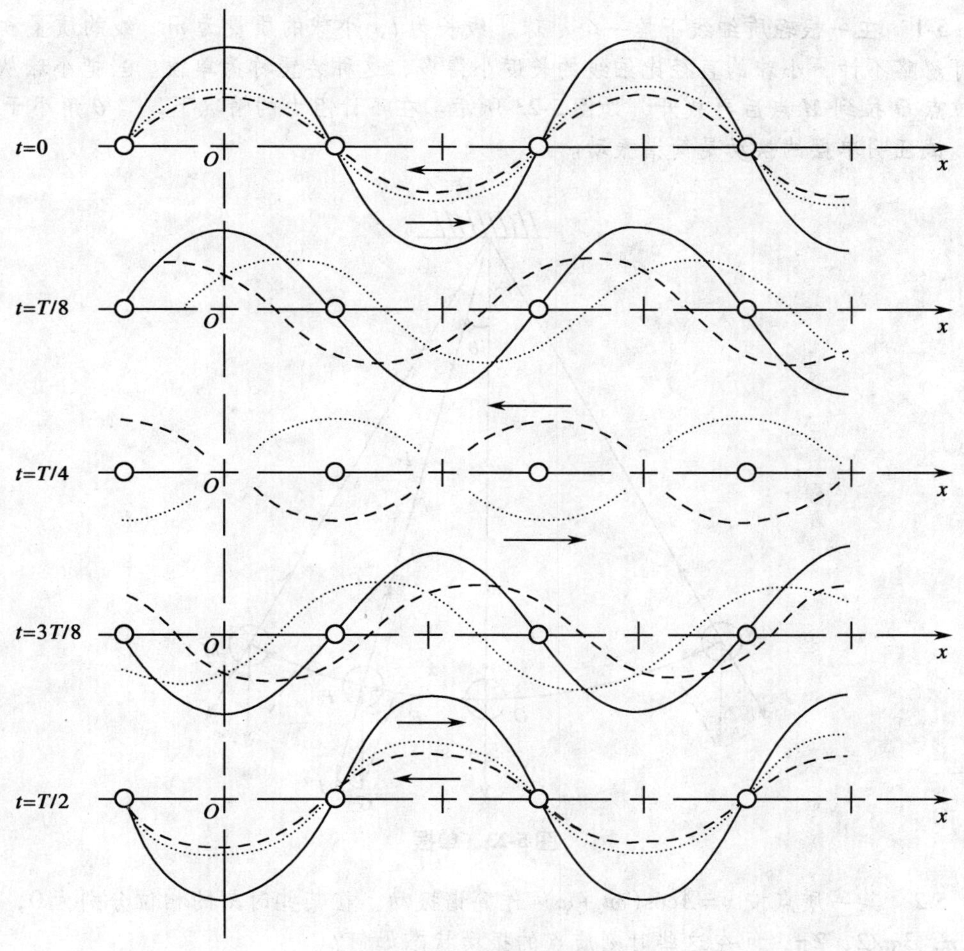

图 5-22 驻波的形成

$$2\pi \frac{x}{\lambda} = (k+1)\frac{\pi}{2},\ k = 0,\ \pm 1,\ \pm 2,\ \cdots$$

即位于

$$x = (2k+1)\frac{\lambda}{4},\ k = 0,\ \pm 1,\ \pm 2,\ \cdots \tag{5-40}$$

处振幅最小，为波节。由式（5-39）、式（5-40）知，相邻两波腹或两波节之间的距离都是半波长，如图5-22所示。

在驻波状态下，波节两侧的点振动方向相反、相位相反，所以波节处的形变最大，速度为零，因此驻波的能量以弹性势能的形式集中在波节附近。当各质点通过平衡位置时，各处形变都随之消失，弹性势能为零，速度最大，驻波的能量以动能的形式集中于波腹附近。由上述可知，驻波中没有能量的定向传播，驻波实质上是介质的一种特殊的振动状态。

思考题与习题五

5-1　在一根轻质细线下拴一个小球，线长为 l，小球的质量为 m。线的质量和伸长可忽略不计，小球的直径比细线的长度小得多，这种装置称为单摆。当把小球从平衡位点 O 拉到 M 点后再放开，如图5-23所示。在不计阻力的情况下，当 θ 角小于5°时，试证明单摆的摆动是简谐振动。

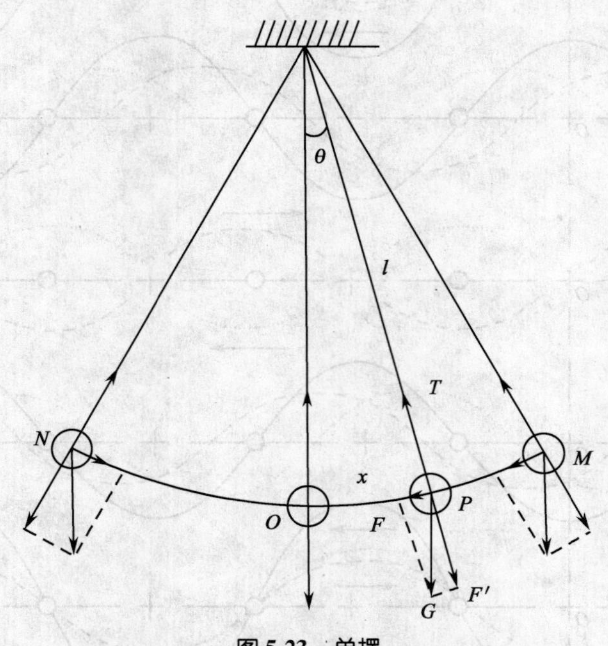

图5-23　单摆

5-2　某一质点按 $x = A\cos(\omega t + \varphi)$ 作简谐振动。在某些时刻的相位分别为0，$\pi/2$，π，$3\pi/2$，2π，问在这些时刻质点的振动状态如何？

5-3　在弹簧简谐振动的速度与加速度的表达式中都有个负号，这是否意味着速度和加速度总是负值？是否意味着两者总是同方向？

5-4　一振动物体的位移与时间的关系为 $x=0.2\cos\left(5\pi t-\frac{\pi}{3}\right)$m，试求：振幅、角频率、初相位、周期和频率。

5-5　一轻弹簧挂质量为 m 的物体时，伸长为0.098m，若使物体上下振动，求：(1) 该系统的振动周期；(2) 在 $t=0$ 时将物体从平衡位置上方0.08m处开始运动，求振幅、初相位、振动方程；(3) 在 $t=0$ 时将物体从平衡位置以 $0.6\text{m}\cdot\text{s}^{-1}$ 的速度向上运动，求振幅、初相位、振动方程。

5-6　两个同方向、同频率的简谐振动方程为 $x=2\cos\left(5\pi t+\frac{\pi}{3}\right)$ 和 $x=4\cos\left(5\pi\omega-\frac{\pi}{3}\right)$，试求它们的合振动方程。

5-7　机械波在通过不同介质时，波长、频率和速度中哪些会发生变化？哪些不会改变？

5-8　振动和波动有何区别和联系？

5-9　已知波动方程为 $y=0.2\cos(5\pi t-x)$，试求波的振幅、波速、频率和波长。

5-10　已知一波沿轴正向传播，其波长为3m，波源的振动方程为 $y=2\cos 20\pi t$m，求波动方程。

5-11　有一波在媒质中传播，振幅为0.02m，频率为250Hz，波长为0.1m。求：(1) $t=0.01$s 时的波动方程；(2) 波的传播速度；(3) 若媒质密度为 $800\text{kg}\cdot\text{m}^{-3}$，波的强度为多少？

5-12　波的干涉条件是什么？驻波是怎样产生的？

（陈艳霞）

第六章

声与超声

频率在20~20000Hz的机械振动能使人的听觉器官产生感觉，称为声振动。声振动在弹性介质中的传播称为声波（sound wave）。频率高于20000Hz的声波称为超声波（ultrasonic wave），频率低于20Hz的声波称为次声波（infrasonic wave）。从物理学的观点来看，声波、超声波和次声波并无本质上的区别，仅频率不同。所以，广义的声波包括次声波和超声波。

由于与人类生活密切相关，对声波的研究已形成一门独立的科学即声学。我国古代在声学领域的研究有相当突出的成就。例如，北京天坛圆丘后的回音壁利用了声波的反射，一人贴近回音壁一端说话，站在另一端的人只要把耳朵靠近壁面就能清楚听到讲话声；古代的乐器（例如编钟）与乐律（三分损益法和十二平均律）也有很高的水平，反映了我国古代建筑声学与音乐方面的突出贡献。声学在近代科学技术中有很重要的地位，包括超声波、水声学、建筑声学、语言声学等方面的研究。超声波的物理理论和物理技术在医学领域有着重要而广泛的应用。

本章首先介绍描述声波的物理量，其次介绍多普勒效应，最后阐述超声及超声成像的基本原理。

第一节 声

当敲动音叉，音叉叉股向一侧振动时，会对周围的空气产生压缩，使这部分空气变密；当音叉叉股向相反方向振动时，使这部分空气变疏。这种疏密相间的波形从声源处向外传播，就形成声波，如图6-1所示。可见声波的产生需要两个条件：①必须有声源。频率在20~20000Hz的振动物体都是声源；②必须有传播声振动的介质。气体、液体和固体都可以是传播声波的介质。

一、声 速

声波在弹性介质中单位时间内传播的距离称为声速（sound speed）。在不同的介

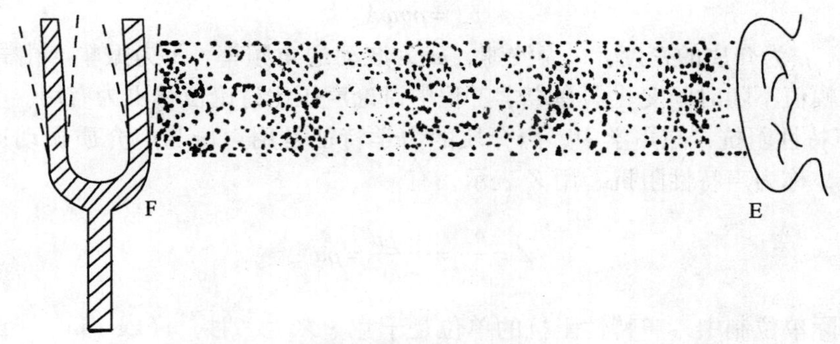

图 6-1　空气中的声波

质中声波传播的速度不同。固体中声波的传播速度最快，液体次之，气体中最慢。

根据声学理论，声速 u 由介质本身的性质即弹性模量和密度决定，而与频率、波长等因素无关。声速可由下式表示：

$$u=\sqrt{\frac{K}{\rho}} \tag{6-1}$$

其中，K 为介质的弹性模量，ρ 为介质的密度。对于固体中的纵波和横波，K 为杨氏模量和切变模量。在液体和气体中只能传播与体变弹性有关的纵波，这时 K 为体变弹性模量。

人体中绝大部分组织属于软组织，其声学性能与水相近，因此软组织中的声速也与水中的声速接近，平均值约为 $1500\text{m}\cdot\text{s}^{-1}$。骨骼中的声速约为 $3600\text{m}\cdot\text{s}^{-1}$。

声速随温度升高而增大，因为当温度升高时，K/ρ 增大。如在空气中，温度为 0℃时，声速为 $331\text{m}\cdot\text{s}^{-1}$，气温每升高 1℃，声速增加 $0.6\text{m}\cdot\text{s}^{-1}$。当温度为 t ℃时，空气中的声速为

$$u=331+0.6t \tag{6-2}$$

二、声压、声特性阻抗和声强

1. 声压　声波是纵波，当它在介质中传播时，介质的密度作周期性疏密变化，稀疏时压强小，密集时压强大，从而引起介质内压强随时间作周期性变化。当声波在空气中传播时，我们的耳朵之所以能听见声音，就是由于空气压强变化的结果。在某一时刻，介质中有声波通过时某一点的压强与无声波通过时的压强之差，称为该点的瞬时声压（sound pressure）。声波在传播过程中同一时刻不同位置声压不同，而同一位置处的声压又随时间变化，所以一般情况下声压是空间与时间的函数。声压一般用 p 表示，在国际单位制中，声压的单位是帕（Pa）。设声波为平面简谐波，介质中某点声压的变化规律为

$$p=\rho u\omega A\cos\left[\omega\left(t-\frac{x}{u}\right)+\varphi+\frac{\pi}{2}\right] \tag{6-3}$$

上式称为声压方程。显然，声压是空间和时间的函数。$\rho u\omega A$ 是声压的最大值，称为声压幅值，简称声幅，用 p_m 来表示。即

$$p_m = \rho u \omega A \tag{6-4}$$

其中，ρ 为介质的密度，u 为波速，ω 为波动的角频率，A 为振幅。由式（6-4）可知声压幅值不随时间变化。在声学工程中讨论声压比讨论位移更为有用。

2. 声特性阻抗　在声学中，声介质的力学特征是用声压与声介质振动速度之比来表示的，称为声特性阻抗，用 Z 表示，有

$$Z = \frac{p_m}{v_m} = \frac{A\omega\rho u}{A\omega} = \rho u \tag{6-5}$$

在国际单位制中，声特性阻抗的单位是千克·米$^{-2}$·秒$^{-1}$（$kg \cdot m^{-2} \cdot s^{-1}$）。在医学超声中还有一个常用单位称为瑞利（Rayl），换算关系为

$$1\text{Rayl} = 10\text{kg} \cdot \text{m}^{-2} \cdot \text{s}^{-1}$$

描述声波在两种介质的分界面上的反射和折射时，声特性阻抗是起重要作用的物理量。表 6-1 中列出几种医学中常见介质的密度及声波在其中传播时的声速和声特性阻抗。

表 6-1　医学中常见介质的密度、声速和声特性阻抗

介质名称	密度 ρ （$10^3 kg \cdot m^{-3}$）	声速 u （$m \cdot s^{-1}$）	声特性阻抗 Z （$kg \cdot m^{-2} \cdot s^{-1}$）
水（37℃）	0.993	1523	1.513×10^6
血液	1.055	1570	1.656×10^6
小脑	1.030	1470	1.514×10^6
大脑	1.038	1540	1.599×10^6
脂肪	0.955	1476	1.410×10^6
肌肉（均值）	1.074	1568	1.684×10^6
软组织（均值）	1.016	1500	1.524×10^6
肝脏	1.050	1570	1.648×10^6
水晶体	1.136	1650	1.874×10^6
羊水	1.013	1474	1.493×10^6
胎体	1.23	1505	1.540×10^6
颅骨	1.658	3860	5.571×10^6
空气（0℃）	0.00129	331	4.27×10^2
空气（22℃）	0.00118	334.8	4.07×10^2

3. 声强　单位时间内通过垂直于声波传播方向单位面积的声波能量，称为声波的强度，简称声强（intensity of sound）。根据式（5-31），可得声强

$$I = \frac{1}{2}\rho u \omega^2 A^2 \tag{6-6}$$

在国际单位制中，声强的单位是瓦·米$^{-2}$（$W \cdot m^{-2}$）。上式表明声强与频率的平方和振幅的平方成正比。超声波因为频率很高，所以声强很大；火药爆炸声、空中的雷声由于振幅大，所以声强也很大。

由于声强不能直接测量，而声压可以直接测量。所以常用声压的幅值表示声强，即

$$I=\frac{p_m^{\ 2}}{2\rho u}=\frac{p_m^2}{2Z} \tag{6-7}$$

三、声的反射与透射

声波在传播过程中，遇到两种声特性阻抗不同的介质界面时，会发生反射和折射现象。反射声波也称为回声。例如在大山深处对着山崖大声呼喊，隔一会儿就能听到回声；在人行隧道里大声说话、呼喊也能听到回声。一般回声到达人耳的时间比原来声音滞后0.1s以上，人们就能把原声与回声区分开来。折射波也称为透射波。例如鱼缸里的鱼儿能听到人的脚步声，隔着玻璃能听到对方讲话的声音，就是声波折射的结果。声波的反射与折射与光波一样分别遵循反射定律与折射定律。

反射波的强度与入射波的强度之比，称为强度反射系数，用α_{ir}表示。透射波的强度与入射波的强度之比，称为强度透射系数，用α_{it}表示。入射波的强度、反射波的强度、透射波的强度分别用I_i、I_r、I_t表示。可以证明，在垂直入射的条件下，有

$$\alpha_{ir}=\frac{I_r}{I_i}=\left(\frac{Z_2-Z_1}{Z_1+Z_2}\right)^2 \tag{6-8}$$

$$\alpha_{it}=\frac{I_t}{I_i}=\frac{4Z_2Z_1}{(Z_1+Z_2)^2} \tag{6-9}$$

由上两式可知，当两种介质声特性阻抗相差较大时，反射波强度较强，透射波强度较弱；两种介质声特性阻抗相近时，透射波强度较强，反射波强度较弱。超声诊断就是利用超声波在不同介质分界面传播时的反射和折射特性来实现的。

例6-1 已知空气的声特性阻抗为$4.07\times10^2\text{kg}\cdot\text{m}^{-2}\cdot\text{s}^{-1}$，人体肌肉的声特性阻抗为$1.68\times10^6\text{kg}\cdot\text{m}^{-2}\cdot\text{s}^{-1}$，蓖麻油的声特性阻抗为$1.36\times10^6\text{kg}\cdot\text{m}^{-2}\cdot\text{s}^{-1}$，试分别求出超声经空气进入人体和经蓖麻油进入人体的反射系数与透射系数。

解： 经由空气进入人体时

$$\alpha_{ir}=\frac{I_r}{I_i}=\left(\frac{Z_2-Z_1}{Z_1+Z_2}\right)^2=\left(\frac{1.68\times10^6-4.07\times10^2}{1.68\times10^6+4.07\times10^2}\right)^2=0.999$$

$$\alpha_{it}=\frac{I_t}{I_i}=\frac{4Z_2Z_1}{(Z_1+Z_2)^2}=\frac{4\times1.68\times10^6\times4.07\times10^2}{(1.68\times10^6+4.07\times10^2)^2}=0.001$$

经由蓖麻油进入人体时

$$\alpha_{ir}=\frac{I_r}{I_i}=\left(\frac{Z_2-Z_1}{Z_1+Z_2}\right)^2=\left(\frac{1.68\times10^6-1.36\times10^6}{1.68\times10^6+1.36\times10^6}\right)^2=0.008$$

$$\alpha_{it}=\frac{I_t}{I_i}=\frac{4Z_2Z_1}{(Z_1+Z_2)^2}=\frac{4\times1.68\times10^6\times1.36\times10^6}{(1.68\times10^6+1.36\times10^6)^2}=0.992$$

这个例子说明在利用超声波进行人体扫描或治疗时，必须在探头表面与体表之间涂抹油类物质或超声耦合剂，否则超声波几乎全被人体反射，不能进行超声探查与治疗。

四、声强级和响度级

1. 听觉区域　能引起人听觉的声波不但有频率范围，而且还要有声强范围，并非 20～20000Hz 的声波人耳都能听到。对一给定的频率，能引起人听觉的最低可闻声强称为听觉阈，简称听阈。高于人耳所能忍受的上限声强只能引起疼痛，不能产生听觉，这一上限声强称为痛觉阈，简称痛阈。在图 6-2 中，最下面的一条曲线表示正常人听阈随声波的频率变化而变化的情况，这条曲线称为听阈曲线。最上面的一条曲线表示正常人的痛阈随频率变化而变化的情况，称为痛阈曲线。从听阈曲线和痛阈曲线可以看出，频率不同时听阈、痛阈相差很大。例如对 1000Hz 的声波，它的听阈为 10^{-12}W·m^{-2}，痛阈为 1W·m^{-2}。对 300Hz 的声波，它的听阈为 10^{-7}W·m^{-2}，痛阈为 10^3W·m^{-2}。由听阈曲线、痛阈曲线和 20Hz 线、20000Hz 线所围成的区域称为听觉区域（auditory region），如图 6-2 所示。在临床上，常用听力计测量患者对各种频率声音的可闻阈值，然后与正常闻阈进行比较，用以判断患者的听力是否正常。

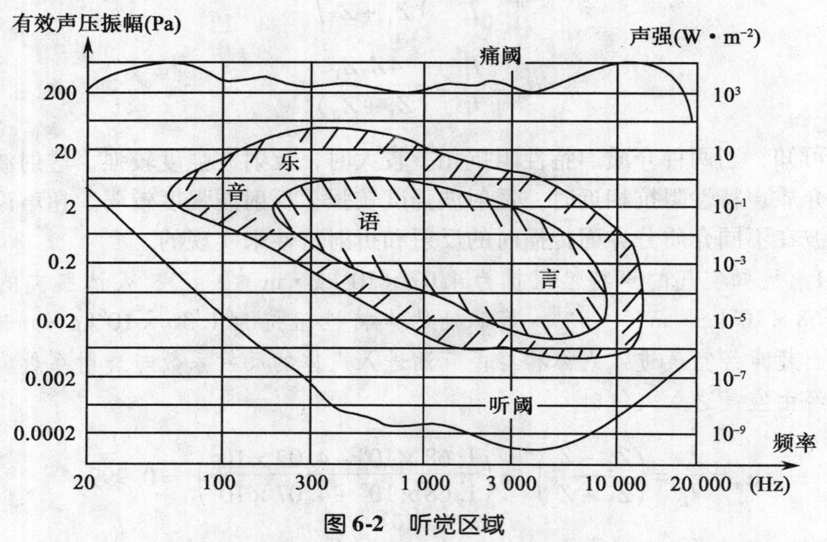

图 6-2　听觉区域

2. 声强级　在听觉区域中，听阈和痛阈的差别是很大的。以 1000Hz 的声波为例，上下限相差 10^{12} 倍。由于人的听觉声强范围相差很大，并且人耳所感觉到的声音响度并不是正比于声强，而是近似与声强的对数成正比，所以在声学中通常采用对数标度来量度声强，称为声强级（intensity level of sound）。即将待测声波的声强 I 与标准参考声强 I_0 比值的常用对数，称为该声波的声强级。通常取 1000Hz 纯音声音的听阈值 10^{-12}W·m^{-2} 作为标准参考声强 I_0，用 L 表示声强级，则

$$L = \lg \frac{I}{I_0} \quad (\text{B}) \tag{6-10}$$

声强级单位是贝尔（bel，B）。贝尔是一个较大的单位，常用贝尔的 1/10 作为声强级的单位，称为分贝（decibel，dB）。

$$L = \lg \frac{I}{I_0}\ (\mathrm{B}) = 10\lg \frac{I}{I_0}\ (\mathrm{dB}) \tag{6-11}$$

1000Hz 的声波，它的听阈和痛阈的声强级分别为 0dB、120dB。一般我们谈话声音的声强级约为 60dB，微风吹动树叶的声音声强级约为 14dB。人耳对声音声强级的分辨能力约为 0.5dB。表 6-2 列出了某些常见现象的声强级和人对该声强级声音的感觉。

表 6-2 常见现象的声强级

声源	声强级（dB）	人的感觉
正常呼吸	~10	很安静
小溪流水	~20	很安静
耳边细语	~30	安静
阅览室	~40	安静
办公场所	~50	一般
日常交谈	~60	一般
演讲	~70	一般
交通要道	~80	较吵闹
高音喇叭	~90	较吵闹
地铁列车	~100	很吵闹
纺织车间	~110	很吵闹
球磨机工作	~120	难受
螺旋桨飞机起飞	~130	难受
喷气式飞机起飞	~140	痛苦
火箭及导弹发射	~150	痛苦
超音速飞机	150 以上	无法忍受

例 6-2 某学生在教室中讲话的声音的声强为 $10^{-8}\mathrm{W}\cdot\mathrm{m}^{-2}$，试求它的声强级。若再有一个同学以同样声强的声音讲话，问此时的声强级为多少？

解： 根据声强级的定义式（6-11），得一个学生讲话时的声强级

$$L_1 = 10\lg \frac{I}{I_0} = 10\lg \frac{10^{-8}}{10^{-12}} = 40\mathrm{dB}$$

两个学生同时讲话时的声强级

$$L_2 = 10\lg \frac{2I}{I_0} = 10\lg \frac{2\times 10^{-8}}{10^{-12}} = 10\lg 2 + 10\lg \frac{10^{-8}}{10^{-12}} = 43\mathrm{dB}$$

由上述例题知，声强级不能代数加减。

3. 响度级　声强和声强级是一个客观的物理量，都是对声音能量的客观描述，它并不能反映人耳主观所感觉到的声音的大小。人耳对声音强度的主观感觉称为响度（soundness）。频率不同的声音，其声强或声强级相同，但其响度可能相差很大。为了区分各种不同声音响度的大小，把不同的响度也分成若干个等级，称为响度级（soundness level），即选用 1000Hz 声音的纯音的响度级与它的声强级相等，并把其响

度级作为标准，将其他频率声音的响度与此标准相比较，只要它们的响度相同，它们就有相同的响度级。响度级的单位是方（phon）。例如：1000Hz的纯音声波，它的听阈和痛阈的声强级分别为0dB、120dB，则其对应的响度级为0方、120方。100Hz声强级50dB的声音听起来和1000Hz声强级40dB（即响度级为40方）的声音一样响，则该100Hz声强级50dB的声音的响度级为40方。

把频率不同、响度级相同的各对应点连成一条线，称为等响曲线。图6-3中画出了不同响度级的等响曲线。从图中可以看出听阈曲线是响度级为0方的等响曲线，痛阈曲线是响度级为120方的等响曲线。等响曲线可通过心理物理实验来测定，是从大量听觉正常的人统计出来的结果。

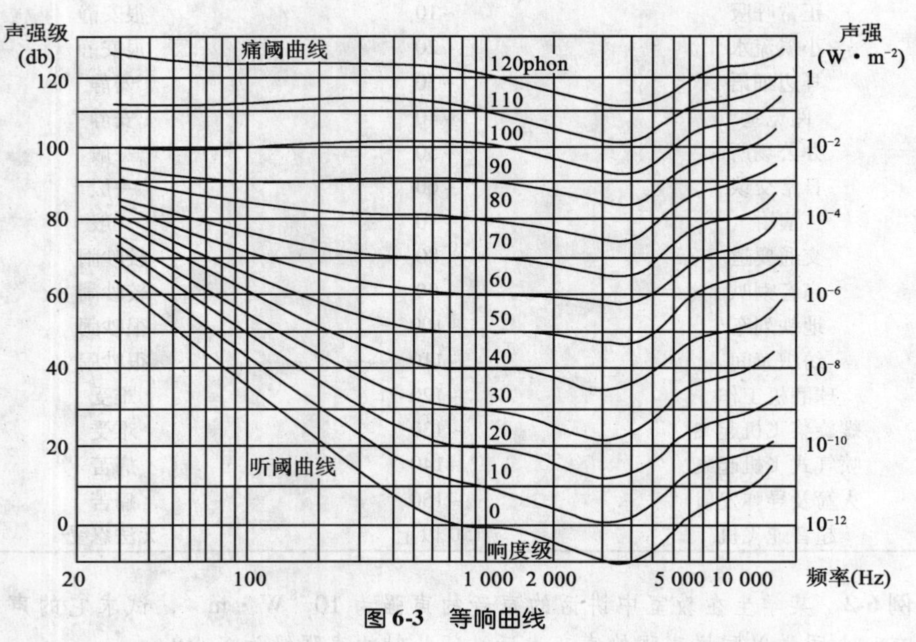

图6-3　等响曲线

第二节　声音与听觉

一、人耳传声的物理机制

人耳对外界声音的接收、传输、辨别和感觉是复杂的过程。它既是一个灵敏的传声器，同时还能起到声波分析的作用。

耳朵由外耳、中耳和内耳三个部分组成。如图6-4所示。外耳由耳廓、外耳道及鼓膜组成，是集音部分。耳廓对汇集进入耳道的声音有帮助，它在听觉系统中的作用并不是很重要。外耳道长约2.5cm，其固有频率约为3300Hz，它能使频率为3300Hz附近的声音得到放大，具有共鸣箱的作用。鼓膜的结构形状像一个顶点朝内的圆锥体，当声振动从外端的边缘传向膜中央的顶端部分时，可得到适当的加强。鼓膜对声音也有一定的放大作用。中耳主要由三块听小骨（锤骨、砧骨、镫骨）构成，是传音部分。它们的两端分别是鼓膜和中、内耳分界处的椭圆形前庭窗，由鼓膜传来的声音在中耳得到进一步的放大、加强再传至内耳。鼓膜的面积比椭圆形的面积大得多，且三块听小骨构成了一个特殊的杠杆系统，这些因素都能导致中耳对声音的加强和放大。内耳主要包括一个充满淋巴液的螺旋状耳蜗，是感音部分。耳蜗是一个双通道的类似蜗牛壳的螺旋形骨管，蜗管的底壁是基底膜，基底膜向着蜗管的一面是一个柔顺壁，它支持着柯氏螺旋器官，在这器官中包含毛细胞以及终止于该毛细胞上的神经纤维。毛细胞分内毛细胞和外毛细胞，接受声刺激。由外耳和中耳传来的声音在耳蜗被转换成电信号并传到听觉中枢引起听觉。

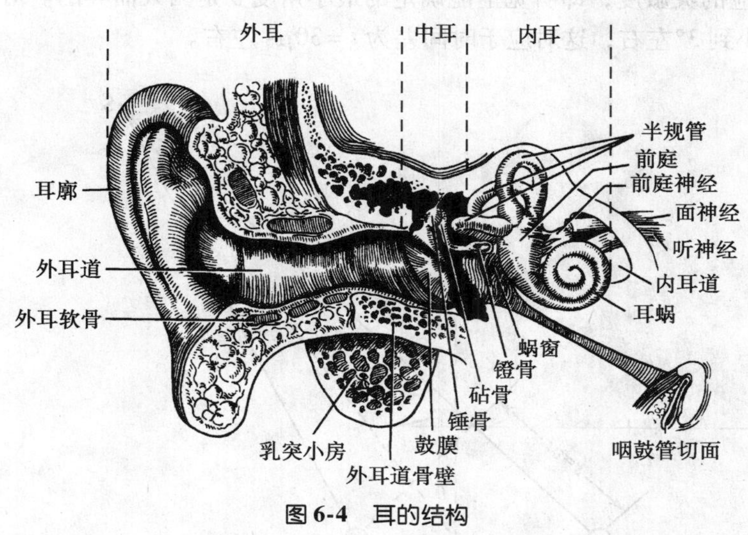

图 6-4　耳的结构

实际上，内耳感音过程的机理相当复杂，不少问题尚待进一步的探讨研究。目前，与此有关的几种研究理论分别是共振学说、行波学说和耳蜗反应学说等。共振学说和行波学说把听觉感受器视为一系列不同频率的共鸣器，耳蜗反应学说则认为耳蜗具有压电效应，它能把声压信号转换为电信号。这些学说各有所长，但都不尽完善。

二、声音的物理学基础

各种发音器件所发出的声音，对人的听觉器官引起的感觉有所不同。人耳对声音的感觉表征于三个特征：响度、音调、音色。声音的响度不仅决定于振幅的大小，而且也决定于频率的高低，响度说明听觉神经被声音刺激的程度。音调的高低主要是决定于声音频率的高低。音色决定于频谱的成分。根据频谱特性的不同，复杂的声音可分为两种类型：连续谱和线状谱。前者相当于非周期性的振动，振动的能量连续地分布于一个相当广阔的频率范围，产生噪音感觉；后者相当于周期性振动，能量分布于谐波频率的分量，产生一种乐音感觉。

三、听觉的特性

假如有两个声音同时到达人耳，则声强较大的声音易压倒声强较小的声音，这种现象称为掩蔽效应。妨碍听觉的声音称为掩蔽声，所要听到的声音称为被掩声。掩蔽效应与两声音的频率之差有关：频率相差愈小，掩蔽效应愈强烈；频率不同时，低频率音容易盖过高频率音。

人有两耳，离声源较近的一只耳朵，对声音能听得清楚一些，而且也听到的早一些。这种差异使人能判断声音来自何方，引起方向的感觉，这种本领称为双耳效应。在图6-5中，S为声源，E_L 和 E_R 为听者双耳。声音从声源到双耳所走的路程差值为 $s=vt$。如声源距离很远，则 $s\approx a\sin\theta$，式中 a 为两耳间距离，因此

$$t=\frac{s}{v}=\frac{a\sin\theta}{v}$$

双耳效应的灵敏度，即听觉上能确定的最小角度 θ 是因人而异的。对音乐有训练的人，θ 可小到3°左右，这对应于时间差为 $t=30\mu s$ 左右。

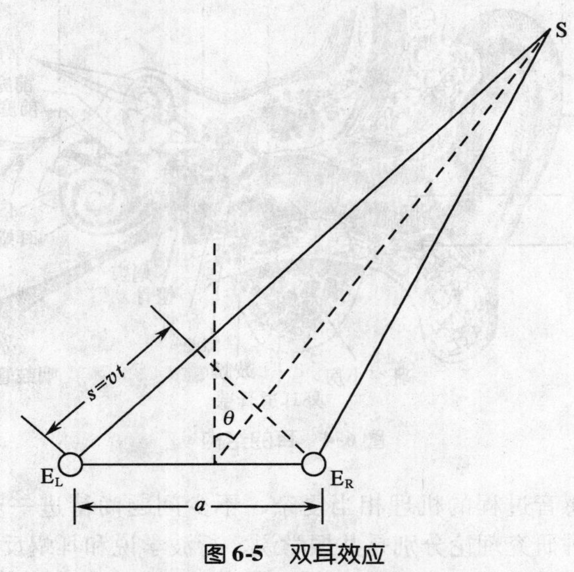

图6-5　双耳效应

因为低频声波容易衍射而高频不易衍射，当 θ 值较大时，来自右侧的声音可能被人的头部挡住而不能直接达到左耳。如果频率很低，声音可以衍射传到左耳，增加了时间差；如果频率很高，声音不能衍射，但右耳所感受的声强比左耳所感受的要大些。因此在低频时，双耳效应主要是取决于对时间差的感觉；而在高频时，双耳效应主要是决定于对声音强度的感觉。

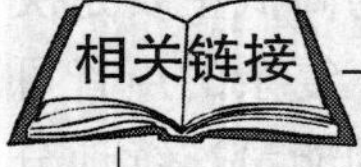

叩诊与听诊

叩诊与听诊是临床诊断常用的物理诊断方法。叩诊是借助叩击身体某一部位，使该部位下的脏器发出不同的共鸣音，并根据声音的特性来判断这一部位是否正常的一种检查方法。在临床诊断中，将叩击后由脏器发出的声音，按照它们的性质、强弱、音调的高低以及声音的长短等，习惯地分为鼓音、清音、浊音和实音。鼓音音调较高，振动时间较长，是叩击含气体较多的空腔（如胃、

肠等）时出现的一种和谐音，如肺中有空洞时叩诊则发出鼓音；清音音调低，振幅大，不仅有基音，而且包含有泛音，如叩击正常的肺脏时，肺腔中大量肺泡振动的合成音形成清音；浊音音调高，声音弱，响度时间也短，它们都是由心、肝、脾、肾等实质性器官发出的叩诊音，如肺部发炎、有肺瘤则叩诊发出浊音；叩击不含气的脏器，如肌肉组织和骨骼等，出现音调较浊音更高、响度更弱、振动持续时间更短的音为实音。根据叩诊的声音，可以判断器官的边界、病变的情况等。

听诊和叩诊不同。听诊是以体内直接发出的声振动（例如心音、呼吸音等）来进行诊断的一种检查方法。呼吸音是气流经过喉头，进入气管、支气管等部位时发出的声音。当气管发生炎症而使气管内部粘稠分泌物增多时，往往改变气管管径的粗细、传声媒质的弹性等，因而发出与正常情况不同的呼吸音，常可作为诊断呼吸道疾病的依据。发自体内的声音，常因转输途径的不同，而有很大的衰减，甚至不能传到体外，因此需要借助听诊器。比如心音是由心脏瓣膜（即声源）的振动产生的，它以心脏中的血液、心肌和胸壁为媒质，传播到体表再向四周扩散，当传到人耳时，声强已减弱到不能引起听觉的程度。最常用的双耳听诊器由胸件（有膜式和钟式两种）、传声胶皮管和耳塞三部分组成。将胸件压在患者的听诊部位，体内发出的音便经胸件的集音作用，通过皮管内的气体传入医生的外耳道。有经验的医生，通过对听诊器中各种声音的辨别，就能诊断出疾病。

第三节　多普勒效应

一、多普勒效应

在日常生活中，声源和观察者相对于介质静止时，观察者观测到的频率就是声源的振动频率。但是当汽车或列车鸣笛从观察者身旁疾驶而过时，汽笛的音调由高变低；或高速行驶的火车迎面驶来时，汽笛的音调会由低变高。这种由于波源或观测者相对于介质运动，造成观测频率与波源频率不同的现象，称为多普勒效应（Doppler effect）。多普勒效应是奥地利科学家多普勒于1842年发现的。波动都能产生多普勒现象。

在讨论声波的多普勒效应时，首先假定声源与观测者在同一直线上运动，且相对于介质的速度分别为 v_s 和 v_o，声波的频率为 ν，在介质中的传播速度为 u。

1. 声源静止观测者运动　在这种情况下，若观测者向着声源运动，相当于声波以速度 $u+v_o$ 通过观测者。因此单位时间内通过观测者的完整波数，即观测到的频率为

$$\nu'=\frac{u+v_o}{\lambda}=\frac{u+v_o}{uT}=\left(\frac{u+v_o}{u}\right)\nu=\left(1+\frac{v_o}{u}\right)\nu \qquad (6\text{-}12)$$

由式（6-12）可知 $\nu'>\nu$，表明观察者以速度 v_o 向着静止的声源运动时，接收到的频

率增大了$\frac{v_o}{u}\nu$。反之，若观测者背离声源运动，相当于声波以速度$u-v_o$通过观测者，观测者观测到的频率为

$$\nu'=\frac{u-v_o}{\lambda}=\frac{u-v_o}{uT}=\left(\frac{u-v_o}{u}\right)\nu=\left(1-\frac{v_o}{u}\right)\nu \tag{6-13}$$

可见，此时观察者所接收的频率低于声源的频率，接收到的频率减少了$\frac{v_o}{u}\nu$。

2. 观测者静止波源运动　在这种情况下$v_o=0$，当波源以速度v_s向着观测者运动时，由于一个周期T内波源已靠近观测者v_sT的距离，如图6-6所示，所以在观测者看来，波长缩短为$\lambda-v_sT$，波在介质中传播的速度不变，所以观测者观测到的频率为

$$\nu'=\frac{u}{\lambda-v_sT}=\frac{u}{(u-v_s)\ T}=\left(\frac{u}{u-v_s}\right)\nu \tag{6-14}$$

同理，如果波源远离观测者运动，在观测者看来，相当于波长伸长为$\lambda+v_sT$，所以观测者观测到的频率为

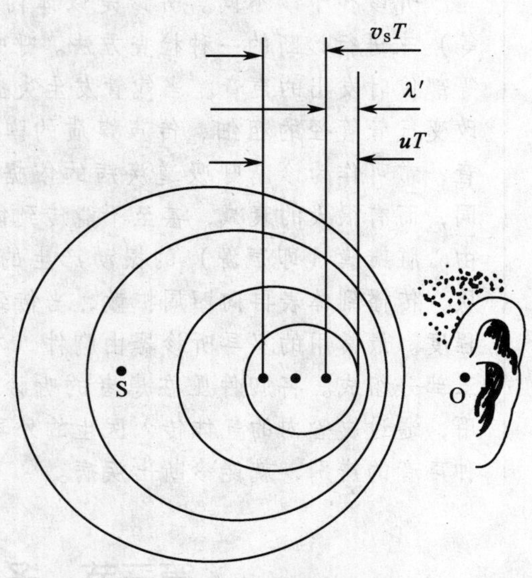

图6-6　多普勒效应

$$\nu'=\frac{u}{\lambda+v_sT}=\frac{u}{(u+v_s)\ T}=\left(\frac{u}{u+v_s}\right)\nu \tag{6-15}$$

在波源运动情况下，观测频率的改变是由于波长的变化所致。

3. 观测者与波源同时相对于介质运动　综合以上两种情况，可以证明此时观测者实际测得的频率为

$$\nu'=\frac{u\pm v_o}{\lambda\mp v_sT}\nu=\left(\frac{u\pm v_o}{u\mp v_s}\right)\nu \tag{6-16}$$

式中，观测者向着波源运动时，分子取加号，离开时取减号；波源向着观测者运动时，分母取减号，背离分母时取加号。而且从式（6-16）知：观测者和波源同时相对于介质运动的速度大，观测到的频率改变大，即多普勒效应明显；反之，频率的改变小，即多普勒效应不明显。

若声源与观测者不在二者的连线上运动，而是与连线有一定的夹角，设v_s和v_o与连线的夹角分别为α、β，则式（6-16）变为

$$\nu'=\frac{u\pm v_o\cos\alpha}{u\mp v_o\cos\beta}\nu \tag{6-17}$$

式（6-17）是多普勒效应表达式的一般形式，前三种情况的表达式都可由此式得出。该式的正、负号规定同式（6-16）。

例 6-3 当一列火车以 $90\text{km}\cdot\text{h}^{-1}$ 的速度由身旁开过时，以 1.5kHz 的频率鸣笛，空气中的声速为 $335\text{m}\cdot\text{s}^{-1}$，问听到的频率是多少？

解：已知 $u=335\text{m}\cdot\text{s}^{-1}$，$v_s=90\text{km}\cdot\text{h}^{-1}=25\text{m}\cdot\text{s}^{-1}$，$v_o=0$，$\nu=1.5\text{kHz}$。

当火车接近时，v_s 取负号，则

$$\nu'=\left(\frac{u}{u-v_s}\right)\nu=\left(\frac{335}{335-25}\right)\times1.5\times10^3\text{Hz}=1.6\times10^3\text{Hz}$$

当火车离开时，v_s 取正号，则

$$\nu'=\left(\frac{u}{u+v_s}\right)\nu=\left(\frac{335}{335+25}\right)\times1.5\times10^3\text{Hz}=1.4\times10^3\text{Hz}$$

二、冲 击 波

人在地面上，听到空中有隆隆声，抬头可以看见飞机由远处飞来，但是有时候我们看到飞机当空掠过片刻后我们才听到震耳欲聋的两声巨响，以后就再也听不到声音了，这声音称为轰声。可以断定后一架一定是超音速飞机。这是因为如果物体的运动速度比声速更快时，此时声波始终不能跑出以运动体为顶点的锥体（图 6-7），这样的声波称为冲击波（或马赫波），这个锥体称为马赫锥。锥面是受扰动的介质与未受扰动的介质的分界面。冲击波是强度很大的波，能量集中在锥面上。医学上可用冲击波击碎结石。

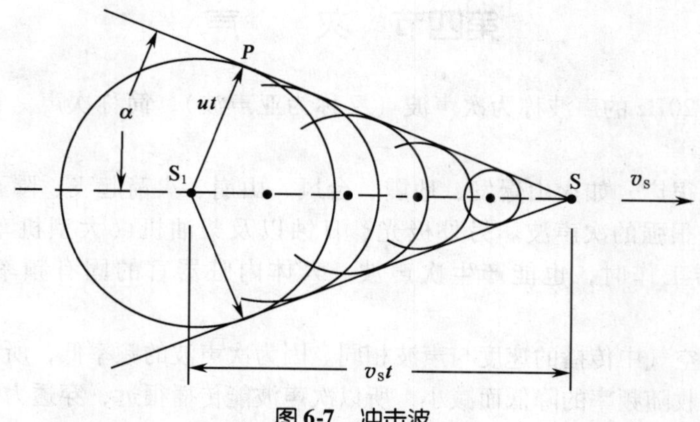

图 6-7 冲击波

体外冲击波碎石术

体外冲击波碎石术（Extracorporeal Shock Wave Lithotripsy，简称 ESWL），是 20 世纪 80 年代创立的一种疗法，现在已成为治疗结石的常规疗法。它利用液体中高压放电、压电效应、电磁效应等物理现象中产生的冲击波，从体外把体内的结石粉碎到能自然排出的程度。由于体外冲击波碎石术能无创伤、非接触地治愈结石，具有安全、有效、痛苦少、人体组织伤轻微等优点而引起世人瞩目。下面以液电冲击波体外碎石术为例对其工作原理进行介绍。

液电冲击波是在液体中火花放电所产生的冲击波。如图6-8所示，将火花放电电极置于旋转椭球面的一个焦点，结石定位于第二焦点上。电极高压放电引起水的爆炸而产生巨大压力的冲击波，经椭球反射后聚焦于第二焦点上，当冲击波在传播中碰到密度相差较大的介质时，如从软组织到结石时，因阻力突然增大，在结石的向波面产生巨大压力；当冲击波从结石背波面跑出时，因阻力突然降低而产生巨大拉力。结石经过这样反复多次拉压后而终将碎成细粒。但是，当冲击波通过与水的密度差不多的肌肉内脏时，则不会产生这种作用。

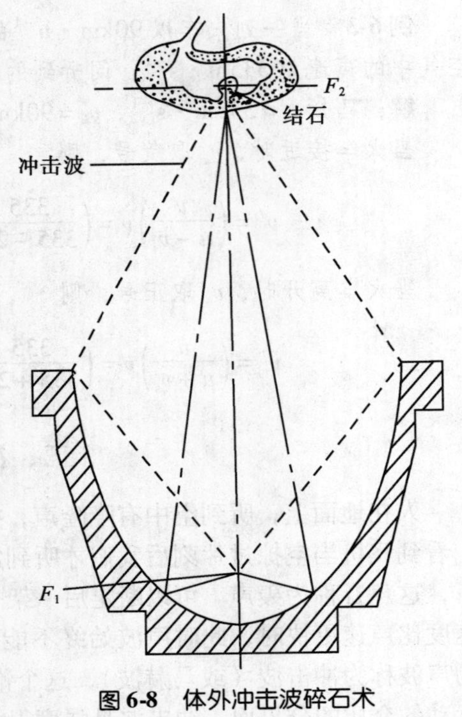

图6-8 体外冲击波碎石术

第四节 次 声

频率低于20Hz的声波称为次声波（又称为亚声波），简称次声。它不能引起人的听觉。

次声来源很广，如火山爆发、地震、台风、山崩、火箭起飞、陨石坠落、核爆炸等都能产生很强的次声波。另外极光、日蚀以及柴油机（大型机车）、真空泵、气压机等机器工作时，也能产生次声波。人体内脏器官的固有频率大多在次声频段。

次声波在空气中传播的速度与声波相同。因为次声波的频率低，所以它的波长很长。声波的吸收随频率的降低而减小，所以次声波能传播很远，穿透力强。不管是在空气、海洋，还是地底下，它都畅通无阻。一般的障碍物和山脉也不能挡住次声波的去路。如1883年印度尼西亚的一次火山爆发产生的次声波，绕地球三圈，历时108小时。1961年原苏联在北极圈内新地岛进行核试验激起的次声波创造了环绕地球五圈的世界纪录。

利用次声波的特性制造出的次声探测仪灵敏度很高。通过测定人和其他生物的某些器官发出的很微弱的次声波，可以了解人体和其他生物相应器官的活动情况。由于次声的频率与人体的一些组织器官的固有频率很接近，可当次声波作用于人体时，使人体的器官产生共振，因而一定强度的次声波能使人头晕、恶心、呕吐、丧失平衡感觉等。晕车、晕船就是行驶的车、船产生的次声波所致。许多住在高层建筑上的人在有暴风时会感到头晕恶心，这也是次声波作怪的缘故。如果次声波的功率很强，人体受其影响后，便会呕吐不止、呼吸困难、肌肉痉挛、神经错乱、失去知觉，甚至内脏血管破裂而死亡。近年来科学家们研究发现，制造海难、空难的凶手有时是一种次声。

次声波与人类息息相关，科学家们正在进一步地研究它、认识它，以便于更好地利用它。如次声探测仪能快速准确地探测台风、地震、火山喷发等自然灾害性事件及火箭发射、核试验等人为活动；通过测定极光产生的次声波，可以研究极光的活动规律等。

第五节 超 声 波

自从20世纪初法国物理学家朗之万首次研制成石英晶体超声发射器以来，科学家们对超声波进行了深入的研究，取得了飞快发展。超声波不但具有波的通性，而且具有一些独特的性质，并在工业、农业、军事、科研及医学领域有着广泛的应用。

一、超声波的产生与探测

产生超声波的方法很多，最常用的是压电式超声发生器。它主要由高频脉冲发生器和压电式换能器两部分组成，如图6-9所示。

高频脉冲发生器用来产生高频电振荡。压电式换能器，在临床上也称为探头，它是利用某些非对称晶体（如锆钛酸铅、石英、钛酸钡等）的压电效应制成的。当这种晶片相对的两表面受到压力或拉力，使它的厚度发生变化时，这两个面上就出现等量异号电荷。受压或受拉时，在表面上出现的电荷极性相反。当晶片受到的压力和拉力交替作用时，就在晶片两表面上产生同样规律变化的电压，这种现象称为正压电效应，如图6-10所示。也就是说，压电晶

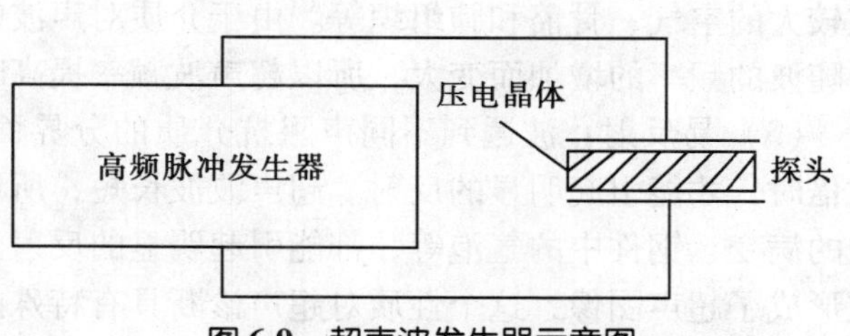

图6-9　超声波发生器示意图

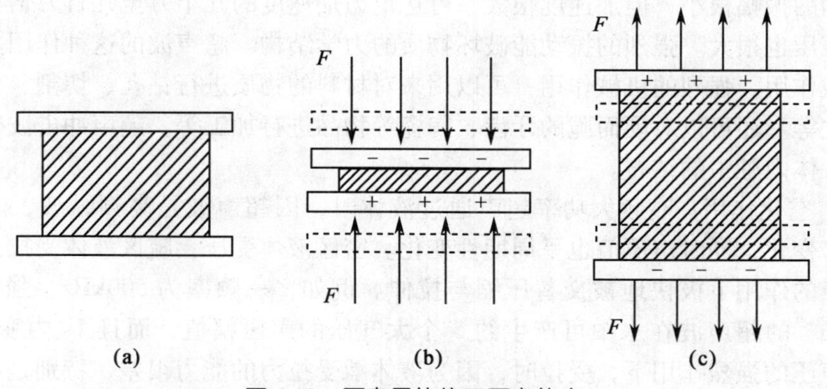

图6-10　压电晶体的正压电效应

体能把机械能转变为电能。反之，当给这两个表面上加上电压时，晶片的厚度将随电场方向变化而变化，这种现象称为逆压电效应，即压电晶体能把电能转变为机械能。所以，压电晶体既可以接收超声波，也可以发射超声波。如果高频电振荡的频率与压电晶体的固有频率相等，则会强烈地辐射超声波。将该晶片相对的两表面镀上薄银层，焊上导线作为电极，就构成了一个简单的探头。

二、超声波的特性

通常的超声波频率范围在 $2\times10^4\sim5\times10^9$Hz 之间。超声波具有声波的所有特性，由于超声波频率高、波长短，因而还具有一系列与普通声波不同的特性。

1. 超声波的传播特性

（1）方向性好：由于超声波波长比在同一种介质中的声波波长短得多，所以衍射现象不明显，因此可以把超声波看成近似直线传播的，这样就容易得到定向而集中的超声波束。超声波和光线一样，可用适当的方法会聚或发散。

（2）穿透本领强：由于波的强度正比于频率的平方，所以在相同振幅时，超声波比普通声波具有大得多的能量，强度很大。近代超声技术已能产生几百乃至几千瓦的大功率超声波，压强振幅可达数千大气压。超声波在介质中传播时，其强度按式（5-32）的规律被吸收衰减。介质的吸收系数越小，超声波对该介质的穿透本领越大。在人体中，超声波容易穿透吸收系数较小的水、脂肪和软组织等，而不易穿透吸收系数较大的空气、骨骼和肺组织等。由于介质对声波的吸收不仅与介质的性质有关，而且随波的频率的增加而变大，所以超声波频率提高时，穿透本领下降。

（3）易反射：波遇到不同声阻抗介质的分界面，只有当反射体的线度比波长大数倍时，才能引起明显的反射。超声波波长短，所以线度较小的反射体，如人体组织中的病变、钢件中的气泡等，都能引起明显的反射。在超声诊断中，正是这种反射回波形成了超声图像，这个性质对超声诊断具有特殊的意义。

由于超声波具有以上特性，使之成为诊断、定位等技术的重要工具。

2. 超声的物质作用特性　高频率、大功率超声通过介质时，还可对介质产生一系列特殊作用，主要有以下三种：

（1）机械作用：超声波在介质中传播时，使介质中粒子作受迫高频振动，这种受迫振动的振幅很小，但加速度很大，可达重力加速度的几十万至几百万倍。声波的强度和声压也很大。强烈的振动能破坏物质的力学结构。超声波的这种作用力学效果称为机械作用。强烈的机械作用，可以用来对材料的物质进行钻孔、切割、粉碎、搅拌、清洗等。还可以对硬而脆的牙齿、陶瓷等物品进行加工等。超声冲击波碎石机可以击碎人体内脏中的结石。

（2）空化作用：高频大功率超声通过液体时，因超声波是高频纵波，液体中将产生疏密变化，同时声压值也呈周期性变化。密区液体受压，疏区液体受拉。液体在高频超声的作用下极快地被交替压缩与拉伸。例如，一频率为 500kHz、强度为 $1\times10^5\text{W}\cdot\text{m}^{-2}$的超声波在水中可产生约 5 个大气压的声压幅值，而且 1s 内变化 50 万次。在声压的强烈作用下，受拉时，因为液体承受拉力的能力很差，特别是在含有杂质和气泡处，液体将被拉断，形成空腔。经过极短的时间后，又被强大的压力压缩而闭合，闭合的瞬间，产生局部高压、高温和放电现象，超声的这种作用称为空化作用。空化作用常被利用在促进化学反应、杀灭细菌等方面。利用超声的空化作用可将液体“粉碎”，将通常情况下不能混合的油和水等液体混合在一起，称为超声乳化。超声乳化在日化产品和药品中也有应用。在超声波的许多应用中，空化作用极为重要。

（3）热作用：当超声波在介质中传播时，将有一部分能量被介质吸收而转化为内能，引起介质温度升高，超声波的这种作用称为热作用或热效应。产生热作用的大小与介质的吸收系数、超声波的强度和照射时间等有关。超声的热效应早已用于临床理疗，可以使局部血管扩张，促进病理产物的吸收和消散等。近年来，研究发现癌细胞被加热到42～43℃时，其生存率急剧下降，由于超声波可作用于组织深部并可精确控制加温部位，超声波作为用以治疗癌症的一种热源而受到医学界的重视。

三、超声成像基本原理

第二次世界大战后，在雷达、声呐技术的基础上，应用回波定位原理，发展了各种超声波成像技术。20世纪40年代人们开始进行超声波在医学中应用的研究，从A超、M超发展到B超、彩色多普勒血流显像等。医用超声的发展和应用以其非电力辐射、对软组织鉴别力较高、使用方便、价格经济等特点，成为四大医学影像中颇具生命力的现代诊断技术。

超声诊断仪由四个基本系统组成：高频信号发生器、探头、显示器和电源，如图6-11所示。利用超声波诊断疾病的方法，称为超声诊断。高频信号发生器是一电磁振荡器，供给探头发射超声波所需的高频率交变电压。超声诊断的物理基础是探头向人体发射超声波，超声波不是连续的，而是以脉冲的形式断续发射，超声波在不同声阻抗介质分界面上反射。由于人体内不同组织和脏器的声阻抗不同，超声波在界面上形成不同的反射波，称为回波。在发射的间歇探头可以接收回波。当组织或脏器发生病变或有异物时，由于形状、位置和声阻抗的变化，回波的位置和强弱也发生改变，对回波进行放大和信号处理后在显示器上显示出来，就得到了超声图像。临床上就可以根据超声图像进行诊断。当然超声诊断也有其局限性，对含气组织及骨骼系统的探察困难。下面简要介绍医学上常用的超声诊断仪器的原理。

1. A型超声诊断仪　A型超声诊断仪（简称A超）属于幅度调制型，即接收到的回波信号大小决定显示器中脉冲的幅度，脉冲之间的距离正比于反射界面间的距

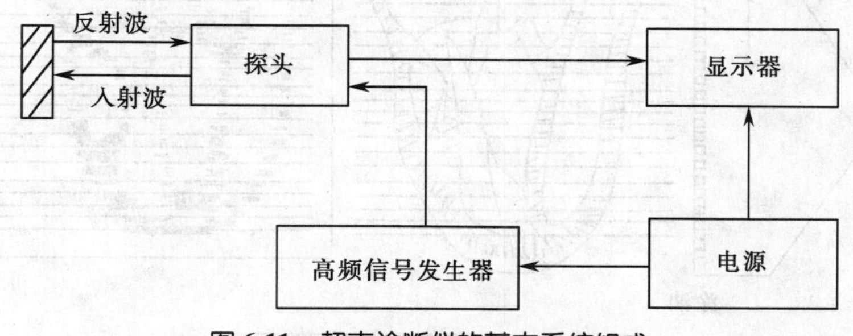

图6-11　超声诊断仪的基本系统组成

离。A 型显示是最初的超声显示方式。

如图 6-12 所示，探头以固定的位置和方向对人体被探测部位发射超声波，把接收到的回波信号经放大处理后加于显像管的垂直偏转板上，在水平偏转板上加上一时基电压（锯齿波电压），脉冲的发射与扫描是同步的。于是初始波信号和各界面的回波信号以脉冲幅度形式按时间先后在荧光屏上显示出来。体内两介质的声阻抗相差越大，反射越强。回波脉冲幅度提供了产生反射的界面种类的信息，各回波脉冲与发射的初始波的时间间隔提供了各反射面的距离信息。

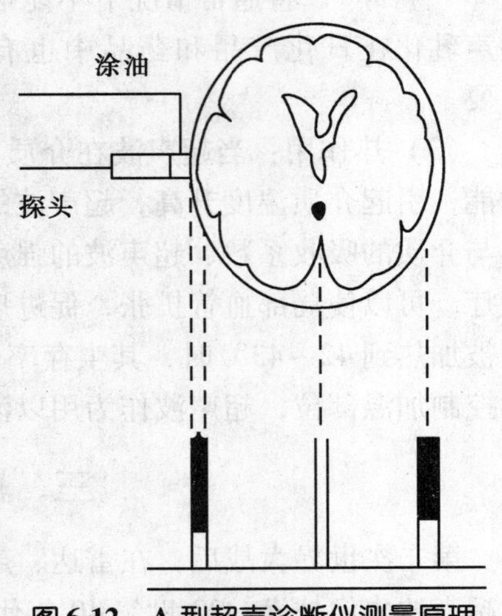

图 6-12　A 型超声诊断仪测量原理

A 型超声诊断仪提供的仅是体内器官的一维信息，而不能显示整个器官的形状。它主要应用于颅脑的占位性疾病的诊断。A 型超声诊断仪实际上是超声测距技术。

2. B 型超声诊断仪　B 型超声诊断仪是目前应用最广泛的一种超声诊断仪，是在 A 超的基础上发展起来的，其基本原理与 A 超相同。但它能得到人体脏器和病变的二维断层图像，并且能对运动脏器进行实时动态观察。B 型超声诊断仪与 A 型超声诊断仪的不同之处有：①探头移动。B 型超声诊断仪的探头不是固定在体表某一位置，而是可以在探测体表面移动扫描。②辉度调制。脉冲回声信号经放大处理后加于示波管（或显像管）的栅极上，显示屏上不是波形而是光点。利用脉冲回声信号改变阴栅极之间的电位差，从而改变光点辉度。回声信号越强，荧光屏上的光点越亮。所以，B 型超声诊断仪是辉度调制型。将深度扫描的时基电压加于垂直偏转板上，回声信号变成明暗不同的光点自上而下按时间先后显示在荧光屏上，表示了各个深度的界面信息。③断层显像。通过机械装置与电子控制使深度扫描线与探头同步移动时，由于荧光屏采用长余辉荧光材料，于是在荧光屏上可以得到人体组织或脏器的二维超声断层图像（又称声像图），这种显像方式又称为超声断面显像技术，如图 6-13 所示。

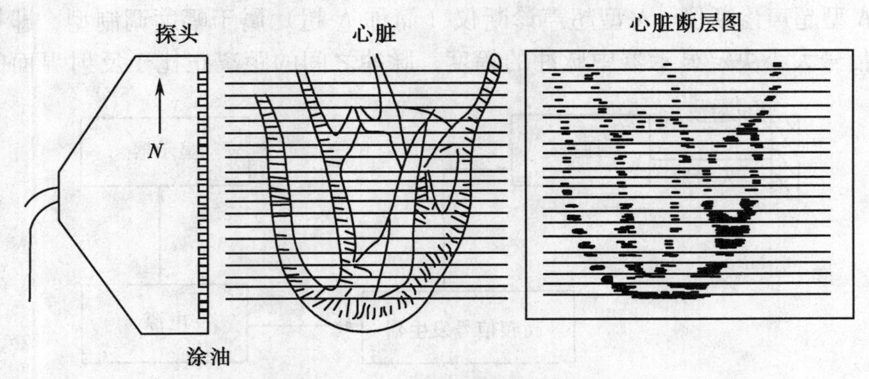

图 6-13　B 型超声诊断仪测量原理

探头由多个（一般不少于64个）相互独立的压电晶片组成，每块压电晶片称为一个阵元。阵元的数目越多，荧屏上的图像越清晰，分辨率越高。通常用电子开关切换多元线阵探头，依次发射、接收回声。由于电子开关的切换速度很快，扫描速度很快，在荧光屏上可以得到每秒几十幅图像，能显示被检体活动部位的影像，如心脏、大血管、胎儿及胎心等动态情况。

用电子开关同时激励所有的阵元，且适当地控制加到各阵元上的激励信号的相位(控制延时)，来改变超声的发射方向，可以形成扇形扫描。这样发出的超声束不再是平行直线，而呈扇形展开，可以扩大扫描的范围，如图6-14所示。

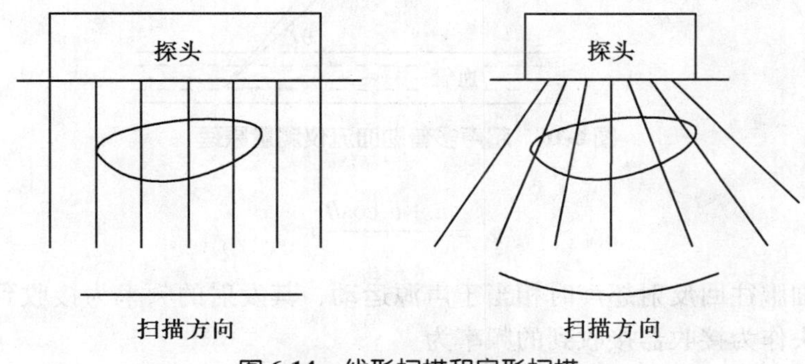

图6-14　线形扫描和扇形扫描

3. M型超声诊断仪　M型超声诊断仪是一种运动显示方式，或称时间-运动显示，也属于辉度调制型。与B型超声诊断仪不同之处在于单探头固定在某一探测点不动，示波管（或显像管）的水平偏转板上加一慢扫描锯齿波电压，使深度扫描线沿水平方向缓慢移动，若所探查处内部组织界面运动，深度随时间改变，则得深度-时间曲线，如图6-15所示。M型超声诊断仪一般用于观察和记录脏器的活动情况，特别适用于检查心脏功能，称为超声心动图。在实际应用时，可将心动图与心电图、心音图等同步显示，便于临床观察比较。

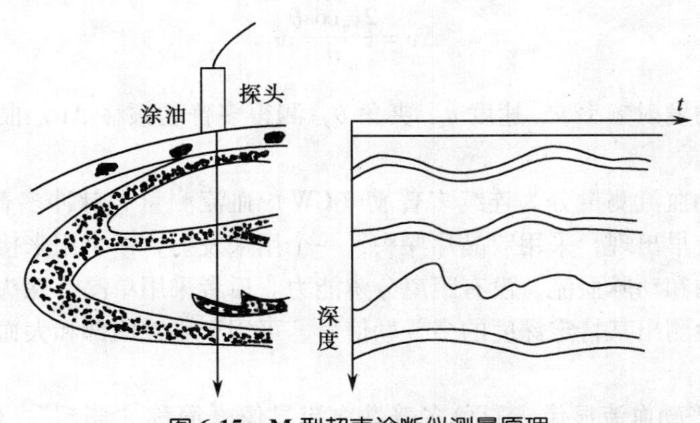

图6-15　M型超声诊断仪测量原理

4. 多普勒血流测量　超声多普勒血流仪是利用超声的多普勒效应测量血流速度的仪器，它无创伤、简易、灵敏，在医学研究和临床中都有较高的应用价值。

图6-16是利用超声多普勒血流仪测量血流速度的原理图。图中v_o是血流速度，θ是超声传播方向与血流方向之间的夹角。作为声源的探头静止，发射超声波的频率为ν，血管中的运动着的红细胞相当于接收器，u为超声波在人体内的传播速度。根据多普勒效应公式（6-17），运动着的红细胞接收到的频率为

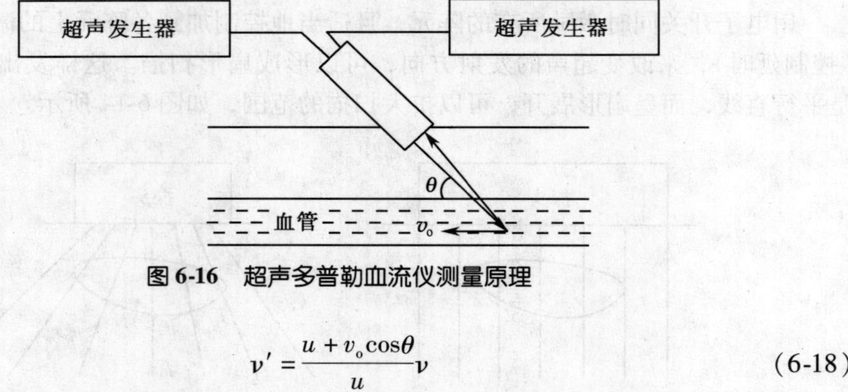

图6-16　超声多普勒血流仪测量原理

$$\nu' = \frac{u + v_o\cos\theta}{u}\nu \tag{6-18}$$

运动着的红细胞往回反射超声时相当于声源运动，其发射的频率为接收到的频率ν'，此时静止探头作为接收器接收到的频率为

$$\nu'' = \frac{u}{u - v_o\cos\theta}\nu' = \frac{u + v_o\cos\theta}{u - v_o\cos\theta}\nu \tag{6-19}$$

探头发出的超声波频率与接收的回波频率之差，称为多普勒频移，用$\Delta\nu$表示，即

$$\Delta\nu = \nu'' - \nu = \frac{2v_o\cos\theta}{u - v_o\cos\theta}\nu \tag{6-20}$$

因超声波在人体中的速度远大于血液的流速，所以分母中$v_o\cos\theta$略去不计，上式变为

$$\Delta\nu = \frac{2v_o\cos\theta}{u}\nu \tag{6-21}$$

如已知超声波的发射频率ν、速度u、夹角θ，测得多普勒频移$\Delta\nu$，根据上式，可以算出血流速度v_o。

超声多普勒血流测量分为连续多普勒（CW）血流测量和脉冲多普勒（PW）血流测量。前者较早出现，采用双晶片探头，一个用来发射，一个用来接收；只能观察浅表的组织结构和动脉血流，没有距离分辨能力。后者采用单晶片探头，具有距离分辨能力，能够检测出某特定深度的多普勒信号，可用于心腔内部和大血管血流信号的检测。

5. 彩色多普勒血流显像　彩色多普勒血流显像（简称“彩超”，CDFI）属于实时二维血流成像技术，能实时显示出任一剖面的解剖结构和血流状态，是临床诊断价值很高的超声多普勒诊断仪。

彩超用高速相控阵扫描探头进行平面扫查，探头接收到的信号分为两路：一路经

放大处理后按回波强弱形成二维黑白解剖结构图像，即B型图像；另一路对扫描全程作多点取样，进行多普勒频移检测，把获得的血流速度信号经自相关技术处理，并用伪彩色编码法，显示出血流状态声像图。血流图像是叠加在B型图像上的，B型图像以黑白显示，血流必须以伪彩色显示才能与脏器区分开。

所谓伪彩色，是指用彩色显像的三个基色——红（R）、蓝（B）、绿（G），分别表示流向探头的正向血液流速（R）、离开探头的负向血液流速（B）和方向复杂多变的湍流（G）。血流速度越大者彩色越明亮，速度缓慢者彩色较暗淡，故由血流状态声像图色彩的颜色、明亮程度即可了解血流的状况，如图6-17所示。

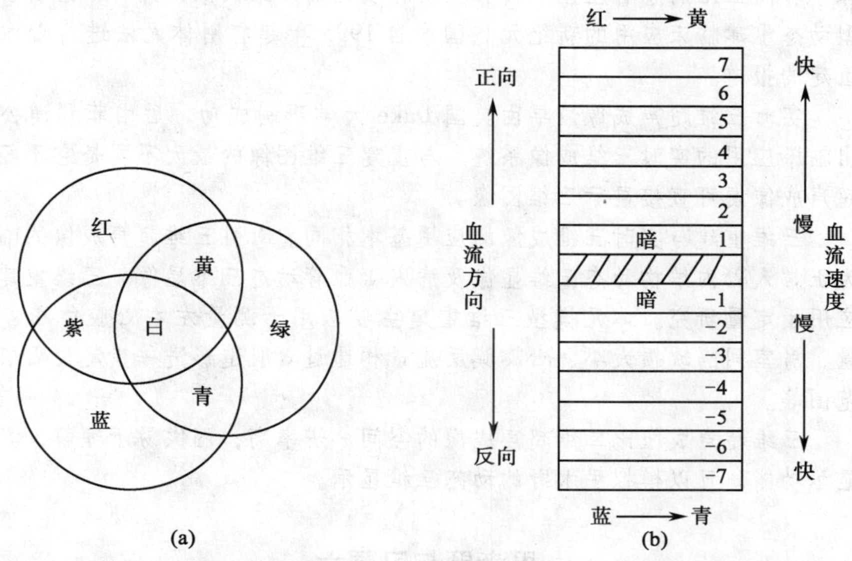

图6-17　彩色多普勒血流成像彩色显示规律

彩色多普勒血流成像装置是诊断心脏病的先进工具之一。它既能观察心脏解剖部位、心室形态大小，又能观察内部血流活动状态，如血流速度、平均速度、加速度和血流量等多种指标。

三维超声成像

三维超声成像可分为静态（三维重建）与实时成像两大类。

1961年Baum和Greenwood首次提出三维超声成像概念，Dekker等首先进行了心脏的三维重建研究。他应用一个机械手臂控制超声探头在胸壁移动的空间位置，采取的图像经计算机处理后，最后成功地获得心脏的三维显示。1976年，Moritz和Shreve等介绍了火花间隙装置采集图像法，可以严格控制探头的空间位置，获得了一系列扇形心脏切面，再现了心脏的三维轮廓。

20世纪80年代由于经食管超声心动图的问世，开辟了心脏超声检查的新途径。1986年，Martin等运用微型放大器控制的超声探头，进行心脏三维重建获得成功。

目前三维超声显像已从计算机图形学应用转向三维物体的计算机立体模型重建。这种重建基于立体几何构成法（GGS 模型）、表面提取法（B-rep）和体元模型法（Voxel 模型）。立体几何构成法需要大量的几何原物，现在已很少用。表面提取法需人工对心脏组织结构进行构边，且只能重建比较大的心脏结构。随着高速计算机、图像处理和图像重建技术的不断进步，体元模型法是目前最为理想的图像重建方法，它可对心脏的所有组织信息进行重建。1992 年，Pandian 等将此方法用于临床，重建了正常人的二尖瓣、主动脉瓣、主动脉弓和高血压病患者左室肥厚和主动脉硬化的三维图像，开辟了经食管体元模型动态重建临床应用的新纪元。国内自 1995 年起有用体元法进行心血管三维重建的报道。

实时三维超声成像最早由美国 Dake 大学研制成功，后由菲利浦公司生产出临床应用的实时三维成像系统。与重建三维图像的最大不同是它不经过二维超声成像便可直接显示三维图像。

三维重建与实时三维成像的应用基本相同。心脏三维超声成像的临床应用为正常人心内结构动态三维显像及病人心血管动态三维显像。三维重建可广泛应用于定量研究。体元模型三维重建主要应用于测量左右心腔体积、心肌重量、房室间隔缺损大小、心瓣膜反流量和通过心肌造影进一步定量心肌灌注的范围等。

三维超声成像比二维超声成像的空间分辨率高，图像易于理解，具有动态显示功能，可以模拟手术野的动态三维显示。

思考题与习题六

6-1　声波在固体、液体、气体中传播（温度相同），在哪种介质中传播最快？

6-2　两个音叉的振动频率分别为 256Hz 和 512Hz，若振幅相同，发出声波的强度是否相同？为什么？

6-3　一般人耳能听到的声音最低频率为 20Hz，最高频率为 20000Hz，设空气中的声速为 $340\mathrm{m\cdot s^{-1}}$，在水中的声速为 $1450\mathrm{m\cdot s^{-1}}$，求它们在空气和水中的波长各为多少？

6-4　若某一声波的声压幅值增至原来的 5 倍，问该声波的声强增至原来的几倍？

6-5　一声波在密度为 $1.29\mathrm{kg\cdot m^{-3}}$ 的介质中传播，声速为 $343\mathrm{m\cdot s^{-1}}$，求介质的声阻抗。若该声波声强级为 120dB，该声波的声压幅值为多大？

6-6　一辆汽车经过时产生噪音的声强级为 70dB，求 5 辆同样的汽车经过时产生的声强级为多少？

6-7　两种声音的声强级相差 20dB，求它们的强度之比。

6-8　声强级为 40dB 的声音与 30dB 的声音相比较，哪个听起来较响？

6-9　从等响曲线上找出响度级为 60 方，频率为 100Hz、1000Hz、5000Hz 的声音的声强级。

6-10　温度为20℃时空气的声特性阻抗为416kg·m^{-2}·s^{-1}，水的声特性阻抗为1.48×10^{6}kg·m^{-2}·s^{-1}，求声波从空气垂直入射到水面上时的强度反射系数和透射系数。

6-11　一列火车以30m·s^{-1}的速度在静止的空气中行驶（声波速度为340m·s^{-1}），若该车的汽笛声的频率为600Hz。问该列车驶近和驶离站台时，站台上静止的乘客听到的声波频率各为多少?

6-12　用多普勒效应来测量心脏壁运动时，以5MHz的超声波垂直入射心脏壁（即入射角为0°），测出接收与发出的频移为500Hz。已知声波在软组织中的速度为1500m·s^{-1}，求此时心壁的运动速度。

6-13　超声的产生与接收分别应用什么效应?

6-14　超声诊断仪所依据的超声特性是什么？简述超声成像的基本原理。

（陈艳霞）

第七章

静 电 场

电磁现象是自然界（包括生命现象）中普遍存在的一种物质运动形式，而且几乎所有的物质变化过程都伴随着电或磁变化。因此，掌握电磁学知识是十分必要的。以电运动及其规律为研究对象的电学是物理学的重要组成部分。本章将介绍一些与医学有关的电场的基本理论及其在医学上的应用，其中包括描述静电场的电场强度和电势两个物理量及其相互关系；反应静电场基本规律的叠加原理；静电场与电介质的相互作用规律以及静电场的能量；电偶极子电场与心电知识。

第一节 电场 电场强度

一、库仑定律

电荷表示物质的带电属性，电荷的量度是电量，其单位是库仑（C）。电荷的量值只能是一基本单位 e（即电子的电量，$e=1.602\times10^{-19}$C）的整数倍，即电荷只能取分立的、不连续值。这种性质称为电荷的量子性。在这一章所讨论的宏观现象中所涉及的电荷远比电子的电量 e 大得多，故可认为电荷是连续分布的带电体，而可忽略电荷的量子性所引起的微观波动。

在真空中两个静止点电荷（点电荷是指形状和大小都可以忽略不计的带电体）间相互作用力 $\boldsymbol{F}$ 的大小与两个点电荷的电量 q_1、q_2 的乘积成正比，与它们之间距离 $\boldsymbol{r}$ 的平方成反比；作用力的方向沿着它们的连线，同号电荷相斥，异号电荷相吸。这被称为库仑定律（Coulomb's law）。例如 q_1 对 q_2 的作用力

$$\boldsymbol{F}=k\frac{q_1q_2}{r^2}\boldsymbol{r}_0 \tag{7-1}$$

式中，$\boldsymbol{r}_0$ 是单位矢量，方向是由 q_1 指向 q_2；常数 k 的数值及单位取决于式中各量所采用的单位。在国际单位制中通常为了简化电磁学中的一些常用公式，常将 k 写成

$k=\frac{1}{4\pi\varepsilon_0}$，其中 $\varepsilon_0=8.85\times10^{-12}\mathrm{C}^2\cdot\mathrm{N}^{-1}\cdot\mathrm{m}^{-2}$ 称为真空介电常数。库仑定律是一个实验定律，它是电学理论的基础。研究物质的结构和化学作用等问题的微观本质，也都与库仑定律有关。

二、电场与电场强度

1. 电场　电场（electric field）是存在于带电体周围空间的一种特殊物质。任何电荷都在它周围空间产生电场。电荷之间的相互作用是通过电场来实现的。库仑力即是电场力。产生电场的电荷通常称为场源电荷。相对观察者静止的场源电荷所产生的电场称为静电场（electrostatic field），它是不随时间而变化的稳定电场。电场具有两种重要的性质：一是具有力的性质，即放入电场的任何电荷都将受到电场力的作用；二是具有能的性质，即当电荷在电场中运动时，电场力对电荷要做功，表明电场具有能量。

2. 电场强度　为了对电场的性质进行描述，引入试探电荷的概念。所带电量足够少且引入后不会影响原来电场性质的点电荷称为试探电荷（test charge）。由库仑定律可知，试探电荷 q_0 在电场中某点所受的力 $\boldsymbol{F}$ 不仅与该点所在的位置有关，而且与 q_0 的多少有关。比值 $\boldsymbol{F}/q_0$ 则仅由电场在该点的客观性质而定，与试探电荷无关。于是定义这一比值为描述电场具有力的性质的物理量，称为电场强度（electric field intensity），简称场强，以 $\boldsymbol{E}$ 表示，即

$$\boldsymbol{E}=\frac{\boldsymbol{F}}{q_0} \tag{7-2}$$

场强的定义也可表述为：电场中某点的场强矢量，其量值等于一个单位试探电荷在该点所受的力，其方向与正电荷在该点所受力的方向一致。在国际单位制中，场强的单位是 $\mathrm{N}\cdot\mathrm{C}^{-2}$ 或 $\mathrm{V}\cdot\mathrm{m}^{-1}$，这两者是等同的。

$\boldsymbol{E}$ 是矢量。对于静电场，它是电场占据之空间坐标的单值函数。应该指出，电场是客观存在，它仅决定于场源电荷的分布，与是否引入试探电荷无关。空间各点的 $\boldsymbol{E}$ 都相等的电场称为均匀电场或匀强电场。

三、场强叠加原理

实验表明电场力也满足力的独立作用原理。由 n 个点电荷所组成的带电体系在空间某点的总场强

$$\boldsymbol{E}=\frac{\boldsymbol{F}}{q_0}=\sum_{i=1}^{n}\frac{\boldsymbol{F}_i}{q_0}=\sum_{i=1}^{n}\boldsymbol{E}_i \tag{7-3}$$

式中 $\boldsymbol{E}_i$ 为第 i 个点电荷在该点产生的场强，而式（7-3）则称为场强叠加原理。它表明：电场中任一点的场强等于组成场源系统的各个点电荷各自在该点独立产生的场强的矢量和。因此，只要知道点电荷的场强和场源系统的电荷分布情况，便可计算出任意带电体系电场的场强。以上原理不仅适用于点电荷电场的叠加，而且适用于任意带电体系电场的叠加。

库仑定律与场强叠加原理是静电学中最基本的内容，将两者结合起来原则上可以解决电场的空间分布问题。

四、电场强度的计算

1. 点电荷电场中的场强　真空中的一个孤立点电荷 q 产生的电场在距其 r 远处 P 点的场强，由式（7-1）和式（7-2）可得

$$\boldsymbol{E}=\frac{\boldsymbol{F}}{q_0}=k\frac{q_0 q}{q_0 r^2}\boldsymbol{r}_0=k\frac{q}{r^2}\boldsymbol{r}_0 \tag{7-4}$$

式中 $\boldsymbol{r}_0$ 是由 q 指向 P 点的单位矢量。该式表明点电荷的电场以其场源为中心呈球形对称分布。

2. 连续分布电荷电场中的场强　对于电荷连续分布的带电体，可先将带电体分割为许多电荷元，对电荷元的场强进行累加，即可得出整个带电体电场中的场强。

3. 无限大均匀带电平面的场强　对于一无限大均匀带电平面，其面电荷密度为 $+\sigma$ 时，平面两侧的场强为一均匀电场，场强大小为 $E=\frac{\sigma}{2\varepsilon_0}$。特别是对于两个带异号电荷无限大平面，两平面外的场强为零，两平面间的场强为 $E=\frac{\sigma}{\varepsilon_0}$，这正是平行板电容器的场强。

五、电场线和电通量

1. 电场线　在电场中描绘一系列曲线，使其每一点的切线方向都与该点场强的方向一致，且垂直于场强的单位面积的曲线数目等于该点场强的大小，即 $\Delta\Phi_E/\Delta S_{\perp}=E$。这些曲线称为电场线（electric field line）。

如果电场中各点场强大小相等、方向相同，则称为匀强电场，其电场线是一束平行直线。一般情况下，各点的场强方向不同，所以电场线为曲线。在静电场中，电场线均起于正电荷而止于负电荷，或者一端向无穷远处延伸，不形成闭合曲线。任何两条电场线互不相交，因为每点的场强只有一个确定的方向。

2. 电通量　通过电场中某一面积的电场线总数称为通过该面积的电通量（electric flux），用 Φ_E 表示。根据上面对电场线画法的规定，可以计算通过任意面积的电通量。

在匀强电场中，通过和场强正交的平面面积 S，如图 7-1（a）所示的电通量是

$$\Phi_E=E\cdot S$$

如果平面 S 的法线 $\boldsymbol{n}$ 与 $\boldsymbol{E}$ 成 θ 角，如图 7-1（b）所示，这时场强 $\boldsymbol{E}$ 在法线上的分场强的大小为 $E\cos\theta$，所以通过 S 的电通量是

$$\Phi_E=ES\cos\theta=\boldsymbol{E}\cdot\boldsymbol{S}$$

对于非匀强电场中通过任意曲面的，可将该曲面分割为许多无限小的面积元 ΔS，如图 7-1（c）所示，以至视其为一平面，而且可认为 ΔS 上的电场是均匀的，则通过

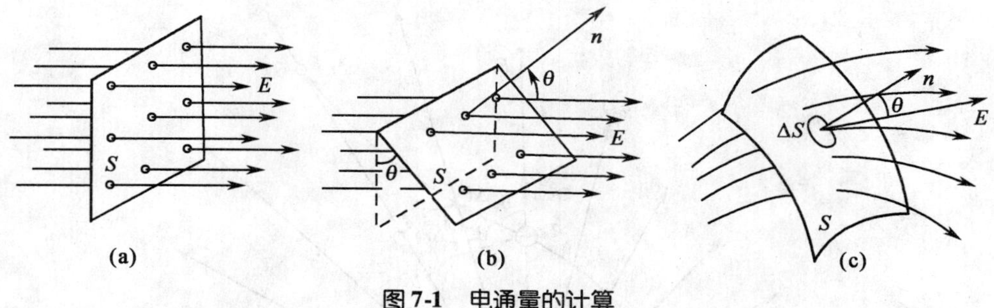

图 7-1　电通量的计算

面积元的电通量为

$$\Delta\Phi_E = E\cos\theta \cdot \Delta S = \boldsymbol{E} \cdot \Delta \boldsymbol{S}$$

其中 θ 为 ΔS 的法线 $\boldsymbol{n}$ 方向与场强 $\boldsymbol{E}$ 的夹角。对于整个曲面 S，其电通量可由面积元求和，得

$$\Phi_E = \sum E\cos\theta \cdot \Delta S = \sum \boldsymbol{E} \cdot \Delta \boldsymbol{S}$$

问题与思考

1. 点电荷是不是指几何尺寸大小为零的电荷？

2. 在库仑定律中 q_1 与 q_2 的作用力的大小为 $\boldsymbol{F} = k\dfrac{q_1 q_2}{r^2}\boldsymbol{r}_0$，当 $r \to 0$ 时，得出结论 $F \to \infty$ 正确吗？

第二节　电　势

一、静电场力所做的功

1. 点电荷的静电场力对试探电荷做的功　取一试探电荷 q_0 在场源点电荷 $+q$ 的静电场中由 a 点移至 b 点的过程中（图 7-2），点电荷 $+q$ 所产生的电场对试探电荷 q_0 所受到的静电场力做的总功为

$$A_{ab} = kq_0 q\left(\frac{1}{r_a} - \frac{1}{r_b}\right) \tag{7-5}$$

式中的 r_a 与 r_b 分别表示场源到移动路径的起点 a 与终点 b 的距离。

2. 任意带电体系的静电场力对试探电荷做的功　对于任意带电体系的静电场力，可以看着是许多点电荷的场叠加的结果。根据场强的叠加原理及式（7-5），可得该场对试探电荷所做的功为

$$A_{ab} = \sum_{i=1}^{i=n} A_{abi} = \sum_{i=1}^{i=n} kq_0 q_i\left(\frac{1}{r_{ai}} - \frac{1}{r_{bi}}\right) \tag{7-6}$$

由于功有正、负之分，所以式（7-6）是代数和。

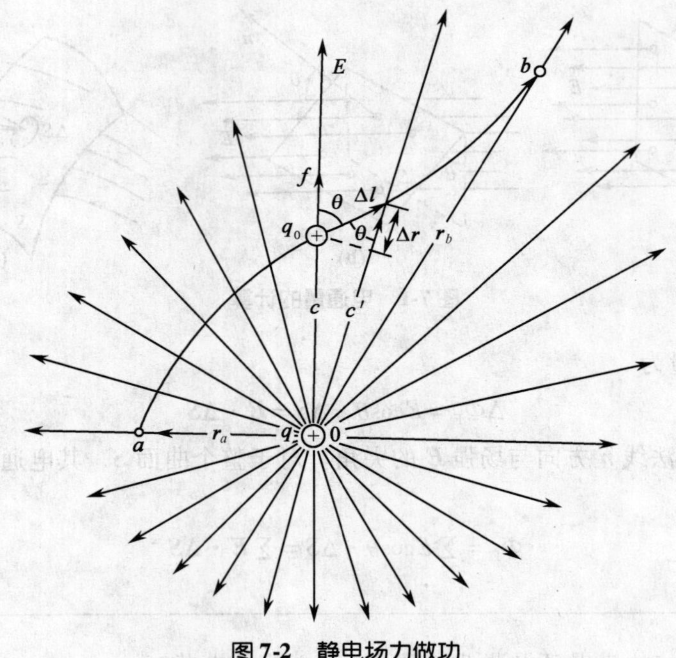

图 7-2　静电场力做功

3. 静电场的保守性　试探电荷在任意静电场中移动的过程中，该电场力对它所做的功只能与它的量值以及它移动的始、末位置有关，而与所移动的具体路径无关。这是静电场的一个重要特性。它表明与重力、重力场一样，静电场是保守力场或有势场。

二、电　势

1. 电势能　在重力场中的物体由于受到重力作用而具有重力势能。与此相似，在电场中的电荷 q_0 受电场力作用，也具有势能，称为电势能（electric potential energy）。q_0 在电场中移动时，电场力将做一定的功，q_0 的电势能也随之变化。可以证明，在静电场中，电荷 q_0 从任一点 a 沿不同的路径移动到任意另一点 b 时，电场所做的功都一样（静电场的保守性）。设电荷 q_0 在点 a 具有电势能 W_a，沿某一路径将 q_0 移动到 b 点时电场力所做的功为 A_{ab}。这时电荷 q_0 的电势能变化，将由电场力做功多少来决定。由于沿 a、b 之间的任意路径移动电荷 q_0，电场力所做的功 A_{ab} 都一样，因此电荷 q_0 在 b 点具有确定的电势能。设 b 点的电势能为 W_b，则有

$$W_a - W_b = A_{ab} \tag{7-7}$$

电势能与重力势能一样是一个相对的量，它的量值与零点的选择有关。例如，我们可以规定离建立电场的电荷为无限远处的电势能为零。如 b 点在无限远，$W_b = 0$，则式（7-7）变为

$$W_a = A_{a\infty} \tag{7-8}$$

就是说，电荷在电场中某点所具有的电势能，等于将这个电荷从该点移到无限远时电

场力所做的功。电场力所做的功可正可负，因而电荷 q_0 在电场中某点所具有的电势能也可正可负，其物理意义仅表示电荷在该点具有的电势能高于或低于在无限远处所具有的零电势能。

2. 电势　在电场中某点，电荷 q_0 具有的电势能 W 与该点的位置和电量 q_0 有关。电场力移动电荷 q_0 的功 A 与电场力的大小成正比，电场力又与电量 q_0 成正比，所以 A 与 q_0 成正比。电荷在某一点所具有的电势能 W 也与电量 q_0 成正比，所以比值$\frac{W}{q_0}$与 q_0 的大小无关，仅由这点在电场中的位置决定，称为电场在该点的电势（electric potential），用 V 来表示，a 点的电势为

$$V_a=\frac{W_a}{q_0} \tag{7-9}$$

显然，电势仅由电场的性质所决定。上式还表明：静电场中某一点的电势，在量值上等于单位正试探电荷在该点的电势能，也等于电场力从该点沿任意路径到零势能参考点移动单位正试探电荷所做的功。

电势是表征静电场能量性质的物理量，是由场源电荷决定的，而与试探电荷的存在与否无关，这是与电势能不同的。电势是标量；电势有正负之分；电势是相对量，其量值与零势能参考点的选择有关，而参考点的选择本身是任意的，一般选在无穷远处或地球等，这些又与电势能相似。在国际单位制中，电势的单位是伏特（V），$1\text{V}=1\text{J}\cdot\text{C}^{-1}$。

3. 电势差　静电场中两点间电势之差称为电势差（electric potential difference）或电压（voltage）。

$$U_{ab}=V_a-V_b \tag{7-10}$$

上式表明 a、b 两点间的电势差，在量值上等于将单位正试探电荷由 a 移到 b 点时电场力所做的功。由此可见，在一条电场线上没有电势相同的点。

静电场力所做的功与电势差之间有以下关系：

$$A_{ab}=q_0\ (V_a-V_b) \tag{7-11}$$

由此可见，在静电场力的推动下，正电荷将从电势高处向电势低处运动。注意，电势差与电势不同，它是与零势能参考点位置无关的绝对量。

三、电势叠加原理

根据场强叠加原理，可以得到对于任意带电体系的静电场在空间某点 a 的电势

$$V_a=\sum_{i=1}^{n}V_{ai} \tag{7-12}$$

即任意带电体系的静电场中某点的电势等于各个电荷元单独存在时的电场在该点电势的代数和，这就是电势叠加原理。

真空中一个孤立点电荷 q 的电场在距其 $\boldsymbol{r}_a$ 远处一点 a 的电势为

$$V_a = k\frac{q}{r_a} \tag{7-13}$$

显然，当场源电荷 q 为正时，其周围电场的电势为正；当电荷 q 为负时，其周围电场的电势为负。式（7-13）表明，点电荷电场中电势是以点电荷为中心而呈球对称分布的，如图 7-3 所示。

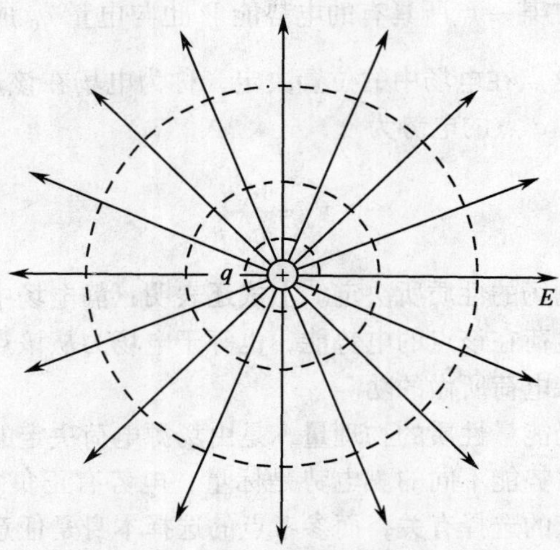

图 7-3　点电荷电场的电势

四、电场强度与电势的关系

1. 等势面　静电场中由电势相等的点所连成的曲面，且规定任何两个相邻曲面间的电势差值都相等，则这些曲面称为等势面。点电荷电场的等势面如图 7-3 所示。等势面形象地描绘了静电场中电势的分布情况，其疏密程度则表示电场的强弱。静电场的等势面有两个特点：在静电场中沿等势面移动电荷，电场力不做功；等势面与电场线互相垂直。需要指出的是，电场线与等势面都不是静电场中的真实存在，而是对电场的一种形象直观的描述。

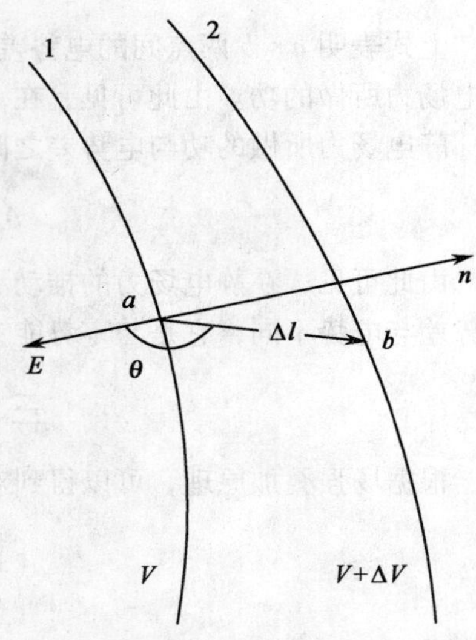

图 7-4　电场强度与电势的关系

2. 电场强度与电势的关系　电场强度是从力的方面描述电场的物理量，电势是从能的方面描述电场的物理量，两者之间是有密切关系的。

设将试探电荷 q_0 从电场中一点 a 沿电力线移动到极近的一点 b，如图 7-4 所示。由式（7-11）可知，电场力做的功为

$$A_{ab} = q_0(V_a - V_b) = q_0V_a - q_0V_b = -q_0(V_b - V_a) = -q_0\Delta V$$

即

$$A_{ab} = -q_0 \Delta V \tag{7-14}$$

式中 $\Delta V = V_b - V_a$ 是电势沿着电力线的增量。另外，由于从 a 到 b 的位移 Δl 很小，在 Δl 上可以认为场强 E 恒定，并且电场力 $F = q_0 E$ 与位移 Δl 的方向一致。

故从 a 到 b 电场力所做的功还可表示为

$$A_{ab} = q_0 E \Delta l \tag{7-15}$$

由式（7-14）和式（7-15）可得

$$E = -\frac{\Delta V}{\Delta l} \tag{7-16}$$

式中$\frac{\Delta V}{\Delta l}$表示电势 V 沿电力线方向的变化率，称为电势梯度。故电场中某点的场强等于该电势梯度的负值，负号表示场强指向电势降低的方向。

在电场中作等势面时，如果规定每相邻等势面的电势差 $-\Delta V$ 都相等，则由式（7-16）可知，在场强 E 大的地方 Δl 较小，即等势面较密，场强 E 小的地方 Δl 较大，即等势面较稀。于是我们用等势面的密度也可直观地表示电场各处的强度。

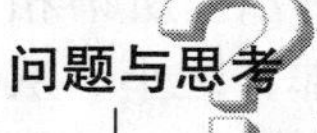

问题与思考

电势能与电势有什么区别？它们分别与哪些因素有关？

相关链接

避雷针的“尖”、“圆”之争

在建筑物上安装避雷针，这是人们司空见惯的，也许人们根本就不去考虑为什么避雷针的尖端都做成尖头而不做成圆头？关于这个问题在历史上却引发了一场争论。

自从1752年富兰克林和他的儿子在费城冒着生命危险，成功地进行了风筝引雷电的实验之后，富兰克林就敏锐地认识到用尖细的金属丝可以把雷电引入大地，从而保护高大的建筑物免受雷击。1754年，在富兰克林的努力下，第一个避雷针被安装在普兰蒂兹城上。但好景不长，有人说这个尖头直指天空，违反了天意，要引起灾害，于是饱含着科学的避雷针被无知的人们拆去了。1772年美国成立了火药仓库免遭雷击对策委员会，由于富兰克林首次提出避雷针方案而被任命为委员，但在讨论中围绕避雷针装置的顶端是做成尖头还是圆头的问题发生了一场争论。一些人认为做成圆头好，原因有二：一是，圆头避雷装置不易激怒上苍从而可以减少灾害；二是，圆是自然界中最合理、最和谐的图形。但富兰克林只相信科学，据理力争。他阐述了金属表面的电荷分布与弯曲程度有关的道理，并且金属表面弯曲程度越大，电荷密度越大，周围电场就越强，空气越易击穿从而变为导体。若避雷装置做成尖头，当有雷电产生时，就会引发尖端放电，从而把雷电引入大地，保护火药库；而把避雷装置做成圆形，则由于尖端不会发生尖端放电，云层与建筑物之间仍可能产生强烈的放电火花，达不到避雷目的。由于言之有理，加上富兰克林不卑不亢，不屈从于权威，他终于赢得了多数人的支持，尖型的避雷针终于装在了火药仓库之上，避雷针直指云端，好像向世人宣告：真理最终总是会战胜谬误的！

第三节　电偶极子　电偶层

一、电偶极子

1. 电偶极子及其电场　在考虑一个带电体系在远处产生的电场时，通常可以把它模拟成一个点电荷。但对于一个电中性体系来说，总电荷为零，如果正、负电荷的“重心”不相重合，彼此间拉开一小段距离，那么讨论这种电荷的电场，不能再用点电荷理想模型，通常把它模拟成两个相距很近的等量异号电荷 $+q$ 和 $-q$ 带电系统，这种带电系统我们称之为电偶极子（electric dipole），如图7-5所示。所谓相近，是指两电荷间的距离与要考察的电场各点至这一对电荷的距离相比非常之小。从 $-q$ 到 $+q$ 的矢径 $\boldsymbol{l}$ 和一个电荷电量 q 的乘积称为电偶极子的电偶极矩，简称电矩。电矩是矢量，用 $\boldsymbol{p}$ 表示，即

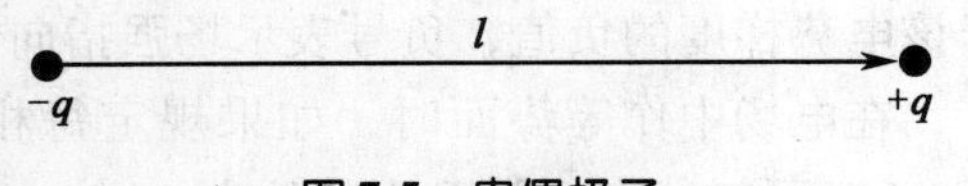

图7-5　电偶极子

$$\boldsymbol{p}=q\boldsymbol{l} \tag{7-17}$$

电偶极子的场强 $\boldsymbol{E}$ 与电矩 $\boldsymbol{p}$ 有关。例如，用叠加原理，不难求出在 $\boldsymbol{l}$ 中垂线一点的场强为

$$\boldsymbol{E}=-k\cdot\frac{\boldsymbol{p}}{\left(\dfrac{l^2}{4}+r^2\right)^{3/2}} \tag{7-18}$$

式中 r 为该点至电偶极子中心的距离。当 $r\gg 1$ 时，上式变为

$$\boldsymbol{E}=-k\cdot\frac{\boldsymbol{p}}{r^3} \tag{7-19}$$

2. 电偶极子电场中的电势　设电场中任一点 a 到 $+q$ 与 $-q$ 的距离分别是 r_1 与 r_2，如图7-6所示。则两点电荷在 a 点产生的电势分别是

$$V_1=k\frac{q}{r_1},\ V_2=-k\frac{q}{r_2}$$

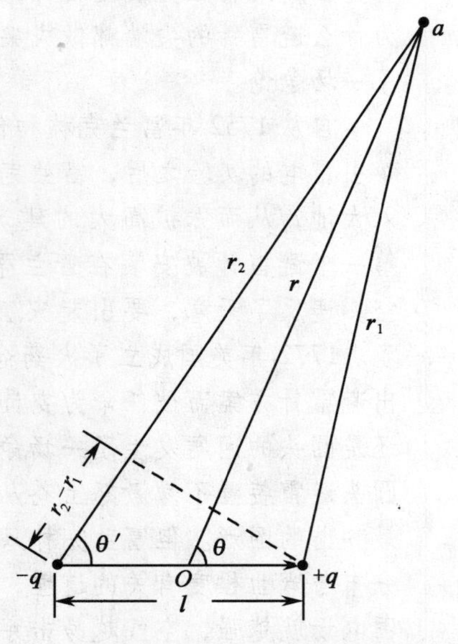

图7-6　电偶极子电场的电势

根据电势叠加原理，a 点的总电势应是

$$V = V_1 + V_2 = kq\left(\frac{1}{r_1} - \frac{1}{r_2}\right) = kq\frac{r_2 - r_1}{r_1 r_2}$$

设 r 为电偶极子轴线中心到 a 点的距离，根据电偶极子的定义可知 $r_1 \gg 1$，$r_2 \gg 1$，$r \gg 1$，故 $r_2 - r_1 \approx l\cos\theta$，代入上式可得

$$V = kq\frac{l\cos\theta}{r^2} = k\frac{p\cos\theta}{r^2} \tag{7-20a}$$

若令 r_0 为从电偶极子中心指向场点 a 的单位矢量，则

$$V = k\frac{\boldsymbol{p} \cdot \boldsymbol{r}_0}{r^2} = k\frac{p \cdot \cos\theta}{r^2} \tag{7-20b}$$

显然，θ 角是 $\boldsymbol{p}$ 与 $\boldsymbol{r}$ 的夹角。上式表明：电偶极子电场中的电势与电矩成正比；电偶极子电场中电势分布与方位有关。以电偶极子轴线的中垂线为零势面而将整个电场分为正、负两个对称的区域，正电荷所在一侧为正电势区；负电荷所在一侧为负电势区。这种分布特点在实践中是很有用的。

二、电 偶 层

在生物体中，电偶层是经常遇到的一种电荷分布。所谓电偶层是指相距很近、互相平行且电荷面密度等量异号的两个带电表面。计算电偶层电场中各点的电势时，可将电偶层看成由许多平行排列的电偶极子所组成。图 7-7 是电偶层的示意图。两面间的距离为 δ，两带电面的电荷面密度分别为 $+\sigma$ 和 $-\sigma$。在电偶层上取一小面积 ΔS，

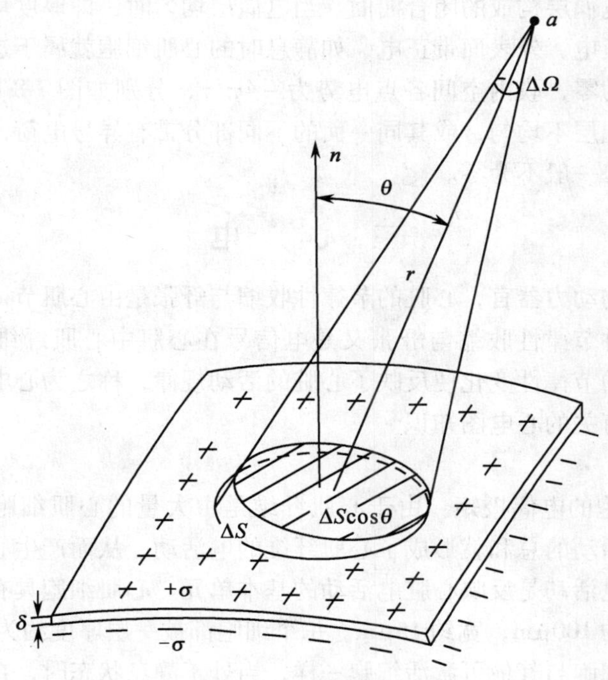

图 7-7　电偶层电场中的电势

该小面积 ΔS 上的电量为 $\sigma\Delta S$。由于 ΔS 很小，该小偶层可看做是电偶极子，其电矩大小为 $\sigma\Delta S \cdot \delta$，电矩方向与 ΔS 的法线方向 $\boldsymbol{n}$ 一致。这一电偶极子的电场在 a 点产生的电势为

$$\Delta V = k\frac{\sigma\Delta S \cdot \delta\cos\theta}{r^2} \tag{7-21}$$

式中，r 为小面积 ΔS 至 a 点的距离，θ 为小面积 ΔS 的法线与 r 间的夹角。令 $\tau = \sigma\delta$ 表示单位面积的电偶极矩，称为层矩，它表征电偶层的特性。Ω 称为立体角，如图7-7中，ΔS 对 a 点所张的立体角 $\Delta\Omega = \frac{\Delta S \cdot \cos\theta}{r^2}$。

整个电偶层在 a 点的电势为

$$V_a = \sum_{i=1}^{n} \Delta V_i \tag{7-22}$$

如果电偶层的面积为 S，且各处的层矩都相同，则整个电偶层在 a 点的电势为

$$V_a = k\tau\Omega \tag{7-23}$$

式中 Ω 是 S 对 a 点所张的立体角。式（7-23）表明：均匀电偶层在某点产生的电势只决定于层矩 τ 与电偶层对该点所张的立体角 Ω，而与电偶层的形状无关。

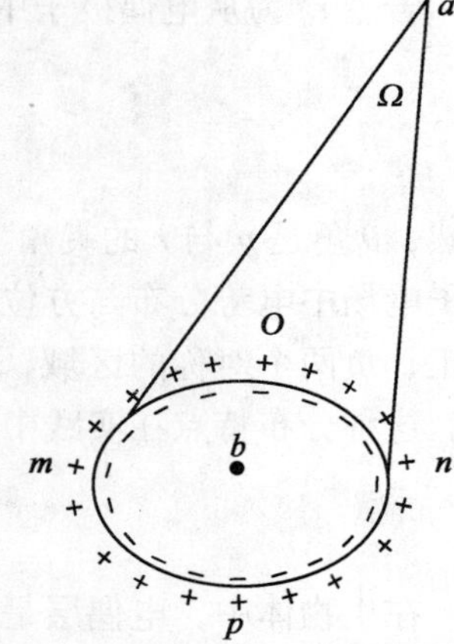

图 7-8　闭合曲面电偶层

人体中存在电偶层构成的闭合曲面。当电偶层均匀时，即厚度均匀、面电荷密度均匀，内表面带负电，外表面带正电，如静息时的心肌细胞就属于这种情况，此时膜外空间各点电势为零，膜内空间各点电势为 $-4\pi k\tau$，分别如图 7-8 中的 a 点与 b 点。如果闭合曲面电偶层不均匀，或其同一面的不同部分带有异号电荷，则闭合电偶层外部空间各点的电势一般不为零。

三、心　电

心脏是人体的动力器官，心脏的节律性收缩与舒张是由心肌节律性收缩与舒张所产生的，而且这种节律性收缩与舒张又是电信号在心肌中心肌纤维传播的结果。因此，这个电信号的节律性变化便反映了心脏的活动规律，称之为心电信号。下面从物理学角度来介绍有关的心电图知识。

1. 心电场

（1）心肌细胞的电偶极矩：由于心肌纤维是由大量的心肌细胞组成的，因此大量的心肌细胞电活动的总和就形成了心肌纤维的电活动，从而产生心脏的电活动，所以，心肌细胞的电活动是反映心脏电活动的基本单元。心肌细胞具有细长的形状，典型的心肌细胞长约 100μm，宽约 15μm。每个细胞都被一层厚度约为 8 ~ 10nm 的细胞膜所包围。心肌细胞与其他可激活细胞一样，当处于静息状态时，在其膜的内、外两侧分别均匀对称地聚集着数量相等的负、正离子，形成一闭合曲面电偶层。此电偶层

周围电势均为零。因此，就整个细胞而言，在无外部刺激时心肌细胞是一个电中性的带电体系，对外不显示电性质。这一状态在医学上称为极化，如图 7-9 所示。

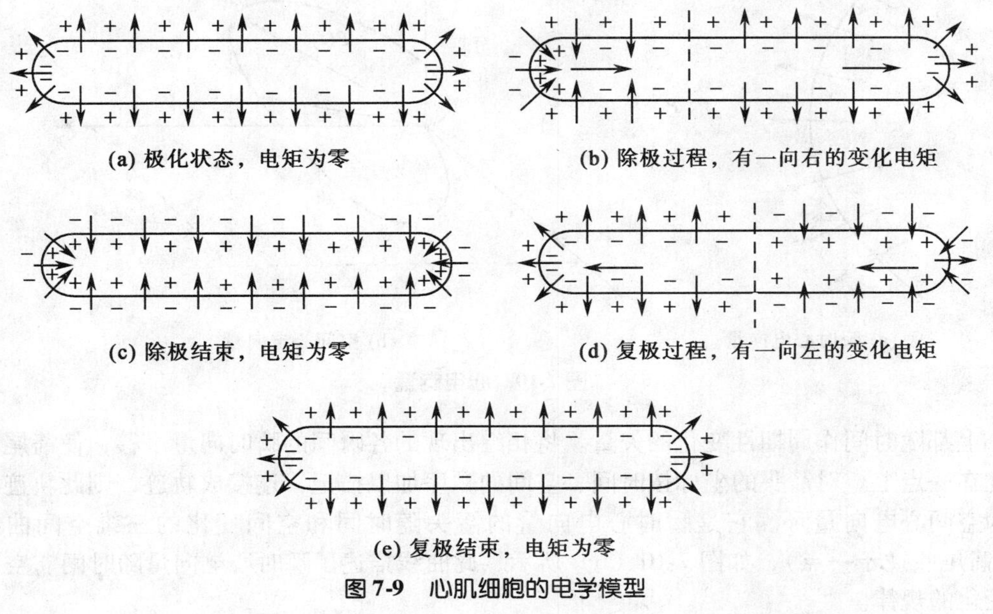

(a) 极化状态，电矩为零

(b) 除极过程，有一向右的变化电矩

(c) 除极结束，电矩为零

(d) 复极过程，有一向左的变化电矩

(e) 复极结束，电矩为零

图 7-9　心肌细胞的电学模型

当心肌细胞受到某种外部刺激（可以是电的、化学的、机械的等）时，由于细胞膜对某些离子通透性的改变，致使膜两侧局部电荷的电性改变了符号，膜外带正电，膜内带负电，于是细胞整体的电荷分布不再均匀而对外显示出电性。此时正、负离子的电性可等效为两个位置不重合的点电荷，而整个心肌细胞类似一个电偶极子，形成一个电偶极矩，称之为心肌细胞的电偶极矩。刺激在细胞中传播时，这个电矩是变化的，这个过程称为除极，如图 7-9（b）所示。当除极结束时，整个细胞的电荷分布又是均匀的，对外不显电性，如图 7-9（c）所示。当除极出现后，细胞膜对离子的通透性几乎立即恢复原状，紧随着除极过程将出现一个细胞恢复到极化状态的过程，这一过程称复极。显然，在这一过程中，心肌细胞对外也显示出电性，形成一个与除极时方向相反的变化电矩，如图 7-9（d）所示。当复极过程结束时，整个细胞恢复到原有的极化状态，准备接受下一次刺激，如图 7-9（e）所示。

从上述分析可见，从物理学的角度出发，在心肌细胞受到刺激以及其后恢复原状的过程中，将形成一个变化的电偶极矩，并在其周围产生电场，引起空间电势的变化。

（2）心电向量和心电向量环：在某种刺激下，一个心肌细胞会有序地出现除极与复极过程。同样，对于由大量心肌细胞组成的心肌，乃至整个心脏也出现相同的除极与复极过程。因此，在研究心脏的电性质时，可将其等效为一个电偶极子，称为心电偶。如图 7-10（a）所示，它在某一时刻的电偶极矩就是由所有心肌细胞在该时刻的电偶极矩通过矢量合成所得到的总电矩 $\boldsymbol{P}$，称为瞬时心电向量。心电偶在空间产生的电场被称为心电场。

心脏是一个不规则的空心立体结构，它所产生的瞬时心电向量是一个在方向、大

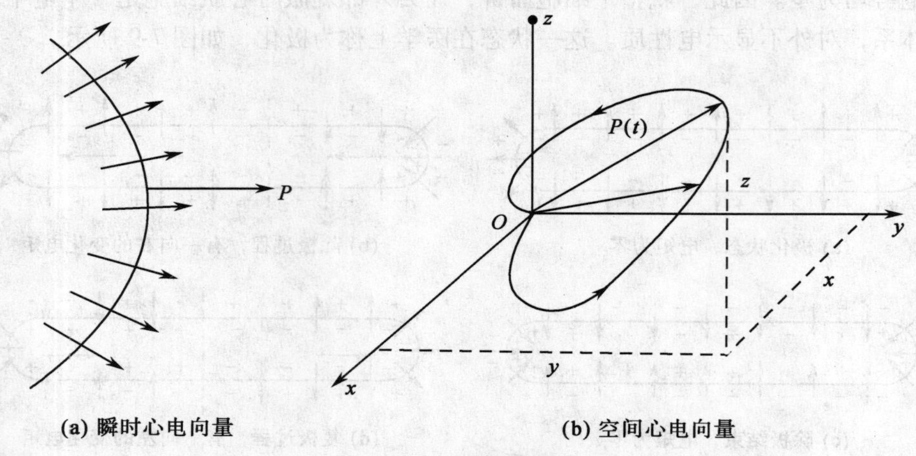

图 7-10　心电向量

小上都随时间作周期性变化的矢量。将相继出现的各瞬间的瞬时向量平移，使箭尾收拢在一点上。对箭头的坐标按时间、空间的顺序加以描记，连接成轨迹，则此轨迹称为空间心电向量环。它是瞬时心电向量的箭头随时间和空间变化的三维空间曲线（箭尾收拢于一点），如图 7-10（b）所示，此曲线描述了瞬时心电向量随时间、空间变化的规律。

2. 心电图　当心肌细胞兴奋时，会发生除极和复极变化，同时也会产生相应变化的动作电流。同理，对于由大量心肌细胞组成的心肌（乃至整个心脏），在出现除极与复极变化时，也会有相应的动作电流产生。这些动作电流经人体组织传导到人体体表，则在人体各部位产生不同的电势。因此，连续测量体表某两位置间的电位差，就可获得一个随时间作周期变化的电位差值，如图 7-11（b）所示。

在 *u-t* 坐标上绘出的这种随心动周期而变化的电势差的时间轴曲线，称为心电图（简称 ECG）。

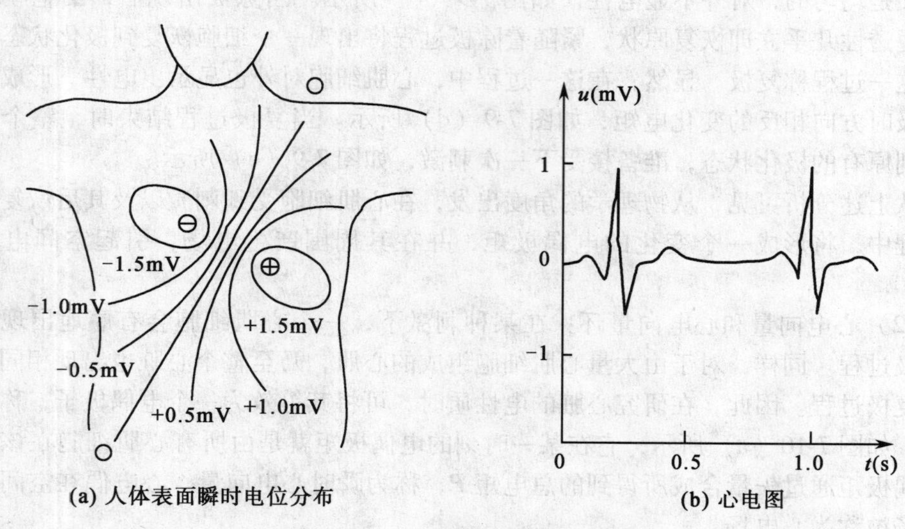

图 7-11　人体心电图

3. 心电图导联　通过电极引导体表电势（电位）与心电图机相连接的电路称为心电图导联。直接取出体表两点间电压加以显示的导联称为标准导联或双极导联。由于电压曲线取决于两点的电位变化，由所显示的心电曲线不能确定是哪一个电极的电位变化，而临床医生常需观察体表一点电位的变化。为此需使一个电极处的电位不变或变化很小，这样测得的电压曲线就只反映另一个电极（探查电极）处电位的变化。满足这一要求的导联称为单极肢体导联。其方法是根据距离电偶极子中心等距离对称三点之电位的代数和为零的道理设计一个中心电端 T，即将安于人体左上肢、右上肢、左下肢三处的电极用导线连接在一起而构成。由于人体并非均匀的容积导体，三个电极处对于心电偶也并非对称等距，为此在三个电极与中心电端 T 之间的联线中分别串接入一高电阻，于是中心电端 T 的电位就接近于零，在临床上即作为体外零电位端，如图 7-12 所示。将心电图机的一个电极与此中心电端 T 相接，而探查电极即可测得该电极探测处体表的电位变化。为了增大心电波形的幅值以易于观察而设计有加压导联。如将探查电极置于胸前，则是单极胸导联。

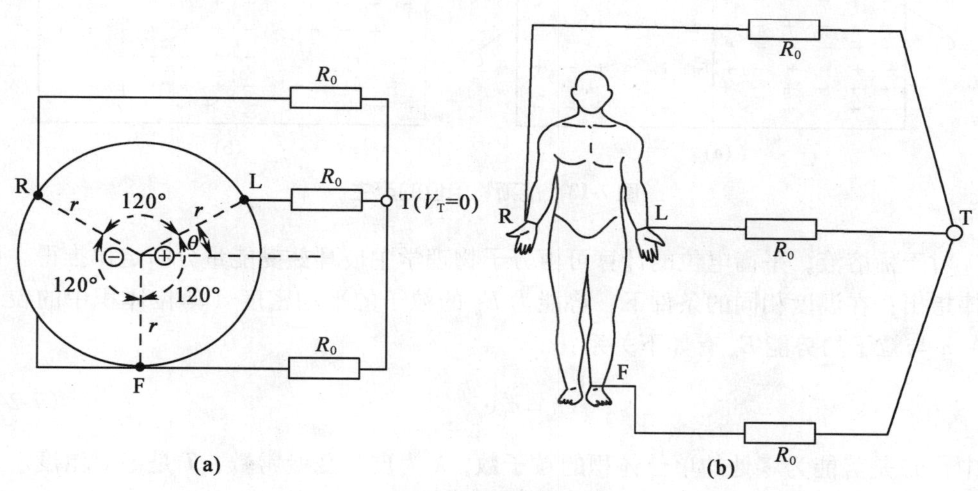

图 7-12　心电导联

心电图的波形反映心肌传导功能是否正常，广泛用于心脏疾病的诊断。例如，心电图中可能存在着心肌传导阻滞的异常信号。若正常的窦房结信号没有传递到心室中，那么，来自房室结的冲动将以 30～50 次/秒的频率控制心跳，其值比正常人的心跳频率（70～80 次/秒）低得多。由于这类心肌传导阻滞可能使病人半残废，埋入一个心脏起搏器就能使病人维持适当的正常生活。心电图通常是由心电图或心脏科的医生来解释，现在也可用计算机分析心电图，还可从示波器荧光屏上连续地显示和监视心电图。

四、生物膜电位

很多动物细胞，其细胞膜内外存在一定的电势差，例如人体神经细胞在不受外界干扰时，细胞内的电势要比细胞外的电势低 90 毫伏左右，这一电势差在生理学上称为静息电位。这种生物膜电位是由于细胞内外液体中离子浓度不同以及细胞膜对不同类型的离子通透性不同引起的。但是当它受到外界干扰时，膜内外的电位将发生变化。

1. 能斯特方程　为了说明静息电位的产生，先考虑一种简单的情况。如图 7-13 所示的容器内有两种浓度不同的 KCl 溶液，由一个半透膜隔开，并假设半透膜只能通过 K^+，而不能通过 Cl^-，左侧的浓度 C_1 大于右侧的浓度 C_2。由于浓度不同，K^+ 将从浓度小的右侧扩散，使得右侧的正电荷逐渐增加，同时左侧出现过剩的负电荷。这些电荷在膜的两侧积聚起来，就形成了一个阻碍 K^+ 继续扩散的电场 E，且随着 K^+ 在膜的右侧积累的增多而增强，当达到平衡时，膜的两侧具有一定电势差，称为平衡电位。

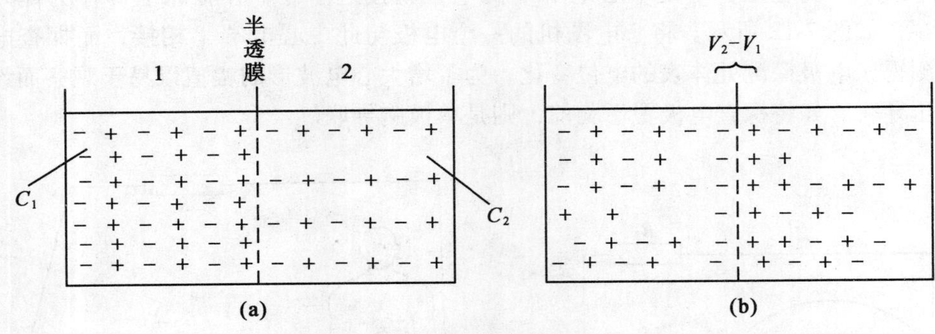

图 7-13　能斯特电位的产生

对于稀溶液，平衡电位的计算可由分子物理学中玻耳兹曼能量分布定律推得。该定律指出：在温度相同的条件下，势能为 E_p 的粒子的平均密度（单位体积中的粒子数）n 与粒子的势能 E_p 有如下关系：

$$n = n_0 e^{-E_p/kT} \tag{7-24}$$

式中，n_0 是势能为零处的单位体积的粒子数，k 为玻耳兹曼常数，T 是绝对温度。设在平衡状态下，半透膜左右两侧的离子密度分别为 n_1 和 n_2，电位为 V_1、V_2，离子的价数均为 Z，电子的电量为 e，则两侧离子的电位能（即电势能）分别为 ZeV_1 和 ZeV_2，代入式（7-24）得

$$n_1 = n_0 e^{-ZeV_1/kT}，\quad n_2 = n_0 e^{-ZeV_2/kT}$$

两式相除后得

$$\frac{n_1}{n_2} = e^{\frac{Ze}{kT}(V_2 - V_1)}$$

对上式两边取以 e 为底的自然对数，有

$$\ln \frac{n_1}{n_2} = \frac{Ze}{kT}(V_2 - V_1)$$

因为离子的密度与浓度成正比，即$\frac{n_1}{n_2} = \frac{C_1}{C_2}$，故上式可改写成

$$V_2 - V_1 = \frac{kT}{Ze}\ln\frac{C_1}{C_2} \tag{7-25}$$

若改写成以 10 为底的常用对数表示，则得

$$V_2 - V_1 = 2.3\frac{kT}{Ze}\lg\frac{C_1}{C_2} \tag{7-26}$$

式（7-25）和式（7-26）称为能斯特方程，给出了半透膜扩散达到平衡时的跨膜电位差与两侧离子浓度的关系。对于负离子，Z 取正；而对于正离子，Z 取负。当 $C_1 > C_2$ 时，$\frac{C_1}{C_2} > 1$，式（7-24）中的对数 $\lg\frac{C_1}{C_2}$ 为正；当 $C_1 < C_2$ 时，$\frac{C_1}{C_2} < 1$，$\lg\frac{C_1}{C_2}$ 为负。可见，式（7-26）计算值的正负，也就是说，C_2 侧的电位是高于 C_1 侧，还是低于 C_1 侧，不仅与离子的正负的有关，而且还与两侧离子浓度比是大于 1 或小于 1 有关。

2. 细胞静息电位　现在运用能斯特方程来讨论细胞静息电位。细胞膜也是一种半透膜，在细胞膜内外存在着一些比较重要的离子，如 Na^+、K^+、Cl^-，它们都可以在不同程度上透过细胞膜扩散。在静息状态下，细胞膜对 K^+ 和 Cl^- 均有较好的通透性，对 Na^+ 的通透性很小，而其他一些离子，例如磷酸根、碳酸根及一些较大的有机离子，不能透过细胞膜，因此在讨论细胞膜内外电位差时不加考虑。表 7-1 列出了轴突内外几种离子的浓度。

表 7-1　轴突内外几种离子的浓度

离子	细胞外液浓度 C_0（$mmol \cdot L^{-1}$）	细胞内液浓度 C_i（$mmol \cdot L^{-1}$）	C_0/C_i	平均电势（mV）
Na^+	145	12	12:1	+67
K^+	4	155	0.026:1	−98
Cl^-	120	4	30:1	−91
（其他）	29	163	0.18:1	

在生理学上通常将细胞膜外的电位 V_0 规定为零，即式（7-26）中的 $V_1 = 0$，这样由能斯特方程计算得到的 V_2 就是以 V_0 为参考电位的细胞膜内的电位 V_i，如果又以膜外离子浓度 C_0 和膜内离子浓度 C_i 分别表示式（7-26）中的 C_1 和 C_2，则能斯特方程（7-26）可写成

$$V_i = 2.3\frac{kT}{Ze}\lg\frac{C_0}{C_i} \tag{7-27a}$$

因为人体的温度 $T = 273 + 37 = 310K$，玻耳兹曼常数为 $k = 1.38 \times 10^{-23} J \cdot K^{-1}$，电子的电量 $e = 1.6 \times 10^{-19} C$，所以上式中的 $2.3 \times kT/e = 0.0615V = 61.5mV$，代入上式得

$$V_i = \frac{61.5}{Z}\lg\frac{C_0}{C_i}\ (mV) \tag{7-27b}$$

如果将表 7-1 中 Na^+、K^+、Cl^- 对应的膜外、膜内离子浓度 C_0、C_i 代入式（7-27b），可分别得各离子膜内相对于膜外的平衡电位：

对于 Na^+，$V_i=\frac{61.5}{1}\lg\frac{145}{12}\approx +67(\text{mV})$

对于 K^+，$V_i=\frac{61.5}{1}\lg\frac{4}{155}\approx -98(\text{mV})$

对于 Cl^-，$V_i=\frac{61.5}{-1}\lg\frac{120}{4}\approx -91(\text{mV})$

根据上面计算的结果，K^+ 的平衡电位应 -98mV，即膜内电位要比膜外低 98mV，实际上测得的值为 -90mV，这是由于细胞膜对 Na^+ 有少许的通透性，有少量的净 Na^+ 离子由膜外进入膜内的结果。从表 7-1 所列的平衡电位值来看，在静息状态下 Cl^- 的流动正好处于平衡，即膜内膜外的双向流恰好抵消，没有净 Cl^- 的流动；而在平衡态时仍有少量的净 K^+ 由膜内流至膜外。为了说明在静息状态下离子的浓度保持不变，必须认为存在着某种机制把流入至膜外的 K^+ 和流入膜内的 Na^+ 运回原处，我们把这种机制称为钠钾泵。“泵”的意思是指这是一种需要消耗能量的主动过程，它的工作原理目前还不十分清楚，有待进一步的研究。

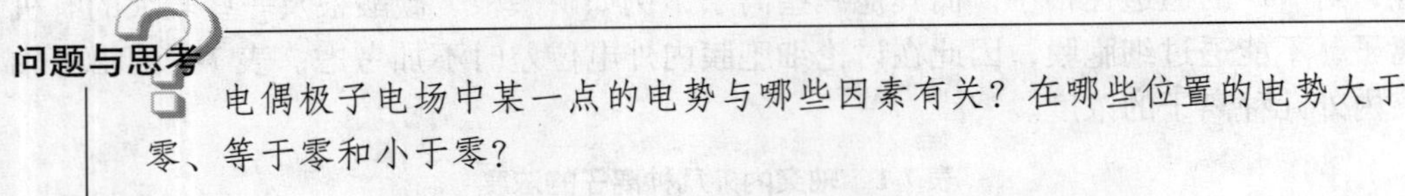

问题与思考

电偶极子电场中某一点的电势与哪些因素有关？在哪些位置的电势大于零、等于零和小于零？

第四节 静电场中的导体与电介质

一、静电场中的导体

把导体放在外加电场中，就金属导体而言，其内部的自由电荷在电场力作用下定向移动，使导体的一端带正电，另一端带负电，如图 7-14 所示。这种现象称为静电感应，导体两端产生的电荷称为感应电荷。

导体内自由电荷的定向运动过程不会持久。因为当导体两端积累了正、负电荷之

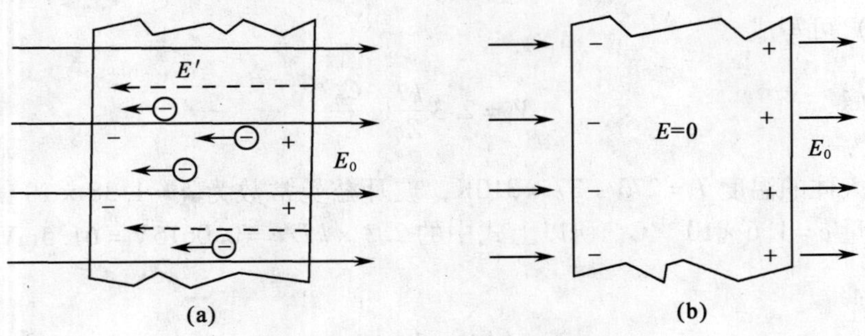

图 7-14 导体的静电平衡

后，它们就产生一个附加电场 $\boldsymbol{E}'$，$\boldsymbol{E}'$ 与外加电场 $\boldsymbol{E}_0$ 叠加的结果，使导体内、外电场发生变化。导体内部 $\boldsymbol{E}'$ 的方向是与外加电场 $\boldsymbol{E}_0$ 反向，如图 7-14（a）所示。当导体两端的正、负电荷积累到一定程度时，$\boldsymbol{E}'$ 与 $\boldsymbol{E}_0$ 大小相等完全抵消，此时导体内部的总电场 $\boldsymbol{E}=\boldsymbol{E}'+\boldsymbol{E}_0$ 处处为零，导体内部和表面的自由电荷均不再移动，导体两端正、负电荷不再增加，如图 7-14（b）所示，这种状态称为静电平衡。由此可见，导体要达到静电平衡的条件是其内部场强处处为零。

从上述导体静电平衡条件，可得出下面几个推论：

（1）导体处于静电平衡状态时，导体内部和表面均无自由电荷做定向移动，这意味着导体内部和表面任意两点间电势差均为零。这就是说导体是个等势体，导体表面是个等势面。

（2）导体处于静电平衡状态时，其表面是等势面，所以表面上任意两点间的电势差 $V_{ab}=0$。这表明，导体处于静电平衡状态时，导体表面上场强 $\boldsymbol{E}$ 处处与表面垂直或者为零。

（3）导体处于静电平衡状态时，导体内部不显带电，即不存在静电荷。静电荷分布在导体的表面上，否则导体内的场强就不为零，导体内自由电子就会发生定向移动，这就不是静电平衡状态。如果没有外电场的影响，导体表面曲率大的地方，电荷分布密，表面曲率小的地方，电荷分布稀疏。尖端处的电荷密度特别大，场强特别强，它会导致周围空气电离而发生尖端放电。

二、静电屏蔽

导体处于静电平衡时，导体内部的场强为零这一特性，在技术上常被用于进行静电屏蔽。如图 7-15（a）所示，把一导体球壳置于外电场中，感应电荷仅分布在球壳的外表面，壳层内和空腔内的场强均为零。这表明，导体壳可以屏蔽外电场。使壳内物体免受外电场的干扰，这称为外屏蔽。若在导体壳内放置带正电（或负电）的物体，如图 7-15（b）所示。虽然静电平衡时，壳层内场强为零，但外表面产生了正（或负）的感应电荷，在空间产生电场，即壳内电荷影响了壳外空间。为使导体壳内电荷不影响外界空间，必须使导体外壳接地，如图 7-15（c）所示。这时外壳表面上

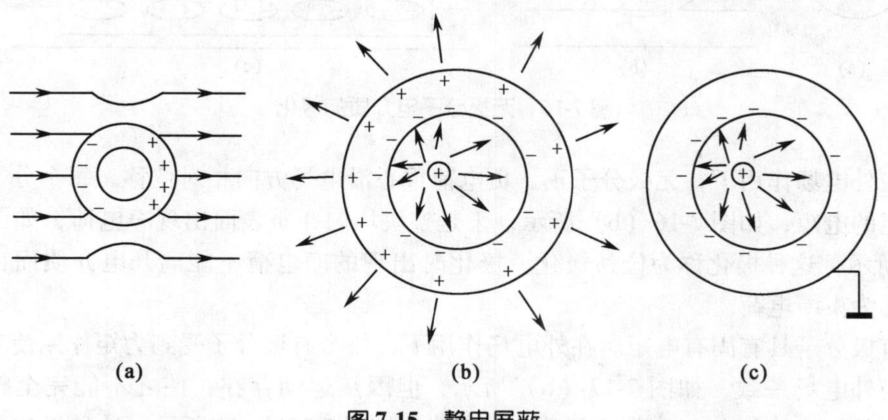

图 7-15　静电屏蔽

的感应电荷将流入地下。图中外壳表面是正电荷，实际上是大地上的自由电子传到外壳表面与正电荷中和，外壳表面不再带电。这表明接地导体空腔内的电荷不会影响外界空间，即接地导体壳层能把它的内外电场隔离开。导体壳层在静电平衡时，能“保护”它的内部空间不受外界电场的影响或它的外部空间不受内部电场的影响，或者两者都不互相影响，这种现象称为静电屏蔽。静电屏蔽现象应用很广。一些精密电子仪器往往放在金属盒内；传送微弱讯号时，使用屏蔽导线；甚至把整套电子测量系统放在铜板或铜丝网制作的屏蔽室内等，都是静电屏蔽现象实际应用的例子。

三、电介质在电场中的极化

在通常条件下电介质是绝缘介质。组成电介质的分子中的电子和原子核结合得很紧，电子处于束缚状态，介质中几乎没有自由电子，因而通常都不能导电。在电场作用下，均匀电介质表面将出现净电荷，非均匀电介质不仅在表面而且在内部将出现净电荷，这种束缚的净电荷称为极化电荷。电介质在电场中产生极化电荷的现象称为电介质的极化。

电介质极化过程可根据电介质的微观结构说明如下：电介质分子是由正、负带电粒子组成的。在远比分子线度大的距离处，分子中全部负电荷所起的作用，可用所谓等效负电荷的单一点电荷来代替。等效负电荷的位置称为该分子的负电荷“重心”。同样，分子也有一个相应的正电荷“重心”。电介质一般可分为两类：一类电介质，例如 H_2、Ne、CH_4 等气体，在没有外电场作用时，每个分子的正、负电荷重心重合，因此分子的电矩为零，对外不产生电场。这类分子称为无极分子，如图 7-16（a）所示。另一类电介质，例如 H_2O、SO_2、NH_3 和有机酸等，在没有外电场作用时，分子中正、负电荷“重心”不相重合，具有不为零的固有电矩，如图 7-17（a）所示，称为有极分子。只是由于热运动使分子电矩的取向杂乱无章，对外不显电性。

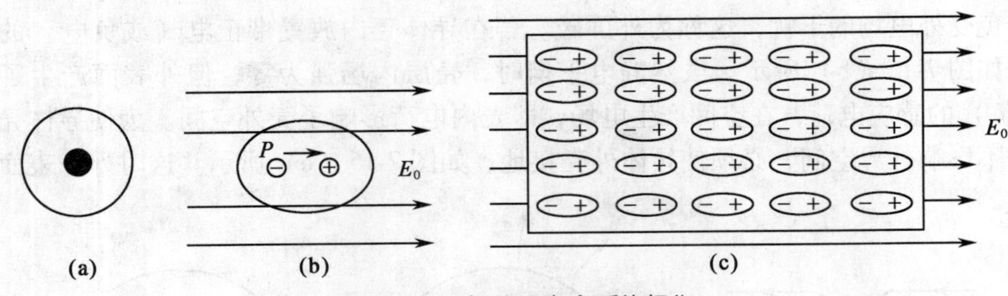

图 7-16　无极分子电介质的极化

在外电场作用下，无极分子正、负电荷重心沿电场方向相对位移，每个分子产生了一定的电矩，如图 7-16（b）所示，于是整块均匀介质表面出现净电荷，如图 7-16（c）所示，这种极化称为位移极化。极化时出现的净电荷不能离开电介质而自由移动，称为束缚电荷。

有极分子具有固有电矩。在外电场作用下，每个有极分子受到力矩作用使其电矩趋于与外电场一致，如图 7-17（b）所示，但因热运动存在，使之不能完全整齐排列。于是整块均匀电介质表面出现束缚电荷，如图 7-17（c）所示。这种极化称为转向极化。有极分子被转向极化的同时也存在位移极化，但其作用比转向极化弱。

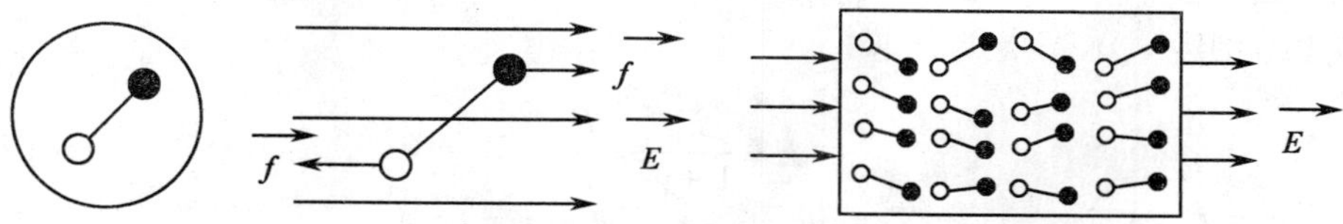

图 7-17　有极分子电介质的极化

上述两类电介质的极化过程虽有不同，但其宏观效果一样，因此对电介质极化作宏观描述时，无需区别两类极化。

电介质极化，除了出现束缚电荷外，另一个主要标志是电介质体元内分子电矩的矢量和$\sum P_i$不再等于零。为了定量反映电介质的极化程度，我们取单位体积内分子电矩的矢量和$\boldsymbol{P}=\lim\limits_{\Delta V\to 0}\left(\dfrac{\sum \boldsymbol{P}_i}{\Delta V}\right)$作为量度电介质极化程度的物理量，称为极化强度矢量。$\boldsymbol{P}$越大，电介质极化程度越高；反之，极化程度越低。在国际单位制中，$\boldsymbol{P}$的单位是$\mathrm{C\cdot m^{-2}}$，与电荷面密度的单位相同。电介质中任一点的极化程度应由该点的总场强$\boldsymbol{E}$及介质性质决定。实验表明，对于各向同性均匀介质，$\boldsymbol{P}$与$\boldsymbol{E}$成正比，且方向相同，即

$$\boldsymbol{P}=\chi_e\varepsilon_0\boldsymbol{E} \tag{7-28}$$

式中χ_e称为电极化率，它只与各点电介质的性质有关，是介质材料的属性。

四、电介质中的电场强度

电介质极化后出现的束缚电荷要产生电场，它将影响场中原来的场强分布，改变原来的电场。下面以充满各向同性的均匀电介质平行板电容器为例进行讨论。

设平行板电容器的极板面积为S，极板上带有自由电荷$\pm Q_0$，其电荷面密度$\sigma_0=\pm Q_0/S$，自由电荷产生的场强$E_0=\dfrac{\sigma_0}{\varepsilon_0}$，$\boldsymbol{E}_0$的方向如图 7-18 所示。

放入电介质后，由于电介质是均匀的，故在外电场$\boldsymbol{E}_0$的作用下介质极化时只产生面束缚电荷$\pm Q'$，束缚电荷面密度$\sigma'=\pm Q'/S$，束缚电荷产生的场强$E'=\dfrac{\sigma'}{\varepsilon_0}$，其

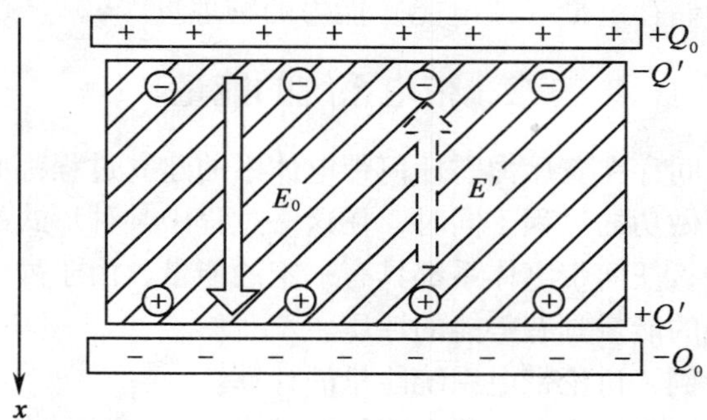

图 7-18　电介质中的电场

方向与 $\boldsymbol{E}_0$ 相反。若取 x 轴正向表示介质中总场强 $\boldsymbol{E}$ 的方向，则电介质中总场强的大小为 $E=E_0-E'$。

可以证明

$$E=\frac{E_0}{1+\chi_e}=\frac{E_0}{\varepsilon_r} \tag{7-29}$$

式中 $\varepsilon_r=1+\chi_e$，称为电介质的相对介电常数，由电介质的性质决定。乘积 $\varepsilon=\varepsilon_r\varepsilon_0$ 称为电介质的介电常数，具有与 ε_0 相同的单位。式（7-29）表示：静电场中充满均匀电介质时，其场强大小减为真空时场强 E_0 的 $1/\varepsilon_r$。显然，场强的减弱是由于电介质极化的影响所致。电容器充满电介质时，如极板上电荷量不变，由于两极板间场强减为真空时的 $1/\varepsilon_r$，因而其电容增大 ε_r 倍。点电荷电场中充满各向同性的均匀电介质时，场中任一点的场强和电势均减为真空中的 $1/\varepsilon_r$。

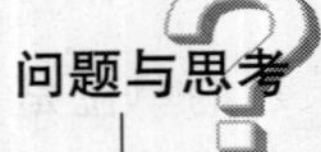
问题与思考

为什么在通信电缆外面要包一层金属网或金属壳？它的作用是什么？

第五节　静电场的能量

一、电　　容

能够储存电能量，彼此绝缘而又靠近的导体系统称为电容器。通常电容器是由两个彼此接近而又隔离的导体构成，它们分别称为电容器的两个极板。电容器经过充电后使两导体极板分别带有等量异号电荷 $+Q$ 与 $-Q$，它们之间将形成电势差 U，电容器所带电量 Q 与电势差 U 的比值，称为电容器的电容，记作 C，即

$$C=\frac{Q}{U} \tag{7-30}$$

上式中的 Q、U 均取正值。在国际单位制中，电容的单位是法拉，记为 F，即当 $Q=1\text{C}$，$U=1\text{V}$ 时，电容器的电容 $C=1\text{F}$。电容器是储存电量（或电能）的装置，而电容则是表示电容器储存电量（或电能）能力的物理量。

二、带电系统的能量

由于同种电荷之间存在着斥力，任何带电体系的建立过程都必然是外力克服电荷之间的相互作用力而做功的过程。同时，在这一过程中某种形式的能量将转换成为带电体系的能量。因此，任何带电体系都具有一定的能量，由于静电场力所做的功与路径无关，所以静电场的能量具有势能的性质。

下面以电容器为例，讨论带电系统能量的计算。

电容器是个储能器件，充电时将电能储存其中，放电时再将电能转化为其他形式的能。一个电容器所储存的能量可以用在其整个放电过程中电场力所做的功来量度。

当电容器放电时，电场力将正电荷从高电势的正极板移到低电势的负极板。在此做功过程中两极板间的电势差逐渐降低，电容器的能量将随之逐渐释放。两极板间的电势差为 U，电场力将正电荷 q 由正极板移至负极板时，电场力做正功 $A=Uq=-W$，但 $U=\frac{q}{C}$，因此，$W=-\frac{q^2}{C}$。对于放电的全过程，电容器所释放的总能量为

$$W=\frac{1}{2}\frac{Q^2}{C}=\frac{1}{2}CU^2=\frac{1}{2}QU \tag{7-31}$$

式中，Q 为放电开始时任一极板所带的总电量，U 为放电前两极板间电势差。无论电容器的结构如何变化，式（7-31）的结论总是成立的。

三、静电场的能量

电容器充电后具有能量，那么这些能量是带电体所具有的，还是带电体所形成的电场所具有的呢？这些电能储存在哪儿？是储存在极板上，还是储存在极板间的电场中？对于这些问题的回答，如果只局限于静电场范围是难于解决的，因为电场总是随电荷而存在的，无法用实验证明电能究竟是以哪种方式储存的。只有到电磁波发现以后，知道电磁场能可以脱离电荷而存在，并可实现空间传递，这才判明了电能是储存在电场中的。我们分析上述能量公式。

由 $E=\frac{Q}{\varepsilon S}$，移项得 $Q=\varepsilon SE$，又 $U=Ed$，代入式（7-31）得

$$W=\frac{1}{2}QU=\frac{1}{2}\varepsilon E^2 Sd \tag{7-32}$$

令电容器两极板间空间的体积 $Sd=V$，若不考虑边缘效应，V 即为电容器电场所占有的体积，代入上式，得

$$W=\frac{1}{2}\varepsilon E^2 V \tag{7-33}$$

电容器的能量与场强的平方及电场的体积成正比，这也说明了电能 W 是电场所具有的，并储存在空间电场中，而不是集中在极板上的场源电荷处，所谓带电体系的能量或电容器的能量，实质上是这一体系所建立的电场能量。

高压静电疗法的临床应用

高压静电疗法是利用静电场作用于机体以达到治疗作用的一种全身性疗法，也称为电位治疗，它是利用高压静电场来调节机体血液酸碱平衡，促进新陈代谢，从根本上提高人体免疫力和对疾病的抵抗力，消除、缓解患者的临床症状，使各器官逐渐恢复正常功能。

机体在高压静电场中可产生静电感应及极化现象，所以人体中水分、电解质、胶体分散物质在各组织细胞间的活动无疑将会引起一系列生物、物理、化学的变化，从而提供在治疗时改善病理生理过程的可能性。

空气离子流对机体的导入在治疗时患者感到有微风吹拂的感觉，类似对皮肤感受器的一种微细按摩刺激的反应，从而降低该处的痛觉。

治疗过程中，适宜的火花放电时的声、光刺激，对患者有暗示作用，可引起局部强烈的血管反应，升高皮温，促进代谢，降低感觉神经的兴奋性。

通过以上治疗因素作用于机体：①可降低大脑皮质的兴奋性，加强其抑制过程，产生镇静安眠的作用，尤其是植物神经系统对静电敏感，适宜剂量可使紊乱的功能恢复正常，可使周围末梢感觉神经的兴奋降低，提高痛阈，有轻度止痛效果；②对血压有调节作用；③能促进组织的新陈代谢过程，治疗后可使体温微升，尿中代谢产物数量增加，食欲改善，体重增加。所以静电治疗是一种很好的理疗方法，在适宜剂量的“良性”刺激作用下，对机体有强壮、补益的效果。

思考题与习题七

7-1 根据库仑定律，当两个点电荷挨得很近时，它们之间的作用力如何变化？

7-2 一弹性皮球表面上均匀分布着负电荷，在其被吹大的过程中，球内、外的电场强度与电势如何变化？

7-3 点电荷的电势能与哪些因素有关？

7-4 在均匀电场中，作一边长为 a 的正方形，使正方形的法线方向与场强 $\boldsymbol{E}$ 的方向夹角为 θ，求通过这一正方形的电通量。

7-5 试证明电偶极子在其轴线的中垂线上产生电势代数和为零。

7-6 在某一细胞中，Cl^- 在37℃时的平衡电位为 -80mV，如果在细胞外 Cl^- 浓度为110mol·m^{-3}，那么 Cl^- 在细胞内的浓度是多少？

7-7 真空中两个面积为 S 的平板平行放置，相距 a，带电量分别为 $+Q$、$-Q$，求两板间储存的电场能量是多少？

（彭友霖）

第八章

电流与电路

大量可以自由移动的电荷的定向移动形成电流。大小和方向随时间变化的电流称为交变电流（alternating current）。大小和方向都不随时间变化的电流称为稳恒电流（steady current）。许多生命活动常伴随着电流的产生。本章主要讨论稳恒电流的性质、规律及其在医学上的应用。

第一节　电流与电流密度

一、电　　流

电荷流动形成电流。在宏观范围内，电流就是大量电荷的定向运动。要想在物体内部产生电流必须满足两个条件：①物体内部必须存在可以自由移动的带电粒子即载流子；②物体内部必须存在电场。大量载流子在电场作用下作定向移动便形成电流。含有大量载流子的物体称为导体（conductor）。

金属导体中的载流子是自由电子。金属中存在大量自由电子，当金属导体处在电场中时，自由电子因电场力而作定向运动，从而形成金属导体中的电流。酸、碱、盐等电解质溶液中的载流子是正离子和负离子，当电解质溶液处在电场中时，正、负离子因受电场作用而分别向相反的方向作定向运动，从而形成电解质溶液中的电流。半导体材料中的载流子是电子和带正电的空穴，电子或空穴在电场作用下的定向移动形成半导体中的电流。

在一定的电场中，正、负电荷总是沿着相反的方向运动，由于负电荷的定向移动所引起的电量输运与等量的正电荷作相反方向的定向移动所引起的电量输运等效，所以人们习惯上把电流看成是带正电的载流子的定向流动所形成的，并规定正电荷流动的方向为电流的方向。

电流的强弱用电流 I 来描述，我们把单位时间内通过导体的任一横截面的电量称为电流（electric current）。对于稳恒电流，如果在 Δt 时间内通过导体的任一横截面

的电量是 ΔQ，则电流为

$$I=\frac{\Delta Q}{\Delta t} \tag{8-1}$$

对于交变电流，电流随时间变化，因而某一时刻 t 的电流应为

$$i=\lim_{\Delta t\to 0}\frac{\Delta Q}{\Delta t} \tag{8-2}$$

电流是标量，在国际单位制中，电流的单位是安培（A）。安培是国际单位制中 7 个基本单位之一。

二、电 流 密 度

在通常的电路问题中，我们只要知道流经导线的电流就可以了，不必考虑电流在导线中的分布情况。但在大块导体（如容器中的电解液、人体的躯干等）中，各处电流的大小和方向可能不同（这类导体称为容积导体），因而仅有电流的概念是不够的，还必须引入能够描述电流分布的物理量——电流密度（current density）矢量 $\boldsymbol{J}$。

导体中某点处的电流密度的大小为通过该点处垂直于电流方向的单位截面积的电流，其方向为该点电流流动的方向。

如图 8-1 所示，在导体中某点处取一与电流方向垂直的横截面积 ΔS，通过 ΔS 的电流为 ΔI，则电流密度大小定义为

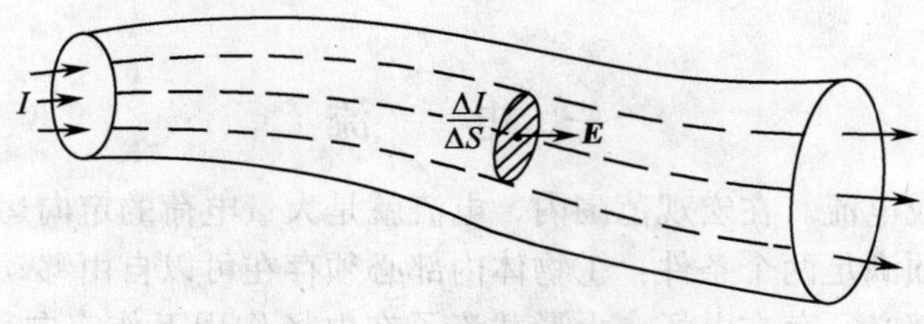

图 8-1　电流密度矢量

$$J=\lim_{\Delta S\to 0}\frac{\Delta I}{\Delta S} \tag{8-3}$$

在国际单位制中，电流密度的单位是安培·米$^{-2}$（$\mathrm{A\cdot m^{-2}}$）。电流密度是描述电流分布的最基本的物理量。

因为导体中的电流是由大量载流子的定向“漂移”运动形成的，所以导体中各点的电流密度 $\boldsymbol{J}$ 与载流子的数密度（单位体积内的载流子个数）以及载流子定向漂移速度有关。假设导体中存在一种正电荷载流子，以 n 表示导体中单位体积内载流子的数目，Z 表示载流子的价数，$\boldsymbol{u}$ 表示载流子在电场力作用下的漂移速度，则在 Δt 时间内通过截面 ΔS 的电量为 $\Delta Q=Zenu\Delta S\cdot\Delta t$ 或 $\Delta I=Zenu\Delta S$，根据电流密度的定义

$$J=\lim_{\Delta S\to 0}\frac{\Delta I}{\Delta S}=Zenu \tag{8-4}$$

上式说明电流密度的大小等于导体中载流子的密度数、载流子的电量与载流子的

漂移速度的乘积，其方向与正电荷的漂移速度方向一致。由于电流密度$\boldsymbol{J}$和平均漂移速度$\boldsymbol{u}$都是矢量，在载流子带正电的情况下，电流密度$\boldsymbol{J}$与漂移速度$\boldsymbol{u}$方向相同，故上式可以写成矢量式

$$\boldsymbol{J} = Zen\boldsymbol{u} \tag{8-5}$$

三、欧姆定律的微分形式

实验表明，在稳恒条件下，通过一段导体的电流I和导体两端的电压U成正比，即

$$I = \frac{U}{R} \tag{8-6}$$

这一结论称为欧姆定律（Ohm's law）。其中比例系数R称为导体的电阻（resistance），由导体的性质和几何形状所决定。在国际单位制中，电阻的单位为欧姆（Ω），$1\Omega = 1\text{V} \cdot \text{A}^{-1}$。电阻的倒数称为电导（conductance），用G表示，即

$$G = \frac{1}{R} \tag{8-7}$$

在国际单位制中，电导的单位是西门子（S），$1\text{S} = 1\Omega^{-1}$。对于一定材料制成的横截面均匀的导体，其电阻R与长度l成正比，与横截面积S成反比，即

$$R = \rho \frac{l}{S} \tag{8-8}$$

式中的比例系数ρ决定于导体的性质，称为该种导体的电阻率（resistivity）。在国际单位制中，电阻率的单位为欧姆·米（Ω·m）。不同的材料具有不同的电阻率，各种材料的电阻率都随温度的不同而变化。金属导体的电阻率都随温度的升高而增大，而半导体和绝缘体的电阻率则随温度的升高而减小。电阻率的倒数称为电导率（conductivity），用γ表示，即

$$\gamma = \frac{1}{\rho} \tag{8-9}$$

在国际单位制中，电导率的单位为西门子·米$^{-1}$（$\text{S} \cdot \text{m}^{-1}$）。

若电流不均匀，必须对导体内部的导电情况进行细致描述。在通有电流的导体中取一个极小的圆柱体元，如图8-2所示，设其长为Δl，横截面积为ΔS，圆柱体元两端的电势分别为V和$V+\Delta V$，圆柱体元轴线沿着该点电场强度的方向。由于圆柱体

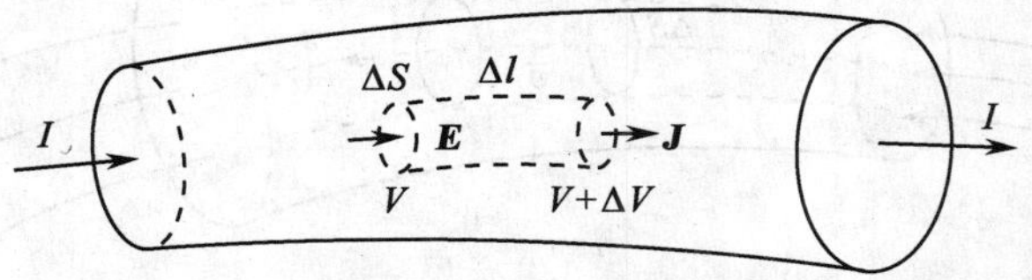

图8-2　欧姆定律的微分形式

元很小，其中的 $\boldsymbol{J}$、$\boldsymbol{E}$ 以及 ρ 都可以认为是均匀的。根据欧姆定律，通过截面 ΔS 的电流为

$$\Delta I=\frac{V-\ (V+\Delta V)}{R}=-\frac{\Delta V}{R} \tag{8-10}$$

圆柱体元的电阻可表示为 $R=\rho\dfrac{\Delta l}{\Delta S}$，代入上式，可得

$$\Delta I=-\frac{\Delta V}{R}=-\frac{1}{\rho}\cdot\frac{\Delta V}{\Delta l}\cdot\Delta S$$

有

$$\frac{\Delta I}{\Delta S}=-\frac{1}{\rho}\cdot\frac{\Delta V}{\Delta l}$$

根据场强与电势的关系 $E=-\dfrac{\Delta V}{\Delta l}$，得

$$\frac{\Delta I}{\Delta S}=\gamma E$$

已知$\dfrac{\Delta I}{\Delta S}$为电流密度的大小，电流密度的方向为正电荷运动方向，与电场强度 $\boldsymbol{E}$ 方向相同，因此可将上式写成矢量式

$$\boldsymbol{J}=\gamma\boldsymbol{E} \tag{8-11}$$

此式称为欧姆定律的微分形式，它表明导体中任一点的电流密度矢量的大小等于该点的电导率与电场强度的乘积，其方向与该点电场强度方向一致。故导体中电流密度矢量与电场强度矢量是一种正比关系，这种关系对稳恒电场和非稳恒电场都适用。欧姆定律微分形式表达了导体中电场和电流分布之间的逐点的细节关系，比积分形式的欧姆定律在研究和解决问题的过程中具有更深刻的意义。

四、金属与电解质的导电性

1. 金属的导电性　金属导体中的载流子是自由电子，金属导电实际上就是金属中的自由电子沿逆着电场方向的定向移动。如图 8-3 所示，在金属导体中，取微小横截面积 ΔS，令其法线与电场方向平行，设导体中自由电子的密度为 n，平均漂移速率为 $\bar{v}$，每个电子所带的电量为 e，则在 Δt 时间内自由电子所走过的距离为

$$\Delta l=\bar{v}\cdot\Delta t$$

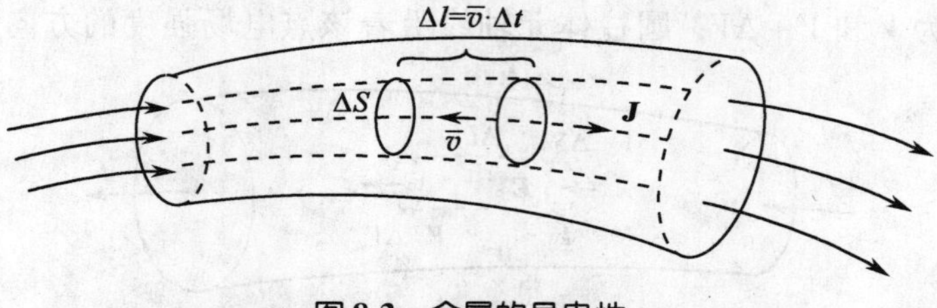

图 8-3　金属的导电性

在 Δt 时间内通过横截面 ΔS 的电量为

$$\Delta q = ne \cdot \Delta S \cdot \Delta l = ne\,\bar{v} \cdot \Delta S \cdot \Delta t$$

所以

$$\Delta I = \frac{\Delta q}{\Delta t} = ne\,\bar{v} \cdot \Delta S$$

根据电流密度的定义可知

$$J = ne\,\bar{v} \tag{8-12}$$

电流密度可写成如下的矢量形式：

$$\boldsymbol{J} = -ne\,\bar{\boldsymbol{v}} \tag{8-13}$$

式中的负号表示电流密度的方向与电子漂移运动的方向相反。此式表明，金属导体中的电流密度与该导体的自由电子密度、自由电子的平均漂移速度成正比。

例 8-1 在横截面积为 2.0mm^2 的铜导线中通过 5.0A 的电流，设铜线的电子密度 $n = 8.4 \times 10^{28}\text{m}^{-3}$，求导线中自由电子的平均漂移速度的大小。

解： 铜导线中电流密度的大小

$$J = \frac{I}{S} = \frac{5.0}{2.0 \times 10^{-6}}\text{A} \cdot \text{m}^{-2} = 2.5 \times 10^{6}\text{A} \cdot \text{m}^{-2}$$

所以自由电子的平均漂移速度的大小

$$\bar{v} = \frac{J}{ne} = \frac{2.5 \times 10^{6}}{8.4 \times 10^{28} \times 1.6 \times 10^{-19}}\text{m} \cdot \text{s}^{-1} = 1.9 \times 10^{-4}\text{m} \cdot \text{s}^{-1}$$

由此可见，电子的漂移速度是十分缓慢的。

问题与思考

在通常情况下，导体中电子的漂移速率很小，为什么电键接通后，电灯却亮得很快？

2. 电解质的导电性　在人体内部的导电过程中，电解质溶液的导电占重要地位。电解质导电的性质与金属导体有着本质的不同。电解质溶液中的载流子是正、负离子。在无外电场时，所有的离子都作无规则的热运动，所以不形成宏观电流。有外电场时，电解质中的正、负离子在电场力作用下作定向迁移而形成电流。当有电流通过电解质时常常伴随有化学反应。

离子在电解质溶液中作定向运动时，除受到电场力 $Ze \cdot E$（Z 是离子价数，e 是电子电量）作用外，还要受到周围介质的阻力，这种介质阻力主要是由于离子在运动过程中经常被溶剂分子包围，形成较大粒子，对离子的运动造成困难。速度不太大时，这个阻力与离子的定向运动速度成正比，方向与离子定向运动方向相反。正离子的运动方程为

$$m_{+}\boldsymbol{a}_{+} = Ze\boldsymbol{E} - k_{+}v_{+}$$

式中 m_{+}、$\boldsymbol{a}_{+}$、k_{+}、v_{+} 分别为正离子的质量、加速度、阻力系数和定向迁移运动速

度。由于阻力与运动速度成正比，随着正离子迁移运动速度的增加，其加速度随之减小，直到阻力和电场力相等，正离子便以某个恒定速度漂移，正离子漂移速度的大小可由下式求得：

$$ZeE - k_+ v_+ = 0$$

即

$$v_+ = \frac{ZeE}{k_+} = \mu_+ E \tag{8-14}$$

同样，负离子漂移速度的大小为

$$v_- = \frac{ZeE}{k_-} = \mu_- E \tag{8-15}$$

式中，k_+、k_-分别为正、负离子在电解质中的阻力系数，μ_+和μ_-为正、负离子的迁移率。电解质溶液中离子的加速过程是极其短暂的，可以认为离子基本上以漂移速度运动。

电解质溶液中的电流是由正、负离子迁移产生的，设单位体积中的正、负离子数均为n，则总电流密度等于沿电场方向迁移的正离子和逆电场方向迁移的负离子所产生的电流密度之和，即

$$J = J_+ + J_- = Zenv_+ + Zenv_-$$

亦即

$$J = Zen(v_+ + v_-)$$

将v_+和v_-的值代入上式，得

$$J = Zen(\mu_+ + \mu_-)\ E \tag{8-16}$$

式中，$Zen(\mu_+ + \mu_-)$是和电解质溶液性质有关的物理量。将式（8-16）与欧姆定律的微分形式对比可知，电解质溶液的电导率

$$\sigma = Zen(\mu_+ + \mu_-)$$

上式表明，电解质的电导率与单位体积中的离子数目、离子的带电量及正、负离子迁移率之和成正比。对于一定温度下一定浓度的电解质，n、Ze、μ_+和μ_-均为常量。可见电解质中的电流密度正比于电场强度，即电解质的导电也遵从欧姆定律。表8-1 所列为水溶液中某些离子的迁移率。

表 8-1　水溶液中某些离子的迁移率（18℃）

离子	迁移率（$m^2 \cdot s^{-1} \cdot V^{-1}$）	离子	迁移率（$m^2 \cdot s^{-1} \cdot V^{-1}$）
H^+	3.263×10^{-7}	OH^-	1.80×10^{-7}
K^+	6.69×10^{-8}	Cl^-	6.8×10^{-8}
Na^+	4.50×10^{-8}	NO^-	6.2×10^{-8}
Ag^+	5.6×10^{-8}	SO_4^{2-}	6.8×10^{-8}
Zn^{2+}	4.8×10^{-8}	CO_3^{2-}	6.2×10^{-8}
Fe^{3+}	4.6×10^{-8}		

3. 电泳　电渗

（1）电泳：悬浮或溶解在电解质溶液中的带电微粒在外加电场作用下迁移的现象称为电泳（electrophoresis）。这些微粒可以是细胞、病毒、球蛋白分子，也可以是合成的粒子。不同粒子的分子量不同，体积不同，带电量不同，因此在电场作用下的迁移速度一般是不相同的。定量地研究它们在电场作用下的漂移速度，或者利用它们漂移速度的不同把样本中的不同成分分开，这已成为生物化学研究、制药以及临床检验的常用手段。例如，血浆中含有血清蛋白、球蛋白、纤维蛋白原等，利用电泳技术可以把这几种物质成分分开，有利于分别对它们的结构及内容进行分析。比较精细的电泳技术可以把人体血浆中多至四十种的蛋白质分开。

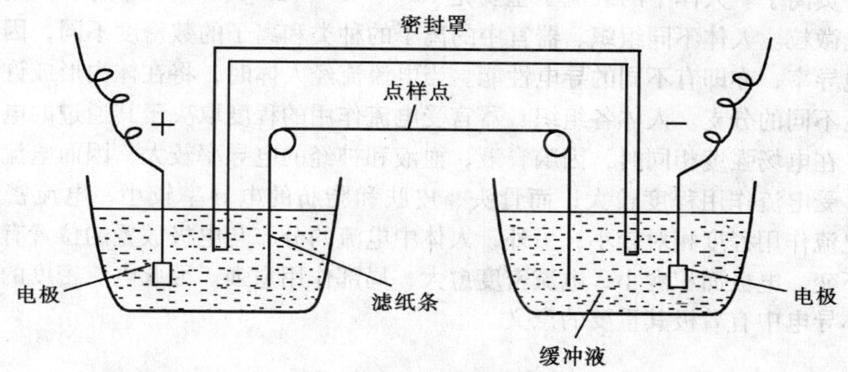

图 8-4　水平式纸电泳装置

电泳技术发展较快，方法和种类也很多，其中纸电泳就是一种应用较广、分离效果较好的电泳方法。所谓纸电泳是指用纸作为支持介质的电泳方法，普通的层析纸就适用于电泳。图 8-4 是水平式纸电泳的结构示意图，它由直流电源和电泳槽两大部分构成。直流电源需提供稳定的输出电压、电流和功率；电泳槽一般包括电极（由碳棒或铂片组成）和缓冲液槽、电泳介质的支架和透明的绝缘密封盖等部分。两个电极和滤纸的两端分别放在盛有缓冲液的两个槽内，待滤纸全部润湿后，将少许标本滴在滤纸上，之后接通电源。在电场的作用下，标本中的带电粒子开始移动。经过一段时间后，由于不同成分的迁移速度不同，它们之间的距离逐渐拉开。最后把滤纸烘干，进行染色，根据染色的深浅就可求得测量样本中各种成分的浓度和所占比例。

（2）电渗：液体在电场作用下通过毛细血管或微孔的现象称为电渗（electroosmosis）。可以利用图 8-5 所示的装置观察电渗现象。U 型管内盛有一定量的水，管的底部放置含有大量由微孔物质（如火棉胶、羊皮纸等）制成的膜，其微孔壁带负电，微孔中的水带正电。当通过电极在管两侧的水之间加直流电压时，水将由正极侧通过多孔物质流向负极侧，直到负极侧比正极侧高出的水柱足以阻止水继续流动为止。

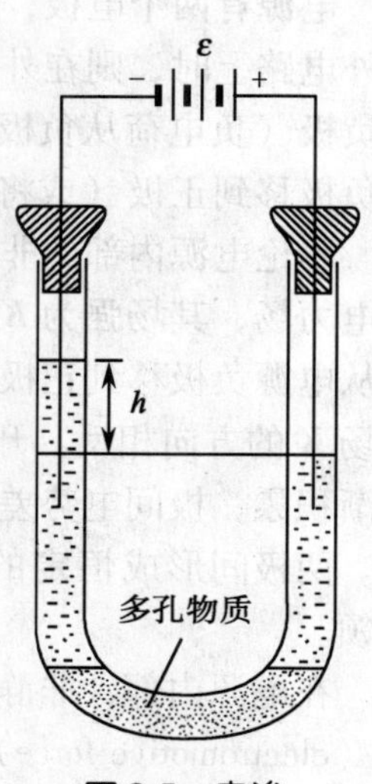

图 8-5　电渗

若微孔壁带正电，则微孔中水带负电，此时将发生相反方向的电渗现象。

酸可使带负电的微孔壁负电性减弱，使带正电的微孔壁正电性增强。碱则具有相反的效应。盐类也能改变微孔壁与液体之间的相对电荷。当微孔壁与流动液体间的相对电荷改变时，电渗效应随之发生变化。

生物组织膜也是含有大量微孔的结构。在直流电作用下，含有离子的流动液体也能产生通过组织膜的电渗效应。

五、电流密度在人体导电中的意义

在人体内部的导电过程中，电解质溶液的导电占重要地位。电解质溶液中的载流子是正、负离子。人体中的载流子主要是 Na^{+}、K^{+}、Ca^{2+}、Mg^{2+} 等离子，此外还有各种带电微粒。人体不同组织、器官中的离子的种类和离子的数密度不同，因而有着不同的电导率，亦即有不同的导电性能。当电流流经人体时，将在体内形成许许多多电流密度不同的分支。人体各组织、器官受电流作用的程度取决于其通过的电流密度的大小。在电场强度相同时，因脑脊液、血液和神经的电导率较大，因而电流密度相对较大，受电流作用程度较大；而骨头、皮肤和脂肪的电导率较小，电流密度亦较小，受电流作用程度相对较小；另外，人体中电流的分布与电极放置的位置有关，治疗电流不变，电极面积愈小，电流密度愈大，局部作用愈强。因此电流密度的概念在研究人体导电中有着极其重要的意义。

第二节　含源电路的欧姆定律　基尔霍夫定律

一、电源电动势

电源是一种把其他形式的能转变为电能的装置。例如化学电池(干电池、蓄电池等)把化学能变为电能,热电偶将热能转变为电能,原子电池将核辐射能变为电能等。

电源有两个电极，电势高的电极为正极，电势低的为负极。把电源的正、负极接到外电路上时，则在外电路导体中产生电场，形成电流。在外电路，正电荷从正极移至负极（负电荷从负极移至正极），电源输出电能。在电源内部，非静电力把正电荷从负极移到正极（或将负电荷从正极移到负极），使电荷的流动形成闭合循环。

不论电源内部的非静电力的本质是什么，我们都可以假设在电源内部存在一个非静电力场，其场强为 $\boldsymbol{K}$，对电荷 q 具有作用力 $q\boldsymbol{K}$。假设在此非静电力作用下，正电荷从电源负极移到正极，两极间产生电势差，则电源内部形成电场 $\boldsymbol{E}$，其方向与非静电场 $\boldsymbol{K}$ 的方向相反。开始时 $\boldsymbol{E}$ 较小，非静电力场 $\boldsymbol{K}$ 起主导作用。随着两极处电荷的逐渐积累，极间电势差和静电场场强逐渐增大。当 $\boldsymbol{E}$ 与 $\boldsymbol{K}$ 大小相等时，达到动态平衡。两极间形成恒定的电势差。该电势差的高低决定于电源内部非静电力做功的本领。

在电源内部，非静电力把单位正电荷从负极移到正极所做的功，称为电源的电动势（electromotive force），用 ε 表示

一个电源的电动势是表征该电源将其他形式的能变为电能的本领大小的物理量，

它与是否接通外电路没有关系。

电动势是标量。习惯上为便于应用，常给它规定一个方向，即由负极经电源内部指向正极。电动势的单位与电势的单位相同，也是伏特（V）。

由前面的讨论可知，电源开路（即不接通外电路），两极间产生恒定电势差 $U=V_{+}-V_{-}$ 时，$\boldsymbol{K}=-\boldsymbol{E}$，从而有 $\varepsilon=U$，即电源电动势等于电源开路时两极间的电势差。

当外电路接通后，电荷在外电路流动形成电流，电源内部的平衡被破坏，非静电力又开始向正极输送正电荷，内电路出现电流，很快便达到一个新的平衡：外电路的电流等于内电路的电流。这时在电源内部 $\boldsymbol{K}>-\boldsymbol{E}$，$\varepsilon>U$，即接通外电路时电源两极间的电势差小于电源电动势。

二、一段含源电路的欧姆定律

从整个电路中取出一段含有几个电阻和电源的电路，称为一段含源电路。注意，对于从多回路电路中取出的一段含源电路，其各部分的电流可能是不相同的。例如，如图 8-6 所示电路的 AE 段，其中 AC 部分与 CE 部分的电流就不相同。

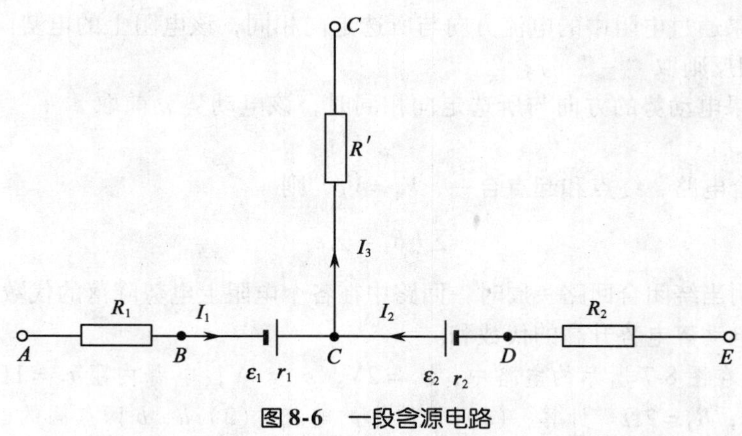

图 8-6　一段含源电路

在稳恒电流条件下，电路上各点的电势值是确定的，每一元件两端的电势差也是恒定的。求电路中两点的电势差就是求两点间的电势降落，因此沿着选定的研究走向，当通过某一元件时发生电势降落，则电势降落值记为正数，若发生电势升高，则电势降落值记为负数，把它看作负的电势降落。例如要计算 A 点与 B 点的电势差 V_A-V_B，选取从 A 到 E 的走向。当电流 I_1 通过电阻 R_1 时产生电势降落，因而在电阻 R_1 上的电势降落记为 I_1R_1，则 A 点与 B 点的电势差为

$$U_{AB}=V_A-V_B=I_1R_1$$

当通过电源 ε_1 时，由于研究走向由负极指向正极，在电源上发生电势升高，则在电源 ε_1 上的电势降落要记为 $-\varepsilon_1$。同理在内电阻 r_1 上发生电势降 I_1r_1，因此 B 点与 C 点间的电势差为

$$U_{BC}=V_B-V_C=I_1r_1-\varepsilon_1$$

将上述两式相加，则得 A 点与 C 点的电势差

$$U_{AC} = V_A - V_C = I_1R_1 + I_1r_1 - \varepsilon_1$$

照此推算下去，则 A 点与 E 点的电势差为

$$U_{AE} = V_A - V_E = (I_1R_1 + I_1r_1 - I_2r_2 - I_2R_2) - (\varepsilon_1 - \varepsilon_2)$$

注意到在上式第一个括号内 I_1 的指向与走向相同，I_1R_1、I_1r_1 项前取正号；I_2 的指向与走向相反，I_2R_2、I_2r_2 项前取负号。因此该括号内为电阻上电势降落的代数和。上式第二个括号内，ε_1 的方向与走向一致，其符号为正，ε_2 的方向与走向相反，其符号为负，则这个括号内为电源电动势的电势升高的代数和。写成一般形式：

$$V_A - V_B = \sum I_iR_i - \sum \varepsilon_i \tag{8-17}$$

这就是一段含源电路的欧姆定律。上式中，$\sum I_iR_i$ 表示所求电路上各个电阻（包括电源的内电阻）上的电势降落的代数和，$\sum \varepsilon_i$ 表示各个电源电动势的电势升高的代数和。

根据以上的讨论，可以定出式（8-17）右边两项选取正负号的规则：

首先写出始末两端的电势差，确定研究走向。

（1）如果通过电阻中的电流方向与所选走向相同，该电阻上的电势降落 IR 前取“+”号，相反则取“-”号；

（2）如果电动势的方向与所选走向相同时，该电动势 ε 前取“+”号，相反则取“-”号。

对于闭合电路，终点和起点合一，$V_A = V_B$，则

$$\sum I_iR_i = \sum \varepsilon_i \tag{8-18}$$

上式表明当绕闭合回路一周时，回路中在各个电阻上电势降落的代数和等于回路中各个电源电动势电势升高的代数和。

例 8-2 在图 8-7 所示的电路中，$\varepsilon_1 = 2\text{V}$，$\varepsilon_2 = 4\text{V}$；电源内阻 $r_1 = 1\Omega$，$r_2 = 2\Omega$；电阻 $R_1 = 3\Omega$，$R_2 = 2\Omega$。计算：（1）电路中的电流；（2）a、b 两点间的电势差。

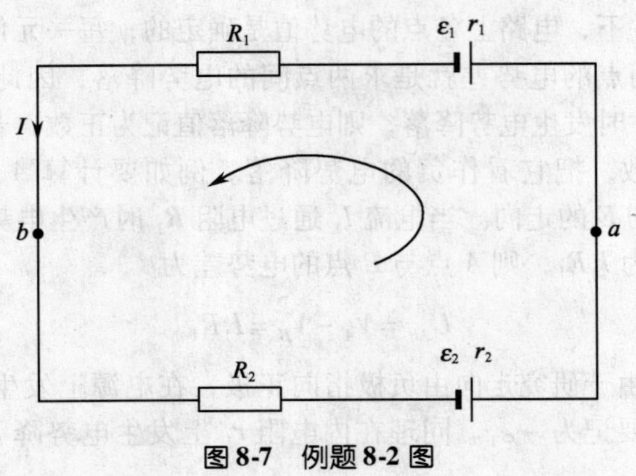

图 8-7 例题 8-2 图

解： 在处理单回路电路问题时，一般是先根据电源电动势来判断电流的实际流动方向，然后设定该方向为回路的研究走向（绕行方向）和电流的方向。本题中 $\varepsilon_2 >$

ε_1，则实际电流方向应为逆时针方向，所以我们设定回路的绕行方向和电流的方向均为逆时针方向。

（1）对于闭合电路有

$$I(R_1+R_2+r_1+r_2)=\varepsilon_2-\varepsilon_1$$

所以
$$I=\frac{4-2}{3+2+1+2}\text{A}=0.25\text{A}$$

（2）由一段含源电路的欧姆定律得

$$U_{ab}=V_a-V_b=I(r_1+R_1)-(-\varepsilon_1)=0.25\times(1+3)+2=3\text{V}$$

三、基尔霍夫定律

一些比较复杂的电路往往是由许多支路（电路分支）构成的多回路电路，常称之为电路网络，这就需要用基尔霍夫定律（Kirchoff's law）进行处理。

1. 基尔霍夫第一定律　在复杂电路中，三条或三条以上的支路的会合点称为节点（nodal point）。由稳恒电流的连续性可知，在任一节点处，流入节点的电流之和等于流出该节点的电流之和。

规定流入节点的电流为正，流出节点的电流为负，则在任一节点处的电流的代数和为零，即

$$\sum I_i=0 \tag{8-19}$$

这一结论称为基尔霍夫第一定律或节点电流定律。该定律实际上就是电流的连续性原理，它表明了电荷流动过程中的电量守恒。例如对图 8-8 中节点 A 来说有

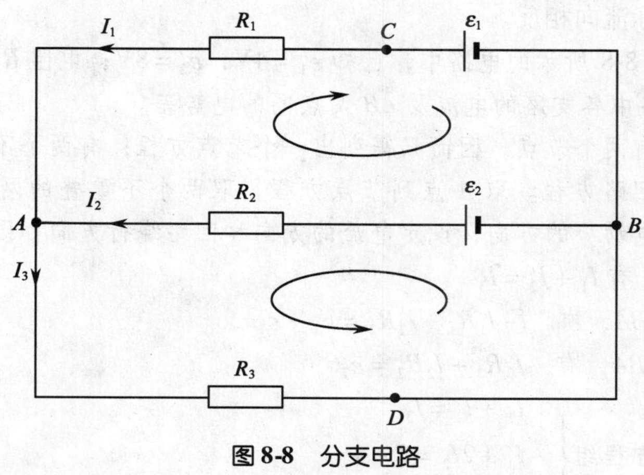

图 8-8　分支电路

$$I_1+I_2-I_3=0$$

或
$$I_1+I_2=I_3$$

2. 基尔霍夫第二定律　在复杂电路网络中往往含有许多闭合回路。根据直流电路的特点可知，在电路网络中，沿任一闭合回路的电势降落的代数和等于零，即

$$\sum I_iR_i - \sum \varepsilon_i = 0 \quad 或 \quad \sum I_iR_i = \sum \varepsilon_i \tag{8-20}$$

即在电路网络中，沿任一闭合回路绕行一周，回路中各电阻上的电势降落的代数和等于各电源电动势所产生的电势升高的代数和，这一结论称为基尔霍夫第二定律，又称回路电压定律。使用公式时，仍用本节中所规定的符号规则。以图 8-7 中 $ACBA$ 回路为例，从 a 点出发按顺时针沿回路绕行一周，得到 $ACBA$ 回路的电压方程

$$-I_1R_1 + I_2R_2 = -\varepsilon_1 + \varepsilon_2$$

3. 基尔霍夫定律的应用　应用基尔霍夫定律处理复杂的电路网络问题时，首先要设定各支路电流的方向和各回路的绕行方向；然后利用电流和电动势的符号规则和已知条件列出两组方程组：

（1）根据基尔霍夫第一定律，对节点列出一组方程，称为基尔霍夫第一方程组或节点方程组；

（2）根据基尔霍夫第二定律，对各回路列出一组方程，称为基尔霍夫第二方程组或回路方程组。

需要注意的是，对所有节点和回路所列的方程并不都是互相独立的，因此不必将所有的方程列出。我们只需选出彼此独立的方程来组成方程组即可。设电路网络共有 n 个节点和 P 条支路，则有（$n-1$）个独立的节点方程和［$P-(n-1)$］个独立的回路方程（独立回路方程的数目等于网络中互不重叠的“网孔”个数）。因此，只要任选（$n-1$）个节点列出其节点方程；列回路方程时，选取的新回路中至少应有一条支路是已列出的方程式中所未用过的，这样列出的回路方程就是彼此独立的，然后检查所列独立回路方程的个数是否与网络中不重叠的网孔数相等。在一个问题中，独立方程的个数（包括节点方程和回路方程）应等于未知数的个数。解这个方程所得到的结果，若电流为正，则所设电流的方向与实际电流的流向相同；若为负，则所设电流的方向与实际流向相反。

例 8-3　在图 8-8 所示的电路中，已知 $\varepsilon_1 = 4\text{V}$，$\varepsilon_2 = 8\text{V}$；电阻 $R_1 = 1\Omega$，$R_2 = 2\Omega$，$R_3 = 10\Omega$。求电路中各支路的电流及 AB 两点间的电势差。

解：电路中有两个节点，因而只需列出一个节点方程；有两个不重叠网孔，因而可列出两个独立回路方程。取 A 点列节点方程，取两个不重叠的网孔列回路电压方程。根据电路中电动势的方向，设定电流的方向和回路绕行方向如图 8-7 所示。

对于节点 A，有 $I_1 + I_2 = I_3$

对于回路 $ACBA$，有　$-I_1R_1 + I_2R_2 = \varepsilon_2 - \varepsilon_1$

对于回路 $ADBA$，有　$I_3R_3 + I_2R_2 = \varepsilon_2$

$$由此得联立方程组\begin{cases} I_1 + I_2 = I_3 \\ -I_1 + 2I_2 = 8 - 4 \\ 10I_3 + 2I_2 = 8 \end{cases}$$

解得

$$I_1 = -1\text{A}，I_2 = 1.5\text{A}，I_3 = 0.5\text{A}$$

I_1 为负值，表明实际电流的流向与所设定的电流方向相反；I_2、I_3 为正值，表明实际电流的流向与所设定的电流方向相同。

由一段含源电路的欧姆定律可求得 AB 两点间的电势差

$$U_{AB} = -I_2R_2 - (-\varepsilon_2) = -1.5\times 2 + 8 = 5\text{V}$$

第三节　电容的充放电过程

与自然界的其他事物的运动一样，电路也可以从一个稳态（稳定状态）转变到另一个稳态，这种过程称为过渡过程。电路的过渡过程与稳态相比，往往为时短暂，是瞬间进行的，所以这种瞬间电路状态称为暂态，这种短暂的过渡过程称为暂态过程。

电容器具有容纳电荷、储存电能的本领。当把电容器两极板与电源正、负极分别相连接时，电容器被充电。随着极板上电荷的不断积累，极板之间的电势差不断增大，同时充电电流逐渐减小。当电容器极板间的电势差与电源电动势相等时，电流为零，充电结束。充完电的电容器脱离电源后，如把两极板接通，则电容器放电。在放电过程中电容器极板上的电量、极板间的电势差及放电电流均逐渐减小，最后趋于零。可见电容器的充放电过程是一种暂态过程。

一、电容器的充电过程

仅由电阻 R 和电容 C 组成的电路称为 RC 电路。图 8-9 是电容器的充放电电路。当电键 K 置于位置“1”时，电容器被充电。设在任一时刻，充电电流为 i，电容器上的电压为 u_C，则根据基尔霍夫回路电压定律电源电动势应等于电容器 C 两极板上的充电电压 u_C 和电阻 R 上的电势降落 iR 之和，即

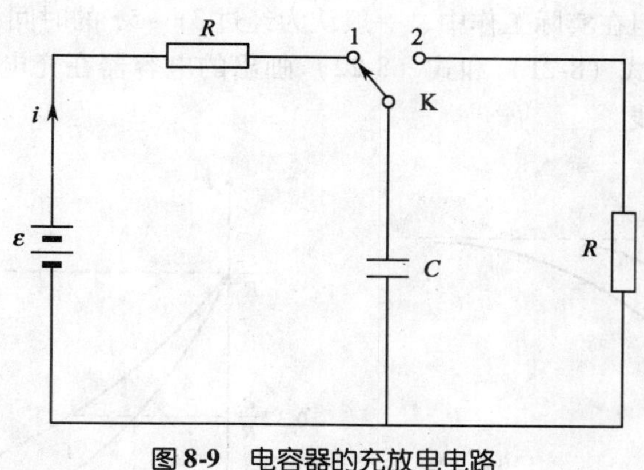

图 8-9　电容器的充放电电路

$$\varepsilon = u_C + iR$$

设在时间 Δt 内电容器极板上的电荷增量为 Δq，则充电电流可表示为

$$i = \frac{\Delta q}{\Delta t} = C\frac{\Delta u_C}{\Delta t}$$

将之代入前式，得

$$\varepsilon = u_C + RC\frac{\Delta u_C}{\Delta t}$$

数学上可以求出

$$u_C = \varepsilon(1 - e^{-\frac{t}{RC}}) \tag{8-21}$$

根据欧姆定律有

$$i = \frac{\varepsilon - u_C}{R} = \frac{\varepsilon}{R}e^{-\frac{t}{RC}} \tag{8-22}$$

由上述二式可见，在充电过程中，电容器上的电压随时间按指数规律增加，充电电流随时间按指数规律衰减，充电电压和电流变化的快慢由电路参数 R 和 C 的乘积决定，RC 越大，电压和电流变化越慢。RC 被称为 RC 电路的时间常数（time constant），用 τ 表示。当电阻 R 的单位为 Ω、电容 C 的单位为法拉（F）时，τ 的单位是秒（s）。

由式（8-21）和式（8-22）可得，当 $t=0$ 时，$u_C=0$，$i=\varepsilon/R$。这表明充电刚开始时电容器两极板间还没有电压，电源电动势全部加在电阻 R 上，故这时充电电流最大，等于 ε/R。

当 $t\to\infty$ 时，$u_C=\varepsilon$，$i=0$。这时充电结束，电容器上的电压等于电源电动势。

当 $t=\tau=RC$ 时，电容器上的电压为 $u_C\approx 0.63\varepsilon$，充电电流 $i\approx 0.376\varepsilon/R$。因此，时间常数 τ 可理解为充电电压升高到最大值的 63% 或充电电流降到最大值的 37% 时所用的时间。

当 $t=3\tau$ 时，$u_C=0.95\varepsilon$；$t=5\tau$ 时，$u_C=0.99\varepsilon$。从理论上讲，u_C 上升到 ε 所需的时间为无限长，但在实际工作中，一般认为经过 $3\tau\sim5\tau$ 的时间，充电基本结束。

图 8-10 是依据式（8-21）和式（8-22）画出的电容器在充电过程中的电压和电流随时间的变化曲线。

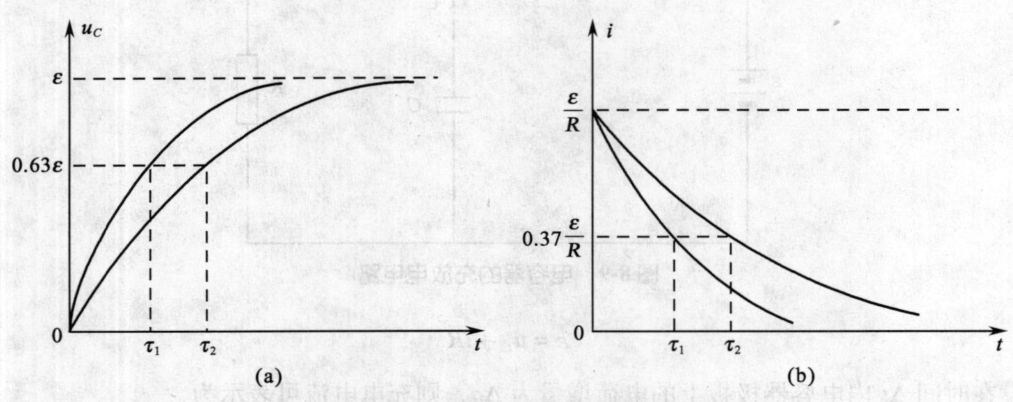

图 8-10　电容器的充电曲线

二、电容器的放电过程

在图 8-9 中，电容器充电完毕后（$u_C=\varepsilon$），将电键 K 置于位置“2”，电容器经

电阻 R 放电。设在放电过程中某时刻 t 电容器上的电压为 u_C，放电电流为 i。放电过程中电容器相当于一个内阻为零的电源。

理论与实验都证明：在放电过程中，电容器两极板上的电压为

$$u_C = \varepsilon e^{-\frac{t}{RC}} \tag{8-23}$$

电容器的放电电流为

$$i = \frac{\varepsilon}{R} e^{-\frac{t}{RC}} \tag{8-24}$$

上两式表明，在放电过程中，电容器上的电压和放电电流都是从它们各自开始时的最大值（$u_C = \varepsilon$ 和 $i = \varepsilon/R$）按指数规律衰减至零。衰减的快慢也取决于电路时间常数，$\tau = RC$，τ 越大，衰减越慢。当 $t = \tau$ 时，$u_C = 0.37\varepsilon$。从理论上讲，u_C 降为零所需的时间为无限长，但在实际工作中，一般认为经过 $3\tau \sim 5\tau$ 的时间，放电基本结束。图 8-11 是依据式（8-23）和式（8-24）画出的电容器在放电过程中的电压和电流随时间的变化曲线。

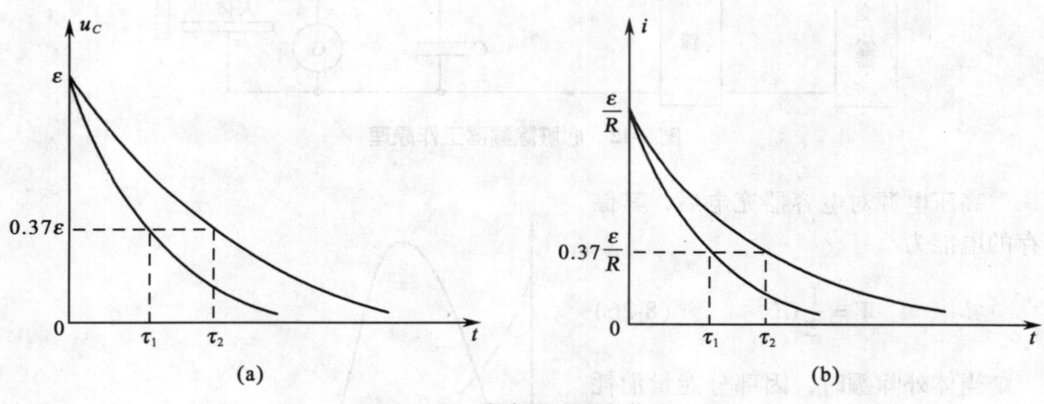

图 8-11　电容器的放电曲线

RC 电路的暂态过程在医学工程中有着广泛的应用，人体中的电传导也常常模拟为 RC 电路，在电生理研究中经常用到。

三、心 脏 除 颤

在正常情况下，心脏有节律地动作，使人体进行正常的血液循环，但由于心肌冲动起源异常，或存在多源性兴奋灶等原因，会引起心房扑动和颤动。心室扑动和颤动及心动过速等间歇性或持续性心律失常，尤其是心室颤动时，心室无整体收缩力，心脏射血和血液循环终止，如不及时抢救，常造成患者因脑部缺氧时间过长而死亡。

利用高能电脉冲对心脏进行电击，可迫使心脏在一瞬间停搏，消除无规则的颤动，使心律恢复正常，从而使上述心脏疾病患者得到抢救和治疗。用这种办法消除颤动的装置称为心脏除颤器，它对于抢救濒临死亡的心脏病患者具有十分重要的意义，是医院中不可缺少的医疗仪器。心脏除颤器一般为电容放电式直流除颤器，其电路原理为电容充放电电路，其工作原理如图 8-12 所示。图中高压变压器将市电 220V 交流

电升压，经高压整流后输出直流高压。C 为耐高压的充电电容器，一般为 16～18μF。电阻 R_G 与电流计 G 组成能量瓦数指示电路。K 为充电、放电转换开关，当 K 与 1 接通时，直流高压电源通过电阻 R_S 对电容器 C 充电，电容器储存电能；当除颤治疗时，开关 K 拨向位置 2，使充电电路被切断，由储能电容 C、电感 L 及人体（负荷）串联接通，使之构成 RLC（R 为人体电阻、导线本身电阻、人体与电极的接触电阻三者之和）串联谐振衰减振荡电路。电容器 C 上的电能通过电感 L 和电极板对人体心脏放电（电击）。通过人体心脏的电流波形如图 8-13 所示（图中虚线波形是无电感时的放电电流波形）。实验和临床证明，在放电回路中串接电感 L 比单纯 RC 放电电路的除颤效果更好，这种 RLC 电路放电的双向尖峰电流对心肌组织损伤小。心脏除颤放电时间以 4～10ms 效果较好。适当选择 L 和 C 的数值，可满足除颤所需要的脉冲周期。

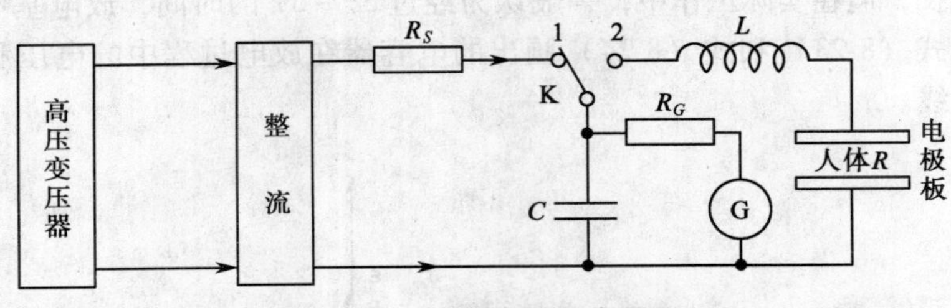

图 8-12　心脏除颤器工作原理

高压电源对电容器充电后，其储存的电能为

$$W=\frac{1}{2}CU^2 \qquad (8\text{-}26)$$

当体外除颤时，因部分能量消耗于皮肤、胸壁，所需的能量较大，临床上常用的能量一般在 100～400J 的范围内，这时除颤电容器上的电压较高，为 3～7kV。当体内除颤时，只需体外除颤能量的十分之一左右，最大不超过 100J，电容器两端的电压也就较低。医学上除颤用的电能单位常用瓦特·秒（W·s），即焦耳（J）。根据临床实际需要，控制电容器的充电时间，就可以得到所需要的电能大小。如果电容器的电容量为 16μF，需充电到 250W·s，则根据式（8-26），可计算出这时电容器两端的电压为

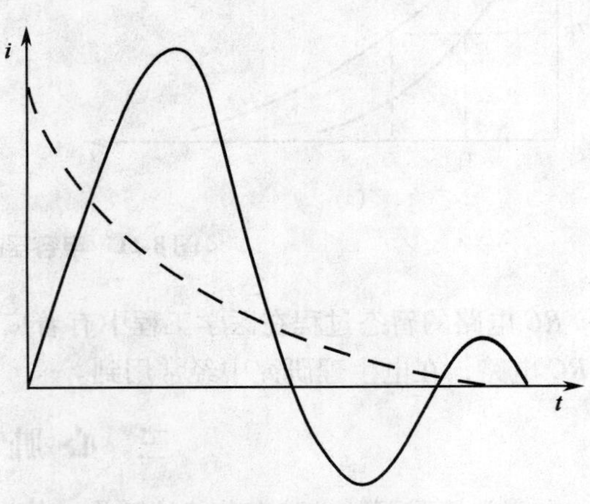

图 8-13　心脏除颤器的电流波形

$$U=\sqrt{\frac{2W}{C}}=\sqrt{\frac{2\times 250}{16\times 10^{-6}}}\text{kV}=5.6\text{kV}$$

若需要电能为 100W·s，则电容器上的电压为 3.5kV。可见，心脏除颤复律时，加于人体的电压是几千伏的直流高压。心脏除颤器的电极手柄用绝缘塑料制成，并附

有绝缘保护圆盘，有良好的绝缘性，以防止操作者遭受电击。除颤时，先将电极涂上电糊使电极与人体紧密接触，使之处于良好的导电状态。否则，放电时会造成皮肤损伤，且达不到应有的除颤效果。

第四节　电流对人体的作用

一、直流电对人体的作用

人体是由各种组织构成的。从电学性质上来看，人体是电的导体。那么，当人体成为电路的一部分时，就有电流通过人体，从而对机体产生作用。

人体的导电性质非常复杂，皮肤的导电能力很差，体液属于电解质，导电能力最强，而人体的致密组织主要是由蛋白质、脂肪及糖类组成，它们属于电介质。因此，人体导电存在电解质导电和电介质导电两种形式。电介质导电只在高频电的作用下才表现明显，所以在较为精确的研究中，不能把人体当做纯电阻，而应等效为阻抗。在直流电和低频电作用时，则主要是皮肤和体液的电解质导电，这时可把人体看作纯电阻，皮肤的电阻比体液大得多，有时就把它当做全身电阻。对应于给定的电压，通过人体的电流大小取决于人体阻抗。人体阻抗受多种因素影响，变化范围很大。例如，干皮肤的阻抗是 $10\sim300k\Omega$，湿皮肤的阻抗是 $1\sim10k\Omega$。皮肤以外的其他组织的阻抗都比较小，其阻抗的大小主要取决于它们的含水量和相对密度。

当直流电作用于活的机体时，能引起机体发生物理化学变化，并引起多种多样的复杂生理效应，这在临床诊断和治疗方面都有着重要和广泛的作用。直流电作用于机体时，主要发生以下物理、化学变化：

1. 热效应　任何形式的电流通过人体组织都能产生热量，使组织温度升高，其微观机制是：人体组织中的离子在电场作用下不断加速得到动能，而获得动能的离子又不断与其他分子碰撞，把动能转化为热运动的能量。这样产生的热量称为焦耳热，而这种产热形式称为电阻损耗。

2. 刺激效应　一个足够大的外加电流通过人体能在人体组织中形成局部电位，这个电流能刺激神经和激发动作电位，动作电位在神经中传播，进而引起组织的反应。我们称这种现象为刺激效应。例如，当以通电形式刺激感觉神经时，一定条件下能引起痛觉。如果刺激运动神经或肌肉，则能使受影响的肌肉或肌肉群的纤维发生收缩。

3. 电极化作用　在生物体内，细胞膜对离子移动的阻力很大，因此，在直流电作用下细胞膜两侧分别产生正、负离子的堆积现象，称为电极化。在各类组织中最容易发生电极化的是皮肤和末梢神经纤维。若用直流电进行电疗时，发现通电后不到1ms，电流便急剧下降到最初的十分之一到百分之一，这是由于电极化产生了与外加直流电压相反的电势差，使通电电流减小。由于电极化的形成需要一定的时间，因此若在电极化尚未形成之前改变电流的方向，将不会产生电极化，这就是细胞膜对高频电阻抗小的原因。

4. 肌体内离子的浓度发生变化　直流电通过机体时，将使机体内的离子浓度发生变化。这是引起生理作用的主要基础。细胞膜的电极化作用是造成离子浓度变化的原因之一，另外，由于机体内各种离子的迁移速度不同，在直流电作用一段时间后，它们的浓度分布也会改变。

K^+、Na^+、Ca^{2+}、Mg^{2+}离子浓度的变化所引起的生理效应极为明显。当直流电通过人体时，由于K^+、Na^+的迁移速度比Ca^{2+}、Mg^{2+}的迁移速度大，所以在靠近阴极侧K^+、Na^+离子浓度相对增加，使该处胶体溶解度增加，细胞膜变疏松，通透性增加，影响了细胞的机能。生理上表现为兴奋性升高。在阳极侧Ca^{2+}、Mg^{2+}离子浓度相对增高，细胞膜胶体凝缩，膜变得致密，通透性下降，甚至终止细胞内新陈代谢，使兴奋性降低。

H^+和OH^-离子浓度的变化可直接引起机体内的pH值的变化，从而影响蛋白质胶体的结构，相应地改变细胞的机能。

在直流电的作用下，离子浓度的变化由两种相反的过程决定。一种是在外电场作用下离子在细胞膜处堆积，从而使离子浓度增大；另一种是高浓度处的离子在组织间扩散，从而使离子浓度变小。而由于离子扩散现象进行得相对缓慢，在相同的时间里不足以抵消由于外电场的作用引起的细胞膜处离子浓度的增加，所以前者占优势。显然电流增加的速率越大，细胞膜处离子浓度的变化就越大，这就使得神经刺激容易发生。做直流电疗时，一定要逐渐增大治疗电流，否则患者有电击感。

5. 电解作用　人体组织中的所有细胞都浸没在淋巴液、血液和其他体液中。体液是由水和Na^+、K^+、Cl^-等各种正、负离子组成的电解质溶液。在直流电作用下，体液内的离子将分别向异性电极移动，在电极处形成新物质，这就是通常的电解作用。例如体内的重要成分氯化钠（NaCl）溶解在体液中，在直流电的作用下，Na^+向阴极移动，在阴极发生中和，生成Na原子，Na原子和水作用，生成碱和氢，而Cl^-则向阳极移动，生成氯，氯进一步和水作用生成酸和氧。

由上可见，在直流电作用下，机体内的电解质会在阴极发生碱性反应，在阳极发生酸性反应，这种现象称为电解作用。由于酸和碱对皮肤都有刺激和损伤作用，所以在电疗时不应将电极直接放在皮肤上，应在电极和皮肤之间衬上几层容易润湿的棉织物，如法兰绒布等。

二、低频电对人体的作用　心脏起搏器

1. 低频电对人体的作用　直流电可在机体组织中引起一定的物理和化学变化，产生某种生理效应。但对机体的某些反应（例如肌肉的收缩），直流电就显得无能为力了，这就需要借助低频电。在物理疗法和生理学实验中使用的低频电主要是指频率在1kHz以下的低频脉冲电流。其特点是：电解作用较直流电弱，有些电流无明显的电解作用；感觉神经和运动神经都有强的刺激作用；无明显热作用。因此低频电是一种具有显著性生理作用的电流。刺激作用的大小主要决定于脉冲电流的幅值和持续的时间，而平均值的意义较小。只要频率在1kHz以下，电流幅值和持续的时间达到一定阈值，每一个脉冲周期都会引起一次兴奋。但由于从体表送入的低频电流，其电流密度随进入体内的深度而急剧减小，所以低频电流的刺激作用，只能在体表附近产生。低频电流对人体的作用有：兴奋神经及肌肉组织、镇痛、促进伤口愈合、促进骨

折愈合、消炎以及镇静催眠作用。

2. 心脏起搏器　利用低频电可以兴奋神经及肌肉组织这一特性，人们研制了心脏起搏器。心脏起搏器是一种人造心脏激励器。它向心脏发送小的电脉冲，以使心脏有规则地跳动。心脏起搏器适用于正常、健康的心律被损坏的情况。起搏原理是利用一个电子脉冲电路，使其发出一定频率、幅度和宽度的规则的电流脉冲，电脉冲加在一个与心壁接触的电极上，适时地向心肌提供脉冲电流。一般脉冲电流频率为60～90Hz，脉冲幅度为5V，脉冲宽度为0.5～1ms，能量为几微焦耳。通过调整阻值，可以增高或降低脉冲电流的频率，类似于心率在休息和活动时的不同情况。这一过程就是让低频电作用于心肌，利用低频电能够刺激肌肉并使其收缩的特点，使心脏保持适当的心率，使有起搏功能障碍或房室传导疾病的心脏按一定频率应激收缩。

起搏器要把电脉冲先送至心房，再送至心室，这与“天然”起搏器的工作原理相同。一个正常心脏的跳动由一个“天然”起搏器控制，它通过心脏发送一个电脉冲。这些脉冲先通过两个心房，并使心房收缩，结果通过瓣膜把血液挤进两个心室。在一个很短的时间间隔后，电脉冲通过心室，又使心室收缩，并把血液挤进肺部或身体各部。从大脑来的信息，通过神经传到天然起搏器，可以使心率加快。当“天然”起搏器或传送电脉冲的路径出毛病时，人造起搏器就可用来接替天然起搏器的工作。

三、中频电对人体的作用

1944年Gleidmeister首先提出中频电流的概念。中频电是指频率为1～100kHz的交流电流。用中频电治疗疾病的方法，称为中频电疗法。中频电对人体的作用主要有以下特点：

1. 人体组织阻抗较小　人体组织在电学上具有电阻的特性。人体组织对不同频率电流的阻抗不同，对低频电的阻抗较高，随着电流频率的增高，人体的阻抗逐渐下降。由于人体对频率较高的交流电的阻抗较低，中频电在人体中的电流较大，可达$0.1 \sim 0.5 mA \cdot cm^{-2}$。

2. 无电解作用　中频电流是交流电，无正负极之分，因此电极下没有电解反应，没有酸碱物质生成，对皮肤的刺激性较小，患者能较好地耐受和坚持长时间治疗。

3. 对神经肌肉的兴奋作用　一个周期的电流不能引起神经兴奋和肌肉收缩。只有综合多个周期的连续作用并达到足够强度时才能引起一次强烈的肌肉收缩。对感应电已不能引起兴奋的变性的神经，中频电流仍可引起兴奋。

中频电流刺激引起肌肉的强烈收缩，在主观感觉上比低频电流刺激引起的收缩要舒适得多，尤其是6～8kHz电流刺激时肌肉收缩的阈值与痛觉的阈值有明显的分离，即肌肉收缩的阈值低于痛阈，肌肉收缩时患者没有疼痛感。

4. 改善局部血液循环　中频电作用的人体部位毛细血管舒张，血流速度及血流量均有增加。

5. 提高活性生物膜的通透性　由于中频电对人体的作用有以上特点，因此中频电常用于镇痛、促进局部血液循环、锻炼肌肉、软化疤痕、松解粘连组织。中频电疗法的历史较短，远短于低频电疗法与高频电疗法。

四、高频电对人体的作用　高频电疗　高频电刀

1. 高频电对人体的作用　频率高于100kHz的电流称为高频电。人体对高频电的阻抗低于直流电、低频电和中频电。高频电比较容易通过人体。高频电流对人体的作用主要是热效应。在高频交变电磁场的作用下，机体中的离子发生振动，各种离子高速往返移动时发生离子间的摩擦以及与周围媒质间的摩擦，出现离子之间互相摩擦，离子与周围媒质相互摩擦，结果产生大量的热量，这种能量的损耗产生于摩擦、克服阻力，故称为欧姆损耗。

在高频电的作用下人体表现出电介质导电特点。电介质偶极子随着电流正、负半周的高速变化也不断反复取向而发生180°的旋转。偶极子内束缚电荷的位置移动产生位移电流。偶极子在高频交变电场中高速旋转时发生相互间摩擦以及与周围介质之间的摩擦，引起能量的损耗，这种损耗发生于电介质之内，称为介质损耗。

总的来说高频电作用于人体时主要产生传导电流与欧姆损耗，位移电流与介质损耗以及谐振三类效应。当两种电流的强度小到不足以产生明显的热效应时，离子、带电胶体、偶极子仍发生振动和转动，这种变化，亦有可能改变组织的物理化学特性，从而产生非热效应。

2. 高频电疗　将频率高于100kHz的电流应用于治疗疾病的方法称为高频电疗法。频率高的交流电对神经及肌肉组织的刺激作用小，不易引起细胞兴奋和肌肉收缩。实践证明，高频电流对肌肉的刺激作用，从10kHz开始即显著地减弱，当频率为500～1000kHz时，甚至几安培的电流都不会引起对肌肉的刺激。

高频电在临床理疗中，主要是利用其对组织的热作用进行治疗的。不同频率的高频电流，其生物作用是不同的。因此，按照其频率的不同高频电疗可分为共鸣火花、中波、短波、超短波、微波、毫米波电疗。例如，中波治疗时，皮肤和皮下组织对电流有很大阻力，表浅组织产热相对比深部组织要多；而短波透热时，深浅组织产热的差别较小，因此短波理疗作用比中波透热较均匀、深透。而超短波透热作用又比短波更均匀、深透，且热的持续时间长。

高频电疗是现代物理疗法中不可缺少的部分，可用于许多急性、慢性疾病的治疗，还可应用于残疾的康复和恶性肿瘤的治疗。

3. 高频电刀　根据医用物理学的原理，当高频电流通过人体组织时，由于每一振荡的电脉冲时间极短，离子很难引起迁移，仅仅在富有粘滞性的体液中振动，因摩擦而生热。高频电刀就是利用高频电流通过机体的这种热效应而制成的，它是现代外科手术常用的设备之一。高频电刀有两个电极，一个是无效电极，面积比较大，可以放在身体的任何部位，一般放在臀部；另一电极称为有效电极，通常做成针形或刃状形，有效面积很小。当通入高频电后，无效电极处因电极面积大，电流密度小，不会产生烧灼作用。而有效电极处因电极面积小，电极接近人体时发生火花放电，在局部组织中电流密度很大，在一瞬间产生大量的热量，迅速使组织液沸腾而爆发性地蒸发掉，将肌肉分裂成一个不出血、窄而平坦的、深几毫米的切口。由于有烧灼作用，可以使小血管中的血液凝固到一定的深度，封闭血管，代替结扎，同时完成切割和止血工作。这样，可以减少病人出血，节约手术时间，同时还有杀菌作用。高频电刀一般

使用0.3～5MHz的振荡频率，电压有的高达几千伏，输出波形因机型不同而异。由于高频电刀是大能量的输出外科器械，如果能量集中在切口之外的地方，则易产生烧伤。特别在大功率使用单极的情况下，应特别小心。

问题与思考

低、中、高频电如何划分？低、中、高频电对人体作用的特点各是什么？

五、安全用电

在我们的日常生活中或电治疗中，经常要用到电，这时应以安全第一，注意避免触电事故。

人体触电时，电流对人体会造成两种伤害：电击和电伤。电击是指电流通过人体，影响呼吸系统、心脏和神经系统，造成人体内部组织的破坏乃至死亡。电伤是指在电弧作用下或熔断丝熔断时，对人体外部的伤害，如烧伤、金属溅伤等。调查表明，绝大部分的触电事故都是由电击造成的。电击伤害的程度取决于流经人体电流的大小、电压的高低、人体阻抗、电流路径、电流通过人体的持续时间、电流频率等多种因素。

1. 电流的大小　这是触电对人体损害的主要因素。表8-2是50～60Hz交流电通过没有破损的皮肤进入人体时所产生的生理反应。从表中可以看出，5mA以下的电流大体上可以认为是安全的，到了10～20mA，人不能自主地摆脱电流，如果100mA以上的电流持续一段时间作用于人体，往往会致死。电击致死的原因主要是电流引起的心室纤颤。

表8-2　50～60Hz交流电对人体产生的生理反应

电流大小	生理反应（触电持续1s）
1mA	开始感觉（感知阈）
5mA	手脚最大容许电流，有痛感，肌肉有收缩（反应阈）
10～20mA	开始不能摆脱电流，肌肉持续收缩（摆脱阈）
50mA	疼痛，可能出现昏厥及衰竭，呼吸麻痹（有害过渡区）
100～300mA	心室纤颤，持续下去可以致死，但呼吸功能仍可维持（心室纤维性颤动阈）

2. 电压的高低　在有高压电线的地方往往有“高压危险”的警示。这说明高电压对人体危险性较大。当人体电阻一定时，电压越高，电流就越大，对人体的危害也就大。但是，如果人站在湿地上，脚与地面接触良好，此时即使是电压不高，也会产生较大的电流，仍然是危险的。触电是否发生危险，决定因素是电流的大小。“高压危险”是一种间接的说法，实际上是指它对人体能产生比较大的触电电流。一般来说，24V以下的电压比较安全。

3. 人体的电阻　人体电阻包括体内电阻和皮肤电阻。体内电阻基本上不受外界影响，其数值一般不低于500Ω。皮肤电阻随条件不同而有很大的变化，使人体电阻也在很大范围内有所变化。干燥时皮肤电阻可达600kΩ，而潮湿时小到只有1kΩ。若人体接触的电压是220V，干燥时电流可能不到1mA，人体无触电感觉。但是，若人在沐浴时触摸220V电压，这时由于人体电阻只有1kΩ左右，流过的电流可大于200mA，人体将因触电而无法挽救。

4. 电流的路径　电流经过人体的路径也是非常重要的。若路径上没有心脏、大脑等重要器官，则危险性较小。心脏对电击特别敏感，因为它的正常活动是由内部产生的电脉冲控制的，外来的周期性脉冲，将打乱心脏原有的协调性活动。如果电流由体内直接通过心脏，20μA的电流即可致死。在通电途径中，以从手经胸到脚的通路为最危险，从一只脚到另一只脚危险性较小。电流纵向通过人体要比横向通过人体时更易发生心室颤动，因此危险性更大一些。电流通过中枢神经系统时，会引起中枢神经系统失调而造成呼吸抑制，导致死亡。电流通过头部，会使人昏迷，严重时会造成死亡。电流通过脊髓时会使人截瘫。

5. 通电的时间　通电时间愈长，愈容易引起心室颤动，电击伤害程度就愈大。这是因为：①通电时间愈长，能量积累增加，就更易引起心室颤动。②在心脏搏动周期中，心脏舒张前0.1s的特定相位对电流最敏感。因此，通电时间愈长，与该特定相位重合的可能性就愈大，引起心室颤动的可能性也便越大。③通电时间愈长，人体电阻会因皮肤角质层破坏等原因而降低，从而导致通过人体的电流进一步增大，受电击的伤害程度亦随之增大。

6. 电流的频率　人体对50~60Hz的交流电（我们使用的市电频率为50Hz），比对较低或较高频率的电流更为敏感，对人的损害作用最大。这是由于当频率为50~60Hz的交流电通过人体时，细胞内的离子将以交流电的频率往复运动，离子运动的速度刚刚足以使之由细胞的一端到另一端来回一次，离子此时在细胞内所引起的骚动最大，破坏也就最大。频率偏离50~60Hz越远，交流电对人体的伤害越轻。在直流和高频的情况下，人体可以耐受更大的电流值，但高压高频电流对人体依然是十分危险的。

安全电压（即允许接触电压）与人体阻抗的关系

关于人体阻抗的条件分类，国际电工委员会IEC所属建筑电气设备专门委员会分为三类。

第Ⅰ类是指住宅、工厂、办公室等一般场所，人体皮肤是干燥状态或因出汗皮肤呈潮湿状态，在接触电压作用下发生危险的可能性较高，这时取人体阻抗为1kΩ。假定通过人体电流为50mA，则50mA与1kΩ的乘积为50V，这是该接触状态下所允许的接触电压，我国、西欧及其他多数国家的安全电压采用此值。

第Ⅱ类是指人在隧道、涵洞和矿井下等高度潮湿的场所，人体出汗或因工作环境影响使皮肤受潮，经常还会发生双手与双脚二者接触凝露的电气设备的金属外壳或构架等情况，这时因皮肤潮湿而使皮肤阻抗低到可以认为接近于零（即可忽略其皮肤阻抗），人体电阻仅剩500Ω的内阻抗。我们假设通过人体内部电流为50mA，则50mA与500Ω的乘积为25V。现国际上对于允许接触电压按人体阻抗的条件进行分类时，将25V作为其中的一个等级，这个值接近于我国标准GB3805-83《安全电压》等级分类中的24V。

第Ⅲ类是指人在游泳池、水槽或水池中，人体大部分浸入水里，皮肤完全浸透，这时基本上为体内阻抗500Ω，同时考虑有导致溺死的二次事故的危险，所以允许通过人体的电流应为摆脱阈（10mA），这样，允许的接触电压为10mA与500Ω的乘积为5V，这与GB3805-83中规定的安全电压6V相近。

如果在不考虑导致二次事故的场所，则可采用12V的允许接触电压，于是流经人体的电流为12/500 =0.024A，24mA的电流是不会引起心室纤维性颤动的。

思考题与习题八

8-1 神经纤维组织可近似地认为是细长的圆柱导线。设其直径为10^{-5}m，电阻率为2Ω·m。求3m长的神经纤维的电阻值。

8-2 两根横截面不同的铜杆串联在一起，两端加有电压。问通过这两杆的电流是否相同？两杆的电流密度是否相同？两杆中的电场强度是否相同？

8-3 一铜线涂以银层，当导线两端加上电压后，在铜线和银层中的电场强度是否相同？电流密度是否相同？

8-4 截面相等的铜棒和铁棒串联在一起后接到电路中，问哪个里面的电场强度大？

8-5 三根截面积和长度都相同的圆柱状导体相互串联在一起，电导率分别为γ_1、γ_2、γ_3，并且$\gamma_1>\gamma_2>\gamma_3$。通过电流时三种导体中的电场强度哪个最大？这种差别是怎样产生的？

8-6 在直流电疗时，通过人体的电流为2.0mA。如果治疗电极的面积为8cm^2，求通过电极的电流密度。

8-7 利用欧姆定律的微分形式，证明平行板电容器的漏电流为$I=\gamma CU/\varepsilon$。式中C为电容量，U为电容器上的电压，γ为介质的电导率，ε为介质的介电常数。

8-8 在由一个电源和一个电阻组成的闭合回路中，设电源的电动势为ε，内阻为r，外电阻为R，求：(1) 电源端电压U与外电阻R的关系；(2) 断路（即$R\to\infty$）时的端电压；(3) 短路（即$R=0$）时的端电压和电流。

8-9 在图8-14所示的电路中，$\varepsilon_1=24$V，$\varepsilon_2=6$V，$r_1=R_1=1\Omega$，$r_2=R_2=2\Omega$，$R_3=3\Omega$，求电路中的电流及A、B两点间的电势差。

8-10 在图8-15所示的电路中，$\varepsilon_1=10$V，$\varepsilon_2=6$V，$\varepsilon_3=20$V，$R_1=20$kΩ，$R_2=60$kΩ，$R_3=40$kΩ，求各支路中的电流。

8-11 在图8-16所示的电路中，已知$\varepsilon_1=12$V，$\varepsilon_2=9$V，$\varepsilon_3=8$V，$r_1=r_2=r_3=1\Omega$，$R_1=R_2=R_3=R_4=2\Omega$，$R_5=3\Omega$，求：(1) a、b两点间的电势差；(2) c、d两点间的电势差；(3) c、d两点短路时通过R_5的电流。

8-12 在图8-17所示的电路中，$\varepsilon_1=\varepsilon_4=2$V，$\varepsilon_2=\varepsilon_3=4$V，$r_1=0.1\Omega$，$r_2=$

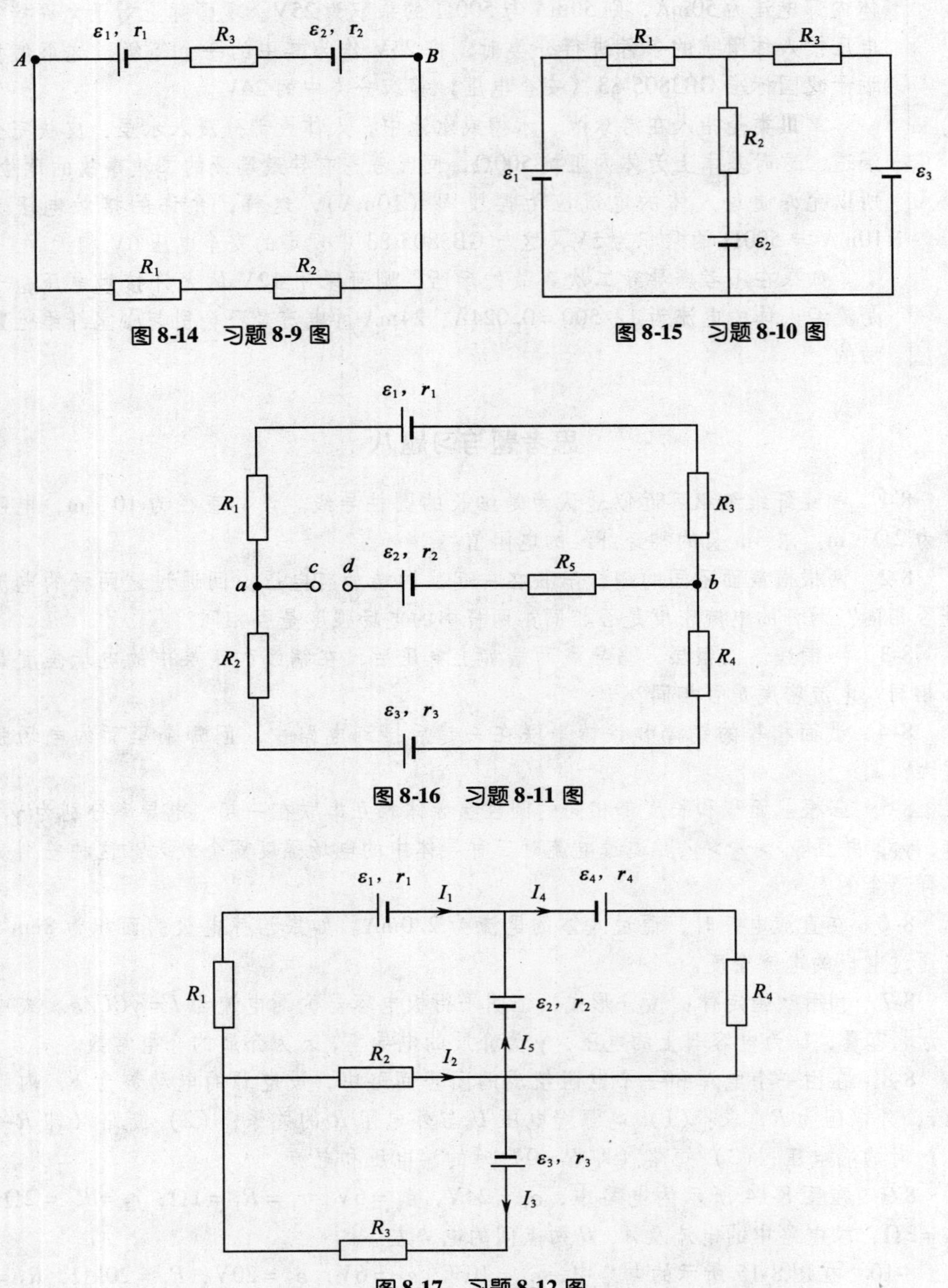

图 8-14　习题 8-9 图

图 8-15　习题 8-10 图

图 8-16　习题 8-11 图

图 8-17　习题 8-12 图

0.2Ω，$r_3=1\Omega$，$r_4=0$，$R_1=1.9\Omega$，$R_2=4.0\Omega$，$R_3=2.0\Omega$，$R_4=1.8\Omega$，求各支路电流。

8-13　1kΩ 的电阻器和 1μF 的电容器串接到 100V 的电源上。求：(1) 该充电电路的时间常数；(2) 充电结束后电容器上的电荷量。

8-14　在图8-18所示的电路中，问：（1）当电键K按下（$t=0$）时的瞬间，电源输出的电流是多少？（2）当电键K接通很长时间后（$t\to\infty$），电源输出的电流是多少？（3）电键K接通后电源输出的电流与时间的关系如何？

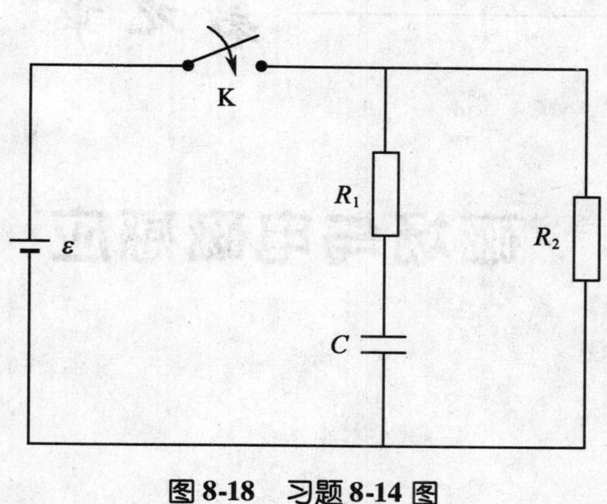

图8-18　习题8-14图

（王　岚）

第九章

磁场与电磁感应

在运动电荷周围，不仅存在着电场而且还存在着磁场。由于电荷是静止还是运动是相对于参考系而言的，所以磁现象与电现象是紧密地联系在一起的。磁场和电场一样也是物质存在的一种形态。本章首先介绍稳恒电流所产生磁场的规律以及磁场对运动电荷及电流作用的规律，然后介绍电磁感应现象。

第一节 磁场 磁感应强度

一、磁 场

早在公元前，人们就发现了天然磁石吸引铁屑的现象。11 世纪我国发明了指南针，并用于航海。无论是天然磁石还是人工磁铁都有吸引铁、钴、镍等物质的性质，这种性质称为磁性。任何磁体都有两个磁性最强的区域，称为磁极。磁体的磁极总是成对出现的，至今没有找到独立存在的磁单极子。实验指出，极性相同的磁极互相排斥，极性相反的磁极互相吸引。

在相当长的一段时间内，人们一直把磁现象和电现象看成彼此独立无关的两种自然现象。直到 1820 年，丹麦物理学家奥斯特（H. C. Oersted）首先发现：当电流通过导线时，可引起放置在导线附近并与导线平行的小磁针发生偏转。随后法国物理学家安培发现了通电导线与通电导线之间的相互作用：两通电直导线在电流同向时相互吸引、电流反向时相互排斥。由于发现磁铁与磁铁之间、电流与磁铁之间以及电流与电流之间都有磁相互作用，人们才从本质上认识到磁现象起源于电流或电荷的运动，磁现象和电现象之间有着密切的联系。

正像电相互作用一样，磁相互作用也是由场来施加的，我们把磁体周围空间产生的场称为磁场（magnetic field）。运动电荷、传导电流和磁铁都是产生磁场的源。磁场的基本性质是对置于其中的运动电荷有磁场力（简称磁力）的作用。

二、磁感应强度　磁通量

1. 磁感应强度　在静电场中，我们利用电场对静止电荷有电场力作用这一性质，引入电场强度矢量 $\boldsymbol{E}$ 来定量地描述电场中各点电场的强弱和方向。与此类似，我们利用磁场对运动电荷有磁场力作用的性质，引入定量地描述磁场强弱和方向的物理量——磁感应强度（magnetic induction）矢量 $\boldsymbol{B}$。

在磁场中引进一个运动的试探电荷 $+q_0$，实验表明，试探电荷在磁场中所受磁场力的大小随着电荷的运动方向与磁场方向之间的夹角的改变而变化。当试探电荷 q_0 沿某一特定方向通过磁场中一个场点时，它不受磁场力作用，这个特定方向就定义为该点磁感应强度 $\boldsymbol{B}$ 的方向，即该点磁场的方向；当试探电荷 q_0 垂直于磁场中一点的磁感应强度 $\boldsymbol{B}$ 方向运动时，它所受到的磁场力最大，设为 $\boldsymbol{F}_{\max}$。$\boldsymbol{F}_{\max}$ 的方向与运动电荷速度 v 的方向和磁感应强度 $\boldsymbol{B}$ 的方向所组成的平面相垂直，即 $\boldsymbol{F}_{\max}$、$\boldsymbol{v}$、$\boldsymbol{B}$ 三者两两垂直，如图 9-1 所示；力的大小 $F_{\max}$ 与电荷电量 q_0 和运动速率 v 的乘积成正比，但 $F_{\max}$ 与 q_0v 的比值是与运动电荷无关的量，只决定于磁场中该点的性质。由此，定义该点的磁感应强度的大小为

$$B=\frac{F_{\max}}{q_0v} \tag{9-1}$$

对于磁场中某一定点来说，磁感应强度的大小是一定的。对于磁场中的不同位置，磁感应强度的大小一般有不同的确定值，即 $\boldsymbol{B}$ 是空间位置的函数。

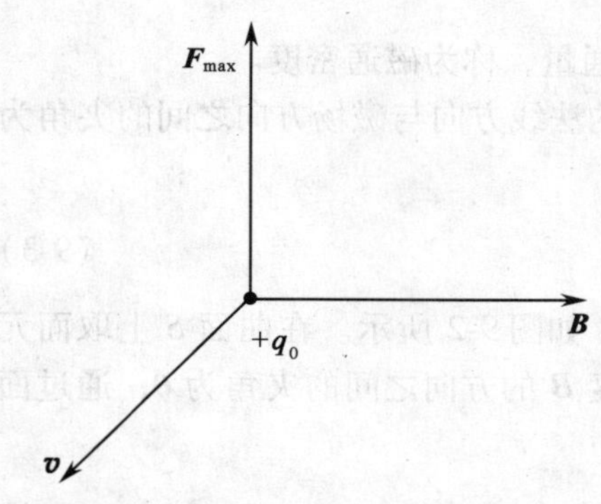

图 9-1　$F_{\max}$、v、B 三者的关系

磁感应强度 $\boldsymbol{B}$ 的单位取决于 F、q_0 和 v 的单位。在国际单位制中，若 F 的单位是 N，q_0 的单位是 C，v 的单位是 $\mathrm{m\cdot s^{-1}}$，则磁感应强度 $\boldsymbol{B}$ 的单位是特斯拉（T）。所以

$$1\mathrm{T}=1\mathrm{N\cdot C^{-1}\cdot s\cdot m^{-1}}=1\mathrm{N\cdot A^{-1}\cdot m^{-1}}$$

T 是一个比较大的单位。在现有的物理学文献中，常常使用高斯单位制，磁感应强度 $\boldsymbol{B}$ 的单位是高斯（G），$1\mathrm{G}=10^{-4}\mathrm{T}$。

应当指出，如果磁场中某一区域内各点 $\boldsymbol{B}$ 的大小相等、方向一致，那么，该区域内的磁场就称为均匀磁场。不符合上述情况的磁场就是非均匀磁场。表 9-1 中列出了一些典型磁场的磁感应强度值。

表 9-1　一些典型磁场的磁感应强度值

磁场源	B（T）	磁场源	B（T）
人体磁场	10^{-12}	太阳黑子	约 0.3
人体心脏	10^{-10}	电动机和变压器	0.9～1.7
室内电线周围	约 10^{-4}	大型电磁铁	1～2
地球磁场	约 0.5×10^{-4}	超导电磁铁	5～40
小磁针	约 10^{-2}	实验室	10^{-2}～10^{4}

2. 磁通量　为了形象地描述磁场的分布情况，我们像在静电场中用电场线来描述电场的分布那样，在磁场中用一系列假想的曲线来描述磁场的分布，这样的曲线称为磁感应线（magnetic induction line）。规定：磁感应线上任一点的切线方向与该点的磁感应强度 $\boldsymbol{B}$ 的方向一致；磁感应线的密度表示 $\boldsymbol{B}$ 的大小，即穿过磁场中任一点处垂直于磁场方向的单位面积上的磁感应线条数等于该点处 $\boldsymbol{B}$ 的大小。因此，在磁感应线分布图中，磁感应线密集的地方，表示磁感应强度 $\boldsymbol{B}$ 较大；而在磁感应线稀疏的地方，表示磁感应强度 $\boldsymbol{B}$ 较小。对于均匀磁场，磁感应线等距平行；对于非均匀磁场，磁感应线相互不平行。

磁感应线的重要性质：①对于稳恒磁场来说，在有限的空间范围内，磁感应线都是环绕电流的无头无尾的闭合曲线，不像电场线那样起始于正电荷，终止于负电荷。磁感应线的这一性质说明稳恒磁场是涡旋场；②磁感应线的方向与电流的方向之间关系遵从右手螺旋法则；③由于磁场中每一点都只有一个确定的磁场方向，所以任何两条磁感应线都不会相交，磁感应线的这一性质和电场线是一样的。

（1）磁通量：仿照静电场中引入电通量的办法，引入磁通量（magnetic flux）的概念。通过磁场中任一给定曲面的磁感应线总条数，称为通过该曲面的磁通量，用 $\boldsymbol{\Phi}_m$ 表示。磁通量是标量，但它可有正、负之分。磁通量 $\boldsymbol{\Phi}_m$ 的计算方法与电通量 $\boldsymbol{\Phi}_e$ 的计算方法类似。设在均匀磁场中，给定一个与磁场方向垂直的平面，磁场的磁感应强度为 $\boldsymbol{B}$，平面的面积为 S，通过平面 S 的磁通量 $\boldsymbol{\Phi}_m$ 为

$$\Phi_m = BS \tag{9-2}$$

因而，磁感应强度 B 还可以看成是单位面积的磁通量，称为磁通密度。

若在均匀磁场 $\boldsymbol{B}$ 中，给定一个平面 S，平面的法线方向与磁场方向之间的夹角为 θ，通过平面 S 的磁通量 $\boldsymbol{\Phi}_m$ 为

$$\Phi_m = BS\cos\theta \tag{9-3}$$

若在非均匀磁场 $\boldsymbol{B}$ 中，任意给定一个曲面 S，如图 9-2 所示。在曲面 S 上取面元 ΔS，若面元 ΔS 的法线 $\boldsymbol{n}$ 方向与该点处磁感应强度 $\boldsymbol{B}$ 的方向之间的夹角为 θ，通过面元 ΔS 的磁通量为

$$\Delta\Phi_m = B\Delta S\cos\theta \tag{9-4}$$

则通过整个曲面 S 的磁通量等于通过该面积上所有面元磁通量的代数和，即

$$\Phi_m = \sum_s \Delta\Phi_m = \sum_s B\Delta S\cos\theta \tag{9-5}$$

对于磁场中任意给定的闭合曲面 S 来说，规定由里向外为法线 $\boldsymbol{n}$ 的正方向。于是磁感应线从闭合曲面穿出时 $\left(\theta < \frac{\pi}{2}\right)$ 的磁通量为正，磁感应线穿入闭合曲面时 $\left(\theta > \frac{\pi}{2}\right)$ 的磁通量为负。因此，通过闭合曲面 S 的磁通量可以表示为

$$\Phi_m = \sum_{闭合s} B\Delta S\cos\theta \tag{9-6}$$

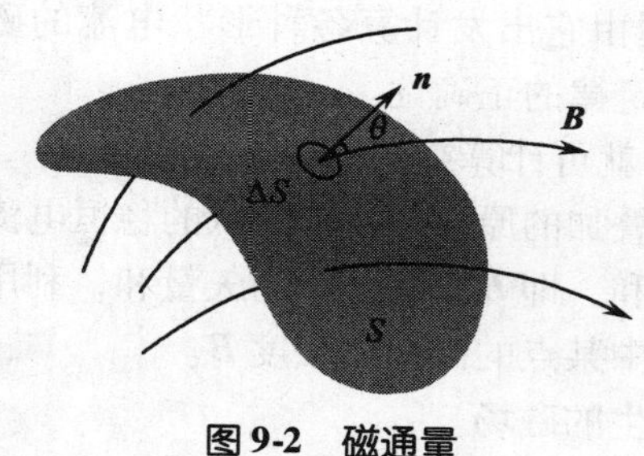

图 9-2　磁通量

在国际单位制中，磁通量的单位为韦伯（Wb），$1\text{Wb}=1\text{T}\cdot\text{m}^2$。

（2）磁场的高斯定理：由于磁感应线是一些无头无尾的闭合曲线，因此，穿入闭合曲面的磁感应线数必然等于穿出闭合曲面的磁感应线数。所以，通过磁场中任一给定闭合曲面的总磁通量恒等于零

$$\sum_{\text{闭合}s} B\Delta S\cos\theta = 0 \tag{9-7}$$

这一结论称为磁场的高斯定理。

磁场的高斯定理与静电场的高斯定理相对应，但两者有本质上的区别。在静电场中，由于自然界有独立存在的自由电荷，所以通过某一闭合曲面的电通量可以不为零，说明静电场是有源场。在磁场中，因自然界没有单独存在的磁极，所以通过任一闭合面的磁通量必恒等于零，说明磁场是无源场，或者说是涡旋场。

三、电流的磁场

运动电荷在其周围空间产生磁场，导体中的电流是自由电子定向运动形成的，因此载流导线（简称电流）周围空间必定存在着磁场。为了求任意形状的稳恒电流所产生的磁场，可以把载流导线分割成许多有向线段 $\Delta\boldsymbol{l}$，称为线元矢量，该矢量的大小为线元长度，方向为电流的方向。每一小段中的电流为 I，称 $I\Delta\boldsymbol{l}$ 为电流元。毕奥-萨伐尔定律（Biot-Savart law）给出了真空中电流元在空间某点产生的磁感应强度 $\Delta\boldsymbol{B}$。

毕奥-萨伐尔定律指出：真空中电流元在空间某点 P 所产生的磁感应强度 $\Delta\boldsymbol{B}$ 的大小与电流元 $I\Delta\boldsymbol{l}$ 的大小成正比，与电流元到 P 点的距离 r 的平方成反比，与电流元 $I\Delta\boldsymbol{l}$ 和由电流元到 P 点的矢径 $\boldsymbol{r}$ 之间的小于 π 的夹角 θ 的正弦成正比，即

$$\Delta B = k\frac{I\Delta l\sin\theta}{r^2} \tag{9-8}$$

式中比例系数 k 的值决定于单位制的选择。在国际单位制中，$k=10^{-7}\text{N}\cdot\text{A}^{-2}$，为了使从毕奥-萨伐尔定律导出的一些重要公式中不出现 4π 因子，通常把 k 用另一个称为真空磁导率 μ_0 的常数来表示，两者的关系为

$$k=\frac{\mu_0}{4\pi}$$

式中 $\mu_0=4\pi\times10^{-7}\text{T}\cdot\text{m}\cdot\text{A}^{-1}$。将 k 值代入式（9-8），得

$$\Delta B=\frac{\mu_0}{4\pi}\frac{I\Delta l\sin\theta}{r^2} \tag{9-9}$$

$\Delta\boldsymbol{B}$ 的方向垂直于电流元和矢径所决定的平面，由右手螺旋法则确定，即由电流元经 θ 角转向矢径 $\boldsymbol{r}$ 时右手螺旋旋进的方向。

毕奥-萨伐尔定律虽然不能直接用实验验证，但由它出发计算各种形状电流的磁场，都能很好地和实验相符合，这就间接证明了该定律的正确性。

根据毕奥-萨伐尔定律，当知道电流的分布后，就可计算空间任一点的磁场。

每一电流元都会产生磁场，根据磁场满足矢量叠加的原理，任意形状的稳恒电流所产生的磁场应等于各段电流元所产生磁场的矢量和，即 $\boldsymbol{B}$ 应为 $\Delta\boldsymbol{B}$ 的矢量和，利用数学方法可以求出任意载有稳恒电流的导线在真空中某点的磁感应强度 $\boldsymbol{B}$。

应用这种方法可以求出几种典型载流导线所产生的磁场。

1. 无限长直电流的磁场　设真空中有一无限长的载流直导线，导线中电流为 I，如图 9-3 所示。经计算可得无限长直电流的磁场中距导线为 r 处的任意场点的磁感应强度

$$B=\frac{\mu_0 I}{2\pi r} \tag{9-10}$$

可见，无限长直电流周围磁场的磁感应强度大小与导线中的电流 I 成正比、与距离 r 成反比。磁感应强度的方向垂直于无限长直导线，并与直导线构成右手螺旋关系，即用右手握住直导线并使大拇指指向电流的方向，则四指环绕的方向就是磁感应强度的方向。磁感应线是一系列围绕载流直导线的同心圆。

2. 载流圆线圈圆心处的磁场　设真空中有一半径为 R 的圆形载流导线，通过的电流为 I，如图 9-4 所示。经计算可得载流圆线圈圆心处的磁感应强度的大小为

$$B=\frac{\mu_0 I}{2R} \tag{9-11}$$

方向垂直于圆线圈所在平面，并与圆电流构成右手螺旋关系，即右手四指沿圆电流方向环绕，则伸直的大拇指的指向就是磁感应强度的方向。

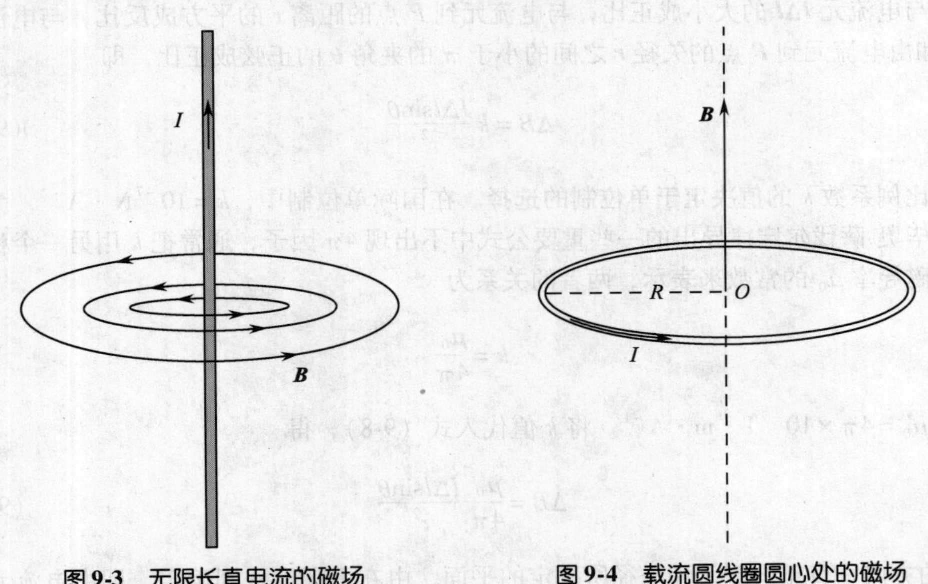

图 9-3　无限长直电流的磁场　　图 9-4　载流圆线圈圆心处的磁场

3. 无限长直螺线管电流的磁场　设真空中有一截面半径为 R 的密绕载流无限长直螺线管，通过的电流为 I，如图 9-5 所示。经计算可得无限长直螺线管电流的磁场集中在螺线管内，且是一均匀磁场，磁感应强度的大小为

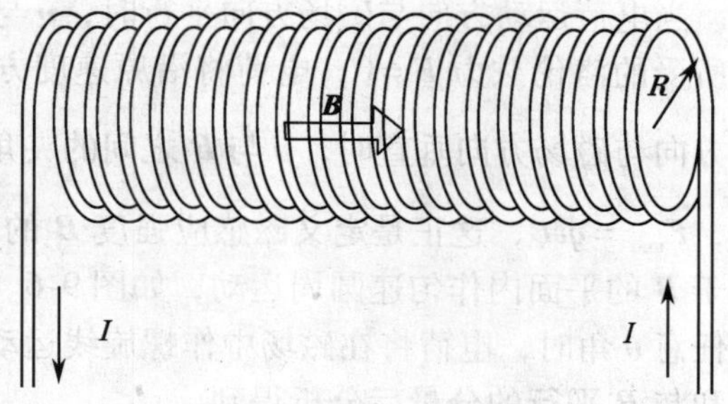

图 9-5　无限长直螺线管电流的磁场

$$B=\mu_0 nI \tag{9-12}$$

方向与直螺线管电流构成右手螺旋关系，即右手四指沿螺线管电流方向环绕，则伸直的大拇指的指向就是磁感应强度的方向。

对于长度为 l 的有限长螺线管，当 $R \ll l$ 时，式（9-12）也近似适用。

第二节　磁场对电流的作用

一、磁场对运动电荷的作用

1. 洛伦兹力　带电粒子在磁场中运动时，将受到磁场的作用力。这种磁场对运动电荷的作用力称为洛伦兹力（Lorentz force）。

实验发现，运动电荷在磁场中某点所受到的洛伦兹力 $\boldsymbol{F}$ 的大小，与运动电荷所带电量 q 的大小、运动速度 $\boldsymbol{v}$ 的大小、该点处磁感应强度 $\boldsymbol{B}$ 的大小以及 $\boldsymbol{v}$ 与 $\boldsymbol{B}$ 之间小于 π 的夹角 θ 的正弦成正比。在国际单位制中，运动电荷在磁场中所受洛伦兹力的大小为

$$F=qvB\sin\theta \tag{9-13}$$

洛伦兹力的方向垂直于 $\boldsymbol{v}$ 和 $\boldsymbol{B}$ 构成的平面，其指向可以由右手螺旋法则来判定：对于正电荷（$q>0$），将右手四指的指向由 $\boldsymbol{v}$ 的方向沿着 θ 角向 $\boldsymbol{B}$ 的方向弯曲，则伸直的大拇指的指向就是 $\boldsymbol{F}$ 的方向；对于负电荷（$q<0$），洛伦兹力的方向与上述方向相反，如图 9-6（a）所示。

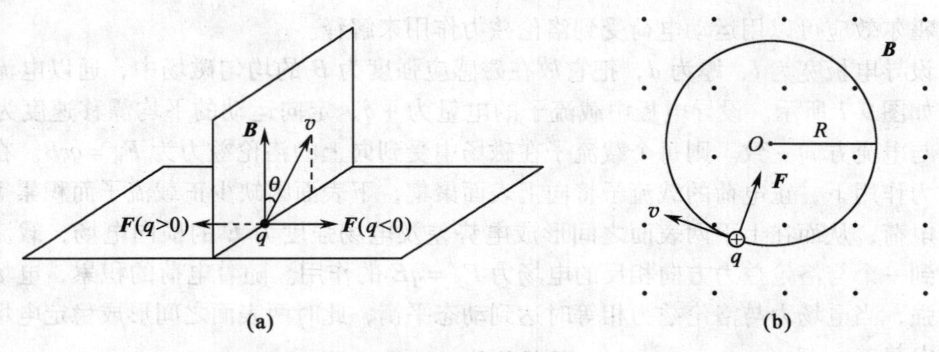

图 9-6　洛伦兹力

当电荷运动方向与磁场方向平行时，$\boldsymbol{v}$ 与 $\boldsymbol{B}$ 之间的夹角 $\theta=0$ 或 $\theta=\pi$，则运动电荷所受的洛伦兹力 $F=0$，电荷将沿原速度方向在磁场中作匀速直线运动。当电荷运动方向与磁场方向垂直时，$\boldsymbol{v}$ 与 $\boldsymbol{B}$ 之间的夹角 $\theta=\frac{\pi}{2}$，则运动电荷所受的洛伦兹力最大，$F_{\max}=qvB$，这正是定义磁感应强度 $\boldsymbol{B}$ 的大小时引用过的情况，此时电荷将在垂直于 $\boldsymbol{B}$ 的平面内作匀速圆周运动，如图 9-6（b）所示。当电荷运动方向与磁场方向成任意 θ 角时，电荷将在磁场中作螺旋线运动，这种情况可将 $\boldsymbol{v}$ 分解为与 $\boldsymbol{B}$ 垂直的分量和与 $\boldsymbol{B}$ 平行的分量后分析得到。

由于运动电荷在磁场中所受的洛伦兹力的方向总是与运动电荷的速度方向垂直，所以洛伦兹力只改变运动电荷的运动方向，不改变运动电荷速度的大小，即不改变运动电荷的动能，洛伦兹力永远不对运动电荷做功。

2. 霍尔效应　将通有电流 I 的导电板置于磁感应强度为 $\boldsymbol{B}$ 的均匀磁场中，并使导电板平面垂直于磁场方向（磁场方向和电流方向垂直），如图 9-7 所示，则在导电板的上下两表面间会产生横向电势差，这一现象称为霍尔效应，所产生的电势差称为霍尔电势差。

实验测定，霍尔电势差的大小与电流 I 及磁感应强度 B 成正比，而与导电板的厚度 d 成反比。

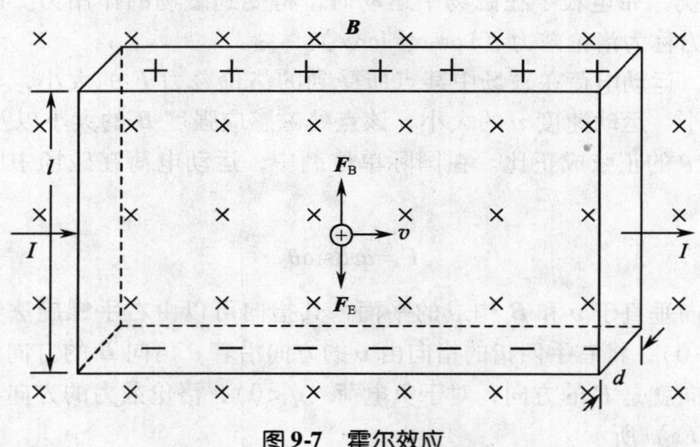

图 9-7　霍尔效应

霍尔效应可以用运动电荷受到洛伦兹力作用来解释。

设导电板宽为 l、厚为 d，把它放在磁感应强度为 $\boldsymbol{B}$ 的均匀磁场中，通以电流 I，方向如图 9-7 所示。设导电板中载流子的电量为 $+q$、定向运动的平均漂移速度为 v，方向与电流方向一致。则每个载流子在磁场中受到向上的洛伦兹力为 $F_B=qvB$。在洛伦兹力作用下，正电荷的载流子将向上表面聚集，下表面因缺少正载流子而积累等量的负电荷，从而在上下两表面之间形成电势差及电场强度为 $\boldsymbol{E}$ 的横向电场，载流子又受到一个与洛伦兹力方向相反的电场力 $\boldsymbol{F}_E=q\boldsymbol{E}$ 的作用。随着电荷的积累，电场逐渐加强，当电场力与洛伦兹力相等时达到动态平衡，此时两表面之间形成稳定电场及霍尔电势差。有

$$qE = qvB$$

所以

$$E = vB \tag{9-14}$$

由于导电板内各处载流子的平均漂移速度相等，而且磁场是均匀磁场，所以动态平衡时，导电板内出现的横向电场是均匀电场。于是霍尔电势差为

$$U_{\mathrm{H}} = El = vBl$$

设导电板内载流子的密度（单位体积内的载流子数）为 n，则电流 I 可以表示为

$$I = nqvS = nqvld$$

将由此式得到的 v 与 I 的关系代入前式，整理后即得

$$U_{\mathrm{H}} = \frac{1}{nq}\frac{IB}{d}$$

或写成

$$U_{\mathrm{H}} = K\frac{IB}{d} \tag{9-15}$$

式中 $K = \frac{1}{nq}$ 称为材料的霍尔系数，它与导电板的材料有关，即与导电板载流子密度 n 成反比。因此，通过霍尔系数的测量，可以确定导体内载流子的密度 n。霍尔系数越大的材料，霍尔效应越显著。在金属导体中，自由电子的密度很大，因此金属导体的霍尔系数 K 和霍尔电势差都很小，霍尔效应不显著。而半导体的载流子密度远比金属导体的小，故半导体的霍尔系数比金属导体大得多，所以半导体的霍尔效应比金属导体显著得多。霍尔系数的正负由载流子所带电量的正负决定。如果载流子是负电荷，霍尔系数是负值，则霍尔电压也是负值。因此还可根据霍尔电压的正、负判断导电材料中的载流子是正的还是负的。

霍尔效应可以应用于半导体材料的测试和研究，还可用半导体材料做成多种霍尔元件，广泛应用于科学研究和生产技术。例如可用霍尔元件测量磁场，测量交直流电路中的电流和功率，还可以用来转换和放大电信号等。

除了固体中有霍尔效应以外，导电流体中同样也会产生霍尔现象。

3. 回旋加速器　我们知道电场可以对带电粒子加速。设加速电压为 U，带电粒子电量为 q，则带电粒子可以从静止加速到能量为 $W = \frac{1}{2}mv^2 = qU$。由于电压的限制，所以一次加速后粒子获得的能量较小。虽然可以通过多级电场加速，使带电粒子获得足够大的能量 $W = \frac{1}{2}mv^2 = q(U_1 + U_2 + \cdots U_n)$，但这种加速器的占地面积太大。1932 年美国物理学家劳伦斯（E. O. Lawrence）发明了回旋加速器。

回旋加速器是获得高速带电粒子束的一种装置，主要用于原子核物理、高能物理等现代物理实验研究。回旋加速器的基本结构如图 9-8 所示。回旋加速器的主要部分

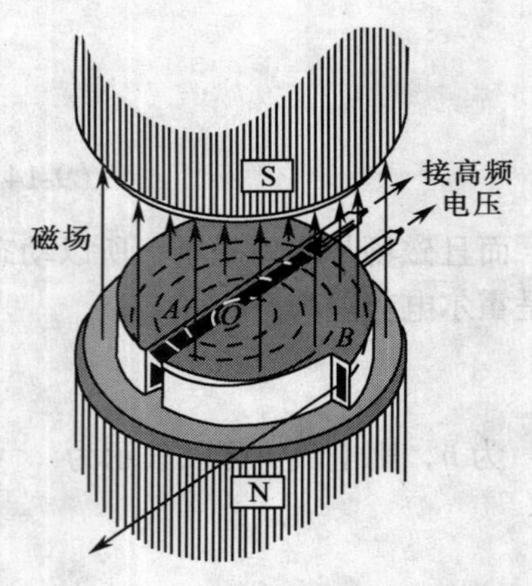

图 9-8　回旋加速器

是一对置于高度真空室中的半圆形中空铜盒（又称 D 形盒）D_1、D_2，两盒相对应的直径边缘相互平行，两盒间留有一定宽度的缝隙，离子源 O 处于中心附近，产生的离子通过离子源的引出孔而进入回旋加速器中。两盒之间加以高频电压，这个电压将在两盒缝隙间产生交变电场以加速带电粒子，而盒内由于电屏蔽效应其电场强度趋近于零。恒定的均匀强磁场垂直作用于盒的平面。

设有一质量为 m、电荷电量为 $+q$ 的离子从离子源 O 射出。假设此时 D_2 正好处于高电位，则离子将被两 D 形盒间的电场加速并以 v_1 的速率进入 D_1 盒内部。由于电屏蔽效应，D 形盒内部没有电场，但却存在着由电磁铁产生的匀强磁场。离子运动方向垂直于磁场时，$\boldsymbol{v}$ 与 $\boldsymbol{B}$ 之间的夹角 $\theta=\frac{\pi}{2}$，则离子所受的洛伦兹力 $F=qv_1B$。因而离子以不变的速率在 D_1 盒中作匀速圆周运动。利用圆周运动的向心力公式

$$F=qv_1B=\frac{mv_1^2}{r_1}$$

可得磁场中离子作匀速圆周运动的半径 r_1（回旋半径）和回旋周期 T 分别为

$$r_1=\frac{mv_1}{qB} \tag{9-16}$$

$$T=\frac{2\pi m}{qB} \tag{9-17}$$

离子以速率 v_1 绕过回旋半径为 r_1 的半个圆周后又进入缝隙，只有在两盒间缝隙处才会受到电场作用。如果这时两 D 形盒之间电场的方向恰好反向，即 D_1 处于高电位状态，则离子又将被电场加速，并以 v_2 的速率进入 D_2 盒内部。当绕过回旋半径为 $r_2=\frac{mv_2}{qB}$的半个圆周后，离子从 D_2 穿出再次进入缝隙，继续被电场加速而进入 D_1 盒中。如此不断，直至被加速到所需的能量。

随着速率 v 的增大，离子做圆周运动的半径 r 也将逐步加大，但由式（9-17）可见，离子每绕过半个圆周所用的时间却是一样的，都等于回旋周期的一半。如果电场方向的改变正好与离子运动的周期 T 合拍，离子就会在每次通过缝隙时加速。假如 D 形盒的半径为 R，则 R 就是离子做圆周运动的最大半径，此时离子速率最大。最后当被加速离子沿螺旋轨迹逐渐趋于 D 形盒的边缘时，借助于一个有静电电位的偏转板可以控制粒子的运动，使离子从视窗逸出。

离子经回旋加速器加速后所获得的最大动能为$\frac{1}{2m}(qBR)^2$。所以要使离子获得很高的能量，应尽可能增大加速器电磁铁磁场的磁感应强度 B 和加速器 D 形盒的半

径 R。

可见，回旋加速器是利用电场对电荷的加速作用和磁场对运动电荷的偏转作用来获得高能粒子的装置。它的优点在于以不很高的振荡电压对离子不断加速从而获得高能离子流。

回旋加速器能量受到限制的主要原因是相对论效应。由相对论可知，物体的质量与速度有如下关系：

$$m=\frac{m_0}{\sqrt{1-\frac{v^2}{c^2}}}$$

当能量很高时，粒子速度非常快，粒子质量会随速率的增大而增大，从而粒子的回旋周期 T 也将增大，这时如果高频电压的频率仍保持不变，电场方向的改变将不再与离子回旋运动同步，甚至可能起到使粒子减速的作用。同步回旋加速器的高频电压频率可随粒子的速率改变，从而可保持同步关系，使粒子获得更高的能量。

对于具有相同能量的电子和氘核，电子质量远小于氘核，其速度就应远大于氘核，电子将很快受到上述相对论效应的限制。因而，回旋加速器一般用来加速较大质量的带电粒子，而不用以加速电子。

例 9-1 设一回旋加速器 D 型盒的圆周半径为 $R=1\text{m}$，用来加速质量为 $m=1.67\times10^{-27}\text{kg}$、电荷电量为 $q=1.6\times10^{-19}\text{C}$ 的质子。若两 D 型盒间的交变电压为 $U=2\times10^4\text{V}$，磁场的磁感应强度为 $B=0.5\text{T}$。试求：(1) 质子经回旋加速器最后得到的动能；(2) 质子要作多少周的回旋运动才能被加速到如此大的能量？(3) 交变电源的频率。

解：(1) 质子经回旋加速器最后得到的动能为

$$\begin{aligned}E_{\max}&=\frac{1}{2m}(qBR)^2=\frac{(1.6\times10^{-19}\times0.5\times1)^2}{2\times1.67\times10^{-27}}\text{J}\\&=1.92\times10^{-12}\text{J}=1.2\times10^7\text{eV}\\&=12\text{MeV}\end{aligned}$$

(2) 质子回旋一周在电场中加速获得的动能

$$E=2qU=4\times10^4\text{eV}$$

则

$$\frac{E_{\max}}{E}=\frac{1.2\times10^7}{4\times10^4}=300$$

即质子要作 300 周的回旋运动才能被加速到最大能量。

(3) 交变电源的周期就是回旋周期

$$T=\frac{2\pi m}{qB}$$

则交变电源的频率为

$$\nu = \frac{1}{T} = \frac{qB}{2\pi m} = \frac{1.6\times10^{-19}\times0.5}{2\times3.14\times1.67\times10^{-27}}\text{Hz} = 7.63\times10^{6}\text{Hz}$$

加速器本来是应高能物理和核物理基础研究的需要而发展的，但现在已应用到许多领域。在医学上，自从放射性同位素广泛应用于医学诊断和治疗以来，回旋加速器就成为主要的诊疗工具。诊断方面：回旋加速器应用于正电子发射型计算机断层成像装置（PET）中。治疗方面：加速器应用于肿瘤治疗（放疗），其基本原理是利用加速器产生的粒子束或射线的电离作用，最大限度地破坏肿瘤细胞而最少地影响正常组织。

4. 质谱仪　利用质谱仪可以分离质量相差只有 1 个质量单位的轻离子，用它来测量质量的准确度可以达到千万分之一，因此质谱仪被广泛地应用于实验室以及医学研究上。

一种质谱仪的构造原理如图 9-9 所示。该装置处于真空中，离子源所产生的正离子经过加速电场加速后射入速度选择器，速度选择器由均匀电场和磁场组成，且电场强度 $\boldsymbol{E}$ 和磁感应强度 $\boldsymbol{B}$ 相互垂直并都垂直于离子速度 $\boldsymbol{v}$。离子进入速度选择器之后，同时受到方向相反的洛伦兹力和电场力的作用，当两力平衡时，即

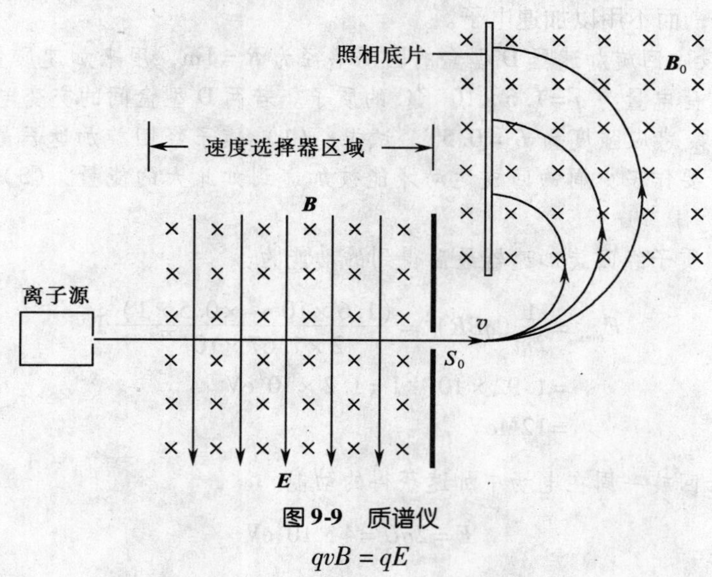

图 9-9　质谱仪

$$qvB = qE$$

离子将沿原方向前进并以速率 $v = \frac{E}{B}$ 通过窄缝 S_0 进入均匀磁场 $\boldsymbol{B}_0$ 中。那些速率大于或小于 $\frac{E}{B}$ 的离子，由于受到不平衡的洛伦兹力和电场力的作用而向两旁偏转，不能通过窄缝。即所有通过窄缝进入均匀磁场 $\boldsymbol{B}_0$ 中的离子都带同一种电荷且具有相同的速度。

垂直进入均匀磁场 $\boldsymbol{B}_0$ 中的正离子，在洛伦兹力的作用下作圆周运动。圆周运动的半径为

$$r = \frac{mv}{qB_0} = \frac{mE}{qBB_0}$$

在给定的 $\boldsymbol{E}$、$\boldsymbol{B}$ 和 $\boldsymbol{B}_0$ 下，r 与离子的质量电荷比（简称质荷比）$\frac{m}{q}$有关。当每个离子所带电量相同时，r 只与离子的质量 m 成正比例。所以质量 m 不同的离子，运动的轨道半径 r 不同，在磁场中运动半周后分别落在照相底片上的不同位置，元素将按其质量大小的顺序排列起来形成谱图，故称之为“质谱”。

根据所服务的学科，质谱又可分为同位素质谱、无机质谱和有机质谱。

同位素质谱仪就是一种以少量样品分析各种同位素并测量其质量及含量百分比的仪器。通常的元素都有若干个质量不同的同位素，利用质谱仪可将这些电荷相同而质量不同的离子分开。由离子在照相底片上曝光的位置可以确定同位素的质量；由离子在照相底片上曝光的浓淡程度，可以确定同位素的相对含量。

质谱仪还是药物开发和生物研究领域最强有力的工具。例如，质谱图可应用于小分子人工合成化合物的分析，天然来源有机化合物、药物的分析，多糖、多肽、蛋白质的测定等。质谱分析广泛应用于蛋白质（组）研究、药物开发、药物代谢、有机化学、卫生防疫、环保、食品、商检、法医、地质、化工、禁毒和兴奋剂等众多领域。

二、磁场对载流导线的作用

1. 安培力　载流导线放在磁场中时，将受到磁场力的作用。安培最早用实验方法，研究了电流和电流之间磁场力的作用，从而总结出载流导线上一小段电流元所受磁力的基本规律，称为安培定律。其内容如下：

放在磁场中某点处的电流元 $I\Delta\boldsymbol{l}$，所受到的磁场作用力 $\Delta\boldsymbol{F}$ 的大小与该点处的磁感应强度 $\boldsymbol{B}$ 的大小、电流元的大小以及电流元 $I\Delta\boldsymbol{l}$ 和磁感应强度 $\boldsymbol{B}$ 之间小于 π 的夹角 θ 的正弦成正比，即

$$\Delta F = BI\Delta l\sin\theta \tag{9-18}$$

在国际单位制中，$\boldsymbol{B}$ 的单位用 T，I 的单位用 A，线元 Δl 的单位用 m，则 $\Delta\boldsymbol{F}$ 的单位为 N。载流导线在磁场中所受的磁场力，通常也称为安培力。安培力的方向可以用右手螺旋法则确定：右手的四指由电流元 $I\Delta\boldsymbol{l}$ 的方向沿着 θ 角向磁感应强度 $\boldsymbol{B}$ 的方向弯曲，则大拇指的指向就是安培力 $\Delta\boldsymbol{F}$ 的方向，如图 9-10（a）所示。

因为安培定律给出的是载流导线上一个电流元所受的磁场力，所以它不能直接用实验进行验证。但是，任何有限长的载流导线 L 在磁场中所受的磁场力 $\boldsymbol{F}$，应等于导

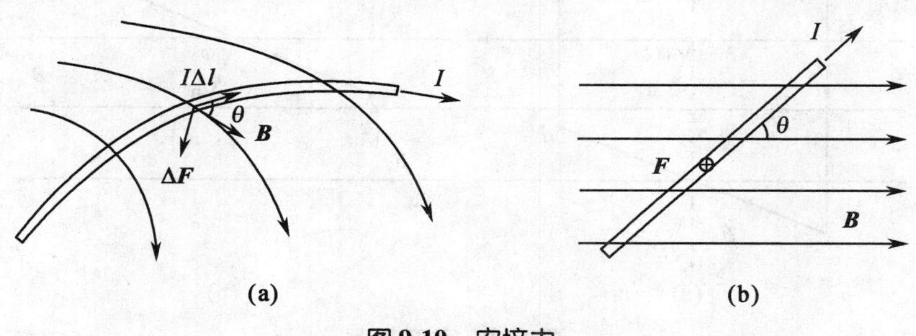

图 9-10　安培力

线 L 上各个电流元所受磁场力 $\Delta \boldsymbol{F}$ 的矢量和，即

$$\boldsymbol{F}=\sum \Delta \boldsymbol{F}$$

对于一些具体的载流导线，理论计算的结果和实验测量的结果是相符的。这就间接证明了安培定律的正确性。

如果导线上各个电流元所受的磁场力 $\Delta \boldsymbol{F}$ 的方向都相同，则矢量和可直接化为标量和。例如，长为 L 的一段载流直导线，放在均匀磁场 $\boldsymbol{B}$ 中，如图 9-10（b）所示。根据右手螺旋法则，可以判断导线上各个电流元所受磁场力 $\Delta \boldsymbol{F}$ 的方向都是垂直纸面向内的。所以整个载流直导线所受的磁场力 $\boldsymbol{F}$ 的大小为

$$F=BIL\sin\theta \tag{9-19}$$

由上式可以看出，当直导线与磁场平行时（即 $\theta=0$ 或 $\theta=\pi$），$F=0$，即载流导线不受磁场力作用；当直导线与磁场垂直时$\left(\theta=\dfrac{\pi}{2}\right)$，载流导线所受磁场力最大，其值为 $F=BIL$。

2. 磁场对平面载流线圈的作用　在电磁仪表和电动机中，一般都有处于磁场中的线圈。一个刚性载流线圈放在磁场中往往要受磁力矩的作用，因而发生转动。下面我们利用安培定律讨论均匀磁场对平面载流线圈的作用。

如图 9-11（a）所示，在磁感应强度为 $\boldsymbol{B}$ 的均匀磁场中有一刚性的矩形平面载流线圈 $abcd$，它可绕垂直于磁场的轴 OO' 自由转动。已知线圈的两个边长分别为 l_1 和 l_2，其中通有电流 I。规定线圈平面的法线正方向 $\boldsymbol{n}$ 与线圈中的电流方向满足右手螺旋法则，即右手四指沿电流方向自然弯曲，大拇指的指向就是法线正方向 $\boldsymbol{n}$。

设线圈平面的法线正方向 $\boldsymbol{n}$ 与均匀磁场 $\boldsymbol{B}$ 之间的夹角为 φ。根据安培定律，线圈中 ab 和 cd 两边所受安培力的大小分别为

$$F_1=Il_1B\sin\left(\frac{\pi}{2}+\varphi\right)=Il_1B\cos\varphi$$

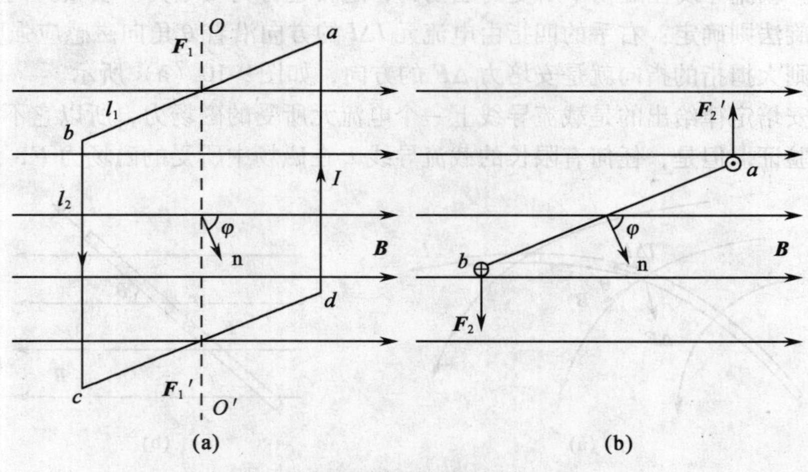

图 9-11　安培力矩

$$F_1' = Il_1 B\sin\left(\frac{\pi}{2} - \varphi\right) = Il_1 B\cos\varphi$$

可见 $F_1 = F_1'$，即两力大小相等，但方向相反，并作用在一条直线（OO'）上，所以它们的合力为零，对刚性线圈不起作用。

线圈中 bc 和 da 两边所受安培力的大小分别为

$$F_2 = Il_2 B\sin\frac{\pi}{2} = Il_2 B$$

$$F_2' = Il_2 B\sin\frac{\pi}{2} = Il_2 B$$

可见 $F_2 = F_2'$，即两力大小相等，且方向相反，但并不作用在一条直线上，如图 9-11（b）所示。两力构成一对力偶，为线圈提供了力矩（磁力矩），可使刚性线圈绕转轴 OO'转动。此力矩的大小为

$$M = F_2\frac{1}{2}l_1\sin\varphi + F_2'\frac{1}{2}l_1\sin\varphi = Il_1 l_2 B\sin\varphi = ISB\sin\varphi$$

其中 $S = l_1 l_2$ 为线圈平面的面积。

如果平面线圈共有 N 匝，每匝包围的面积为 S，通有电流为 I，则线圈所受磁力矩为

$$M = NISB\sin\varphi \tag{9-20}$$

上式虽然是从矩形平面载流线圈推导出来的，但可以证明它普遍适用于处在均匀磁场中的任意形状的平面载流线圈。

3. 载流线圈的磁矩　式（9-20）中，NIS 是仅由平面载流线圈本身性质所决定的量，称为线圈的磁矩（magnetic moment），用 P_m 表示，即

$$P_m = NIS \tag{9-21}$$

磁矩 $\boldsymbol{P}_m$ 是矢量，它的方向与线圈中电流的方向满足右手螺旋法则，所以也就是线圈平面的法线正方向 $\boldsymbol{n}$。磁矩的单位是安培·米^2（A·m^2）。

将式（9-21）代入式（9-20），可得

$$M = P_m B\sin\varphi \tag{9-22}$$

上式表明，磁力矩的大小不仅与 $\boldsymbol{P}_m$ 和 $\boldsymbol{B}$ 的大小有关，还与 $\boldsymbol{P}_m$ 和 $\boldsymbol{B}$ 之间的夹角 φ 有关。当 $\varphi = 0$，即线圈磁矩 $\boldsymbol{P}_m$ 与磁场 $\boldsymbol{B}$ 方向一致时，载流线圈所受的磁力矩为零，此时线圈处于稳定平衡状态；当 $\varphi = \frac{\pi}{2}$，即线圈磁矩 $\boldsymbol{P}_m$ 与磁场 $\boldsymbol{B}$ 方向垂直时，线圈所受磁力矩最大，即

$$M_{max} = P_m B$$

当 $\varphi = \pi$，即线圈磁矩 $\boldsymbol{P}_m$ 与磁场 $\boldsymbol{B}$ 方向相反时，虽然载流线圈所受的磁力矩也为零，但此时线圈处于非稳定平衡状态，只要它略微偏离这一位置，就会在磁力矩的

作用下继续偏离，直至线圈磁矩 $\boldsymbol{P}_{\mathrm{m}}$ 的方向转到 $\boldsymbol{B}$ 的方向为止。这一点与电偶极子在外电场力矩作用下，电矩方向转向外电场方向的性质十分相似，所以通常称载流线圈为磁偶极子。

总之，处于均匀磁场中的任何一个载流平面线圈，虽然所受磁场力的合力为零，但它受到一个磁力矩的作用。这个磁力矩 $\boldsymbol{M}$ 总是力图使线圈的磁矩 $\boldsymbol{P}_{\mathrm{m}}$ 转到外磁场 $\boldsymbol{B}$ 的方向上来。

例 9-2 在玻尔氢原子模型中，电子绕原子核做圆周运动。电子绕核旋转相当于一个圆电流，因而具有磁矩，称为轨道磁矩。已知：电子做圆周运动的半径 $r=5.3\times10^{-11}\mathrm{m}$，电子旋转速度 $v=7\times10^{6}\mathrm{m\cdot s^{-1}}$。(1) 求电子在轨道中心所产生的磁感应强度 B；(2) 求电子轨道磁矩 P_{m}；(3) 证明轨道磁矩 $\boldsymbol{P}_{\mathrm{m}}$ 与轨道角动量 $\boldsymbol{L}$ 之间的关系为 $\boldsymbol{P}_{\mathrm{m}}=-\dfrac{e}{2m}\boldsymbol{L}$。

解：(1) 电子做圆周运动的频率

$$\nu=\frac{v}{2\pi r}$$

电子绕核旋转相当于一个圆电流，电流强度为

$$I=\frac{e}{T}=e\nu=\frac{ev}{2\pi r}$$

其中 e 是电子电量。根据式 (9-11)，得电子在轨道中心所产生的磁感应强度

$$B=\frac{\mu_0 I}{2r}=\frac{\mu_0}{2r}\frac{ev}{2\pi r}=\frac{4\pi\times10^{-7}\times1.6\times10^{-19}\times7\times10^{6}}{4\pi\times(5.3\times10^{-11})^{2}}\mathrm{T}=39.9\mathrm{T}$$

(2) 电子轨道磁矩

$$\begin{aligned}P_{\mathrm{m}}&=IS=\frac{ev}{2\pi r}\pi r^{2}=\frac{1}{2}evr\\&=\frac{1}{2}\times1.6\times10^{-19}\times7\times10^{6}\times5.3\times10^{-11}\mathrm{A\cdot m^{2}}\\&=3\times10^{-23}\mathrm{A\cdot m^{2}}\end{aligned}$$

(3) 电子的轨道角动量为

$$L=mvr=m2\pi r\nu r=2\pi m\nu r^{2}$$

电子的轨道磁矩为

$$P_{\mathrm{m}}=IS=e\nu\pi r^{2}$$

所以

$$P_{\mathrm{m}}=\frac{e}{2m}\nu\pi r^{2}2m=\frac{e}{2m}L$$

考虑到电子所带电量是负的，因而电流方向与电子运动方向相反，所以 $\boldsymbol{P}_{\mathrm{m}}$ 与 $\boldsymbol{L}$ 的方向恰相反，轨道磁矩 $\boldsymbol{P}_{\mathrm{m}}$ 与轨道角动量 $\boldsymbol{L}$ 的矢量关系为

$$\boldsymbol{P}_{\mathrm{m}}=-\frac{e}{2m}\boldsymbol{L}$$

第三节 磁 介 质

前面我们讨论的都是电流在真空中产生的磁场，实际中很多情况是电流在其他介质中产生磁场。在磁场的作用下能发生变化，并能反过来影响磁场的物质称为磁介质(magnetic medium)。实际上，各种物质在磁场作用下都会或多或少地发生变化，都能对原磁场产生影响，因此，一切物质都是磁介质。磁性是物质最基本的属性之一。

一、介质中的磁场 磁场强度

原来不显磁性的磁介质在外磁场作用下获得磁性的过程，称为磁介质的磁化(magnetization)。

处于静电场中的电介质要被电场极化，极化了的电介质会产生附加电场，从而对原电场产生影响。与此类似，处于磁场中的磁介质要被磁场磁化，磁化了的磁介质也会产生附加磁场，从而对原磁场产生影响。

实验表明，不同的磁介质对磁场的影响不同。如果在真空中某点磁感应强度为 $\boldsymbol{B}_0$，放入磁介质后，因磁介质被磁场磁化，从而在该点产生附加磁感应强度 $\boldsymbol{B}'$。那么磁介质中该点的磁感应强度 $\boldsymbol{B}$ 应等于真空中磁感应强度 $\boldsymbol{B}_0$ 与附加磁感应强度 $\boldsymbol{B}'$ 的矢量和，即

$$\boldsymbol{B} = \boldsymbol{B}_0 + \boldsymbol{B}'$$

不同磁介质在外磁场中磁化的程度不同，对外磁场影响的程度也不同。常用比值 $\boldsymbol{B}/\boldsymbol{B}_0$ 来表征在外磁场作用下磁介质磁化的程度，即

$$\mu_r = \frac{\boldsymbol{B}}{\boldsymbol{B}_0} \tag{9-23}$$

μ_r 称为磁介质的相对磁导率，它是描述磁介质磁性的无量纲的纯数。表 9-2 中列出了一些物质的相对磁导率。真空中 $\mu_r = 1$。

由式（9-23）可知，磁介质被磁化后，磁介质中的磁感应强度是真空中磁感应强度的 μ_r 倍。

下面我们以无限长直螺线管电流的磁场为例来讨论磁介质对外磁场的影响。设螺线管中的电流为 I，单位长度的匝数为 n，则电流在中空螺线管内产生的磁感应强度 $\boldsymbol{B}_0$ 的大小为

$$B_0 = \mu_0 nI$$

如果在长直螺线管内充满相对磁导率为 μ_r 的均匀磁介质，则由于磁介质的磁化而产生附加磁感应强度 $\boldsymbol{B}'$，使螺线管内磁介质中的磁感应强度变为 $\boldsymbol{B}$，$\boldsymbol{B}$ 和 $\boldsymbol{B}_0$ 大小的比为

$$\mu_r = \frac{B}{B_0}$$

由上面两式得

$$B=\mu_r B_0=\mu_0\mu_r nI \quad 或 \quad B=\mu nI$$

式中$\mu=\mu_0\mu_r$，μ称为磁介质的绝对磁导率，简称磁导率（permeability）。μ的单位与真空磁导率μ_0的单位相同，即T·m·A^{-1}。

表 9-2　一些物质的相对磁导率μ_r

	物　质	μ_r
顺磁质	空气（标准状况）	$1+3.60\times10^{-7}$
	氧（标准状况）	$1+1.80\times10^{-6}$
	铝	$1+2.07\times10^{-5}$
	钨	$1+7.80\times10^{-5}$
	铬	$1+3.13\times10^{-4}$
抗磁质	氢（标准状况）	$1-2.1\times10^{-7}$
	水	$1-9.03\times10^{-6}$
	铜	$1-9.63\times10^{-6}$
	铋	$1-1.65\times10^{-4}$
铁磁质	硅钢（热轧）	$4.5\times10^{2}\sim8\times10^{3}$
	纯铁	$1\times10^{4}\sim2\times10^{5}$
	坡莫合金	$8\times10^{3}\sim10^{5}$

由$B=\mu nI$可知，当励磁电流I为确定值时，磁介质中的磁感应强度与磁介质有关。若改写上式为

$$\frac{B}{\mu}=nI$$

可见比值$\frac{B}{\mu}$不再与磁介质有关。定义$\boldsymbol{H}=\frac{\boldsymbol{B}}{\mu}$，$\boldsymbol{H}$称为磁场强度（magnetic field strength）矢量，它与磁介质的种类无关，是描述磁介质中磁场的一个辅助矢量。在各向同性的磁介质中，$\boldsymbol{H}$与$\boldsymbol{B}$同方向。这样，螺线管内磁介质中的磁场可用磁场强度表示为

$$H=nI$$

磁场强度矢量$\boldsymbol{H}$的定义式$\boldsymbol{H}=\frac{\boldsymbol{B}}{\mu}$虽然是从螺线管磁场给出的，但它对任何磁介质的磁场都是普遍成立的。在国际单位制中，磁场强度$\boldsymbol{H}$的单位是A·m^{-1}。在高斯单位制中，磁场强度$\boldsymbol{H}$的单位是奥斯特（Oe），$1\text{Oe}=\left(\frac{10^3}{4\pi}\right)$A·m^{-1}。

二、顺磁质　抗磁质　铁磁质

磁介质在磁场中磁极化的情况要比电介质在电场中电极化复杂得多。按磁介质磁化情况的不同，可将磁介质分为三类：

1. 顺磁质　当该类磁介质处于外磁场中时呈现十分微弱的磁性，磁介质内任一点

的附加磁场方向与外磁场方向相同，使得 $B>B_0$，$\mu_T>1$，但大多数顺磁质的相对磁导率 μ_r 非常接近于1。如氧、铝、锰、铬等属于顺磁质。顺磁质具有的磁性称为顺磁性。

2. 抗磁质　当该类磁介质处于外磁场中时呈现十分微弱的磁性，磁介质内任一点的附加磁场方向与外磁场方向相反，使得 $B<B_0$，$\mu_T<1$，但所有抗磁质的相对磁导率 μ_r 都非常接近于1。如铜、铋、锑、氢及惰性气体等属于抗磁质。抗磁质具有的磁性称为抗磁性。

无论是顺磁质还是抗磁质，附加的磁感应强度 $\boldsymbol{B}'$ 都比 $\boldsymbol{B}_0$ 小得多（不大于十万分之几），它对原来磁场的影响比较弱，有时可忽略它们的影响。所以，顺磁质和抗磁质统称为弱磁质。

3. 铁磁质　铁磁质是强磁性物质，即强磁质。当该类磁介质处于外磁场中时能产生很强的、与外磁场方向相同的附加磁场，使得 $B \gg B_0$，$\mu_T \gg 1$，并且相对磁导率 μ_r 随着外磁场的强弱而变化。例如铁、钴、镍及其合金和氧化物等属于铁磁质。铁磁质具有的磁性称为铁磁性。

需要指出的是，抗磁性是一切物质所具有的，即顺磁质和铁磁质也有抗磁性，只不过被顺磁性和铁磁性掩盖了。

顺磁性较抗磁性少见，铁磁性又较顺磁性更为少见。

铁磁质是磁性很强的物质，常用于电机、电器设备、电子器件，它们具有如下一些特殊的性质：

（1）铁磁质中的磁感应强度 $\boldsymbol{B}$ 和磁场强度 $\boldsymbol{H}$ 不是简单的正比关系，即铁磁质的磁导率 μ 不是常数，而是随铁磁质中的 $\boldsymbol{H}$ 的不同而变化。如图9-12所示，假定初始铁磁质处于未磁化的状态，当 H 从零逐渐增大时，B 先是缓慢地增大；之后，H 再增大时，B 就急剧地增大；当 H 增大到一定程度以后，再增大 H 时，B 的增大趋势明显地变缓以至于不再增大，这种现象称为磁饱和。从未磁化到饱和磁化的这段曲线称为铁磁质的起始磁化曲线，饱和值 B_S 一般称为饱和磁感应强度。

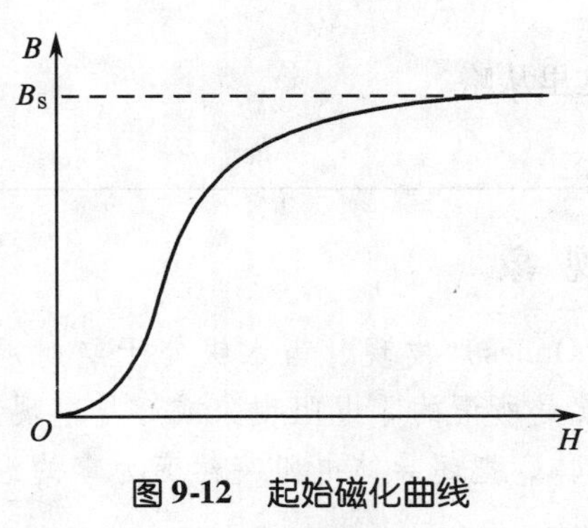

图9-12　起始磁化曲线

（2）铁磁质的磁化过程并不是可逆的。如图9-13所示，当 B 达到其饱和值 B_S 之后，逐渐使 H 减小到零，B 虽相应地减小但却不到零，而仍保留有一定数值 B_r，B_r 称为剩余磁感应强度，简称剩磁。这是铁磁质所特有的现象。为了消除剩磁，必须加一反向磁场。随着反向磁场的增加，B 逐渐减小，当达到 H_C 时，B 等于零。通常把 H_C 称为矫顽力，它表示铁磁质去磁的能力。当反向磁场继续增大时，铁磁质开始反向磁化，B 又将达到反向饱和值。如果这时反向磁场的值逐渐减小到零后再沿正方向增加，铁磁质的磁化曲线将形成一条闭合曲线，通常称为磁滞回线。

通常按矫顽力 H_C 的大小将铁磁质分为软磁材料和硬磁材料两大类。软磁材料的矫顽力很小，矫顽力小意味着磁滞回线狭长，表明它易于磁化也易于去磁，常用来制作变压器、电机、继电器等电器的铁芯。硬磁材料的矫顽力很大，磁滞现象显著，撤去外磁

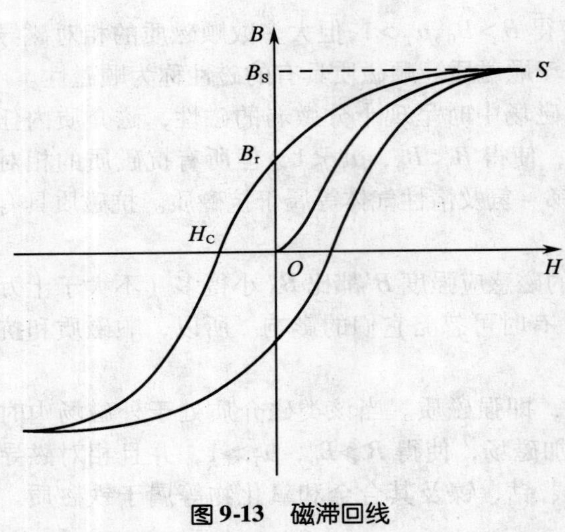

图 9-13　磁滞回线

场后保持很大剩磁，并能长久保留剩磁，因此常被称为永磁体。电表、扬声器等都离不开永磁体。

(3) 实验发现，铁磁质的磁化和温度有关。随着温度的升高，它的磁化能力逐渐减小，当温度升高到某一临界温度时，铁磁性就完全消失而变为顺磁性，这个临界温度称为居里温度或居里点。例如纯铁的居里温度是770℃（1043K）。

磁介质的磁化与物质微观结构分不开，下面简单介绍顺磁质的磁化机理。

组成物质的分子和原子中的每个电子，除环绕原子核作轨道运动外，还有自旋运动，这两种运动都要产生一定的磁效应，前者产生电子轨道磁矩，后者产生电子自旋磁矩。如果把分子看作一个整体，其中各个运动电子所产生的磁效应的总和，相当于一个等效圆电流所产生的磁效应。这一等效圆电流称为分子电流，分子电流对应的磁矩称为分子磁矩，用 $\boldsymbol{P}_m$ 来表示。

在顺磁质中，每个分子的分子磁矩 $\boldsymbol{P}_m$ 不为零，当无外磁场时，由于分子的热运动，各分子磁矩的取向杂乱无章。因此在一个宏观的体积元中，所有分子磁矩的矢量和 $\sum\boldsymbol{P}_m$ 为零，磁介质不呈现磁性。当有外磁场时，各分子磁矩 $\boldsymbol{P}_m$ 都要受到磁力矩的作用，并将力图转到外磁场方向。因此在宏观的体积元中，各分子磁矩的矢量和 $\sum\boldsymbol{P}_m$ 不为零，磁介质内形成一个沿外磁场 $\boldsymbol{B}_0$ 方向的附加磁场 $\boldsymbol{B}'$。于是，顺磁质内的磁感应强度 $\boldsymbol{B}$ 的大小为 $B=B_0+B'$，$B>B_0$，$\mu_T>1$，这就是顺磁质的磁化效应。顺磁质的磁化会受到分子热运动的影响。

对抗磁质和铁磁质的微观解释比较复杂，这里从略。

超导现象

1911年荷兰物理学家昂尼斯（H. K. Onnes）发现，当水银处于绝对温度4K以下时，它的电阻突然跌落到零，这就是所谓的零电阻现象或超导电现象。通常把具有这种超导电性的物体称为超导体，把超导体电阻突然变为零的温度称为超导转变温度。

由于超导体电阻为零，所以只要使超导体中产生电流，因本身没有焦耳热的损耗，这个电流会一直存在而不消失。另外，超导体中可以有很高的电流密度，所以可以利用超导体获得稳定的强磁场。例如，放置于液态氦中的用超导材料绕制而成的螺线管状超导体，可以产生高达15T以上的稳定磁场。

超导体具有完全抗磁性。对于超导体来说，不论是先冷却成为超导态，后加外磁场，还是先加外磁场，后冷却成为超导态，超导体内的磁感应强度总是等于零的。超导体的这种特性称为迈斯纳效应。由于超导体具有完全抗磁性，外磁场的磁感应线不能穿过超导体，从而可以利用超导体实现磁屏蔽。此外，由于磁化方向与外磁场方向相反，超导体在外磁场中将受到排斥力。如果将一超导体放入竖直向上的外磁场中，当超导体受到的外磁场排斥力与其重力平衡时，超导体就可悬浮在外磁场中，这就是超导磁悬浮原理。

目前，转变温度在100K左右的超导材料已进入实用化阶段，可望转变温度达到室温的超导材料不久将会出现。

第四节　磁场的生物效应

任何物质都有或强或弱的磁性，生物体也不例外。构成生物体的各种生物大分子具有磁性，绝大多数的生物大分子为抗磁性，只有少数在一定条件下表现为顺磁性（如含Fe的血红蛋白、肌红蛋白和铁蛋白，含Cu的血蓝蛋白和肌铜蛋白等）。另外，生物体的生理活动还产生磁场，这些生物磁场非常微弱，例如，心磁场约10^{-11}T，脑磁场约10^{-12}T，它们远比地面附近的地磁场（约5×10^{-5}T）低得多。但由于磁测量技术的发展，这些微弱的生物磁场能够测量出来，对于研究生物体的生命活动很有意义。再者，外部磁场对生物磁性也有一定影响，这些影响可能对一些生物功能和生命现象发生作用。

生物磁学就是研究生物磁性、生物磁场以及生物体的生命活动与磁场的关系的一门边缘学科。它所研究的内容非常广泛，主要有以下几个方面：生物磁现象、磁场的生物效应、生物材料的磁性、在生物学研究中所采用的磁学方法、生物磁学的应用等。这一节我们主要从人体的生物磁现象和磁场的生物效应两方面进行讨论。

一、生物磁现象

研究生物磁现象即研究生物体自身的磁性以及生物体所产生磁场的问题。

人体中生物磁场的产生主要来源于以下几个方面：①生物电荷运动产生的磁场。由于各种生命活动会产生电荷的转移、神经传导等生物电活动，从而形成生物电流，必然产生生物磁场；②进入人体的磁性物质产生的磁场。一些铁磁性物质通过呼吸进入肺脏或者随着食物进入胃肠道并残留在体内所产生的磁场；③在外界因素的刺激下所产生的诱发磁场。由于外界刺激，生物体内某些部位可产生诱发电位，同时产生诱发磁场；④人体内的生物磁性材料产生的感应磁场。人体内的某些生物磁性材料（如肝脏、脾脏等）在地磁场或外界磁场的作用下所产生的感应磁场。

生物体发生病变后，其磁性与正常生物体的磁性不同，产生的磁场也有所变化，利用这些十分微小的变化可以进行病理研究和疾病诊断。例如，与医学中常用的心电图、脑电图等人体电图技术相似，可以用心磁图、脑磁图等人体磁图技术进行相关部位的病情诊断。

人体磁图技术和人体电图技术相比，具有不需要与人体接触、测量信息量大、分辨率高等优点。如，心电图只能测量交变电流信号，不能测量直流（恒定）电流信号，因而不能应用于只产生异常直流电信号的生理病理探测，而心磁图却能同时测量交变的和直流（恒定）的磁场信号。又如，心电图的测量需要使用与人体接触的电极片，而电极片的干湿程度及与人体接触的松紧程度都会影响测量的结果，但是心磁图却是使用不与人体接触的测量线圈（磁探头），没有接触的影响。实验研究结果表明，心磁图比心电图具有更高的分辨率。

目前已能观测到的人体生物磁场除了有心磁场、脑磁场外，还有肺磁场、肌肉磁场、神经磁场和眼磁场等，取得了人体多方面的磁信息。虽然测量磁场的方法很多，但由于人体内生物磁场非常微弱，加之地磁场和各种外界磁场的影响，需利用分辨率极高的测量仪器，因而在应用上受到许多限制。目前虽已有如超导量子干涉式磁强计等先进的测量仪器，可测量约 $10^{-5} \sim 10^{-4}$T 的极弱磁场，但都还未能实际大量应用。

1. 心磁图　心脏的周期性收缩和舒张会产生复杂的心脏电流，从而产生心磁场。利用磁强计所测得的心磁场强度随时间的变化曲线称为心磁图。

当心脏受到损伤或出现病变时，将产生微弱的恒定电流和恒定磁场，恒定电流是无法用心电图仪测量的，但恒定磁场却可以用磁强计测量出来，所以对于一些早期的心脏疾病（如心肌梗死），可以及早做出诊断。图 9-14 为正常心磁图和心电图的对照。

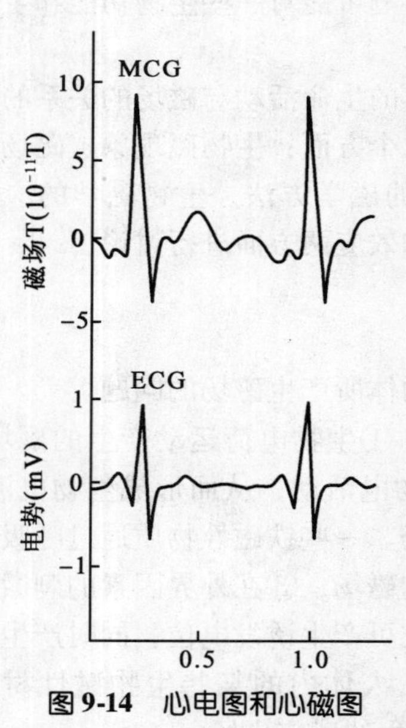

图 9-14　心电图和心磁图

2. 脑磁图　当人受到各种信号刺激时，大脑会产生反应，表现为脑电活动，引起相应的脑电场和脑磁场。人体的脑磁场比心磁场更微弱，利用磁强计所测得的脑磁场强度随时间的变化曲线称为脑磁图。目前，利用脑磁图来确定癫痫病人的病灶部位明显优于脑电图。

3. 肺磁图　当人体可能吸入的磁性物质（如 Fe_3O_4）被外磁场磁化后，就会在肺部产生微弱的恒定磁场。这种肺磁场是由磁化后的强磁物质所产生，不是由肺部的电流引起的。利用磁强计所测得的肺磁场强度随时间的变化曲线称为肺磁图，它可以反映肺部磁性物质的含量及变化，能比 X 射线更早地发现肺部受到磁污染的情况。

4. 肌磁图　当人体骨骼肌活动时，会产生肌电位和肌电流。利用磁强计所测得的肌磁场强度随时间的变化曲线称为肌磁图。可以测量由于肌肉损伤所产生的缓慢变化磁场或恒定磁场，还可以根据在不同距离对不同部位测得的肌磁场求出相关的体电流分布。

除此之外，目前对神经磁场、眼磁场等的研究也十分活跃。磁图技术会在临床上获得广泛的应用。

二、磁场的生物效应

研究磁场的生物效应即研究外部磁场对生命机体的活动及其生理、生化过程所产生的影响。

磁场的生物效应是由于人体内部微观结构的电子运动和构成生物组织的物质磁性决定的。大量实验和临床实践表明：外加磁场对人体的分子、细胞、神经器官的各个层次显示不同的影响。这些影响主要与磁场的类型（恒定磁场或变化磁场)、磁场的强弱、磁场的方向以及磁场的作用时间有关。

磁场的生物效应与磁场的类型有关。例如,恒定磁场对组织的再生和愈合有抑制作用,而脉冲磁场却可促进骨的愈合。交变磁场的频率也影响其对生物机体的作用,如在频率为50～20000Hz的脉冲磁场中,只有频率为1～2kHz的磁场会促进血液的纤溶性,而其他频率的磁场对血液的纤溶性有抑制作用。交变磁场比恒定磁场的生物效应更为复杂,因为交变磁场的生物效应除了产生生物磁效应之外,还要产生生物电效应。

磁场的生物效应与磁场的强弱有关。例如，当小鼠处于被完全屏蔽的磁场中时体内酶的活性将发生较大的变化，寿命显著缩短；而磁感应强度为0.5T的磁场对小鼠有致死作用。人的红细胞的凝结速率与它所受到的磁场的强弱有关：将红细胞放置在磁场强度分别为50Oe和5000Oe的恒定强磁场中时，其凝结速率分别增加21%和30%。

磁场对生物体的作用还与磁场的方向有关。通常是当磁场方向和生物体轴保持某一角度时其作用最大。例如当磁场从大鼠背部指向腹部方向入射时，白细胞的数目会减少；若磁场方向任意时，则磁场强度需要增大两倍才能明显地看到白细胞的减少。

磁场的生物效应还与磁场作用时间的长短有关。

目前磁场疗法已广泛地应用于临床，对某些疾病（如关节炎、气管炎、肌肉劳损等）有较好的疗效，还可起到活血化淤、消炎镇痛、安神降压的作用。

至于磁场对生物体的作用机制、磁场治疗的病种以及用于治疗的各种类型磁场的强度、作用部位、治疗时间等都还在不断的实践和探索中。

核磁共振技术及其安全性

核磁共振，顾名思义就是原子核与磁场（交变磁场）通过相互作用产生共振的现象。具体地讲，核磁共振就是物质原子核磁矩在外部强静磁场的作用下，能级发生分裂，并在外加射频场的能量条件下产生能级跃迁的现象。

应用核磁共振波谱技术可以研究物质的物理、化学和生物特性，在医学中可以进行分子水平、细胞水平、组织水平的研究。

临床上应用的核磁共振成像技术，是利用核磁共振的方法和电子计算机的处理技术等来获得人体内部一定剖面的氢原子核的密度分布图像。这种体层成像比目前应用的X射线计算机体层成像（又称X-CT）具有更多的优点。

核磁共振系统可能对人体造成伤害，主要有以下几个方面原因：①强静磁场。在没有铁磁性外源性物质的条件下，静磁场对人体没有明显的损害，有较高的安全系数；②随时间变化的梯度场。可在患者体内诱导产生电场而兴奋神经或肌肉，但远不能引起心脏兴奋或室颤；③射频场的致热效应。在射频场的辐射下，可引起人体组织温度升高，其致热效应还需要进一步探讨；④噪声。噪声主要来源于梯度场。噪声可引起某些患者听力损伤，可使用耳塞避免；⑤造影剂。目前使用的造影剂都存在不同程度的不良作用，现正致力于寻找高效、低毒、排泄快的造影剂。

第五节　电磁感应与电磁波

前面我们学习的静电场 $\boldsymbol{E}$ 和稳恒磁场 $\boldsymbol{B}$ 只是空间位置的函数，与时间无关。本节将讨论随时间变化的 $\boldsymbol{E}$ 和 $\boldsymbol{B}$，从而更深入地了解产生电场和磁场的其他方式及电和磁的相互转化。

一、电磁感应定律

自从1820年奥斯特首先由实验发现了电流能够产生磁场的现象以后，许多科学家开始研究如何利用磁场产生电流。经过长达10年的实验研究，英国物理学家法拉第（M. Faraday）于1831年发现了电磁感应现象。电磁感应现象的发现，是电磁学发展史上最重大的成就之一。它不仅为麦克斯韦电磁理论奠定了实验基础，而且为现代电工和无线电工业的建立和发展开辟了道路。

1. 法拉第电磁感应定律　如图9-15（a）所示，在一个软铁圆环上绕两组线圈C和D，C线圈与电池和开关串联，D线圈两端用铜导线连接成闭合回路，并在铜导线下平行放置一个小磁针。当开关合上或断开的瞬间，小磁针会偏转，说明线圈D中有电流产生，且开关合上与断开时小磁针偏转方向相反，说明线圈D中电流方向相反。

如图9-15（b）所示，将一个线圈与电流计接成闭合回路，条形磁铁与线圈相对静止时，电流计指针没有偏转；当条形磁铁插入或拔出线圈时，电流计指针发生偏转，说明线圈中有电流产生，且插入与拔出时电流计指针偏转方向相反，说明线圈中电流方向相反。

如图9-15（c）所示，将一个接有小灯泡的闭合线圈套绕在一个长直螺线管线圈外，当长直螺线管线圈中通以直流电时，小灯泡不亮；当通以交流电时，小灯泡亮了，说明接有小灯泡的闭合线圈中有电流产生。

上述三个实验说明回路中电流的产生与穿过闭合线圈截面的变化的磁场 $\boldsymbol{B}$ 有关。

如图9-15（d）所示，一均匀磁场垂直于导体框平面，当导体在导体框上滑动时，接在回路中的电流计指针发生偏转，说明回路中有电流产生。此时穿过闭合导体回路的磁场 $\boldsymbol{B}$ 并无变化，回路中电流的产生显然是与磁场所穿过的面积的变化有关。

以上情况表明，不管什么原因只要能使穿过闭合导体回路所围面积内的磁通量发生变化（增加或减少），导体回路中都会出现电流，这种电流称为感应电流。感应电

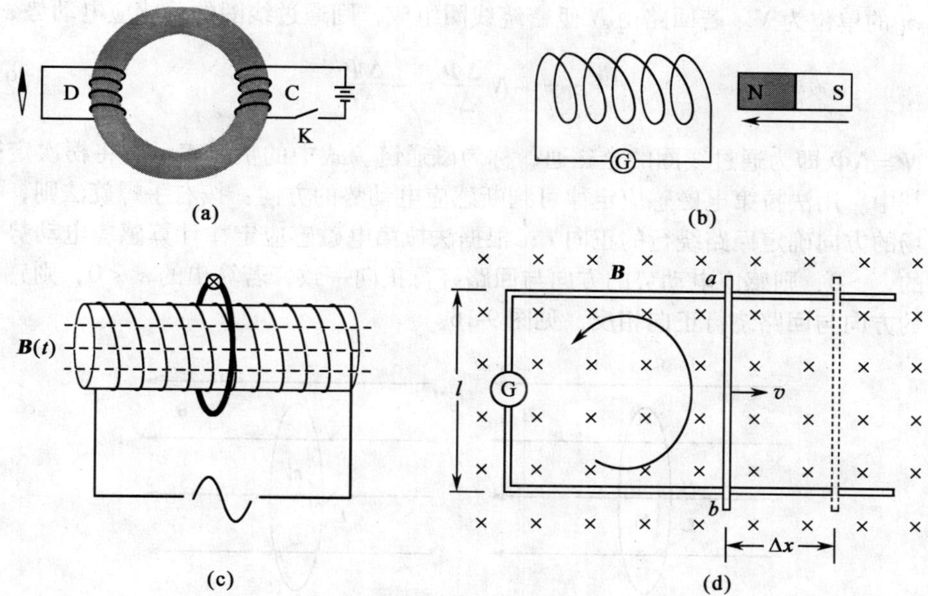

图 9-15　电磁感应现象

流的方向取决于磁通量的增加或减少；感应电流的大小则取决于磁通量变化的快慢。变化越快，感应电流越大；反之，就越小。

闭合导体回路中有感应电流产生，说明回路中有电动势存在。这种由于磁通量的变化所引起的电动势称为感应电动势（induced electromotive force）。感应电流仅在回路闭合时才存在，而感应电动势不管回路闭合与否，它都存在。我们把由于磁通量的变化而产生感应电动势的现象称为电磁感应（electromagnetic induction）现象。

俄国物理学家楞次（H. F. E. Lenz）在考察了感应电流流向的规律之后，于 1834 年提出了确定感应电流方向的楞次定律，表述如下：闭合回路中感应电流的方向，总是要使它自身所产生的磁场来阻止引起感应电流的磁通量的变化。

用楞次定律判断感应电流方向的步骤：

（1）确定穿过闭合回路的原磁通的方向；

（2）根据原磁通变化的趋势来确定感应电流所激发的磁场的方向；

（3）根据右手螺旋法则从感应电流产生的磁场方向确定感应电流的方向，进而由感应电流的方向确定感应电动势的方向。

按上述步骤，您可以试着判断图 9-15 中各种情况下产生的感应电流的方向。

感应电动势的大小可以用法拉第电磁感应定律来表述：当穿过闭合回路所围面积的磁通量发生变化时，不论这种变化是什么原因引起的，回路中都会建立起感应电动势，且此感应电动势正比于磁通量对时间变化率的负值。当采用国际单位制时，比例系数为 1。法拉第电磁感应定律可表示为

$$\varepsilon_i = -\frac{\Delta \Phi}{\Delta t} \tag{9-24}$$

式中，$\Delta\Phi$ 为穿过闭合回路的磁通量的变化量，单位为 Wb。Δt 的单位为 s，感应电

动势 ε_i 的单位为 V。若回路由 N 匝密绕线圈组成，则通过线圈的总感应电动势 ε_i 为

$$\varepsilon_i = -N\frac{\Delta\Phi}{\Delta t} = -\frac{\Delta\Psi}{\Delta t} \tag{9-25}$$

式中 $\Psi = N\Phi$ 即为通过线圈的全磁通，称为磁通链。式中的负号表示已将楞次定律包含在其中。用法拉第电磁感应定律可判断感应电动势的方向：按右手螺旋法则，根据原磁场的方向确定回路绕行的正向 L；根据法拉第电磁感应定律计算感应电动势；若算出的 $\varepsilon_i > 0$，则感应电动势的方向与回路绕行正向一致，若算出的 $\varepsilon_i < 0$，则感应电动势的方向与回路绕行正向相反，见图 9-16。

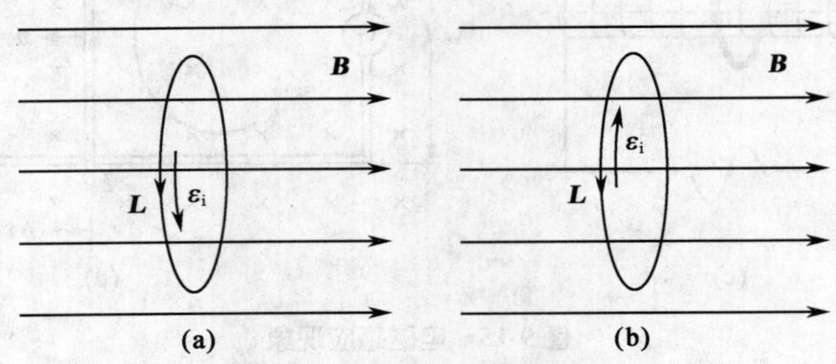

图 9-16　感应电动势的方向

根据法拉第电磁感应定律：只要穿过回路的磁通量发生了变化，在回路中就会有感应电动势产生。以上实验表明，引起磁通量变化的原因有两种：一种是磁场虽无变化，但回路相对于磁场有运动；另一种是回路在磁场中虽无相对运动，但是磁场在空间的分布随时间变化。我们将前一种原因产生的感应电动势称为动生电动势，后一种原因产生的感应电动势称为感生电动势。

2. 动生电动势　为了分析产生感应电动势的不同机制，首先回顾第七章已提出过的电源电动势的概念。我们知道，单纯依靠静电力所产生的电流是不能持久的。要想维持稳恒电流，就必须依靠其他形式的非静电力，提供非静电力的装置即电源。把单位正电荷从负极通过电源内部移到正极时，非静电力所做的功称为电源电动势，记为 ε。

我们将导体或导体回路在磁场中运动而产生的电动势称为动生电动势。如图 9-17 所示，设导体框上可滑动的导体的长度为 l，在磁感应强度为 $\boldsymbol{B}$ 的均匀磁场中以速度 v 向右运动。根据磁场的方向并按右手螺旋法则，可确定回路绕行的正向为顺时针方向。在 Δt 时间内，导体向右移动的距离为 Δx，因为 $\Delta S = l\Delta x > 0$，所以 $\Delta\Phi = B\Delta S > 0$，于是

$$\varepsilon_i = -\frac{\Delta\Phi}{\Delta t} = -\frac{B\Delta S}{\Delta t} = -\frac{Bl\Delta x}{\Delta t} = -Blv < 0$$

则感应电动势的方向与回路绕行方向相反，为逆时针的方向。

动生电动势的产生可以用洛伦兹力来解释。当导体以速度 v 向右作“切割磁感应线”运动时，导体内的自由电子因受到方向向下的洛伦兹力作用而朝 b 端运动并积累，a 端因缺少自由电子而显示正电性。a、b 端因正负电荷的积累而形成电场，该电

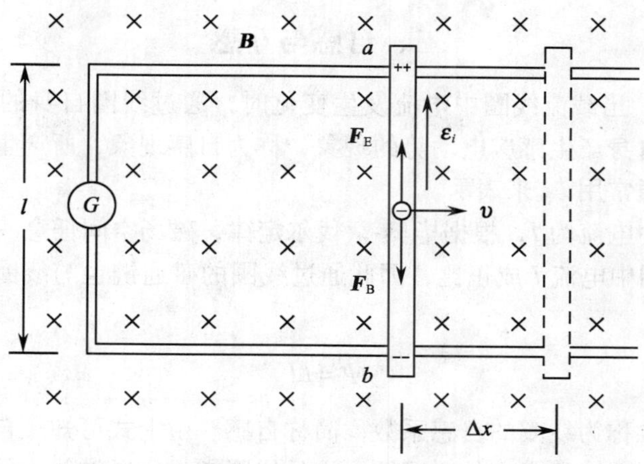

图 9-17　动生电动势

场将对自由电子产生方向向上的静电场力。当电场力 $\boldsymbol{F}_E$ 与洛伦兹力 $\boldsymbol{F}_B$ 达到动态平衡时，不再有宏观定向运动，a、b 间即建立起稳定的电动势，这种电动势就是动生电动势。

因为

$$F_E = F_B \qquad 即 \qquad eE = evB$$

所以

$$E = vB$$

上式说明，当平衡时，导体内部存在着一个与静电场强 $\boldsymbol{E}$ 大小相等方向、相反的非静电场强 vB。此时，导体可以看成是一个电源，a 端为电源正极，b 端为电源负极。在导体以外的电路中，自由电子在静电场力的作用下由 a 端移动到 b 端；而在导体的内部，自由电子在非静电场力（洛伦兹力）的作用下由 b 端移回 a 端，从而在导体回路中产生感应电流。

3. 感生电动势　处在磁场中的静止导体回路，仅仅由磁场随时间变化而产生的感应电动势称为感生电动势。

这种情况下，导体不运动，产生电动势的非静电场力不再是洛伦兹力了。英国物理学家麦克斯韦（J. C. Maxwell）通过对电磁感应现象的综合分析，提出了一个假设：随时间变化的磁场会在其周围空间激发起一种电场，称为感生电场 $\boldsymbol{E}_i$。不管变化的磁场空间有无导体或导体回路，感生电场都存在。如果在感生电场中有未闭合的导体，则只会在导体中产生感生电动势；如果在感生电场中有闭合导体回路，则不仅会产生感生电动势，还会在回路中形成感生电流。产生感生电动势的非静电场正是感生电场。

由变化的磁场所激起的感生电场与静电场的共同之处是，都对电荷施以电场力。不同之处是，静电场的电场线起始于正电荷终止于负电荷，静电场是保守力场，而感生电场的电场线是一圈一圈的无头无尾的闭合曲线，感生电场是非保守力场，所以感生电场又称为涡旋电场或有旋电场。

二、自感与互感

1. 自感现象　当载流线圈中电流发生变化时，通过线圈自身的磁通量也随之变化，从而在线圈自身产生感应电动势的现象，称为自感现象，所产生的感应电动势称为自感电动势，通常用 ε_L 来表示。

设载流线圈中电流为 I，根据毕奥-萨伐尔定律，磁场空间任意一点的磁感应强度 $\boldsymbol{B}$ 的大小都与线圈中电流 I 成正比，因此通过线圈的磁通链也与线圈中的电流 I 成正比，即

$$\Psi = LI \tag{9-26}$$

式中，比例系数 L 称为线圈的自感系数，简称自感。由上式可知，自感系数 L 在数值上等于线圈中单位电流所产生的磁通链，它是线圈产生磁通链能力的量度。在国际单位制中，若磁通链的单位是 Wb，电流的单位是 A，则自感的单位为亨利（H）。

$$1\,\text{H} = 10^3\,\text{mH} = 10^6\,\mu\text{H}$$

如果线圈中的电流 I 发生变化，通过线圈的磁通链 Ψ 也会发生相应的变化，在线圈中就会产生自感电动势。根据法拉第电磁感应定律，线圈中自感电动势

$$\varepsilon_L = -\frac{\Delta\Psi}{\Delta t} = -\frac{\Delta\,(LI)}{\Delta t}$$

在线圈周围不存在铁磁质的情况下，并且线圈的形状和大小保持不变时，自感系数 L 为常量，则

$$\varepsilon_L = -L\frac{\Delta I}{\Delta t} \tag{9-27}$$

自感系数 L 与线圈电流的大小无关，只取决于线圈缠绕的匝数、几何尺寸及线圈内填充的磁介质。自感系数表征了线圈本身的一种电磁属性。

我们可以用如图 9-18 所示的电路来观察自感现象。

该电路由一个白炽灯泡 R 与一个自感系数 L 较大的线圈串接构成，这个电路称为 RL 电路。当电路电源电压发生突变（如接通或切断）时，可观察到灯泡亮、暗的变化。

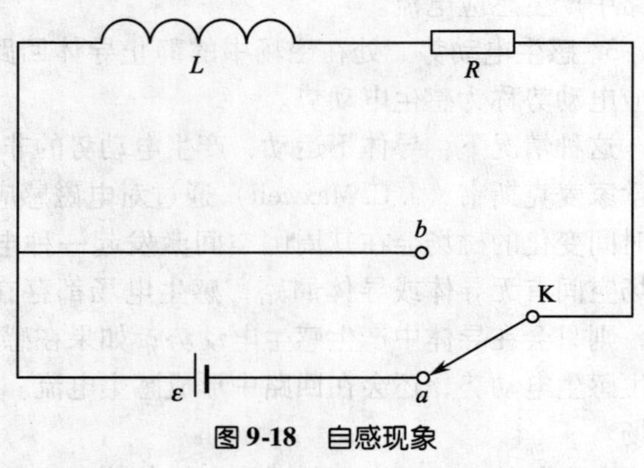

图 9-18　自感现象

当接通电源后，由于自感的作用，电流由零增加到稳定值要有一个过程；当切断电源后，电流由稳定值减小到零也需要一个过程。这些过程称为 RL 电路的暂态过程或过渡过程。

这与只有纯电阻 R 的直流电源电路不同。当电源电压发生突变时，只有纯电阻的直流电路中的电流发生突变：即当接通电源时，电流立刻从零增加到稳定值；当切

断电源时，电流也立刻从稳定值减小到零。

根据法拉第电磁感应定律和欧姆定律可以计算出 RL 电路暂态过程中电流变化的规律。

当接通电源后，电路中电流逐渐增大，由于自感的作用，电流的变化在线圈中产生了自感电动势

$$\varepsilon_L = -L\frac{\Delta i}{\Delta t}$$

自感电动势 ε_L 与电源电动势 ε 共同决定电路中的电流。根据基尔霍夫第二定律，可列出电路方程

$$\varepsilon + \varepsilon_L - Ri = 0$$

即

$$\varepsilon - L\frac{\Delta i}{\Delta t} - Ri = 0$$

通过数学计算可以得出上式的解，即电路中电流 i 随时间 t 增长的规律为

$$i = \frac{\varepsilon}{R}\left(1 - e^{-\frac{R}{L}t}\right) = \frac{\varepsilon}{R}\left(1 - e^{-\frac{t}{\tau}}\right)$$

其中 $\tau = \frac{L}{R}$ 称为 RL 电路的时间常数，该值的大小决定了电路中电流变化的快慢。

当 $t=0$ 时，$i=0$；当 $t\to\infty$ 时，$i_{max} = I = \frac{\varepsilon}{R}$；当 $t=5\tau$ 时，$i = 0.993\frac{\varepsilon}{R} = 99.3\% I$，这时即可认为暂态过程基本结束。

同理，当切断电源后，电路中电流 i 随时间 t 减小的规律为

$$i = \frac{\varepsilon}{R}e^{-\frac{R}{L}t} = \frac{\varepsilon}{R}e^{-\frac{t}{\tau}}$$

例 9-3 设有一单层密绕、中空直螺线管，管长 $l = 30\text{cm}$，截面积 $S = 6\text{cm}^2$，绕组的总匝数 $N = 1000$。求此螺线管的自感系数。

解： 由于此螺线管的长度比起其横截面直径来要大很多，因此其内部磁场可近似地看成与无限长直螺线管一样的均匀磁场。设螺线管中电流为 I，则管内磁场的磁感应强度为

$$B = \mu_0 nI$$

式中 $n = \frac{N}{l}$ 为螺线管单位长度的匝数。通过螺线管的磁通链为

$$\Psi = N\Phi_m = NBS = N\mu_0 nIS = \mu_0 n^2 ISl = \mu_0 n^2 VI$$

式中 $V = Sl$ 为螺线管的体积。螺线管的自感系数为

$$L = \frac{\Psi}{I} = \mu_0 n^2 V \qquad (9\text{-}28)$$

将题目中所给数据代入上式，有

$$L = \mu_0 n^2 V = \mu_0 \frac{N^2}{l} S = 4\pi \times 10^{-7} \times \frac{1000^2}{0.3} \times 6 \times 10^{-4}$$

$$= 2.5 \times 10^{-3}\text{H} = 2.5\text{mH}$$

自感现象的应用很广泛。例如，日光灯的镇流器就是一个带有铁芯的自感线圈；在电工设备中，常利用自感作用制成自耦变压器或扼流圈；在电子技术中，利用自感线圈和电容器可以组成谐振电路或滤波电路等。但有时自感现象是有害的。例如，在具有相当大的自感和通有较大电流的电路中，当扳断开关的瞬间，在开关处将发生强大的火花，产生弧光放电现象，亦称电弧，有破坏开关、引起火灾的危险，必须设法避免。

2. 互感现象　设有两个相互邻近的线圈 1 和 2，分别通有电流 I_1 和 I_2。线圈 1 的电流 I_1 产生的磁场通过线圈 2 的磁通链为 Ψ_{21}，根据毕奥-萨伐尔定律，通过线圈 2 的磁通链 Ψ_{21} 应与线圈 1 的电流 I_1 成正比，即

$$\Psi_{21} = MI_1 \tag{9-29}$$

同样，线圈 2 的电流 I_2 产生的磁场通过线圈 1 的磁通链为 Ψ_{12}，根据毕奥-萨伐尔定律，通过线圈 1 的磁通链 Ψ_{12} 应与线圈 2 的电流 I_2 成正比。当两线圈的形状、大小及相对位置保持不变，并且周围不存在铁磁质的情况下，比例系数仍为 M，即

$$\Psi_{12} = MI_2 \tag{9-30}$$

式中比例系数 M 称为两线圈的互感系数，简称互感。两线圈的互感在数值上等于其中一个线圈中单位电流在另一个线圈中所产生的磁通链。互感的单位与自感相同，在国际单位制中也为 H。互感系数 M 与两线圈电流的大小无关，而只与两线圈各自的匝数、几何尺寸、线圈内填充的磁介质和两线圈的相对位置有关。

如果线圈 1 中的电流 I_1 随时间变化，通过线圈 2 的磁通链 Ψ_{21} 也会发生相应的变化，在线圈 2 中就会产生感应电动势。同样，如果线圈 2 中的电流 I_2 随时间变化，通过线圈 1 的磁通链 Ψ_{12} 也会发生相应的变化，在线圈 1 中就会产生感应电动势。由于一个线圈中电流的变化，在另一个线圈中产生感应电动势的现象，称为互感现象，所产生的感应电动势，称为互感电动势。

根据法拉第电磁感应定律，可得线圈 1 的电流变化在线圈 2 中产生的互感电动势

$$\varepsilon_{21} = -\frac{\Delta\Psi_{21}}{\Delta t} = -M\frac{\Delta I_1}{\Delta t} \tag{9-31}$$

线圈 2 的电流变化在线圈 1 中产生的互感电动势

$$\varepsilon_{12} = -\frac{\Delta\Psi_{12}}{\Delta t} = -M\frac{\Delta I_2}{\Delta t} \tag{9-32}$$

互感现象也被广泛地应用于电工和电子技术。各种变压器就是根据互感的原理制成的，用变压器可以实现电压的升高或降低，可以进行信号的耦合等。但在有些情况下互感现象也是有害的。例如，电路之间由于互感而相互干扰，妨碍正常工作。互感

的干扰要设法尽量避免，磁屏蔽就是其中的一种方法。

三、磁场的能量

1. 自感磁能　在如图 9-18 所示的 RL 电路中，当接通电动势为 ε 的电源时，由于自感现象的存在，电路中的电流只能由零逐渐增大到稳定值 I。在这个过程中，由于电流的变化，线圈内产生的自感电动势为

$$\varepsilon_L = -L\frac{\Delta I}{\Delta t}$$

与电源电动势反向。电源电动势不仅要克服电阻做功，在电阻上产生焦耳热，而且还要克服线圈上的自感电动势做功。可以证明，当电流从零逐渐增大到稳定值 I 时，电源电动势克服线圈上的自感电动势所做的功恰恰等于切断电源后电路中的电流在电阻上放出的焦耳热，其值为

$$A = \frac{1}{2}LI^2$$

说明线圈具有储存能量的本领。当电流从零逐渐增大到稳定值 I 时，电源电动势克服线圈上的自感电动势所做的功就转化成线圈的磁能储存在线圈中；当切断电源后，线圈中储存的磁能又全部释放出来，转换成其他形式的能量。因此，线圈中储存的自感磁能为

$$W_m = \frac{1}{2}LI^2 \tag{9-33}$$

2. 互感磁能　设有两个相互邻近的线圈 1 和 2。先将线圈 1 接通电源：在电流从 0 到稳定值 I_1 的建立过程中，电源抵抗自感电动势做功，储存为线圈 1 的自感磁能 $W_{m1} = \frac{1}{2}L_1I_1^2$。再将线圈 2 接通电源：在电流从 0 到稳定值 I_2 的建立过程中，电源抵抗自感电动势做功，储存为线圈 2 的自感磁能 $W_{m2} = \frac{1}{2}L_2I_2^2$，并且由于线圈 2 的电流的变化在线圈 1 中产生了互感电动势，为了保持线圈 1 中的稳定电流 I_1 不发生变化，线圈 1 回路中的电源必须抵抗互感电动势做功，这部分功以互感磁能的形式储存起来。理论计算可得，线圈 1、2 中储存的互感磁能为

$$W_{m12} = MI_1I_2$$

这样，两个相互邻近的载流线圈所储存的总磁能为

$$W = W_{m1} + W_{m2} + W_{m12} = \frac{1}{2}L_1I_1^2 + \frac{1}{2}L_2I_2^2 + MI_1I_2 \tag{9-34}$$

同理，先将线圈 2 接通电源直至电流达到稳定值 I_2，再将线圈 1 接通电源直至电流达到稳定值 I_1，整个过程储存在两线圈中的总磁能仍为上式所示。

3. 磁场的能量　式（9-33）是用载流线圈的自感 L 和线圈中的电流 I 表示的线圈的自感磁能，看不出磁能是分布在磁场中并如何分布的。现利用无限长直螺线管内磁

场的磁感应强度表达式 $B=\mu nI$ 及其自感系数表达式 $L=\mu n^2 V$，可将线圈的自感磁能表示为

$$W_m=\frac{1}{2}LI^2=\frac{1}{2\mu}B^2 V \tag{9-35}$$

其中 V 为螺线管体积，所以单位体积内的磁能即磁能密度为

$$w_m=\frac{W_m}{V}=\frac{1}{2\mu}B^2 \tag{9-36}$$

因为 $B=\mu H$，上式更有如下形式：

$$w_m=\frac{1}{2\mu}B^2=\frac{1}{2}\mu H^2=\frac{1}{2}BH \tag{9-37}$$

式（9-37）虽然是从无限长直螺线管内的均匀磁场推出的，但适合于各种类型的磁场。该式表明磁能是分布在磁场中的：均匀磁场中磁能密度也是均匀的，非均匀磁场中由于 $\boldsymbol{B}$ 是空间位置的函数，则磁能密度也是空间位置的函数，磁场强的地方磁能密度大。

四、电磁场理论

类似于静电场中用矢量场 $\boldsymbol{E}$ 和电场线来描述静电场，用电通量表示通过任一给定曲面的电场线条数，或者类似于稳恒磁场中用矢量场 $\boldsymbol{B}$ 和磁感应线来描述稳恒磁场，用磁通量表示通过任一给定曲面的磁感应线条数，也可以用电流密度 $\boldsymbol{J}$ 和电流线描述导体内的电流场，电流就是电流密度矢量的通量。

当导体内的电流场中任何一点的电荷密度不随时间变化，即电荷无分散和积累时，导体内的电流是连续且恒定的。但对于接有电容器的 RC 充放电电路来说，暂态过程中随时间变化的电流显然是一个非稳恒电流。当电流从电容器的一个极板流入时，电流不能从该极板流出；而从另一个极板流出电流时，并无电流流入该极板。在 RC 充电电路中，自由电荷在电容器两极板上积累起来，传导电流在电容器两极板间中断了。根据电流的连续性原理，任一时刻电容器极板上所积累的自由电荷电量 q_0 与电路中导体内的传导电流 i 的关系为

$$i=\frac{\Delta q_0}{\Delta t}$$

设电容器极板面积为 S，极板上面电荷密度为 σ，则

$$i=\frac{\Delta q_0}{\Delta t}=\frac{\Delta(\sigma S)}{\Delta t}=S\frac{\Delta \sigma}{\Delta t}$$

已知电容器两极板之间的电场强度为

$$E=\frac{\sigma}{\varepsilon}=\frac{q_0}{\varepsilon S}$$

如果电容器极板上的自由电荷在 Δt 时间内增加了 Δq_0，有 $\Delta q_0=\Delta(\varepsilon SE)=\varepsilon\Delta$

（SE），则单位时间内增加的电荷电量为

$$i=\frac{\Delta q_0}{\Delta t}=\frac{\varepsilon\Delta\ (SE)}{\Delta t}=\varepsilon\frac{\Delta\Phi_e}{\Delta t}$$

其中$\frac{\Delta\Phi_e}{\Delta t}$表示电容器两极板间电通量随时间的变化率。麦克斯韦将上式右边，即与变化的电场有关的部分也视为一种电流，称为位移电流（displacement current），用 i_d 表示，即

$$i_d=\varepsilon\frac{\Delta\Phi_e}{\Delta t}$$

则有 $i=i_d$，即通过电容器两极板之间的位移电流在数值上与导体回路中的传导电流相等。这样一来，在电容器两极板间中断的传导电流可以被两极板之间的位移电流接替下去，从而保持了电路中电流的连续性。我们把传导电流和位移电流之和称为全电流。对于任何电路，全电流是处处连续的。运用全电流的概念，可以自然地解释清楚电容器充放电过程中电流的连续性问题。

在非恒定电流的情况下，变化的电场等效为一种"电流"，也能产生磁场。所以，除了传导电流能够激发磁场之外，位移电流也能够激发磁场，即变化的电场也能够激发磁场。这就是英国物理学家麦克斯韦（J. C. Maxwell）提出的著名的位移电流假说。麦克斯韦位移电流假设的正确性已为许多实验所证实。

位移电流与传导电流的共同点是都可以在空间激发磁场，但二者之间存在着本质的不同：传导电流是自由电荷的定向运动，而位移电流的本质则是变化着的电场；传导电流在流经导体时会产生焦耳热，而位移电流则不会产生焦耳热；传导电流只能存在于导体中，而位移电流也即变化着的电场可以存在于真空、导体及电介质中。

涡旋电场和位移电流是麦克斯韦电磁场理论的两个基本概念。麦克斯韦提出的这两个假说的核心思想是：变化着的磁场在其周围空间要产生电场，该电场不同于自由电荷所产生的电场，它的电场线是闭合的；变化着的电场和传导电流一样在其周围空间要产生磁场，该磁场的磁感应线也是闭合的。也就是说，随时间变化的磁场可以激发涡旋电场，随时间变化的电场可以激发涡旋磁场；电场和磁场不是彼此孤立的，它们相互联系、相互激发而形成一个统一的电磁场。1865 年麦克斯韦进一步将电场和磁场的所有规律综合在一个方程组之中，构成了著名的麦克斯韦方程组，从而建立了完整的电磁场理论体系。

电磁场是物质的一种形态，它与实物一样也具有能量、动量。

五、电磁波谱

由麦克斯韦方程组导出的关于电场、磁场的波动微分方程，麦克斯韦预见应有电磁波（electromagnetic wave）的存在。1887 年德国物理学家赫兹（H. R. Hertz）用电磁振荡的方法产生了电磁波，证实了麦克斯韦的预言，从而导致了无线电的诞生，开辟了电子技术的新纪元。麦克斯韦电磁场的波动微分方程所显示出的真空中电磁波的速度与光速相同，也引导着人们逐步认识到光也是一种电磁波，从而揭示了光的电磁

本性，将光学与电磁学统一起来。此后，人们先后发现的 X 射线、γ 射线等都是电磁波。

电磁波是横波，电磁波在真空中以光速传播，电磁波和光波一样具有反射、折射、干涉、衍射和偏振等现象，但各种电磁波的波长（或频率）不同，电磁波的波长越长，相应的频率就越低。按照电磁波在真空中的波长或频率的顺序把各种电磁波排列起来，就形成了电磁波谱（electromagnetic spectrum），如图 9-19 所示。

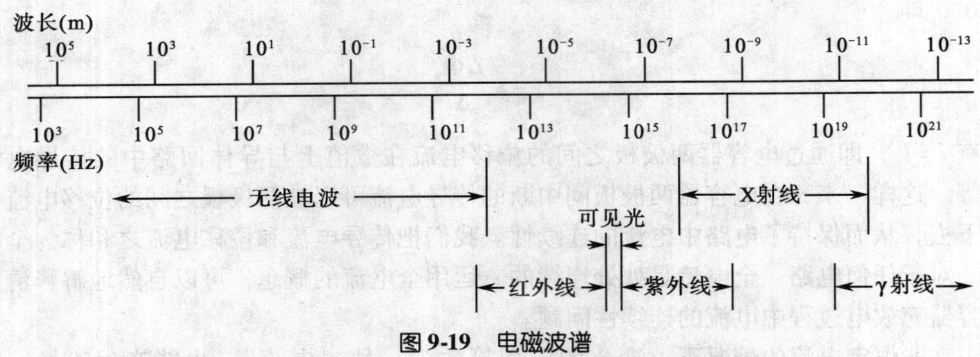

图 9-19　电磁波谱

在电磁波谱中，波长最长（频率最低）的是无线电波，其次是红外线、可见光、紫外线、X 射线，γ 射线的波长最短（频率最高）。不同频率的电磁波段有不同的用途。随着科学技术的不断进步，电磁波的范围不断扩大，电磁波的应用也将进一步扩展。目前人类通过各种方式已产生或观测到的电磁波的最低频率为 10^{-2}Hz，电磁波的最高频率为 10^{25}Hz。

各波段的电磁波虽然本质相同，但不同波长的电磁波与物质的相互作用机制并不相同。当它们照射生物机体时，可引起生物组织不同程度的生物物理和生物化学的变化。电磁波在临床上已被广泛应用。

六、微波对人体的作用

微波是波长在 0.001～1m 之间的高频电磁波。

微波对人体的影响主要来自于微波的热效应。所谓热效应，是指电磁波作用到生物体中，使生物体的温度升高，从而促进细胞的代谢水平，并由此引起生物体的各种生理和病理变化过程。微波的热效应随微波频率和照射强度的不同而不同。对于同种介质，频率越高热效应越明显；照射功率越强，热得越快。

1. 对神经系统的影响　微波对神经系统的作用与照射剂量、照射方式等因素有关。小剂量、短时间的照射，可加强大脑皮质的兴奋过程；大剂量、长时间的照射，可加强大脑皮质的抑制过程。尤其在照射头部时这种作用最明显。小剂量微波的作用，可改变大脑皮质条件反射。大剂量微波的作用，可影响自主神经的调解功能，引起血液循环、呼吸频率的变化以及皮肤和直肠温度的变化。

2. 对心血管系统的影响　微波照射对血液循环有明显影响，可使动、静脉扩张，对缓解痉挛、促进血管张力的恢复、改善供血有明显的作用。当以功率密度较大的微波照射时，可使心跳加快，随即又变慢，最后停跳。在小功率密度照射下，不会引起心血管系统的显著变化。

3. 对血液系统的影响　实验证明，微波照射后的血象变化与微波的辐射功率密度、辐射频率、辐射时间密切相关。长期辐射可引起生物体白细胞总数升高，多核细胞、淋巴细胞、嗜酸性粒细胞增多，而红细胞总数可能增多也可能减少。

4. 对呼吸系统的影响　大剂量的微波辐射，可以引起肺极度充血，血管剧烈扩张，肺泡上皮脱落并有血液经毛细血管涌入肺泡腔，从而造成肺出血、肺水肿，可致死。但小剂量的微波辐射对肺的炎症有一定的治疗作用。

5. 对消化系统的影响　高强度的微波辐射，对消化系统有明显的损害。可使肝脏出现剧烈充血，肝细胞肿胀、变性并出现大小不等的空泡；可使胃出现充血，甚至溃疡；也可引起盲肠黏膜糜烂和充血。在低强度的微波辐射下，不会引起消化系统组织形态的明显改变。

6. 对内分泌系统的影响　微波辐射能促使甲状腺激素增加或使甲状腺代谢增强。对于下丘脑-垂体-肾上腺，不同剂量的微波影响不同，可抑制也可促进激素的产生。除此之外，一定剂量的微波照射可增加血液的激素含量。

7. 对代谢过程的影响　微波辐射可刺激代谢过程，影响生物氧化反应和组织的氧消耗，可抑制自由基的氧化，从而降低细胞中毒性产物自由基和过氧化物的浓度。

8. 对生殖系统的影响　经常接受微波照射的妇女可能导致月经不调、哺乳期泌乳不足。对于男性，当微波辐射使睾丸温度升高到超过35℃时，精子的产量明显减少或停止。

9. 对眼睛的影响　功率密度不同的微波辐射，将对人的眼睛造成不同程度的损害。当功率密度大于$10\mathrm{mW\cdot cm^{-2}}$、小于$300\mathrm{mW\cdot cm^{-2}}$时，能使晶状体产生可恢复性损害；当功率密度大于$300\mathrm{mW\cdot cm^{-2}}$时，产生不可恢复性损害。由于眼睛玻璃体上没有血管，热量不易散发，微波容易灼伤眼睛。

10. 对皮肤和肌肉的影响　大剂量微波反复照射皮肤会出现凝固性坏死，肌纤维与横纹模糊不清。皮肤、肌肉在小剂量微波照射下，没有明显的组织学变化。

除上所述，微波还具有治疗作用。微波治疗机是用磁控管产生高频振荡，经同轴电缆传输，用辐射器把导出的微波能量以电磁波的形式辐射到需要治疗的部位。为了消除治疗中微波对健康组织的危害，国家卫生部制定了微波照射卫生安全标准和对微波治疗机的技术要求。微波的热作用，可抑制肿瘤生长，降低肿瘤细胞的氧代谢而使其损伤，并能提高癌细胞对放疗、化疗的敏感性。

思考题与习题九

9-1　两无限长平行载流导线，电流分别为I_1和I_2，当它们相距为d且$I_1>I_2$时，离I_1多大距离处磁感应强度$B=0$？

9-2　一中空螺线管长$l=0.50\mathrm{m}$，总匝数$N=2000$，问当通以1A的电流时，管内中央部分的磁感应强度B为多少？

9-3　已知地面上空某处地磁场的磁感应强度$B=0.4\times10^{-4}\mathrm{T}$，方向向北。若宇宙射线中有一速率$v=5\times10^{7}\mathrm{m\cdot s^{-1}}$的质子垂直地通过该处，求质子所受到的洛伦兹力。

9-4　在回旋加速器中，相互垂直的电场和磁场各起着什么主要的作用？

9-5　有一加速氘核的回旋加速器，两D型盒之间所加的交变电压的频率为 1.2×10^7Hz，D型盒的半径为0.53m，求：(1) 所需恒定的均匀磁场的磁感应强度 B；(2) 氘核所能达到的最大速率。

9-6　质谱仪的速度选择器是由互相垂直的电场 $\boldsymbol{E}$ 和磁场 $\boldsymbol{B}$ 构成的，如图9-9所示。只有速率为 $v=\frac{E}{B}$ 的正离子能够通过窄缝 S_0 进入均匀磁场 $\boldsymbol{B}_0$ 中。问速率大于 $\frac{E}{B}$ 的正离子偏向哪一边？速率小于 $\frac{E}{B}$ 的正离子又偏向哪一边？

9-7　直径为 $d=0.02$m 的圆形载流线圈共10匝，通以0.1A的电流时，问：(1) 线圈的磁矩是多少？(2) 若将该线圈置于1.5T的磁场中，它受到的最大磁力矩是多少？

9-8　一闭合导体圆线圈在均匀磁场中运动。下面四种情况下哪些会在导体圆线圈中产生感应电流，为什么？

(1) 线圈沿磁场方向平移；

(2) 线圈沿垂直于磁场方向平移；

(3) 线圈以自身的直径为轴转动，轴与磁场方向垂直；

(4) 线圈以自身的直径为轴转动，轴与磁场方向平行。

9-9　一纸筒长30cm，直径2.0cm，上面绕有500匝线圈，试求该线圈的自感系数。若在该线圈内放入相对磁导率为5000的铁芯，并假定线圈与铁芯之间没有缝隙，试求此线圈的自感系数。

9-10　试比较涡旋电场与静电场的异同。

9-11　试比较位移电流与传导电流的异同。

（袁小燕）

第十章

波动光学

光是一种电磁波。图9-19给出了按波长和频率排列的电磁波谱，可见光是能为人眼感受到的电磁波，在电磁波谱中仅占很窄一段区域，其波长范围约为400~760nm，不同波长的可见光会引起人眼有不同颜色的感觉。光作为一种电磁波必定具有波动的基本特征，即能够发生干涉和衍射，由于光波是横波还应该具有偏振性。本章主要讨论光在传播过程中产生的干涉、衍射和偏振现象，阐明其波动性质、遵循的基本规律，并讨论旋光现象、光的吸收及其在医药研究中的应用。

第一节 光的干涉

干涉现象是波动过程的一个基本特征，只有波动的叠加才能产生干涉。满足一定条件的两列光相遇时，在叠加区域呈现稳定的明暗光强分布，这种现象称为光的干涉(interference of light)。光的波动性质必须通过光的干涉现象来证实。

一、光的相干性

一般情况下看不到光的干涉现象。只有满足相干条件的相干波（即频率相同、振动方向相同、相位差恒定的波）在空间叠加时才会发生干涉。对于机械波或无线电波，这些条件比较容易满足，机械波振源的振动在观察的时间内通常是持续进行的，例如，两个频率完全相等的音叉在室内振动时，可以察觉到空间有些点的声振动始终很强，而有些点的声振动始终很弱，这是因为机械波的波源可以连续振动，辐射出不中断的波，所以观察机械波的干涉现象比较容易。但对于光波来说，光源发光是其中大量分子或原子在能级跃迁时发生的一种微观过程。由两个独立的光源发出的光很难观察到干涉现象，因为普通光源发出的光波由彼此独立、互不相干的原子发出的一系列有限长的波列所组成，即使是同一原子先后发出的两个波列的振动方向不同、相位差也不是固定的，而且随时间迅速作无规则的变化。由这种变化所引起的改变次数，在观察和测量的时间内可以看作无限多，因而从两个光源发出的光在空间任一点叠加时，只能观察到一个平均的光强度，而观察不到干涉现象。

用音通光源获得相干光的方法的基本原理是将光源上同一点发出的光分成两束，让它们沿不同的路径传播，此两束光之间必然存在固定的相位关系，然后再使这两束光叠加。由于这两列光是来自同一发光分子或原子的同一次发光，因此满足相干条件而成为相干光。利用同一光源获得相干光一般有两种方法：一种称为分波阵面的方法，例如杨氏双缝实验、洛埃镜实验，另一种称为分振幅的方法，例如薄膜干涉。

对于激光，所有发光分子或原子发出的光在振动方向、频率、相位上都相同，所发出的光具有高度的相干稳定性。因此，从激光束中任意两点发出的光都是相干的，很容易观察到干涉现象。

二、光程　相干长度

1. 光程　分析光的叠加现象时，相位差的计算十分重要。为了方便比较和计算光经过不同介质时引起的相位差，需要引入光程（optical path）的概念。

同一光源发出的光经过不同的介质传播时，频率不变，传播速度和波长是变化的。设一频率为 ν 的单色光，在真空中的传播速度为 c，波长为 λ，则 $c=\nu\lambda$；若在折射率为 n 的介质中传播速度为 v，波长为 λ'，则 $v=\nu\lambda'$，由折射率公式得

$$n=\frac{c}{v}=\frac{\lambda}{\lambda'}$$

光在介质中传播时，光振动的相位沿传播方向逐点落后。由于波传播一个波长的距离时相位变化 2π，如果在介质中通过的路程为 L 时，光振动相位变化的值为

$$\Delta\varphi=\frac{2\pi}{\lambda'}L$$

如果同一束光在真空中通过路程 S 时，其相位变化正好也为 $\Delta\varphi$，即

$$\Delta\varphi=\frac{2\pi}{\lambda}S$$

由上述三式可得

$$S=nL$$

此式表示，光在折射率为 n 的介质中传播 L 的路程所引起的相位的变化，与在真空中传播 nL 的路程所引起的相位的变化是相同的。由此，把光在介质中传播的路程与介质的折射率的乘积，称为光程。它实际上是把光在介质中传播的路程按相位变化折合成真空中的路程。引入光程的概念后，可把光在不同介质中的传播路程都折算成光程，引起的相位变化可以用光程和光在真空中的波长来计算。

光程之差称为光程差（optical path difference），决定光波相位变化的不是几何路程和几何路程差，而是光程和光程差。光源发出相位相同的两束相干光的光程差为 δ，其相位差为

$$\Delta\varphi=2\pi\frac{\delta}{\lambda}$$

根据波的干涉理论，相干波加强和减弱的相位差条件为 $\Delta\varphi = \pm 2k\pi$ 和 $\Delta\varphi = \pm(2k-1)\pi$，将这两个条件代入上式，可得用光程差表示的光的干涉明暗条纹的条件：

$$\delta = \pm k\lambda \qquad k=0, 1, 2, \cdots \qquad \text{明纹}$$
$$\delta = \pm(2k-1)\frac{\lambda}{2} \qquad k=1, 2, 3, \cdots \qquad \text{暗纹} \qquad (10\text{-}1)$$

2. 相干长度　分子或原子发光持续的时间 τ 很短（约为 10^{-8}s），因而光波所包含的波列都具有有限长度而不是无限长，波列的长度 l（$l=c\tau$）不会超过米的数量级。两个波列的干涉实质上是将一有限波列分成两个波列，让它们经过不同路径后相遇而发生干涉。这就要求两列光波到达相遇点的光程差不能太大，以保证两波列有机会相遇。如果到达相遇点的光程差太大，一列波已经通过，而另一列波尚未到达，两列波根本无法重叠，如图 10-1 所示的情况，干涉现象不可能发生。

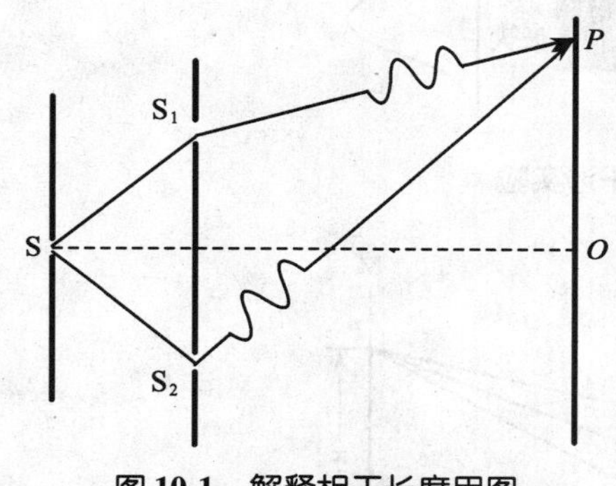

图 10-1　解释相干长度用图

显然，干涉的必要条件是这两列波到达相遇点的光程差应小于波列长度 l。波列越长，波列两部分到达相遇点互相叠加的时间就越长，干涉条纹清晰程度就越高。通常把波列的长度称为相干长度（coherent length），而把发光持续的时间 τ 称为相干时间（coherence time）。光源的单色性越好，谱线宽度越小，波长范围就越小，波列就越长，光源的相干性也就越好。例如，白光光源的谱线宽度约为 150nm，它的波列长度非常短，约与波长 10^{-7}m 同一数量级；纳光灯发射的光波的波列长度约为 5.8×10^{-4}m；低气压 ^{86}Kr 灯发射的光波的波列长度约为 7.8×10^{-1}m；氦氖激光器发射的光波的波列长度约为 4×10^{3}m。由此可见，激光的单色性要比普通光源好得多，相干长度要比普通光源长得多。所以，激光光源是目前最好的相干光源，用激光作干涉实验，可以观测到干涉级较高的条纹。

三、双缝干涉

1801 年，英国物理学家、医生杨（T. Young）最先用实验的方法观察到光的干涉现象，并用光的波动性解释了干涉现象。他用强烈的单色光照射到开有小孔 S 的不透明的遮光板（光阑）上，后面置有另一光阑，开有两个小孔 S_1 和 S_2，如图 10-2 所示。S_1 和 S_2 发出的光是从同一波阵面上分离出来的两部分，无疑它们是相干的，在空间相遇发生了干涉现象。杨氏双缝实验是典型的分割波阵面的干涉实验。为了提高干涉现象的清晰度，S、S_1 和 S_2 分别用三个互相平行的狭缝代替，于是在屏上出现明暗相间的条纹。

下面利用干涉光的叠加原理，定量分析双缝干涉产生明暗条纹的条件。如图 10-3 所示，设双缝 S_1、S_2 间的距离为 d，双缝到屏幕 MN 的距离为 D，且 $d \ll D$，C 为双缝的中心、O 为 C 在屏幕上的投影。P 为屏上任意一点，P 到 O 的距离为 x，r_1、r_2 分

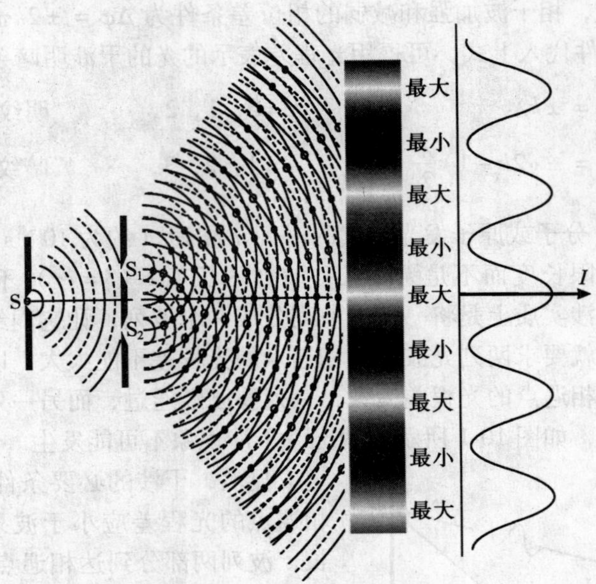

图 10-2　杨氏双缝干涉实验

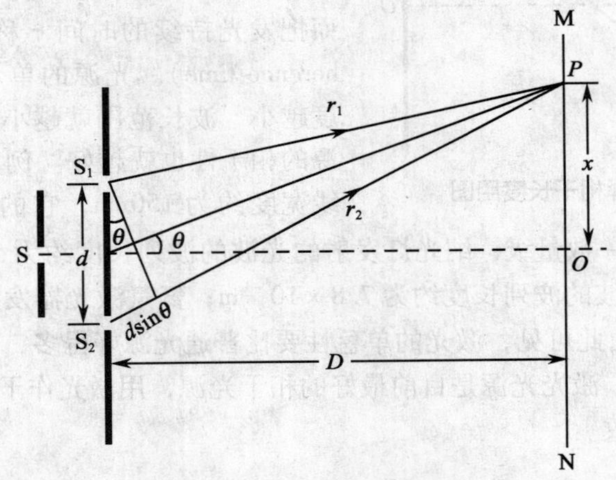

图 10-3　双缝干涉条纹的分析

别为从缝 S_1、S_2 到 P 点的距离。由于 S 到 S_1 和 S_2 等距离，所以 S_1 和 S_2 的振动相位是相同的，P 处光的强度仅由从 S_1 和 S_2 到 P 点的光程差决定。由 S_1、S_2 发出的光波到 P 点的光程差为

$$\delta = r_2 - r_1 = d\sin\theta \approx d\,\frac{x}{D} \tag{10-2}$$

若入射光的波长为 λ，在 P 点形成明条纹的条件为

$$d\sin\theta = \pm k\lambda \quad k = 0,\ 1,\ 2,\ 3,\ \cdots \tag{10-3}$$

式中 k 为干涉级数，当 $k=0$ 时，即在 O 处出现中央明纹或称为零级明纹，与 $k=1$，2，…对应的明条纹，分别称为第一级，第二级，……明条纹，式中的正、负号表示

各级明纹对称分布在中央明纹两侧。

在 P 点形成暗条纹的条件为

$$d\sin\theta = \pm(2k-1)\frac{\lambda}{2} \quad k=1,2,3,\cdots \tag{10-4}$$

式中 k 为暗条纹的级数，各级暗纹对称分布在中央明纹两侧。

利用式（10-2）、式（10-3）、式（10-4）可得屏幕上干涉明纹、暗纹的中心位置：

明纹中心位置 $$x = \pm k\frac{D}{d}\lambda \quad k=0,1,2,3,\cdots \tag{10-5}$$

暗纹中心位置 $$x = \pm(2k-1)\frac{D}{d}\cdot\frac{\lambda}{2} \quad k=1,2,3,\cdots \tag{10-6}$$

由式（10-5）、式（10-6）可以计算出相邻明纹、相邻暗纹的间距为

$$\Delta x = \frac{D}{d}\lambda \tag{10-7}$$

结果表明，Δx 与 k 无关，干涉条纹等间距分布，各级明、暗条纹的宽度相等。

从实验和以上分析可得双缝干涉图样的特点：

（1）干涉条纹是对称分布在中央明纹两侧的明暗相间的条纹。

（2）干涉条纹是等间距分布，各级明纹中心光强度相等。

（3）条纹间距 Δx 与双缝之间的距离 d 成反比。由于光的波长很短，只有 d 足够小，屏与缝的距离 D 足够大时，使 Δx 大到人眼能分辨，才会观侧到干涉条纹。

（4）用不同波长的单色光作实验时，条纹的间距不相同，波长短的单色光（如紫光）条纹间距小，波长长的单色光（如红光）条纹间距大。如果用白光做实验，只有中央明纹（$k=0$）是白色的，其他各级明纹是由紫到红的彩色条纹。

例 10-1 在双缝干涉实验中，两缝相距为 6.0×10^{-4}m，缝与屏相距 1.5m。（1）已知第 2 级明纹到中央明纹的距离为 2.5mm，求入射光的波长；（2）若入射光的波长为 600nm，求相邻两明纹之间的距离。

解：（1）根据双缝明纹距离 $x_k = k\dfrac{D}{d}\lambda$

可得入射光的波长为

$$\lambda_1 = \frac{x_k d}{kD} = \frac{2.5\times10^{-3}\times6.0\times10^{-4}}{2\times1.5}\text{m} = 5.00\times10^{-7}\text{m} = 500\text{nm}$$

（2）根据双缝干涉条纹间距公式 $\Delta x = \dfrac{D}{d}\lambda$

可得相邻两明纹之间的距离为

$$\Delta x = \frac{D}{d}\lambda_2 = \frac{1.5}{0.60\times10^{-4}}\times600\times10^{-9}\text{m} = 1.5\times10^{-3}\text{m} = 1.5\text{mm}$$

例 10-2 如图 10-4 所示的杨氏双缝实验，放入折射率 $n=1.58$ 的云母片 A 后，

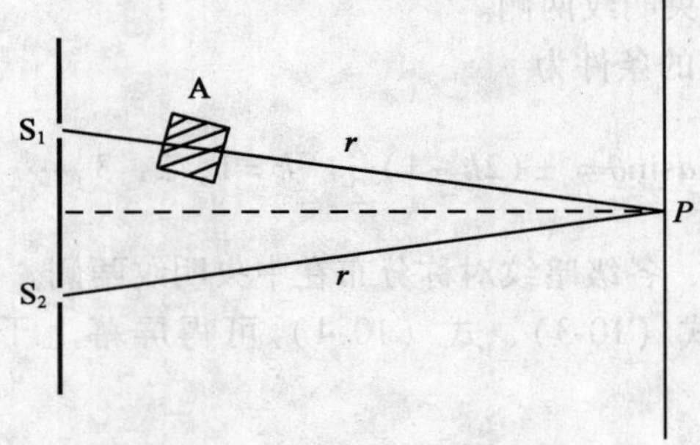

图 10-4　例 10-2 图

如果入射光的波长为 550nm，屏幕上的零级明纹移到原来的第 7 级明纹位置上，求云母片的厚度。

解：设云母片的厚度为 L，未放入云母片时两列光到中央明纹处的光程差为

$$\delta = r - r = 0$$

放入云母片后，光程差为

$$\delta = (r - L + nL) - r = (n-1)L$$

根据题意，零级明纹移到原来的第 7 级明纹位置上，即现在中央明纹出现的是第 7 级明纹，由干涉明纹的条件

$$(n-1)L = k\lambda$$

知当 $k=7$ 时，则有

$$L = \frac{k\lambda}{n-1} = \frac{7 \times 5.5 \times 10^{-7}}{1.58-1}\text{m} = 6.6 \times 10^{-6}\text{m}$$

四、洛埃镜实验

英国物理学家洛埃（H. Lloyd）提出了一种更简单的观察干涉现象的装置，如图 10-5 所示。由狭缝 S_1 发出的单色光照射到一块下面涂黑的玻璃片 MN（洛埃镜）上，光仅从它的表面反射，反射光可看成从 S_1 的虚像 S_2 出发和直接从 S_1 发出的光在屏幕 B 相遇，在屏幕 B 上可以观察到明暗相间的干涉条纹，S_1、S_2 构成一对相干光源。

如果把屏幕移到与镜端接触的位置 B′时，在屏幕和镜面接触处 P_0 出现暗条纹。根据分析，从 S_1 和 S_2 到达 P_0 的光程相等，P_0 处应出现明纹，这种变化一定是在反射过程中发生的，因为光在均匀介质中前进时不可能发生这种变化。这表明，反射光在 P_0 处发生了 π 的相位突变，因为相位 π 对应着半个波长的空间长度，这个现象称为半波损失（half-wave loss）。洛埃镜实验不但显示了光的干涉现象，证明了光的波动性，而且更重要的是它证明了光由光疏介质射向光密介质表面发生反射时，反射光会发生半波损失。

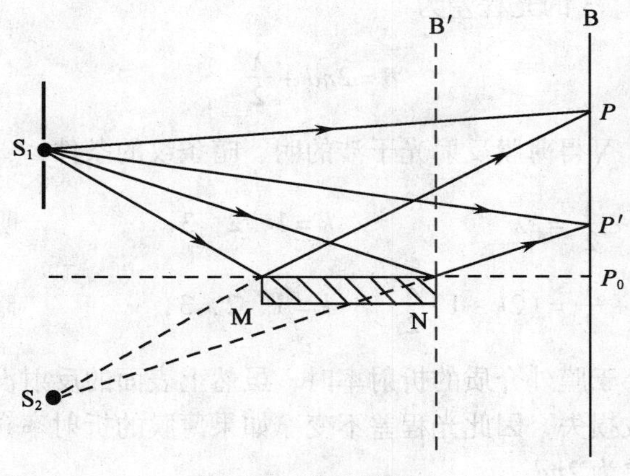

图 10-5　洛埃镜实验

五、薄膜干涉

日常生活中经常看到的水上油膜和肥皂泡的彩色图样都是薄膜干涉现象。薄膜干涉是用分割振幅的方法获得相干光的。当入射光到达薄膜表面时，被分解为反射光和折射光，折射光经下表面的反射和上表面的折射，又回到上表面上方的空间，与上表面的反射光叠加，由于这些反射光是同一入射光分成的两部分，只是经历了不同的路径具有恒定的相位差，会产生干涉现象。因为反射光和折射光分别携带了入射光的能量，而能量与振幅的平方成反比，所以利用界面将入射光分解获得相干光的方法属于分振幅法。

如图 10-6 所示，厚度为 d、折射率为 n 的均匀薄膜放置在折射率为 n_0 的均匀介质中，$n>n_0$。如图 10-6（a）所示，光波以一定的角度在薄膜表面入射、反射和折射，上、下两表面反射得到的两束光经透镜折射后在透镜的焦平面上相遇叠加而发生干涉。现仅分析光波垂直入射的特殊情况，如图 10-6（b）所示，光波 1 到达薄膜的上表面时，一部分被反射为光波 2，另一部分折射进入薄膜，在下表面反射后来再经上表面折射而出成为光波 3（三束光线实际是重叠在一起的，为了便于分析，将三束光分开画出）。

显然，光波 3 比光波 2 多传播了一段光程 $2nd$，但是光波 2 在上表面反射时有半

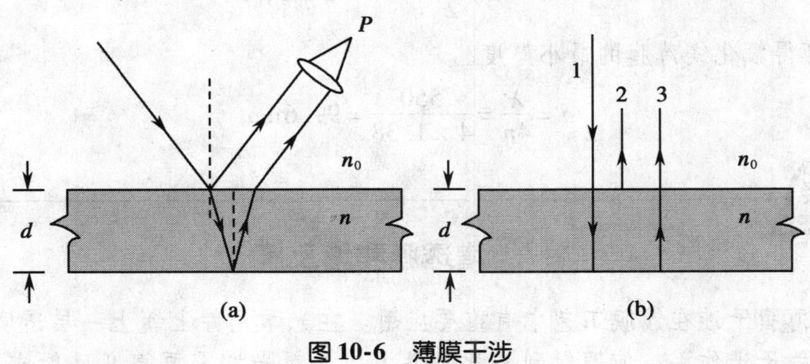

图 10-6　薄膜干涉

波损失，因此光束 2、3 的光程差为

$$\delta = 2nd + \frac{\lambda}{2}$$

根据式（10-1）可得薄膜反射光干涉的明、暗条纹的条件：

$$2nd + \frac{\lambda}{2} = k\lambda \qquad k = 1, 2, 3, \cdots \qquad 明纹$$

$$2nd + \frac{\lambda}{2} = (2k-1)\frac{\lambda}{2} \qquad k = 1, 2, 3, \cdots \qquad 暗纹$$

当薄膜折射率小于膜外介质的折射率时，虽然上表面的反射没有半波损失，但下表面的反射却有半波损失，因此光程差不变。如果薄膜的折射率介于上、下介质的折射率之间，则光程差为 $2nd$。

例 10-3 照相机的镜头上常镀上一层透明薄膜，目的是利用干涉原理来减少表面的反射，使更多的光进入透镜。常用的增透膜是氟化镁（MgF_2），其折射率为 $n = 1.38$。如果要使人眼最敏感的黄绿光（$\lambda = 550$nm）尽可能透过，问薄膜的厚度为多少时，黄绿光反射最少？

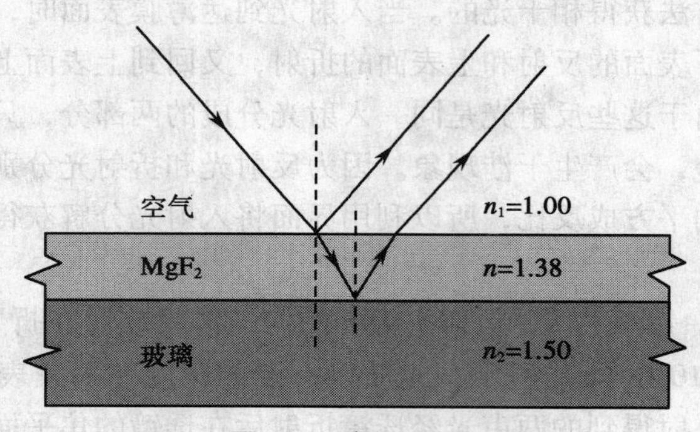

图 10-7　例 10-3 图

解：如图 10-7 所示，氟化镁的折射率 n 大于空气的折射率 n_1，而小于玻璃的折射率 n_2。当光线垂直入射时，在氟化镁薄膜的上、下表面都有半波损失，故上、下表面反射光的光程差为 $\delta = 2nd$，其相消干涉的条件为

$$2nd = (2k-1)\frac{\lambda}{2} \qquad k = 1, 2, 3, \cdots$$

取 $k = 1$，可得氟化镁薄膜的最小厚度

$$d = \frac{\lambda}{4n} = \frac{550}{4 \times 1.38} = 99.6\text{nm}$$

增透膜和增反膜

薄膜干涉在镀膜工艺中有重要应用。在光学元件上镀上一层透明薄膜，利用光的干涉作用，使照射到光学元件上的入射光按需要高度反射或高度透射。

能使透射光强度增大的薄膜称为增透膜，能使反射光强度增大的薄膜称为增反膜。

增透膜和增反膜的干涉原理：如果在一个光学元件表面镀一层厚度相同的薄膜，并假设用平行光垂直入射，此时透射光、反射光的光程差分别为 $\delta = 2nd + \frac{\lambda}{2}$、$\delta = 2nd$ 或 $\delta = 2nd$、$\delta = 2nd + \frac{\lambda}{2}$（其中 n 表示薄膜的折射率，d 表示薄膜的厚度），反射光与透射光的光程差 δ 总是相差 $\lambda/2$，这意味着对相同的薄膜透射光和反射光的干涉是反相的，即若反射光干涉加强则透射光干涉减弱，反之亦然。通过调整镀膜厚度使光程差满足干涉加强的公式，这样就可以使透射光或反射光得到加强。在工程光学中增透膜和增反膜都得到了广泛的应用。

增透膜是历史上最早应用的光学薄膜，也是迄今应用最广泛的光学薄膜之一。一般的玻璃表面只有4%左右的反射，但光学系统少则由几个镜头多则由几十个镜头组成，每个镜头都有两个表面，所以经过系统后，光的反射损失就很大了。故增透膜在精密光学系统、镜头乃至眼镜片上被普遍采用。在实际技术应用中，有时镀膜的目的是增加对某一光谱区内的反射光的强度，提高反射率。例如，氦-氖激光器谐振腔全反射镜就镀有15～19层硫化锌-氟化镁膜系，可使632.8nm 波长的光反射率高达99.6%。宇航员的头盔和面具，其表面上亦镀增反膜，以削弱红外线对人体的透射。

增透膜和增反膜的功能都是改变折射光线和反射光线的能量分配比例，如果控制薄膜的厚度，可以使薄膜对某些光为增透膜，对另一些光为增反膜，例如太阳镜要求对 $\lambda_1 = 550\text{nm}$ 的光反射多而对 $\lambda_2 = 500\text{nm}$ 的光透射得多，则在玻璃（$n_2 = 1.5$）表面所镀氟化镁（$n = 1.38$）厚度应满足以下条件：

$$2nd = k\lambda_1,\ 2nd = (2k-1)\frac{\lambda_2}{2}$$

解得 $k = 5$，$d = 996\text{nm}$

即在玻璃表面镀厚度为996nm 的氟化镁膜，使太阳镜对550nm 光为增反膜，对500nm 的光为增透膜。

第二节 光的衍射

干涉和衍射都是波动固有的特征。窗户内外的人，虽然彼此不相见也能听到对方的说话声，说明声波（机械波）能绕过窗户的边缘传播，水波也能绕过水面障碍物传播。无线电波能绕过建筑物、山等的障碍传到天线上，使各地都能听到电台广播、看到电视节目，说明电磁波也能绕过障碍物的边缘传播。通常光在均匀介质中是沿直线传播，遇到不透明的障碍物时，会投射出清晰的影子。但是光在传播的过程中，若遇到大小与光的波长相当的障碍物时，光不再遵循直线传播的规律，而是绕过障碍物的边缘传播，并在阴影区内形成明暗相间的条纹，这种现象称为光的衍射（diffraction of light）。

干涉和衍射并没有本质上的区别。干涉是指两束波或多束波的叠加，从而在空间形成波的不同强度的分布。衍射是将每束波的波前分成若干个次级子波源，这些子波源发出的波在空间叠加，会形成波强度不同的空间分布图样。

根据观察方式的不同，通常把衍射现象分为两类，一类称为菲涅耳衍射，就是小光源发出的光波经衍射孔（或狭缝），在不远的光屏上形成衍射图样，这种衍射也称为近场衍射。另一类称为夫朗禾费衍射，它是平行光束经衍射孔（或狭缝），在无限远处形成衍射图样，这种衍射也称为远场衍射。夫朗禾费衍射实际上是菲涅耳衍射的一种特殊情况，但却更为人们所重视，因为夫朗禾费衍射的理论计算较为简单，应用价值大，实验上便于实现。本章仅讨论夫朗禾费衍射。实验观察光夫朗禾费衍射是利用两块会聚透镜来实现的，一块放在衍射狭缝（障碍物）前，使点光源的光变成平行光，一块放在衍射狭缝后，使经过衍射狭缝后的衍射光在透镜的焦平面上成像。这样既可以增加衍射图样的强度，又可以保持衍射的性质不变，也便于观察。

一、单缝衍射

一束平行光照射到宽度可与光的波长相比较的缝隙时，会绕过缝的边缘向阴影区域传播，形成明暗相间的衍射图样。图 10-8 是夫朗禾费单缝衍射实验的光路和光强分布示意图，如果 S 是单色光源，衍射图样将是一组与狭缝平行的明暗相间的条纹，正对狭缝的是中央明纹，两侧对称分布着各级明暗条纹。条纹的分布是不均匀的，中央明纹光强最大也最宽，其他各级明纹的光强迅速减弱，随级数增大而减小。

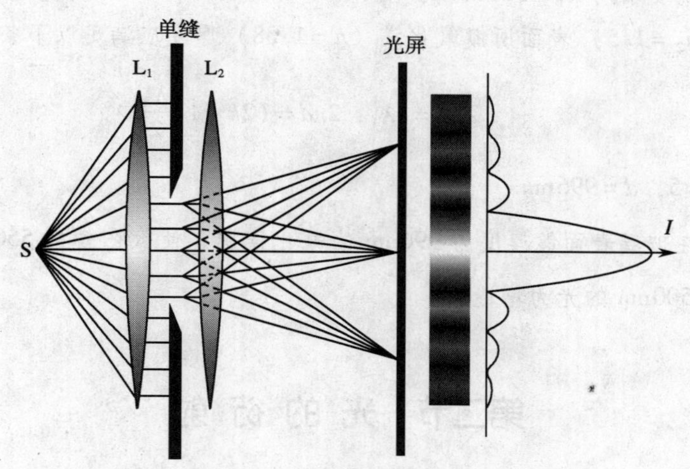

图 10-8　单缝衍射实验

惠更斯原理可以定性解释光的衍射现象，却不能定量分析衍射图样的光强分布，菲涅尔用波的叠加和干涉原理补充了惠更斯原理，成为惠更斯-菲涅尔原理。根据惠更斯-菲涅尔原理，单缝衍射条纹是由单缝处波阵面上的各子波源发出的无限多个子波相干叠加形成的，其结果是明纹还是暗纹，取决于对应平行光中各光束之间的光程差。要分析无穷多条光线的光程差，其难度很大。为此，菲涅尔提出了半波带法，它不需要繁杂的数学推导，便能分析衍射条纹的光强分布。下面用半波带法分析单缝衍射条纹的分布情况。

如图 10-9 所示，AB 为单缝的截面，设单缝的宽度为 a，入射光的波长为 λ，平行光垂直入射单缝时，到达单缝波振面上各点的振动相位相同。图中仅画出两个方向的传播光线，平行于入射光传播方向的光线，会聚于透镜的焦点 P_0，由于薄透镜不引起附加的光程差，因此它们到达 P_0 时仍然保持相位相同而相互干涉加强，这样可观察到一条通过 P_0 点与缝平行的明条纹，这条明条纹称为中央明纹。

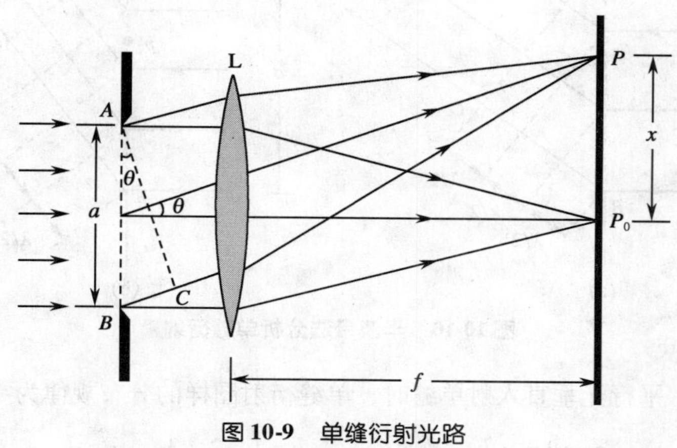

图 10-9　单缝衍射光路

与单缝平面法线成任意角 θ 方向传播的光线，会聚于透镜焦平面的 P 点处。θ 是衍射光线与入射光线的夹角，称为衍射角（diffraction angle）。从 A 点作 AC 垂直于 θ 方向的衍射光线，由于平行光经过透镜会聚后不会产生附加的光程差，AC 面上各点到达 P 点的光程是相等的，那么从 AB 发出的各级子波到达 P 点的光程差就只是发生在由 AB 面到 AC 面的光程。从 AB 波面边缘发出两条光线 AP、BP 的光程差是这束衍射光线的最大光程差，其值为

$$BC = a\sin\theta \tag{10-8}$$

如果光程差 BC 正好等于入射光的半波长的整数倍，作一组平行于 AC 的平面，使相邻两平面之间的距离都等于 $\lambda/2$，这组平面把单缝处的波阵面 AB 分成整数个面积相等的部分，每一部分为一个半波带，如图 10-10 所示。相邻两个半波带上的任何两个对应点发出的子波到达光屏 P 点的光程差是 $\lambda/2$，即有 π 的相位差，所以，相邻两个半波带发出的子波在 P 点叠加时干涉相消。衍射角不同，单缝处波阵面分出的半波带个数不同。如果光程差 BC 等于半波长的奇数倍时，单缝处的波阵面 AB 可分为奇数个半波带，如图 10-10（a）所示，两两相邻的半波带中对应点（如 a_1、a_2 点）发出的光波分别在 P 点相互抵消，剩下一个半波带发出的光波到达 P 点叠加加强，这时 P 点应为明条纹的中心。如果光程差 BC 等于半波长的偶数倍时，单缝处的波阵面 AB 可分为偶数个半波带，如图 10-10（b）所示，两两相邻的半波带中对应点（如 b_1、b_2 点）发出的光波分别在 P 点相互抵消，合振幅为零，P 点应为暗条纹的中

心。显然，衍射角越大，半波带的数目越多、面积越小，明条纹的光强越小。当 $\theta=0$ 时，各衍射光沿入射方向传播，光程差为零，通过透镜后聚焦在光屏的中心 P_0，这就是中央明纹的中心位置，该处光强最大。如果对应于任意衍射角 θ，单缝不能分成整数个半波带，则在屏幕上的光强介于明纹与暗纹之间。

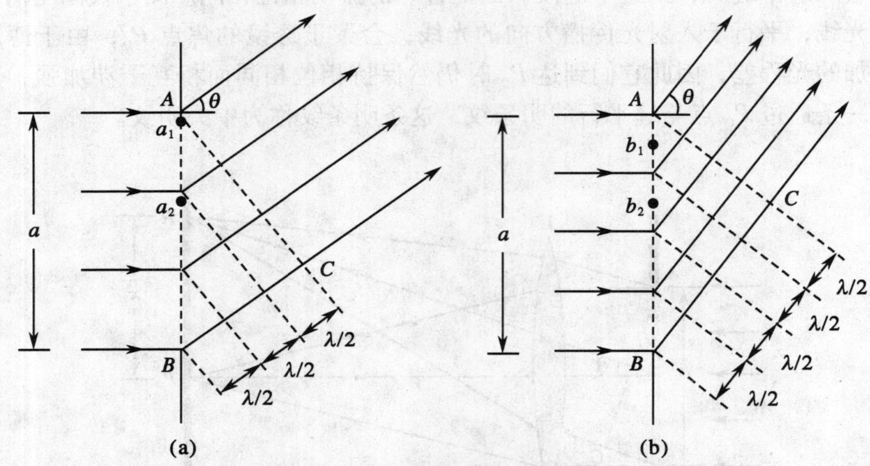

图 10-10　半波带法分析单缝衍射

综上所述，平行光垂直入射单缝时，单缝衍射图样的分布规律为

暗纹条件　　$a\sin\theta=\pm k\lambda$　　$k=1, 2, 3, \cdots$　　(10-9)

明纹条件　　$a\sin\theta=\pm(2k+1)\dfrac{\lambda}{2}$　　$k=1, 2, 3, \cdots$　　(10-10)

中央明纹　　$\theta=0$

式中 k 为衍射级数，$k=1$，2，3，…依次为第一级、第二级、第三级、……暗纹或明纹。

在图 10-9 中，设透镜的焦距为 f，一般 θ 角较小，由式（10-8）可得

$$a\sin\theta\approx a\tan\theta=a\frac{x}{f}$$

利用上式和式（10-9）、式（10-10）可得屏幕上衍射明纹、暗纹的中心位置：

暗纹中心位置　　$x=\pm k\dfrac{f}{a}\lambda$　　$k=1, 2, 3, \cdots$　　(10-11)

明纹中心位置　　$x=\pm(2k+1)\dfrac{f}{a}\cdot\dfrac{\lambda}{2}$　　$k=1, 2, 3, \cdots$　　(10-12)

中央明纹中心位置　$x=0$

两个第一级暗纹中心间的距离为中央明纹的宽度，由式（10-11）可得

$$\Delta x_0=2\frac{f}{a}\lambda$$

而由式（10-11）、式（10-12）可以计算出其他相邻明纹、相邻暗纹的间距为

$$\Delta x=\frac{f}{a}\lambda \tag{10-13}$$

通过以上分析可得夫朗禾费单缝衍射图样的特点：

（1）单缝衍射图样是一组对称分布在中央明纹两侧明暗相间、平行于单缝的条纹。

（2）中央明纹的宽度为其他各级明纹（或暗纹）宽度的两倍，其他明、暗衍射条纹是等宽、等间距分布的。

（3）各级明纹中心光强度不相等，中央明纹的光强最大为 I_0，其他各级明纹的光强迅速减弱，近似为 $4.7\% I_0$、$1.7\% I_0$、$0.8\% I_0$、……经过衍射后，绝大部分光能都集中在中央亮纹。

（4）条纹间距 Δx 与单缝宽度 a 成反比。对于给定波长，单缝越窄，条纹分布越开，衍射现象越显著；单缝越宽，衍射现象越不明显。当 $a \gg \lambda$ 时，各级衍射条纹都密集于中央明纹附近而无法分辨，只显出中央亮纹，实际上就是单缝的像，这时可认为光是沿直线传播的。

（5）如果保持缝宽 a 不变，Δx 与 λ 成正比，波长越长，衍射现象越显著。若用白光作实验，只有中央明纹仍然是白色的，其两侧将出现由紫到红的彩色条纹。

例 10-4　用某一种单色光垂直入射到缝宽为 0.20mm 的单缝上，在缝后放置一焦距为 0.60m 的凸透镜，在透镜焦平面的屏幕上测得第一级明纹中心到衍射图样中心的距离为 2.50mm，求：（1）该单色光的波长；（2）中央明纹的宽度。

解：（1）根据单缝衍射明纹公式　$a\sin\theta=\pm(2k+1)\dfrac{\lambda}{2}$

因为屏上各级衍射条纹到衍射图样中心的距离 x 与衍射角 θ 的关系为

$$\sin\theta\approx\tan\theta=x/f$$

由上述两式可得　$x=\pm(2k+1)\dfrac{f\lambda}{2a}$

第一级明纹中心到衍射图样中心的距离为

$$x_1=(2\times1+1)\frac{f\lambda}{2a}=3\frac{f\lambda}{2a}$$

由此，可得单色光的波长为

$$\lambda=\frac{2ax_1}{3f}=\frac{2\times0.20\times10^{-3}\times2.50\times10^{-3}}{3\times0.60}=5.56\times10^{-7}\text{m}=556\text{nm}$$

（2）根据单缝衍射中央明纹宽度的公式　$\Delta x_0=2\dfrac{f}{a}\lambda$

中央明纹宽度为

$$\Delta x_0=2\frac{f}{a}\lambda=2\times\frac{0.60}{0.20\times10^{-3}}\times5.56\times10^{-7}\text{m}=3.34\times10^{-3}\text{m}=3.34\text{mm}$$

二、圆孔衍射　光学仪器的分辨率

1. 圆孔衍射　如果在观察夫朗禾费单缝衍射装置（图 10-8）中，用直径为 a 的圆孔代替单缝，在透镜的焦平面上就会得到圆孔的夫朗禾费衍射图样。中央是一个比圆孔大得多的明亮圆斑，周围是明暗交替的同心圆环，如图 10-11 所示。中央亮斑集中了衍射光能的 83.4%，称为艾里斑（Airy disk）。艾里斑的半角宽度（第一暗纹中心的衍射角）为

$$\theta \approx \sin\theta = 1.22\frac{\lambda}{a} \tag{10-14}$$

若透镜的焦距为 f，艾里斑的半径为

$$r_0 = f\theta = 1.22\frac{\lambda f}{a} \tag{10-15}$$

显然，艾里斑的大小与圆孔直径 a 成反比，与入射光的波长 λ 成正比，a 越小，艾里斑越大，衍射现象越明显。也只有当 a 与 λ 可以相比较时，才能看到明显的衍射现象。

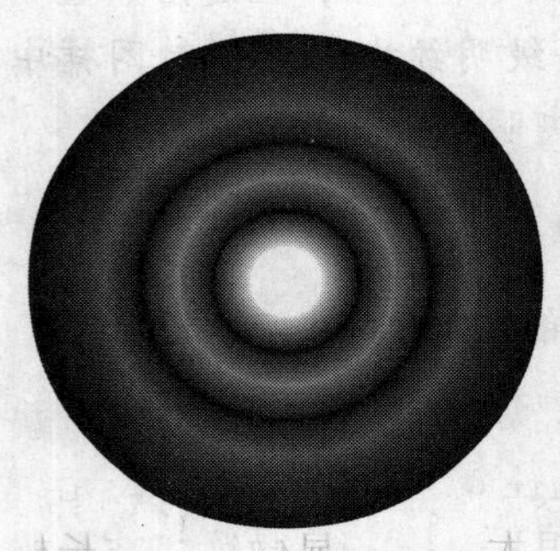

图 10-11　圆孔衍射图样

2. 光学仪器的分辨率　利用几何光学的规律分析光学仪器的成像问题，只要选择适当焦距的透镜，就可以得到所需要的放大率，把微小物体放大到清晰可见的程度。但光学仪器使用的透镜、光阑等都相当于透光的小圆孔，由于光的衍射现象，一个发光点经透镜后得到的不是一个对应的几何像点，而是一个圆孔衍射图样，主要部分是具有一定大小的艾里斑。如果观察两个距离很近的物点，相对应的两个艾里斑就会互相重叠而无法分辨。可见，光学仪器的分辨能力受到衍射现象的限制。由此，可以借助光的衍射规律分析光学系统的分辨本领。

两个物点之间的距离必须是多大时，光学仪器才能分辨？英国物理学家瑞利（J. W. S. Rayleigh）认为，如果一个物点的艾里斑中心刚好与另一个物点的艾里斑的边缘（第一暗环）重合，这两物点恰好处于光学仪器可以分辨的极限位置，这个条件称为瑞利分辨判据，如图 10-12（b）所示。理论计算表明，满足瑞利判据时，两个艾里斑重叠区中心的光强约为每个艾里斑中心光强的 80%，一般人的眼睛刚好能够分辨光强的这种差别。图 10-12 给出两个物点间的距离不同时，其艾里斑与光强分布的曲线，用瑞利分辨判据判定为（a）能分辨、（b）恰能分辨和（c）不能分辨三种情况。

如图 10-12（b）所示，恰能分辨的两个物点的两个衍射图样中心间的距离，等于中央亮斑的半角宽度。此时，两个物点对透镜中心所张的角称为最小分辨角。如果入射光的波长为 λ，光学仪器的孔径为 a，则光学仪器的最小分辨角为

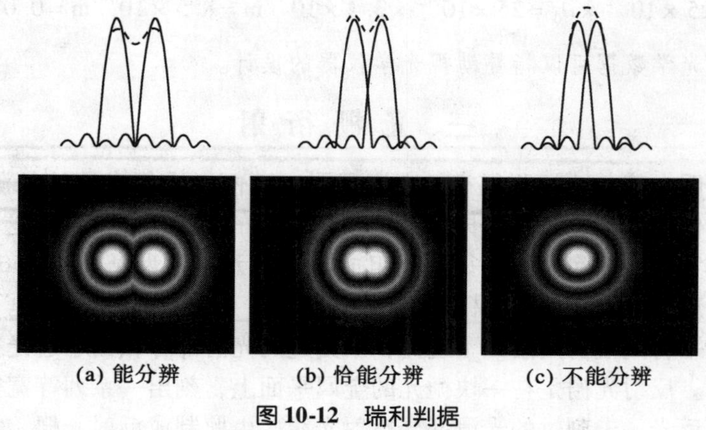

图 10-12　瑞利判据

$$\theta_0 = 1.22\,\frac{\lambda}{a} \tag{10-16}$$

若透镜焦距为 f，则相应的最小分辨距离为

$$l_0 = f\theta_0 = 1.22\,\frac{f\lambda}{a} \tag{10-17}$$

在光学仪器中，通常把最小分辨角的倒数定义为光学仪器的分辨本领，也称为光学仪器的分辨率，即

$$\frac{1}{\theta_0} = \frac{a}{1.22\lambda} \tag{10-18}$$

对于任何光学系统，如果它所观察的物体上最远两点对它的张角小于最小分辨角 θ_0，那么这个系统对该物体实际上是无法分辨的。因此，为了提高光学仪器的分辨本领，通常采用减小入射光的波长 λ 或增大光学系统的孔径 a 的方法。例如，光学显微镜使用波长较短的光源，大型天文望远镜的物镜做得很大，电子显微镜用波长极短（$\lambda < 10^{-1}$nm）的电子束代替普通光源，都是为了提高仪器的分辨能力。

例 10-5　人的瞳孔直径 a 在 2~8mm 间可调，估算人眼瞳孔在视网膜上形成的艾里斑的大小，以及能在明视距离 25cm 处分辨的最小线距离。

解： 人的瞳孔直径可调，白昼小黑夜大，取可见光中人眼最敏感的黄绿光 $\lambda = 550$nm，$a = 2$mm，由艾里斑的半角宽度公式有

$$\theta_0 = 1.22\,\frac{\lambda}{a} = 1.22 \times \frac{5.50 \times 10^{-7}}{2 \times 10^{-3}}\text{rad} = 3.4 \times 10^{-4}\,\text{rad}$$

这也是人眼的最小分辨角。

人眼的焦距取 $f = 20$mm，根据式（10-15）可估算视网膜上形成的艾里斑的直径为

$$r_0 = 2f\theta = 2 \times 20 \times 10^{-3} \times 3.4 \times 10^{-4}\,\text{m} = 14 \times 10^{-6}\,\text{m} = 14\,\mu\text{m}$$

人眼能在明视距离 25cm 处分辨的最小线距离为

$$l_0 = 25 \times 10^{-2} \times \theta_0 = 25 \times 10^{-2} \times 3.4 \times 10^{-4}\text{m} = 8.5 \times 10^{-5}\text{m} = 0.085\text{m}$$

这一生理光学数据可以指导助视光学仪器的设计。

三、光栅衍射

单缝衍射明、暗条纹间距很窄，亮度很弱，不便于进行光波波长测量和光谱分析。为此，人们采用多缝衍射（即光栅衍射）形成的衍射图样来解决这个问题。

由大量等宽度、等间距的平行狭缝组成的光学元件称为光栅（grating）。光栅分为透射光栅和反射光栅。透射光栅是在一块玻璃上，用金刚石刀尖或电子束刻出一系列等宽等距的平行刻痕，刻痕处不透光，未刻过的光滑部分相当于透光狭缝，由此制成了透射光栅。反射光栅是在一块抛光的金属平面上，刻出一系列等宽等距的平行刻痕，刻痕处不反光，未刻过的光滑部分反射光线，由此制成反射光栅。常用的光栅每毫米内有几百条、几千条甚至上万条刻痕。如果光栅的每一条狭缝的宽度为 a、两狭缝间的距离（刻痕的宽度）为 b，则 $d = a + b$ 称为光栅常数（grating constant）。d 越小，光栅的性能越好，高性能的光栅常数 d 等于 10^{-6}m 或更小。

用单色平行光垂直照射透射光栅 G，衍射光经透镜 L 后，在透镜的焦平面屏幕上呈现衍射条纹，如图 10-13 所示。显然，入射光通过每条狭缝都要产生衍射现象，同时通过各条狭缝的光彼此还要发生干涉现象，所以，在屏幕上的图像是衍射和干涉现象的总效果。

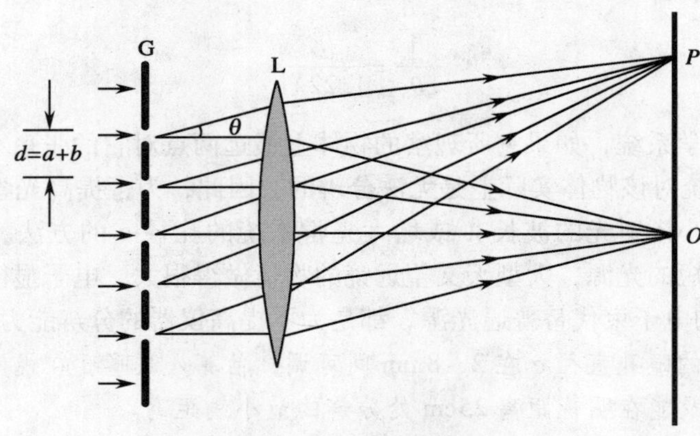

图 10-13 光栅衍射

在衍射角为任意角 θ 时，任意两个相邻狭缝发出的光线到达 P 点的光程差都是 $d\sin\theta$。当光程差满足下式时，所有的缝发出的光到达 P 点时都是同相的，它们将彼此加强，形成明条纹。

$$d\sin\theta = \pm k\lambda \quad k = 0, 1, 2, \cdots \tag{10-19}$$

上式称为光栅方程（grating equation）。式中 k 表示明条纹的级数，$k = 0$ 对应中央明纹，也称零级像，与 $k = 1, 2, \cdots$ 对应的分别称为第一级、第二级……明条纹。

从实验和以上分析可得光栅衍射图样的特点：

（1）只有满足光栅方程中衍射角 θ 方向的衍射光线，才能彼此叠加加强，因此，光栅衍射各级明条纹细窄而明亮。明条纹是由所有狭缝上的对应点射出光线的叠加而成的，所以光栅的狭缝数目越多，明条纹越亮。

（2）用波长一定的单色光作光源，光栅常数越小，相邻两明纹分得越开。比较光的双缝干涉、单缝衍射和光栅衍射，可以发现光栅衍射条纹细窄、明亮、间距大，便于准确测量各级明纹位置，是测定波长最好的方法。

（3）光栅常数一定时，衍射角 θ 的大小与入射光的波长 λ 有关。如果用白色平行光照射光栅，除中央零级明纹仍为白色外，其他各级明条纹都按波长不同顺序排开，形成光栅光谱。通过光栅光谱的分析，可以了解原子、分子的内部结构，了解组成物质元素所占的百分比，因此光栅已成为光谱分析仪器的核心部件。

（4）如果衍射角 θ 满足光栅方程，同时又满足单缝衍射形成暗纹的条件时，在本该出现光栅衍射明纹的位置，被光栅中的单缝衍射暗纹覆盖，即在光栅衍射图样中缺少这一级明条纹，这一现象称为光栅的缺级现象。所缺的级数 k 为

$$d\sin\theta = \pm k\lambda \qquad k=0，1，2，\cdots \qquad \text{光栅衍射明纹}$$
$$a\sin\theta = \pm k'\lambda \qquad k=1，2，3，\cdots \qquad \text{单缝衍射暗纹}$$

两式相除，得缺级条件为

$$k=\frac{d}{a}k' \qquad k'=1，2，3，\cdots$$

例如，当 $d/a=5$ 时，光栅衍射图样中的第 ±5，±10，±15，……级都消失了。

例 10-6 在光栅衍射实验中，用一单色光垂直入射到光栅上，若衍射光栅的规格为 600 条/mm，其二级明纹衍射光线与原入射方向成 45°角，求：（1）入射光的波长；（2）最多能观察到第几级光谱。

解：（1）根据题意，光栅常数为 $d=\frac{1}{600}\text{mm}$，衍射角 $\theta=45°$，$k=2$。

由光栅方程
$$d\sin\theta = \pm k\lambda$$
可得入射光的波长为

$$\lambda=\frac{d\sin\theta}{k}=\frac{10^{-3}}{600}\times\frac{1}{2}\times\frac{\sqrt{2}}{2}\text{m}=5.89\times10^{-7}\text{m}$$

（2）普通的光栅衍射实验，衍射角 $\theta\leqslant90°$，则

$$k=\frac{d\sin\theta}{\lambda}\leqslant\frac{10^{-3}\times\sin90°}{600\times5.89\times10^{-7}}=2.8$$

所以，最多能观察到第二级光谱。

第三节　光的偏振

光波是电磁波。麦克斯韦在电磁波理论中指出电磁波是横波，可用电场强度矢量 $\boldsymbol{E}$ 和磁场强度矢量 $\boldsymbol{H}$ 这两个互相垂直的振动矢量来表示。电磁波中起感光作用的主要是电场强度矢量 $\boldsymbol{E}$，所以又将 $\boldsymbol{E}$ 称为光矢量（light vector）。光的干涉和衍

射现象证实了光的波动性质，但却不能确定光是横波还是纵波，光的偏振现象的发现，证实了光的横波性质，它们证明了光的电磁理论的正确性。对于纵波，通过波的传播方向所作的所有平面内的运动情况都相同，没有一个平面内的运动比其他平面的特殊，这种情况称为波的振动对传播方向具有对称性。对于横波，通过波的传播方向且包含振动矢量的那个平面显然和其他不包含振动矢量的平面有区别，这种情况称为波的振动对传播方向没有对称性。振动方向对于传播方向的不对称性称为偏振（polarization）。它是横波区别于纵波的一个明显的标志，只有横波才有偏振现象。横波的光矢量振动方向总是与光的传播方向垂直，在垂直于光传播方向的平面内，光矢量可能有各种不同的振动状态，这些振动状态通常称为光的偏振态（polarization state）。

一、自然光与偏振光

太阳、灯光和烛光等普通光源是由光源中大量独立的原子或分子发出的。普通光源中各个原子或分子发出的光波列的相位彼此互不相关，振动方向随机分布，在垂直于光的传播方向的平面内，沿各个方向振动的光矢量都有，其中任何一个方向都不比其他方向占优势，在所有可能的方向上 $\boldsymbol{E}$ 的振幅都相等，这样的光称为自然光（natural light），如图 10-14（a）所示。任何一束自然光在垂直于传播方向的平面内，总可以将各个方向的光矢量都分解到两个互相垂直的方向上，从而得到两个互相垂直、振幅相等、彼此独立的光振动，如图 10-14（b）所示的 E_1 和 E_2。自然光中的光振动是由各自独立的发光粒子发出的，所以相互垂直的光矢量 E_1 和 E_2 不存在确定的相位，在用图表示时 E_1 和 E_2 可任意取向，只要求它们互相垂直、长度相等。正是因为振幅相等，所以这两个光振动分别占自然光总光强的一半。通常用图 10-14（c）的图示法表示自然光，v 表示光的传播方向，短线和点表示相互垂直光矢量的振动方向。

如果光矢量的方向始终沿一个固定的方向振动，这种光称为线偏振光或平面偏振

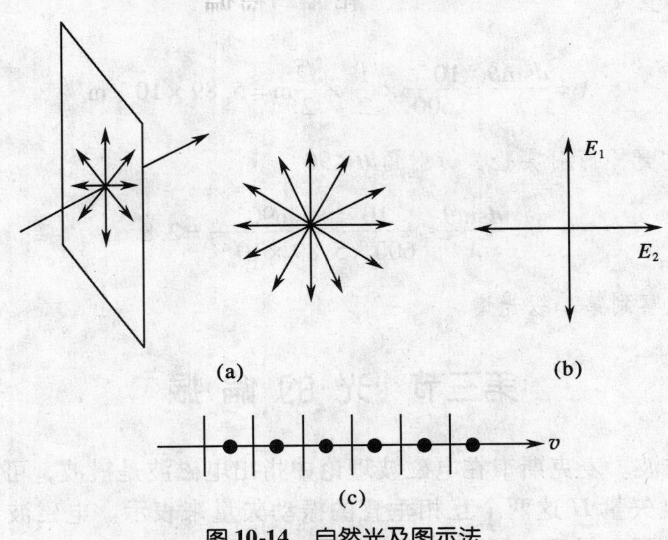

图 10-14　自然光及图示法

光，简称为偏振光（polarized light），如图 10-15 所示。光的振动方向和传播方向构成的平面称为振动面（plane of vibration），与振动面垂直且包含传播方向的平面称为偏振面（plane of polarization）。

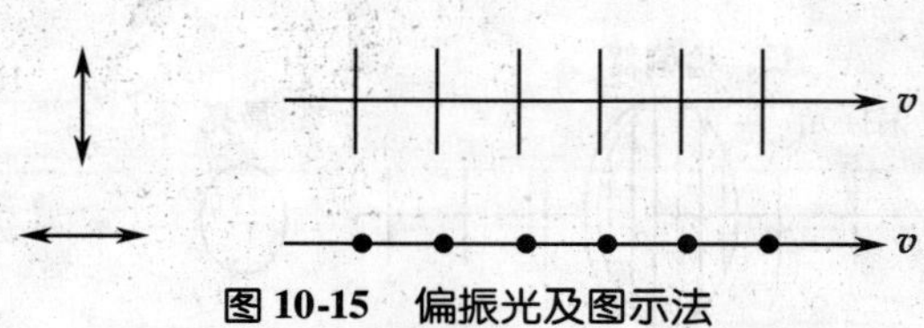

图 10-15　偏振光及图示法

如果光波中，各个方向的光振动都有，但不同方向光振动的振幅不同，在某一方向的振幅最大，而与之垂直方向的振幅最小，这种光称为部分偏振光（partial polarized light），如图 10-16 所示。通常用偏振度 P 来描述部分偏振光的偏振程度，设光矢量 $\boldsymbol{E}$ 的最大振幅与最小振幅所对应的光强度分别为 I_{max} 和 I_{min}，则

$$P=\frac{I_{max}-I_{min}}{I_{max}+I_{min}}$$

若 $I_{min}=0$ 时，$P=1$，光波为完全偏振光；$I_{max}=I_{min}$ 时，$P=0$，光波为自然光；$0<I_{min}<I_{max}$ 时，$0<P<1$，光波为部分偏振光。

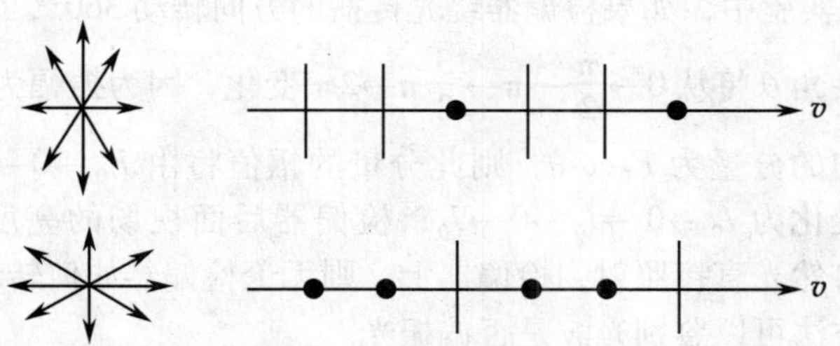

图 10-16　部分偏振光及图示法

二、起偏与检偏

普通光源发出的光为自然光。如何获得偏振光呢？人眼是不能分辨光波的振动方向的，因此也无法分辨自然光和偏振光，那么又如何检验光的偏振态呢？要想获得偏振光，只有设法保留自然光中某一振动方向的振动，而消掉其他方向的振动。将自然光变为偏振光的过程称为起偏，能把自然光转变成偏振光的光学元件称为起偏器（polarizer）。有些晶体对不同方向的电磁振动具有选择吸收的性质，利用这种性质可以制成偏振片（polaroid），把偏振片能透过的振动方向称为偏振化方向或透光轴。偏振片既可以用来获得偏振光，又可以用来检验一束光是否是偏振光以及测定偏振光的振动方向。偏振片用于检测光波是否为偏振光时，称为检偏器。

图 10-17 示出了起偏与检偏的过程。两块偏振片分别用作起偏器和检偏器，自然光经过起偏器时，只有振动方向的分量与偏振片的偏振化方向相同的光振动才能通过，垂直于偏振化方向的光振动被吸收，因此从起偏器透射出的光波为振动方向与偏振片的偏振化方向相同的偏振光，并且透射光强为入射光强的一半。在偏振光前进的方向上再放置一块偏振片即检偏器，该偏振片的偏振化方向与起偏器的偏振化方向相

同，偏振光可以完全通过偏振片射出，光强不变，此时检偏器后面的视场最亮。如果检偏器的偏振化方向与起偏器的偏振化方向垂直，偏振光完全不能通过偏振片，光强为零，此时检偏器后面的视场最暗。

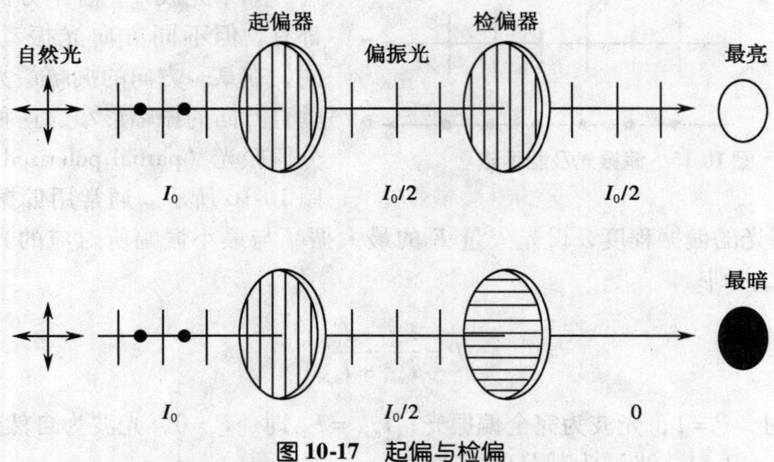

图 10-17　起偏与检偏

在图 10-17 的实验中，如果检偏器绕光传播的方向转动 360°，它的透光轴与偏振光的振动方向的夹角 θ 将从 $0\to\frac{\pi}{2}\to\pi\to\frac{3}{2}\pi\to2\pi$ 变化，因为振幅为 E_0 的光矢量 E 沿检偏器透光轴方向的分量为 $E_0\cos\theta$，则此分量的幅值将由 $E_0\to0\to E_0\to0\to E_0$ 变化，相应的光强度的变化为 $I_0\to0\to I_0\to0\to I_0$，检偏器后面视场的亮度变化为亮→暗→亮→暗→亮。若自然光直接照射到检偏器上，则无论检偏器如何转动，透射光的强度都不变，用这种方法可以鉴别光波是否偏振光。

如图 10-18 所示，设通过起偏器后的偏振光的光矢量的振幅和光强度分别为 E_0 和 I_0，θ 为起偏器与检偏器偏振化方向的夹角。由于偏振片只允许沿其透光轴方向的光振动通过，所以透过偏振片的光矢量的振幅 E 为

$$E=E_0\cos\theta$$

由于光强度 I 正比于振幅的平方，即

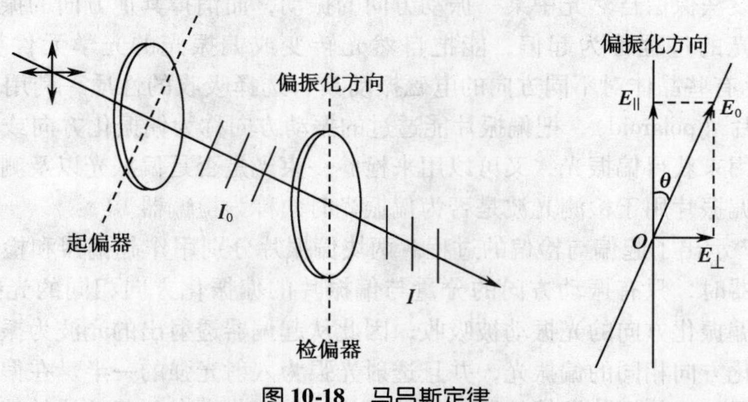

图 10-18　马吕斯定律

$$\frac{I}{I_0}=\frac{E^2}{E_0^2}$$

将 $E=E_0\cos\theta$ 代入上式，可得

$$I=I_0\cos^2\theta \tag{10-20}$$

这一公式称为马吕斯定律，它表示偏振光通过偏振片后光强度的变化规律。

例 10-7 两块偏振片的透光轴互成 90°角，在其间插入另一偏振片，使它的透光轴与第一块的透光轴夹角为 θ。射向第一块偏振片的自然光强度为 I_0。求：（1）$\theta=45°$；（2）$\theta=30°$ 时从第三块偏振片射出的光强。

解： 第 1 与第 2 块偏振片的透光轴成 θ 角，第 2 与第 3 块偏振片透光轴成（$90°-\theta$）角。通过第 1 块偏振片的光强 I_1 减为原来自然光强度的一半，即

$$I_1=I_0/2,$$

由马吕斯定律知，通过第二块偏振片的光强为

$$I_2=I_1\cos^2\theta=\frac{1}{2}I_0\cos^2\theta$$

从第三块偏振片射出的光强为

$$I=I_2\cos^2(90°-\theta)=\frac{1}{2}I_0\cos^2\theta\cos^2(90°-\theta)$$

（1）$\theta=45°$ 时，$I=\frac{1}{2}I_0\times\left(\frac{\sqrt{2}}{2}\right)^2\times\left(\frac{\sqrt{2}}{2}\right)^2=\frac{1}{8}I_0$

（2）$\theta=30°$ 时，$I=\frac{1}{2}I_0\times\left(\frac{\sqrt{3}}{2}\right)^2\times\left(\frac{1}{2}\right)^2=\frac{3}{32}I_0$

三、偏振光的产生

自然界的大多数光源发出的光是自然光，为了从自然光得到偏振光，需要采用偏振器件来获得。偏振光的产生常用以下几种方法。

1. 利用光的反射和折射获得偏振光　实验表明，当自然光在任意两种不同介质的分界面上发生反射和折射时，反射光和折射光都是部分偏振光，其偏振度与入射角和介质的折射率有关。如图 10-19 所示，在反射光中垂直于入射面方向的光振动多于平行于平面方向的振动，而在折射光中平行于入射面方向的光振动多于垂直于平面方向的振动。

理论和实验都证明，当入射角等于某一特定值 i_0 时，反射光是光振动垂直于入射面的线偏振光，如图 10-20 所示。这个特定的入射角 i_0 称为起偏角，或称为布儒斯特角（Brewster angle）。而且，当光线以起偏角入射时，反射光和折射光的传播方向互相垂直，即

$$i_0=\gamma=90°$$

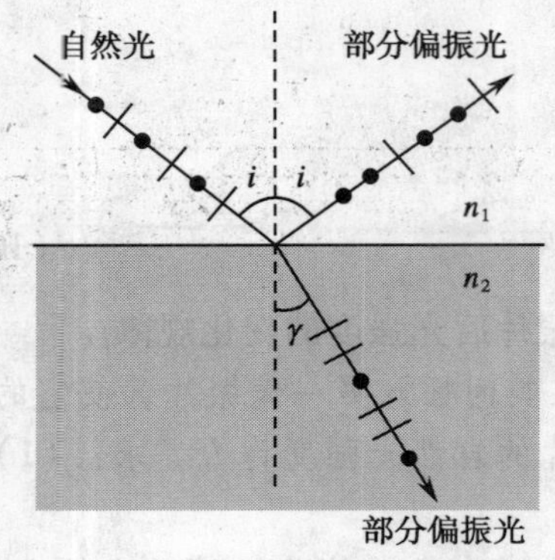

图 10-19　反射光和折射光的偏振

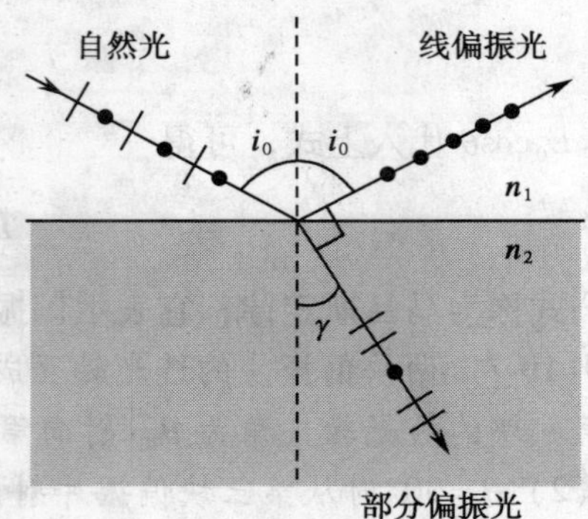

图 10-20　布儒斯特角

由折射定律，有

$$n_1 \sin i_0 = n_2 \sin\gamma = n_2 \cos i_0$$

即

$$\tan i_0 = \frac{n_2}{n_1} \tag{10-21}$$

上式称为布儒斯特定律。反射光虽然是完全偏振光，但光强很弱，而折射光是部分偏振光，光强却很强。例如，当自然光从空气射向玻璃（$n=1.5$）时，起偏角 $i_0 \approx 56°$，由玻璃反射获得的线偏振光仅占入射自然光光强的 7%。为了增强反射光的强度和折射光的偏振化程度，常把许多相互平行的玻璃片叠放在一起，构成图 10-21 所示的玻璃片堆，使自然光以布儒斯特角入射，光在每层玻璃片上反射和折射，这样就可以使反射光的光强加强，同时折射光中振动方向的垂直分量也因多次反射而减小。当玻璃片足够多时，从玻璃片堆透射出的光就接近完全偏振光了。

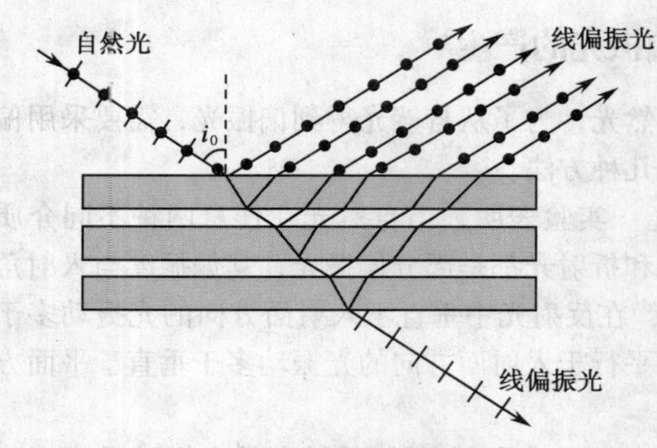

图 10-21　玻璃片堆产生线偏振光

2. 利用光的双折射现象获得偏振光　在各项异性的晶体中，光的偏振态将发生变化。例如，用透明的方解石晶体（$CaCO_3$）观察纸上的字时，将看到这些字浮起高度不同的两个像，如图 10-22 所示。这表明，一束光在这种晶体内分成了两束，它们的折射程度不同，这种现象称为双折射（birefringence）。在双折射产生的两束折射光中，一束遵守折射定律的折射光称为寻常光（ordinary light），简称 o 光；另一束不遵守折射定律的折射光称为非常光（extraordinary light），简称 e 光，如图 10-23 所示。

利月检偏器可以测出，从双折射晶体射出的这两束光线都是线偏振光，它们的振动方向互相垂直。应该注意，所谓 o 光和 e 光只是在双折射晶体的内部才有意义，射

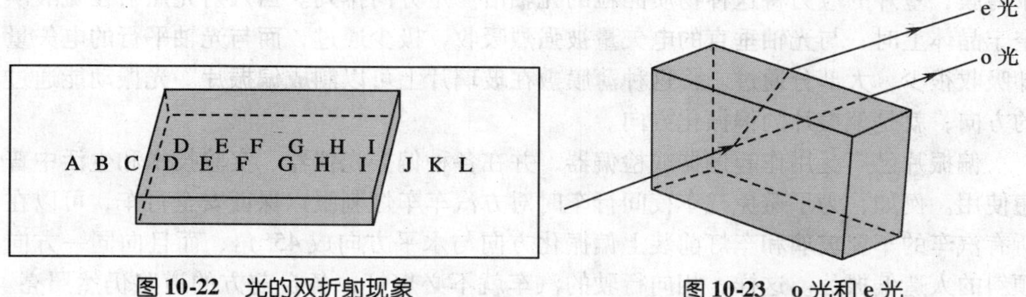

图 10-22　光的双折射现象　　图 10-23　o光和e光

出晶体以后就无所谓o光和e光了，仅是两束振动方向不同的线偏振光。

实际上，在方解石、石英、电气石等晶体中存在一个特殊的方向，当光线在晶体内沿这个方向传播时，不发生双折射，o光和e光不会分开，这个特殊的方向称为晶体的光轴（optical axis）。晶体的光轴是指一个方向，晶体中与表示光轴的直线平行的任何直线也都可以表示光轴。方解石、石英、电气石、红宝石和冰等晶体都只有一个光轴，称为单轴晶体。而云母、蓝宝石和硫磺等晶体有两个光轴，称为双轴晶体。

利用晶体的双折射，已经研制出许多精巧的复合棱镜，以获得平面偏振光。这里仅介绍一种常用的偏振器——尼科尔棱镜。尼科尔棱镜由两块透明的方解石晶体加工磨制成直角棱镜，用加拿大树胶粘合而成，如图 10-24 所示，长和宽之比约为 3∶1，方解石的主折射率为 $n_e=1.486$，$n_o=1.658$，加拿大树胶的折射率 $n=1.55$。自然光从尼科尔棱镜的一端面入射，进入方解石后分成o光和e光，两束光到达第一块方解石与加拿大树胶的分界面时，o光的入射角大于临界角产生全反射，并从第一块晶体侧面射出。e光在晶体与树胶界面上不发生全反射，通过第二块晶体出射。这样就能把两束线偏振光分开从而获得偏振程度很高的平面偏振光。尼科尔棱镜的尺寸和入射光线的方向都是精心设计的。

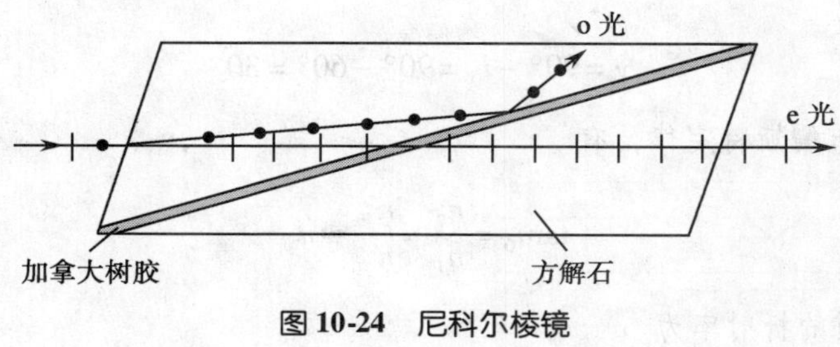

图 10-24　尼科尔棱镜

3. 利用晶体的二向色性获得偏振光　有些透明晶体不仅具有双折射现象，而且对o光或e光有不同程度的吸收作用。例如，1mm厚的电气石晶体几乎能把o光全部吸收，而对e光吸收很少，大部分e光能够通过晶体。晶体对相互垂直的光振动有选择吸收的这种性能，称为二向色性（dichroism）。利用晶体的二向色性可以将自然光转变为线偏振光。

天然晶体的体积都是有限的，一般不容易达到使用要求。一些有机化合物晶体（如硫酸碘奎宁晶体）也具有二向色性，若在被拉伸的塑料基片上沉积一层硫酸碘奎宁薄膜，基片的应力将这种物质晶粒的光轴沿一定方向排列。当入射光照射在硫酸碘奎宁晶体上时，与光轴垂直的电矢量被强烈吸收，极少通过，而与光轴平行的电矢量却吸收很少，大部分通过。将这种薄膜敷在玻璃片上可以制成偏振片。光振动能通过的方向，就是偏振片的偏振化方向。

偏振片已广泛用作起偏器或检偏器，并在各种偏振光仪器、实验技术和生活中普遍使用。例如，为了避免汽车夜间行车时对方汽车车灯刺眼以保证安全行车，可以在所有汽车的车窗玻璃和车灯前装上偏振化方向与水平方向成45°角、而且向同一方向倾斜的人造偏振片。这样，相向行驶的汽车就不必熄灯，各自前方的道路仍然照亮。偏振片也可用于制成太阳镜和照相机的滤光镜。在阳光充足的白天，太阳光、从路面或周围建筑物的玻璃反射过来的耀眼的光线，常会使眼睛睁不开，如果戴一副只能透射一定振动方向的偏振太阳镜便可挡住大部分太阳光或散射光。偏振光在立体电影中起很重要的作用。平时因为两只眼睛同时看物体才有立体感。在立体电影制作中，正是利用两个相距约7cm（相当两眼间距）的镜头，同步进行拍摄，而且这两个镜头正好分别能通过相互垂直的两种偏振光。放映时，两卷胶片同步放映，在荧幕上两种图像叠加，直接看时图像模糊。当戴上一副偏振眼镜，眼镜的左右镜片就是用偏振片做的，它们的偏振化方向相互垂直。于是，两眼所看到的图像叠加起来，就有立体感了。

例 10-8 自然光从空气入射到某一透明介质上，此时，反射光线为完全偏振光，测得入射角为60°，已知空气的折射率 $n_{空} \approx 1.00$。求：（1）折射角；（2）该透明介质的折射率。

解：（1）反射光线为完全偏振光时，入射角 i 等于布儒斯特角 i_0，即 $i = i_0$，且反射光线与折射光线垂直，入射角与折射角 γ 的关系为

$$i_0 + \gamma = 90°$$

因此，折射角为

$$\gamma = 90° - i_0 = 90° - 60° = 30°$$

（2）根据布儒斯特定律，有

$$\tan i_0 = \frac{n_2}{n_1} = \frac{n_{折}}{n_{空}} \approx n_{折}$$

因此，透明介质的折射率为

$$n_{折} = \tan i_0 = \tan 60° = 1.73$$

第四节　物质的旋光性

一、旋光现象

上一节讨论光在晶体中传播时，如果光沿晶体的光轴方向传播，就不会发生双折

射现象。然而，早在 1881 年，法国物理学家阿拉戈（D. F. Arago）发现当线偏振光沿石英晶体的光轴传播时，出射线偏振光的振动面发生了旋转，旋转的角度取决于光线在晶体中传播的距离。当线偏振光通过某种透明物质，其振动面以光的传播方向为轴旋转一定角度的现象称为旋光现象（rota-optical phenomena）。能使偏振光的振动面旋转的物质，称为旋光物质。或者说物质具有旋光性（optical activity）。石英晶体、松节油、糖溶液、氯化钠和乳酸等都是旋光物质。旋光现象可用下述实验观测，如图 10-25 所示，图中 A 和 B 是两个透光轴方向正交的偏振片，R 是旋光物质。如图 10-25（a）所示，未插入旋光物质 R 时，单色自然光通过 A 和 B 后消光，视场是暗的。如图 10-25（b）所示，在 A、B 之间插入旋光物质 R 后，视场由暗变亮，若将 B 以光的传播方向为轴旋转某一角度 φ，视场又重新变暗，这说明线偏振光透过旋光物质 R 后仍为线偏振光，只不过振动方向旋转了 φ 角。

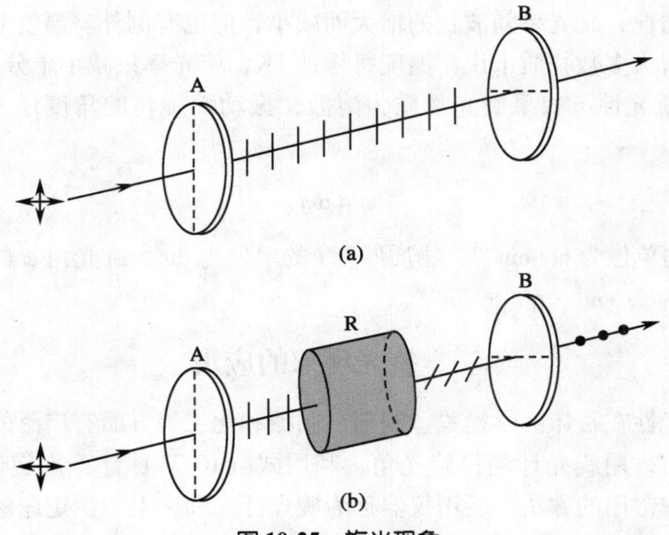

图 10-25　旋光现象

实验证明，不同的旋光物质可以使振动面发生不同方向的旋转，当观察者迎着光线看时，振动面按顺时针旋转的称为右旋物质，旋转角 φ 常用“+”表示，如天然葡萄糖、蔗糖、右旋糖酐；振动面是逆时针方向旋转的称为左旋物质，旋转角 φ 常用“-”表示，如果糖、左旋糖酐。偏振光通过旋光物质后，振动面向哪个方向旋转与旋光物质的结构有关。天然植物产生的糖，例如甘蔗糖、甜菜糖以及其他生物体中产生的糖，都是右旋物质。而组成生物体蛋白质的二十多种氨基酸（除甘氨酸外）都是左旋物质。人和其他生物体摄取植物和动物体内的糖和蛋白质，只需要右旋糖和左旋氨基酸，左旋糖和右旋氨基酸对生物体无用，尽管从物理和化学的角度来看，左旋物质和右旋物质的能量及化学性质都完全相同。石英晶体有左旋和右旋两种，糖和氨基酸也有左旋和右旋两种结构，左旋糖和右旋糖的分子式相同，但是它们的分子结构不同。许多有机物质也具有左右两种旋光异构体。例如，从一种链丝菌培养液中提取出来的天然氯霉素是左旋的，而用人工合成的“合霉素”则是左右旋各半的混合物，其中只有左旋成分有疗效。直接生产出来的驱虫药四咪唑也是左右旋成分的混合物，其中有效的也是左旋成分。

二、旋光规律

实验表明，旋光物质使偏振光的振动面旋转的角度 φ 与一定线偏振光通过旋光物质的厚度 l 和波长有关。

1. 固体和液态化合物的旋光性　单色偏振光通过旋光物质时，振动面旋转的角度即旋光角 φ 与旋光物质的厚度 l 成正比，

$$\varphi = \alpha l \qquad (10\text{-}22)$$

式中的比例系数 α 称为旋光率（specific rotation）。α 与旋光物质的性质、光波波长和测试时的温度有关。不同物质的旋光率不同，同一种物质的 α 值与偏振光的波长有关。对给定厚度的旋光物质，不同波长的偏振光将旋转不同的角度，这种现象称为旋光色散。一般情况，旋光率随波长的增大而减小，但也有例外。温度对旋光率的影响一般不太大，对大多数物质来说，温度每增加 1K，旋光率只减小千分之一左右。

2. 溶液的旋光性　如果旋光物质为溶液，振动面旋转的角度还与溶液的浓度 c 成正比，即

$$\varphi = \alpha c l \qquad (10\text{-}23)$$

式中，浓度 c 的单位为 $g \cdot cm^{-3}$，物质厚度 l 的单位为 dm，旋光角 φ 的单位为度，旋光率 α 的单位为$° \cdot cm^3 \cdot g^{-1} \cdot dm^{-1}$。

三、旋光现象的应用

溶液的旋光性在临床医学检验、制药、制糖和化工等方面有广泛的应用。对于已知旋光率的物质，用旋光计测得旋光角，利用式（10-23）计算出旋光溶液的浓度，这是药物分析中常用的方法，所用仪器称为旋光计。临床上用测定尿液的旋光性来确定糖尿病患者尿液中糖的含量。在制糖工业中，测定糖溶液浓度的糖量计就是根据这一原理设计的。

图 10-26 为旋光计的基本原理图，由单色光源（钠光灯）S 发出的自然光经透镜 P 变成平行光，入射起偏器 A 后变成线偏振光，通过盛液玻璃管 T，经检偏器 B 射出，检偏器 B 可以旋转，并有标尺可以读出其旋转的角度。检测时，先在 T 内装满蒸馏水（无旋光性），旋转检偏器 B 使视场完全黑暗，这说明起偏器 A 与检偏器 B 的透光轴垂直，从标尺上读出此时 B 的角位置。然后把玻璃管 T 内的蒸馏水换成待测溶液，此时视场变亮，旋转检偏器 B 使视场重新完全变暗，从标尺上再次读出此时 B 的读数，两次角位置之差，即为待测溶液的旋光角 φ。若溶液的旋光率已知，待测溶液的浓度可由式（10-23）算出。

例 10-9　已知尼古丁在 20℃的旋光率为 $162° \cdot cm^3 \cdot g^{-1} \cdot dm^{-1}$，现将该溶液装入 10cm 长的玻璃管中，用钠光作旋光仪的光源，测得偏振光振动面旋转 20°。求尼古丁的浓度（设环境温度为 20℃）。

解：根据偏振光通过旋光溶液的规律　$\varphi = \alpha c l$，可得尼古丁的浓度

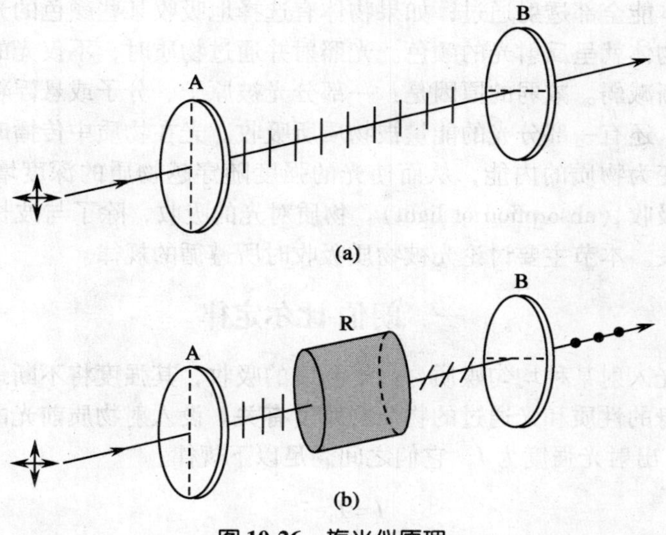

图 10-26　旋光仪原理

$$c=\frac{\varphi}{\alpha\cdot l}=\frac{20}{162\times10\times10^{-1}}=0.123\mathrm{g\cdot cm^{-1}}$$

如果不知待测溶质的旋光率，可由已知浓度溶液与之进行比较来测定待测溶液的浓度。设待测溶液的浓度为 c，已知溶液（与待测溶液溶质相同但浓度不同的同种溶液）的浓度为 c_0，同种溶液的旋光率 α 相同，用旋光计测出相同厚度已知溶液和待测溶液的旋光角分别为 φ_0 和 φ，则有

$$\varphi=\alpha cl$$

$$\varphi_0=\alpha c_0 l$$

两式相除，得

$$\frac{\varphi}{\varphi_0}=\frac{c}{c_0}$$

所以

$$c=c_0\frac{\varphi}{\varphi_0} \tag{10-24}$$

上式为用比较法求待测溶液浓度的计算公式。比较法测定旋光性物质浓度的方法既可靠又方便，在药物分析和商品检验中广泛应用。许多化合物（如樟脑、可卡因、尼古丁和各种糖类）都可以用此方法测定浓度。

第五节　光 的 吸 收

我们周围的物体之所以呈现五颜六色，是因为不同物质对不同波长（不同颜色）的光有选择性吸收、透射和反射的结果。黑色物体，例如碳，它吸收所有可见光；白色物体，例如白云，它反射所有可见光；透明物体，例如石英，它对可见光吸收很少，可见光基本能全部透射通过；如果物体有选择地吸收某些颜色的光，反射另外一些颜色的光，物体就呈反射光的颜色。光照射并通过物质时，不仅光的颜色会发生变化，强度也逐渐减弱。减弱的原因是：一部分光被原子、分子或悬浮粒子散射，改变了原来的方向；还有一部分光的能量被物质所吸收。光在物质中传播时，光的一部分能量被吸收转变为物质的内能，从而使光的强度随穿越物质的深度增加而降低的现象，称为光的吸收（absorption of light）。物质对光的吸收，除了与波长有关外，还与物质的性质有关。本节主要讨论光被物质吸收时所遵循的规律。

一、朗伯-比尔定律

一束单色光入射某种均匀媒质，由于物质的吸收，其强度将不断地减小，减小的程度与物质本身的性质和光通过的物质的厚度有关。设入射物质前光的强度为 I_0，物体的厚度为 x，出射光强度为 I，它们之间满足以下规律：

$$I = I_0 e^{-\alpha x} \tag{10-25}$$

上式称为朗伯定律。式中 α 称为吸收系数，它与物质的性质和入射光的波长有关。

比尔（A. Beer）发现，当单色光入射溶液时，如果溶剂对光不吸收时，溶液的吸收系数 α 与溶液的浓度成正比，即

$$\alpha = \beta c$$

式中 β 由溶质的性质决定，与溶液浓度无关。将上式代入式（10-25）得

$$I = I_0 e^{-\beta c x} \tag{10-26}$$

此式是比尔应用朗伯定律于溶液时得出，所以称为朗伯-比尔定律。根据朗伯-比尔定律，可以测量光通过吸收物质的光强，求出溶液的浓度，这是吸收光谱分析的原理。应该注意，朗伯-比尔定律只有在溶液浓度不大和溶剂分子对光的吸收影响不明显的情况下才成立。

二、比色分析法

朗伯-比尔定律是光度比色法测定溶液浓度的理论基础。由朗伯-比尔定律可知，不同浓度的溶液对同一单色光的吸收是不同的。如果让同一强度 I_0 的单色光分别通过相同厚度的待测浓度的溶液和已知浓度的标准溶液，它们出射光的强度 I 一定不同，分别测出它们的 I/I_0 的比值，通过比较和计算即可求出待测溶液的浓度。这种根据溶液对单色光的吸收来测定溶液浓度的方法称为比色分析法。

让某一波长的单色光，通过厚度为 x 的溶剂，测得出射光的强度为 I，根据朗伯定律有

$$I = I_0 e^{-\mu x}$$

式中 μ 是溶剂的吸收系数。让同一单色光通过厚度与上述溶剂相同的溶液，这时光既被溶剂吸收，又被溶质吸收，吸收系数为 $\mu + \beta c$，测得射出的光强为

$$I' = I_0 e^{-(\mu+\beta c)x} = I_0 e^{-\mu x} e^{-\beta c x} = I e^{-\beta c x}$$

式中 $I=I_0e^{-\mu x}$ 是光通过厚度为 x 的纯溶剂的光强。令 $T=I'/I$，显然

$$T=e^{-\beta cx} \tag{10-27}$$

T 称为溶液的透光度或相对透射率。对式（10-27）取对数，令 $A=-\ln T$，则

$$A=\beta cx \tag{10-28}$$

A 称为溶液的吸收度，也称为光密度（以 D 表示）。由式（10-28）可知，溶液的吸收度与溶液的浓度及光通过的溶液厚度成正比。

用同一光源通过相同厚度的标准溶液(已知浓度为 c_0),其吸收度 A_0 应有如下关系：

$$A_0=\beta c_0 x \tag{10-29}$$

将此式除以式（10-28），得到待测溶液的浓度

$$c=c_0\frac{A}{A_0} \tag{10-30}$$

注意，式（10-30）中的标准溶液与待测溶液仅是浓度不同的同种溶液。如果测出标准溶液和待测溶液的吸收度，根据式（10-30）就可求出待测溶液的浓度 c。

由比较吸收度来测定待测溶液的浓度的方法称为比色法。常用的仪器称为光电比色计。

图 10-27 是光电比色计的原理图。当电源接通时，光源发光，经滤光片滤光后，通过比色杯照射到光电池上，光电池将光强度转换成相应的光电流，通过调节可变电阻 R，光电流的大小可在电流计 G 的刻度盘上显示出来。由于溶液的吸收度越大，射向光电池的光强度越小，而在一定范围内光电流与照射到光电池上的光强度成正比，故流经电流计的光电流越小。反之，溶液的吸收度越小，流经电流计的光电流越大。溶液的吸收度与光电流的大小存在一一对应关系，为此，通常在电流计上直接标出吸收度的读数。测量时，先将盛纯溶剂（$c=0$）的比色杯推入光路，调节可变电阻，

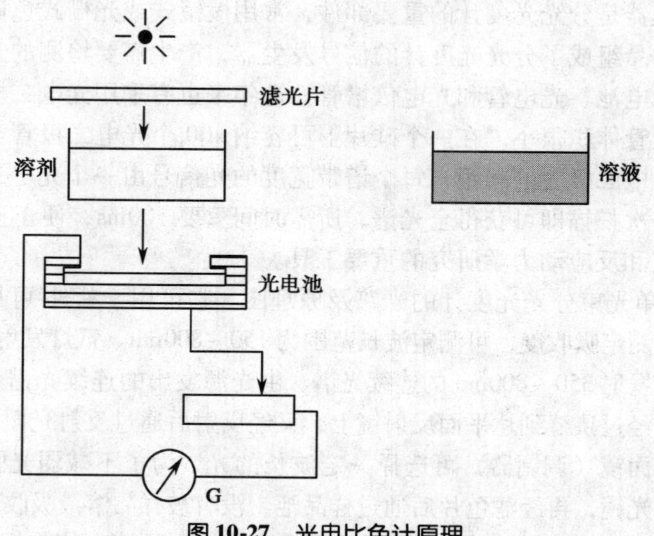

图 10-27　光电比色计原理

使通过电流计 G 的电流为最大（满示度），即吸收度为零，透光率为100%。然后依次把盛标准溶液（浓度为 c_0）和待测溶液（浓度为 c）的比色杯推入光路，分别测出它们的吸收度，由式（10-30）可算出待测溶液的浓度 c。

例 10-10 一溶液的浓度为 c，用光电比色计测得其透光度为 50%，若将溶液稀释或溶液浓缩 1 倍。问两种情况的透光度分别为多少？

解： 设浓度为 c 的溶液的透光度为 T，$T=50\%=\frac{1}{2}$

将溶液稀释 1 倍，即浓度为 $c'=c/2$，代入透光度公式 $T=\mathrm{e}^{-\beta cx}$，可得

$$T_1=\mathrm{e}^{-\beta c'x}=\mathrm{e}^{-\beta xc/2}(\mathrm{e}^{-\beta cx})^{\frac{1}{2}}=\left(\frac{1}{2}\right)^{\frac{1}{2}}=0.707$$

溶液浓缩 1 倍，即浓度为溶液为 $c'=2c$，代入透光度公式可得

$$T_2=\mathrm{e}^{-\beta c'x}\mathrm{e}^{-\beta x2c}=(\mathrm{e}^{-\beta cx})^2=\left(\frac{1}{2}\right)^2=0.25$$

三、分光光度法

利用物质对不同波长单色光有不同程度吸收的性质，让各种波长的单色光依次通过样品溶液，测定出样品溶液的吸收度或透光度，然后作出样品溶液的吸收度或透光率随波长变化的关系曲线，称为吸收光谱。由实验获得物质吸收光谱曲线的方法称为分光光度法。分光光度计是在光电比色计的基础发展起来的，它比光电比色计的灵敏度、准确度高，所需样品的量少，操作程序更简单，技术更先进。分光光度法是研究物质吸收光谱的一种常用分析方法，它广泛用于药物分析和医学基础研究中。随着物理光学、电子学和计算机科学的发展，以及多项技术的联用，性能优良的分光光度计陆续被推出，功能范围在扩展，自动化智能化程度不断完善，仪器的性能指标、运行的可靠性在提高。

分光光度计由光源、单色器、样品室、检测器、信号放大和输出显示等几部分组成。其中，单色器是分光光度计的重要部件，常用棱镜式或光栅式色散分光系统。光源、单色器和样品组成了分光光度计的信号发生器，产生需要检测的光信号。常用的光电检测器有光电池、光电管和光电倍增管。近年来也有采用光电二极管阵列作为检测器，这些二极管体积很小，在一个硅片上可容纳 400 个光电二极管。单色器的谱带宽度接近于各光电二极管的间距，每个谱带宽度的光信号由一个光电二极管接收，这种分光光度计一次扫描即可获得全光谱，所需时间只要 100ms，便于连续测量，可成为追踪化学反应和反应动力学研究的重要工具。

图 10-28 为单光束分光光度计的光路及原理图。它可用于紫外-可见光区，任意选择不同波长的光测定吸收度，可测定波长范围为 150～800nm。氘灯发射 150～400nm 的连续光谱，钨灯发射 350～800nm 的连续光谱。由光源发出的连续光谱照射到聚光凹面镜上，被反射后经过狭缝到达平面反射镜上，又经反射后通过反射光栅分光形成连续光谱。匀速旋转扇面镜（调制器）可选择一定波长的光，为了不减弱光强，使不同波长的光一一经过聚光镜，再经滤色片后通过样品池。没有被样品溶液吸收的那部分光照射到光电管上，产生光电流，经放大装置放大后在电流表上可读出其单色光的吸收度。测

定溶液对于各种波长的吸收度，然后绘出吸收度-波长曲线，这就是吸收光谱曲线。利用此曲线可以找到溶液吸收最强的波长，然后选用这个波长的单色光进行比色分析。

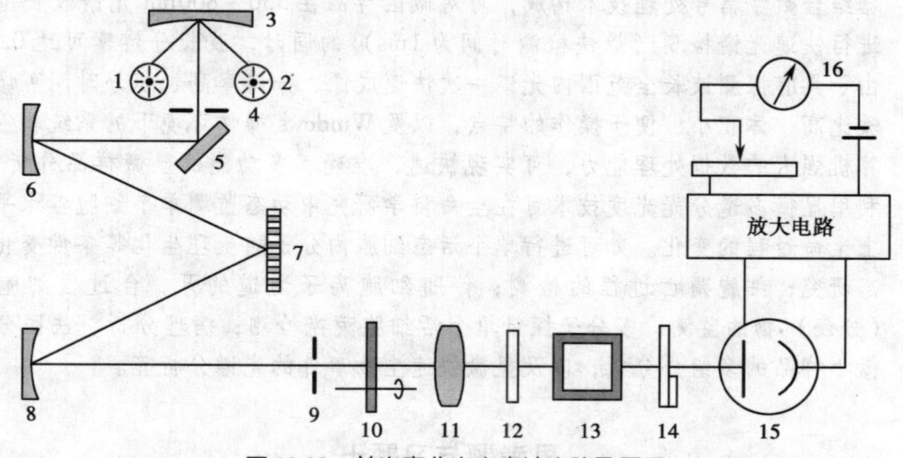

图 10-28　单光束分光光度计光路及原理

1. 钨灯　2. 氘灯　3、6、8　凹面镜　4、9. 狭缝　5. 平面镜　7. 反射光栅　10. 调制器　11. 聚光镜　12. 滤色片　13. 样品池　14. 光门　15. 光电管　16. 电流表

显微多道分光光度技术

显微分光光度技术（microspectrophotometry）是将光学显微镜和光度分析技术相结合，以物质分子的光吸收、荧光发射和光反射特性作为测定基础，用来分析生物样品细微结构中的化学成分，并进行定位、定性和定量检测。例如，根据细胞内某些物质对光谱吸收的原理，定量测定一个细胞或细胞某一部分结构内的化学成分。在基础医学研究中，显微分光光度技术可在完整细胞水平上对细胞内成分进行定性、定量或局部定位分析。它把定性细胞化学方法推进到数值化局部定量的研究范围。利用该技术可对生物组织、细胞、细胞产物及细菌、寄生虫等进行光密度测量、光谱吸收测量、荧光光度测量。面对研究对象的代谢成分极为复杂、形态各异，传统的显微分光光度系统由于采用单通道光学检测系统，检测时间长，难以进行时间分辨要求较高和多组分物质分析的光谱检测，而且仪器体积庞大，结构复杂，操作不便。近年来，有一些专业厂家研制出新型显微多道分光光度系统。这些系统使用二极管阵列作为检测器，可使检测时间加快到20ms，光谱波长检测范围350～800nm，最小检测区域5μm。但是，由于采用二极管阵列，其空间分辨率受到很大限制。因此，此类显微分光光度系统的波长分辨率仅在～2.5nm量级。同时，光电二极管有它固有的缺点，如暗电流较大、滞后和增殖等现象。

近年来，由于电荷耦合阵列检测器（Charge Coupled Device，CCD）的应用，因其光谱范围宽，量子效率高，暗电流小，噪声低，线性范围宽，可实现多道同时采集数据，获得波长-强度-时间三维光谱图，而大大提高光学分析检测的灵敏度与选择性。且有自扫描输出功能，是一种优良的多道光谱检测器。有报道，最新研究开发出的显微多道分光光度检测装置采用电荷耦合阵列检测器结合数字信号处理技术构成，可对微区样品在350～800nm光谱波长范围内进行快速光谱检测（最快检测时间为1ms）的同时，波长分辨率可达0.2nm。由于具有探测波长全范围内光谱一次快速成像、分辨率高、积分时间可调、信噪比高、体积小、便于操作的特点，以及Windows操作环境下的系统软件和计算机强大的数据处理能力，可实现快速、准确、多功能的显微样品分析能力。利用显微多道分光光度技术可在生命科学研究中动态监测单个细胞各水平层次上生命过程的变化。如可进行单个活态细胞内分子随生理生化等条件变化的动态研究；细胞凋亡过程的检测；伴随细胞离子通道的开、合过程细胞排出（分泌）物的监测；多分子探针单个活细胞荧光检测；病理分析、法医分析和微小样品的多组分分析，以及显微快速生物事件的光谱分析等。

思考题与习题十

10-1　有两列光波在空间相遇叠加后，若产生干涉，该两列光波在相遇处应具备什么条件？

10-2　光的干涉和衍射现象有什么区别和联系？

10-3　用眼睛直接通过一个单狭缝观察远处与缝平行的线状灯光，看到的衍射图样是菲涅耳衍射，还是夫朗禾费衍射？

10-4　为什么声波的衍射比光波的衍射更显著？

10-5　如何鉴别一束光是自然光、完全偏振光，还是部分偏振光？

10-6　设杨氏双缝实验中的双缝间距离 $d=0.2$mm，屏与缝间距离 $D=100$cm，以白色光垂直照射，求第一级与第二级光谱宽度。红光波长 $\lambda_{红}=8\times10^{-5}$cm，紫光波长 $\lambda_{紫}=4\times10^{-5}$cm。

10-7　在杨氏双缝干涉实验中，若入射光波波长为546nm，两缝相距0.20mm，光屏与狭缝间距离为30cm。求：(1) 干涉条纹中第三级明纹的位置；(2) 干涉条纹中第二级暗纹的位置。

10-8　用波长为589.3nm的钠黄光垂直照射单缝，在焦距为1.2m的透镜焦平面处的光屏上观察到两个第一级暗条纹之间的距离为2.4mm，求单缝的宽度。

10-9　一束波长为500nm单色平行光垂直入射光栅上，其二级像与原入射方向成30°角，求光栅常数。

10-10　自然光通过两个透光轴相交60°的偏振片，求透射光与入射光之比。

10-11　将蔗糖溶液装于20cm长的管中，偏振光通过时其振动面旋转35°，已知蔗糖的浓度为0.333g·cm^{-3}，求蔗糖溶液的旋光率。

10-12　光线经过一定厚度的溶液时，透射光强度 I_1 与入射光强度 I_0 之比为1/3，若保持溶液的厚度不变，而改变溶液浓度，使透射光强度 I_2 与入射光强度 I_0 之比变为1/9，问改变后溶液浓度 c_2 是改变前溶液浓度 c_1 的几倍？

（阮　萍）

第十一章

几何光学

几何光学（geometrical optics）是以光的直线传播定律、反射定律和折射定律为理论基础，借助光线的概念，运用几何学原理，研究光在透明介质中的传播问题，从而建立的一套光学系统成像的理论。本章从几何光学的一些基本规律出发，讨论球面光学系统的成像规律，分析眼的光学结构，最后介绍几种医用光学仪器。

第一节 球面折射

一、单球面折射

单球面是一个简单的光学系统，也是组成光学仪器的基本单元。单球面折射和反射成像是一般光学系统成像的基础。

当光线通过两种介质的分界面时，要发生反射和折射现象。如果两种介质的分界面为球面（或球面的一部分），则光线在球面上发生的折射称为单球面折射。

在图 11-1 中，MN 为球面，C 为球面的曲率中心，r 为曲率半径，球面左右两侧的折射率分别为 n_1、n_2，假定 $n_2 > n_1$。通过 C 的直线 POC 为主光轴（principal axis）；

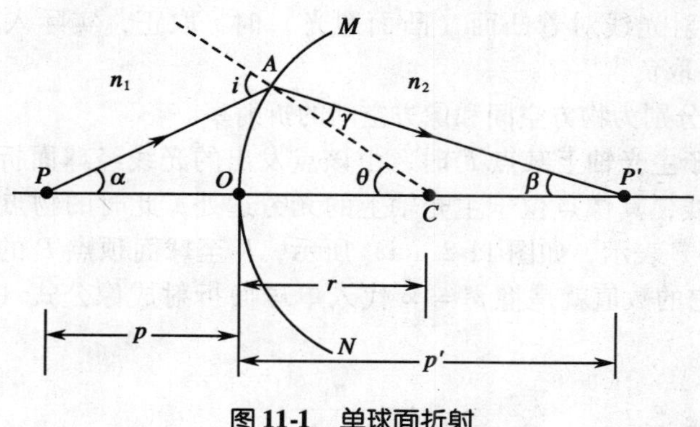

图 11-1 单球面折射

主光轴与球面的交点 O 为顶点，位于主光轴上的物点 P 发出的近轴光线（光线与光轴夹角很小时的光线称为近轴光线）中，沿主光轴进行的光线不改变方向，而沿近轴任意方向的光线 PA，经球面折射后与主光轴上交于点 P'，后面我们会发现对于近轴光线不论其方向如何都将会聚到同一点 P'，P'点就称为 P 的像。

以 p 代表物距 PO，p'代表像距 OP'，入射光线 PA 与它的折射光线 AP'满足折射定律

$$n_1 \sin i = n_2 \sin i\gamma$$

由于 PA 为近轴光线，h 比 u、v、r 都小得多，因此 i 和 γ 角度都很小，$\sin i$ 和 $\sin\gamma$ 与 i 和 γ 的值分别近似相等，上式可写成

$$n_1 i = n_2 \gamma$$

由于　$i = \alpha + \theta$、$\gamma = \theta - \beta$，有

$$n_1(\alpha + \theta) = n_2(\theta - \beta)$$

因 α、β、θ 都很小，AO 可近似看成主光轴的垂线，所以 $\alpha \approx \tan\alpha = \frac{AO}{p}$、$\beta \approx \tan\beta = \frac{AO}{p'}$、$\theta \approx \tan\theta = \frac{AO}{r}$，代入上式，可得

$$\frac{n_1}{p} + \frac{n_2}{p'} = \frac{n_2 - n_1}{r} \tag{11-1}$$

式（11-1）称为单球面折射公式。该公式只适用于近轴光线，即角度 α 不能太大，否则来自同一点的光线经球面折射后不能会聚成一个点。从式（11-1）可以看出，在近轴光线条件下，物距 p 和像距 p'对于给定的球面有一一对应的关系，即若将物放在 P 点，物所发出的所有（近轴）光线都将会聚到 P'点，说明单球面折射具有成像的能力。反之若将物放在 P'点，其像必在 P 点，物和像的这种关系称为共轭，物像共轭正是光路可逆的必然结果。

式（11-1）对一切凸球面和凹球面都适用，式中的 p、p'、r 必须遵守如下的符号规定：

（1）实物的物距 p、实像的像距 p'为正；

（2）虚物的物距 p、虚像的像距 p'为负；

（3）实际入射光线对着凸面（凸面迎光）时 r 取正，实际入射光线对着凹面（凹面迎光）时 r 取负；

（4）n_1、n_2 分别为物方空间和像方空间的折射率。

当点光源位于主光轴上某点 F 时，由该点发出的光线经球面折射后成为平行于主光轴的出射光线，其像点位于主光轴上的无穷远处，此时的物点就称为第一焦点(focal point)，用 F 表示，如图 11-2（a）所示，F 至球面顶点 P 的距离称为第一焦距，用 f 表示，它的数值就是将 $p' = \infty$ 代入单球面折射成像公式（11-1）求出的物距，即

$$f = \frac{n_1}{n_2 - n_1} r \tag{11-2}$$

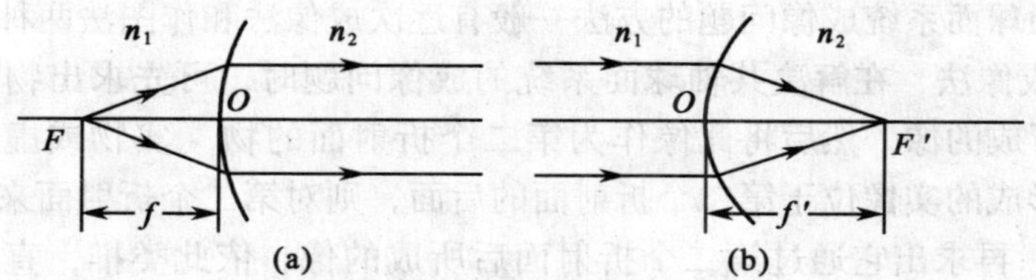

图 11-2　单球面折射的焦点与焦距

如果入射光是平行于主光轴的光线，经单球面折射后汇聚于主光轴上某一点 F'，该点称为第二焦点，用 F'表示，如图 11-2（b）所示，从 F'至球面顶点的距离称为第二焦距，用 f'表示，它的数值就是将 $p=\infty$ 代入式（11-1）求出的像距，即

$$f'=\frac{n_2}{n_2-n_1}r \tag{11-3}$$

焦距（focal length）f 和 f'均可正可负。当 f 和 f'为正时，焦点 F 和 F'为实焦点；当 f 和 f'为负时，焦点 F 和 F'为虚焦点，此时 F 位于像方空间，而 F'位于物方空间；由式（11-2）和式（11-3）可以看出，同一折射球面的 f 和 f'是不相等的，其比值为两侧介质折射率之比，即

$$\frac{f}{f'}=\frac{n_1}{n_2} \tag{11-4}$$

焦距 f 和 f'是衡量球面折射本领的物理量。折射球面的曲率半径 r 越大，焦距 f 和 f'就越长，光线发生弯折的程度就越小，即球面的折光本领就越小。因此我们常用介质的折射率与该侧焦距的比值来表示球面的折射本领，称为折射面的焦度（focal power），用 Φ 表示，即

$$\Phi=\frac{n_1}{f}=\frac{n_2}{f'}=\frac{n_2-n_1}{r} \tag{11-5}$$

Φ 的单位是屈光度（D），$1D=1m^{-1}$。由此可知，折射面的焦度 Φ 与折射面的曲率半径 r 成反比，与两侧介质折射率之差成正比。即 r 越大，Φ 越小，折射本领越小；n_1、n_2 之差越大，Φ 越大，折射本领越强。

例 11-1　一条鱼从正上方看似乎在水中 1.5m 深处，空气的折射率为 1.0，水的折射率为 4/3，鱼的实际深度为多少？

解： 由题意知 $n_1=4/3$，$n_2=1.0$，$p'=-1.5m$，$r=\infty$，代入式（11-1），可得

$$\frac{4/3}{p}+\frac{1}{-1.5}=\frac{1-4/3}{\infty}$$

解得　$p=2.0m$

所以，鱼实际位于水下 2m 处，比看起来显示出的 1.5m 要深一些。

二、共轴球面系统

如果一个光学系统由两个或两个以上的折射球面组成，而且这些球面的曲率中心都在同一条直线上，这个系统就称为共轴球面系统（coaxial spherical system），简称共轴系统。人眼、各种医用光学仪器的镜头（包括物镜、目镜等）都是共轴球面系统。各球心所在的直线称为共轴球面系统的主光轴。

解决共轴球面系统成像问题的方法一般有逐次成像法和作图法两种。

1. 逐次成像法　在解决共轴球面系统的成像问题时，可先求出物体经第一个单球面折射后所成的像，然后将此像作为第二个折射面的物（实物或虚物，如果第一个折射面所形成的实像位于第二个折射面的后面，则对第二个折射面来说，这物就称为“虚物”），再求出它通过第二个折射面后所成的像，依此类推，直至求出经最后一个折射面后所成的像为止，该像即为整个球面系统所成的像。这种方法称为逐次成像法。

例 11-2　一玻璃球（$n=1.5$）的半径为 10cm，一点光源置于球前 40cm 处，求近轴光线通过玻璃球后所成的像。

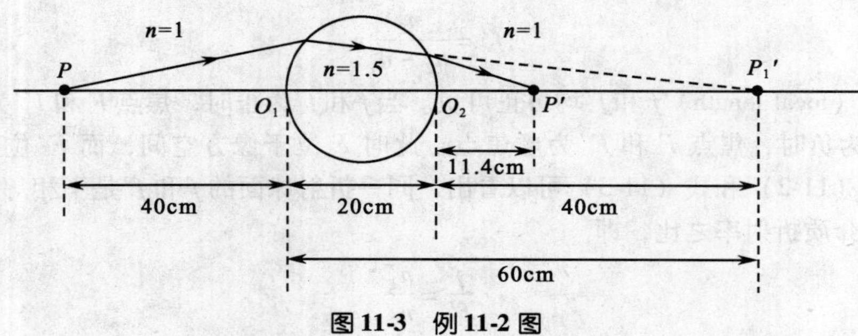

图 11-3　例 11-2 图

解：对于第一折射面来说，$n_1=1$，$n_2=1.5$，$p_1=40\text{cm}$，$r=10\text{cm}$，代入式（11-1），可得

$$\frac{1}{40}+\frac{1.5}{p_1'}=\frac{1.5-1}{10}$$

解得　$p_1'=60\text{cm}$

如图 11-3 所示，若没有第二折射面，第一折射面所成的像 P_1'应在 O_1 点右侧 60cm 处。由于 P_1'在第二折射面后面（右侧），因此 P_1'对于第二折射面是一个虚物，物距为 $p_2=-(60\text{cm}-20\text{cm})=-40\text{cm}$，这时 $n_1=1.5$，$n_2=1$，$r=-10\text{cm}$，代入式(11-1)，可得

$$\frac{1.5}{-40}+\frac{1}{p_2'}=\frac{1-1.5}{-10}$$

解得　$p_2'=11.4\text{cm}$

因此，最后所成的实像在玻璃球后 11.4cm 处。

2. 作图法成像　从前面的讨论可以看到，一个共轴球面系统，不论它包含多少个折射面，它的作用不外乎是会聚或发散光线，原则上可采用逐次成像法计算来解决它的成像问题。但一般来说这样做比较麻烦，而且在很多情况下我们并不完全清楚系统内各个折射面的具体情况，这种情况下逐次成像法是无能为力的。但是，如果已知描述该共轴球面系统的一组数据，就可以根据这组数据运用作图法或计算法很方便地求出物与像间的关系。这组数据就是共轴球面系统的三对基点（cardinal point）。

（1）共轴球面系统的三对基点：共轴球面系统有三对基点，包括一对焦点、一对主点和一对节点。

1）一对焦点：把点光源放在主光轴的某一点上，若它发出的光束通过共轴球面系统（以下简称系统）后变为平行光束，如图 11-4（a）中的光线①，该光束与主光轴的交点 F 就是系统的第一焦点。平行于主光轴的光束，通过系统后与主光轴的交点 F' 就是系统的第二焦点，如图 11-4（a）中的光线②所示。

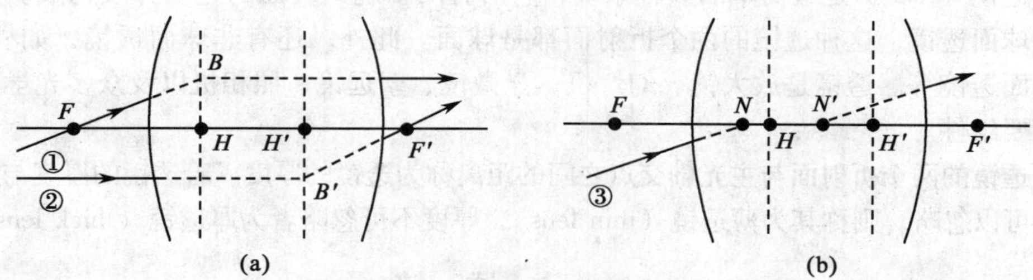

图 11-4　共轴球面系统的三对基点

2）一对主点：在图 11-4（a）中，通过 F 的入射光线①的延长线和通过系统后平行于主光轴的出射光线的反向延长线（图中虚线）相交于 B 点，过 B 点作一垂直于主光轴的平面，与主光轴交于 H 点，H 点就称为系统的第一主点。平面 BH 称为第一主平面。同样，平行于主光轴的入射光线②的延长线与出射光线的反向延长线相交于 B' 点，过 B' 点作一垂直于主光轴的平面，与主光轴交于 H' 点，H' 点就称为系统的第二主点。平面 $B'H'$ 称为第二主平面。

由此可以看出，不管光线在系统中的实际光路如何，但在效果上相当于光线只在两个主平面上发生折射。因此，可以将 F 与 H 间的距离作为第一焦距 f；物体到 H 的距离作为物距 p；f' 与 H' 间的距离作为第二焦距 f'；像到 H' 的距离作为像距 p'。

3）一对节点：在系统的主光轴上还有两个特殊点 N 和 N'，以任意角度向 N 入射的光线，都以同一角度由 N' 射出，光线经过系统后不改变方向，只发生平移，如图 11-4（b）中的光线③，N 和 N' 称为系统的第一节点和第二节点。

（2）作图法成像：只要知道三对基点在系统中的位置，根据三对基点的特性，可以利用下列三条光线中的任意两条，用作图法求出物体通过系统后所成的像（图 11-5）。

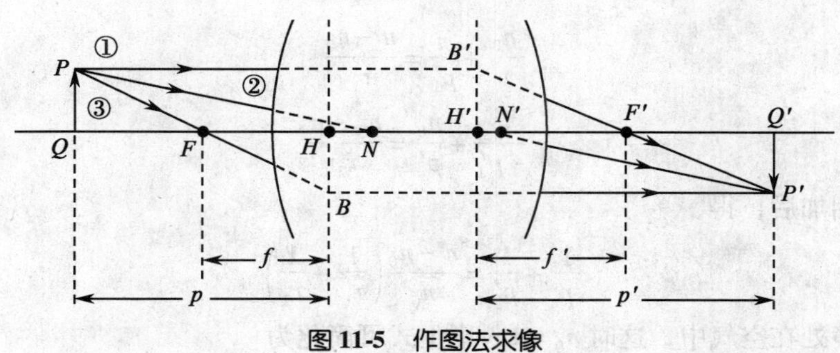

图 11-5　作图法求像

各基点的位置取决于系统内部各折射面与媒质折射率的具体情况，但是，无论两个系统内部差异多大，只要两个系统的三对基点相同，它们的成像就是相同的。

系统各基点的实际数据可以通过光线追迹、逐次成像求得或通过实验测出。

第二节 透 镜

透镜（lens）是最简单的共轴系统，它由有两个规则表面的透明介质构成。常用的是球面透镜，这种透镜的两个折射面都是球面。此外，还有非球面透镜，如柱面、椭球面透镜等。透镜是放大镜、幻灯机、显微镜、望远镜、照相机以及众多光学仪器的重要组件。

透镜的两个折射面与主光轴交点之间的距离称为透镜的厚度。若透镜的厚度与焦距相比可以忽略，则称其为薄透镜（thin lens），厚度不可忽略者为厚透镜（thick lens）。

一、薄 透 镜

1. 薄透镜公式　如图 11-6 所示，若将折射率为 n 的薄透镜置于折射率为 n_0 的介质中，由点光源 P 发出的光经透镜折射后成像于 P' 处，可由逐次成像法讨论其成像规律。以 p_1、p_1'、r_1 和 p_2、p_2'、r_2 分别表示第一折射面和第二折射面的物距、像距和曲率半径，由于是薄透镜，所以 p_1、p_1' 和 p_2、p_2' 都可以从透镜的中心（称为光心）算起。应用逐次成像法，显然 $p=p_1$，$p_2=-p_1'$，$p'=p_2'$，代入式（11-1）可得

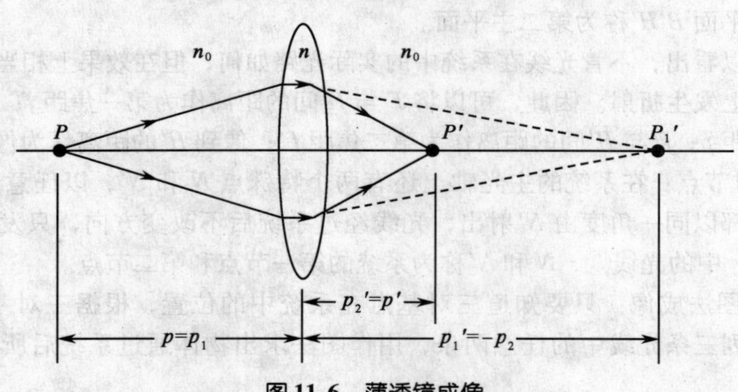

图 11-6　薄透镜成像

$$\frac{n_0}{p}+\frac{n}{p_1'}=\frac{n-n_0}{r_1}$$

及

$$\frac{n}{-p_1'}+\frac{n_0}{p'}=\frac{n_0-n}{r_2}$$

两式相加后，得

$$\frac{1}{p}+\frac{1}{p'}=\frac{n-n_0}{n_0}\left(\frac{1}{r_1}-\frac{1}{r_2}\right) \tag{11-6}$$

若透镜处在空气中，这时 $n_0=1$，则上式可简化为

$$\frac{1}{p}+\frac{1}{p'}=(n-1)\left(\frac{1}{r_1}-\frac{1}{r_2}\right) \tag{11-7}$$

以上两式称为薄透镜成像公式。只要遵守式（11-1）中的符号规定，式（11-6）和

式（11-7）对各种形状的凸透镜和凹透镜都是适用的。

薄透镜也有两个焦点，将 $p=\infty$ 和 $p'=\infty$ 分别代入式（11-6）可以发现，两个焦距相等，其值均为

$$f=\left[\frac{n-n_0}{n_0}\left(\frac{1}{r_1}-\frac{1}{r_2}\right)\right]^{-1} \tag{11-8}$$

f 称为薄透镜的焦距。

若透镜处在空气中，这时 $n_0=1$，则上式可简化为

$$f=\left[(n-1)\left(\frac{1}{r_1}-\frac{1}{r_2}\right)\right]^{-1} \tag{11-9}$$

将 f 值代入式（11-6），可得

$$\frac{1}{p}+\frac{1}{p'}=\frac{1}{f} \tag{11-10}$$

式（11-10）称为薄透镜成像的高斯公式。它和式（11-6）、式（11-7）一样，只适用于薄透镜两侧介质相同时的情况。

透镜的焦距越短，它对光线的会聚（或发散）的本领越强，因此，通常用焦距的倒数 $\frac{1}{f}$ 来表示透镜的会聚（或发散）的本领，称为透镜的焦度，用 Φ 表示，即

$$\Phi=\frac{1}{f} \tag{11-11}$$

当焦距以米为单位时，焦度的单位为屈光度（D）。会聚透镜的焦度为正，发散透镜的焦度为负。在眼镜业中，焦度的单位是度，它们之间的关系是 1 屈光度等于 100 度。

例 11-3 求图 11-7 所示的平薄透镜在空气中的焦距。设透镜的折射率为 1.50。

解：（解法 1）假设光线从凸面入射，这时 $r_1=30\text{cm}$，$r_2=\infty$，$n=1.50$，代入式（11-9）中，可得

$$f=\left[(1.5-1)\left(\frac{1}{30}-\frac{1}{\infty}\right)\right]^{-1}\text{cm}=60\text{cm}$$

（解法 2）假设光线从平面入射，这时 $r_1=\infty$，$r_2=-30\text{cm}$，$n=1.50$，代入式（11-9），得

$$f=\left[(1.5-1)\left(\frac{1}{\infty}-\frac{1}{-30}\right)\right]^{-1}\text{cm}=60\text{cm}$$

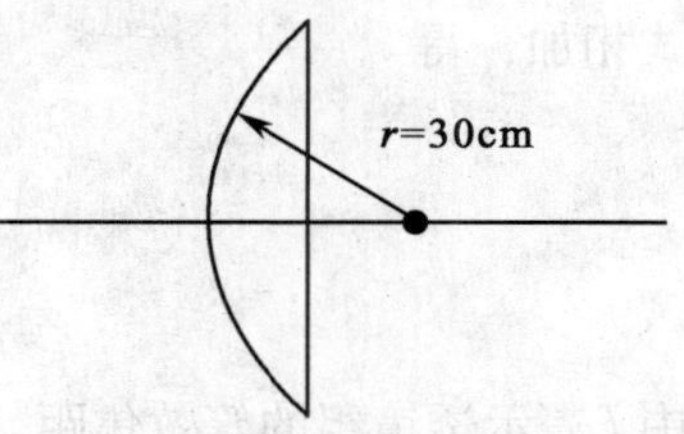

图 11-7 例 11-3 图

由此可见，不管光线从哪一面入射，焦距都为 60cm，即第一焦距和第二焦距相等。

问题与思考

薄透镜作为最简单的共轴球面系统，当然也有三对基点，你能确定薄透镜主点、节点的位置吗？

2. 薄透镜的组合　由两个或两个以上的薄透镜组成的共轴系统称为薄透镜组。

例如，显微镜的目镜和物镜实际上都不是简单的薄透镜，而是由几个薄透镜组合而成的透镜组。透镜组的成像可依次应用薄透镜成像公式来解决，即先求出第一透镜所成的像，将这像作为第二透镜的物（实物或虚物），再求出第二透镜所成的像，依此类推，得出最后一个透镜的像，便是透镜组的像。这种解法称为透镜的逐次成像法。

下面讨论两个薄透镜密切接触时，物距 p 和像距 p' 的关系。如图 11-8 所示，假设透镜组的厚度仍然可以忽略不计，物体 P 通过第一透镜成像于 P_1'，相应的物距 p 和像距 p_1' 的关系为

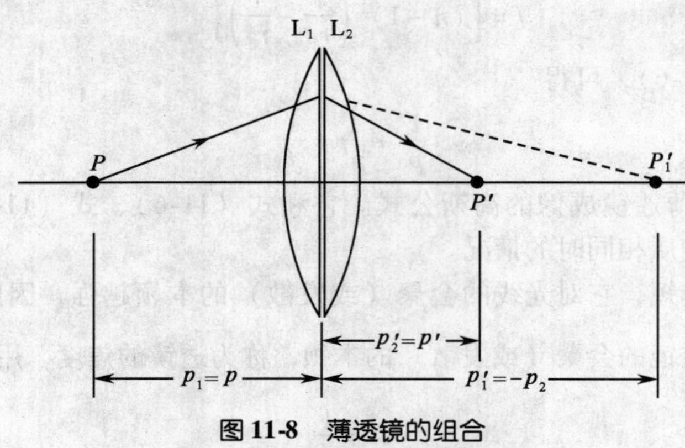

图 11-8　薄透镜的组合

$$\frac{1}{p}+\frac{1}{p_1'}=\frac{1}{f_1}$$

对于第二个透镜，$p_2=-p_1'$（虚物），$p_2'=p'$，故有

$$\frac{1}{-p_1'}+\frac{1}{p'}=\frac{1}{f_2}$$

两式相加，得

$$\frac{1}{p}+\frac{1}{p'}=\frac{1}{f_1}+\frac{1}{f_2}$$

或

$$\frac{1}{p}+\frac{1}{p'}=\frac{1}{f}$$

式中 f 表示透镜组的等效焦距，即

$$\frac{1}{f}=\frac{1}{f_1}+\frac{1}{f_2} \tag{11-12}$$

如果用 Φ_1、Φ_2 和 Φ 分别表示第一透镜、第二透镜和透镜组的焦度，则有

$$\Phi=\Phi_1+\Phi_2 \tag{11-13}$$

此关系常被用来测定透镜的焦度。例如，要测定一个近视眼镜镜片（凹透镜）的焦度时，可以用已知焦度的标准凸透镜和它密切接触，找出等效焦度为零的组合（即光线通过透镜组后既不会会聚也不会发散）。即

$$\Phi_1+\Phi_2=0 \text{ 或 } \Phi_1=-\Phi_2$$

此时凹透镜的焦度在数值上和凸透镜的焦度数值相等，由此，可得镜片的焦度。

例 11-4 两个透镜 L_1 和 L_2 组成共轴透镜组，两者的焦距分别为 $f_1=15.0\text{cm}$ 与 $f_2=25.0\text{cm}$，它们之间的距离 $d=70.0\text{cm}$，若一物体在 L_1 前 20.0cm 处，求此透镜组所成的像在何处？

解： 对于薄透镜 L_1，其物距和焦距分别为 $p_1=20.0\text{cm}$，$f_1=15.0\text{cm}$，代入式（11-10），得

$$\frac{1}{20.0}+\frac{1}{p_1'}=\frac{1}{15.0}$$

解得 $p_1'=60.0\text{cm}$

对于薄透镜 L_2，其物距和焦距分别为 $p_2=(70.0-60.0)\ \text{cm}=10.0\text{cm}$、$f_2=25.0\text{cm}$，代入式（11-10）得

$$\frac{1}{10.0}+\frac{1}{p_2'}=\frac{1}{25.0}$$

解得 $p_2'=-16.7\text{cm}$

显然，此透镜组所成的像为一虚像，位于第二薄透镜前 16.7cm 处。

例 11-5 上例中若两透镜间的距离 $d=45.0\text{cm}$，求此透镜组所成的像又在何处？

解： 根据上例，第一透镜成像情况不变，对于第二薄透镜，其物距 $p_2=45.0\text{cm}-60.0\text{cm}=-15.0\text{cm}$，是一虚物，将 p_2 代入式（11-10）可得

$$\frac{1}{-15.0}+\frac{1}{p_2'}=\frac{1}{25.0}$$

解得 $p_2'=9.40\text{cm}$

此透镜组所成的像为一实像，位于第二薄透镜 9.40cm 处。

二、厚透镜

厚透镜和薄透镜一样，也是只有两个折射面的共轴球面系统，不同的是其厚度不能够忽略。可以证明：如果厚透镜前后介质的折射率相同（如将其置于空气中），则有 $f=f'$，而且 N 和 H 重合，N' 和 H' 重合。在这种情况下的物距 p、像距 p' 与焦距 f 之间的关系同样为

$$\frac{1}{p}+\frac{1}{p'}=\frac{1}{f}$$

特别值得注意的是：此时的 p、p' 和 f 都是从相应的主平面算起的。

三、柱面透镜

薄透镜的两个折射面如果不是球面，而是圆柱面的一部分，这种透镜称为柱面透镜（cylindrical lens），又称为圆柱镜，简称柱镜。如图 11-9 所示，柱面透镜有两面都是圆柱面的，也有一面是平面，一面是圆柱面的。柱面透镜也可分为凸柱镜和凹柱镜。它在眼科临床和眼镜店配镜工作中，用来矫正非正视眼中的规则散光，因此了解柱面透镜的成像情况是必要的。

下面以图 11-10 所示为例，介绍柱面透镜的成像规律。由图 11-10（a）看出，柱面透镜的横截面和球面透镜的截面一样，对于同一水平面上入射的光束有会聚或发散作用，但在垂直方向的截面就像是一块平板玻璃，在垂直平面上入射的光束通过它时

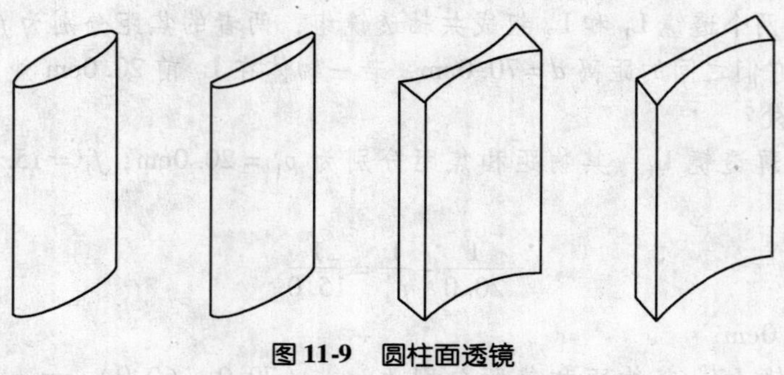

图 11-9　圆柱面透镜

不改变行进方向，如图 11-10（b）所示。由此看出，点状物体经柱面透镜折射后所成的像为一条平行于透镜纵轴的直线，如图 11-10（c）所示。

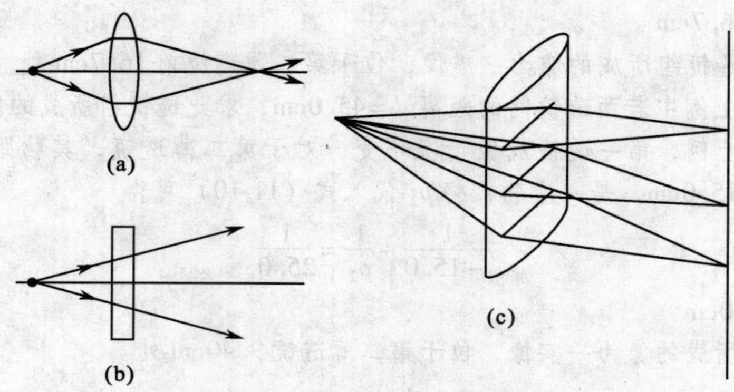

图 11-10　圆柱面透镜成像

四、透镜的像差

在透镜成像过程中，只有在严格的单色光和近轴光束条件下，才可以获得完善的像。但在实际的光学系统中，是很难做到的，这样就会使“像”与“物”出现偏差，这种实际所成的像与理论上成像的差异称为像差（aberration）。产生像差的原因很多，这里只简单介绍球面像差和色像差及矫正方法。

1. 球面像差　如图 11-11（a）所示，在主光轴上有一单色点光源 P，所发出的光束射向透镜，近轴光束通过透镜后相交于 P'，经过透镜边缘部分的光束由于受到较大的偏折相交于 P''，其他光束则分别交于 P' 和 P'' 之间的各点。因此，当射向透镜的光束较宽时，出射光束并不相交于一点，如果在 P' 处放置一屏，点光源 P 在屏上显示为一个圆斑，这种像差称为球面像差（spherical aberration）。由上所述可以看出，球面像差产生的原因就是经过透镜边缘部分的光束不能满足近轴条件，如果使用一个光阑遮去透镜边缘部分的光线，使光束满足近轴条件，或者采用凸凹透镜进行合理的组合，就可以消除或部分消除球面像差。

2. 色像差　实际上不同颜色的光在同一介质中的折射率并不是绝对相同的，而是略有差异。对常用的光学材料来说，波长越短，光线偏折得越多。所以，当一束白光通过透镜后，紫光偏折得最多，红光偏折得最少，如图 11-12（a）所示，因此不能形成一清晰的白色点像，而是一个带有颜色的光斑。这种现象称为透镜的色像差（chromatic aberration）。使用相机拍照时，在照片的高光与低光交界处往往会出现色斑，比如明亮天空背景下拍摄树木的剪影，树木的边沿（明暗交接处）就会出现紫色或红色的色边，这就是通常所说的紫边现象，其原因就是这里所讲的色像差。在使用放大镜、望远镜观察物体时，也经常会发现类似的由色像差而产生的色边现象。

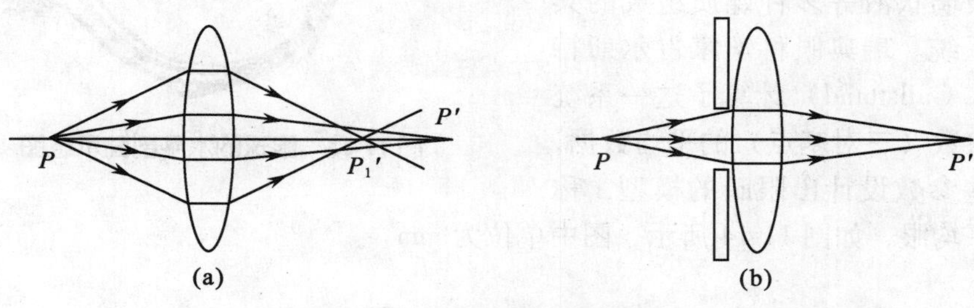

图 11-11　球面像差及其矫正

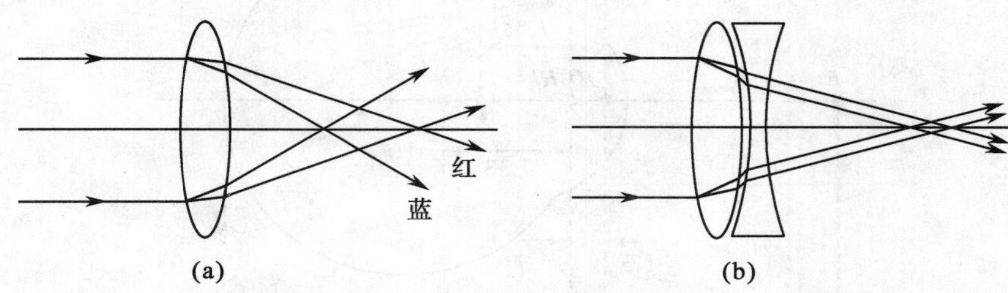

图 11-12　色像差及其矫正

纠正色像差常用的方法是：采用单色光源；将折射率不同的会聚透镜和发散透镜组合起来使一个透镜的色散被另一透镜所抵消。例如，利用冕牌玻璃的色散能力较火石玻璃弱的特性，在冕牌玻璃的凸透镜上胶合一块合适的火石玻璃的凹透镜，使通过凸透镜所产生的色散大部分为凹透镜所抵消，便可达到减弱或消除色像差的目的，如图 11-12（b）所示。

第三节　眼　　睛

一、眼的光学结构

眼睛的主体是眼球。图 11-13 是眼球的水平剖面示意图。眼球最前面是一层透明的角膜，外面的光线由角膜进入眼内，角膜稍呈椭圆形，略向前突。角膜后面是虹膜，虹膜中央有一个圆孔，称为瞳孔，能根据外面光线的强弱自动调节直径大小，使眼睛总能获得合适强度的光线。虹膜后面是晶状体，一种透明、富有弹性的纤维体组织，两面凸出，睫状肌的收缩能调节其弯曲程度。眼球的内层为视网膜，其上布满了视觉神经，是光线成像的地方。视网膜上正对瞳孔的一小块黄色区域，称为黄斑，黄斑的中央凹对光线最敏感。在角膜、虹膜和晶状体之间充满了透明的水状液。晶状体和视网膜之间充满了另一种透明的玻璃状液。进入眼内的光线，经角膜、水状液、晶状体和玻璃状液多次折射后，才成像在视网膜上。眼睛的光学系统比较复杂，是一个由折射率不同的角膜、水状液、晶状体、玻璃状液等多种媒质组成的共轴球面系统。瑞典眼科学家古尔斯特兰德（A. Gullsttand）计算了这一系统的光学参数（三对基点）的平均数据，根据这些参数设计出眼睛的模型，称为古氏平均眼，如图 11-14 所示，图中单位为 mm。

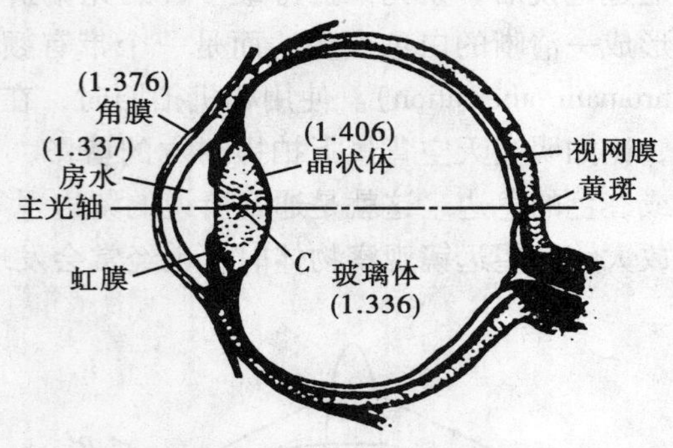

图 11-13　眼球的水平剖面示意图

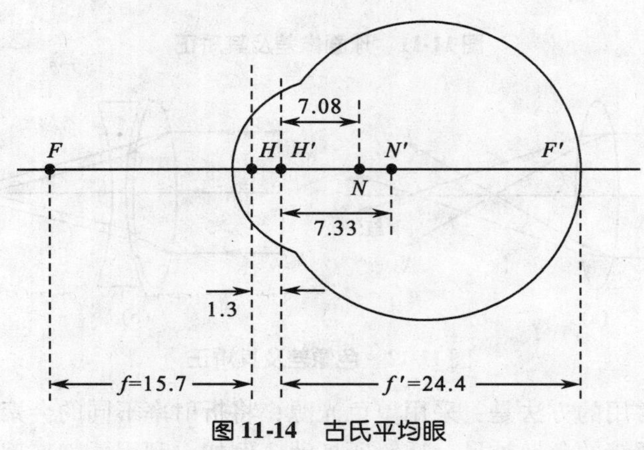

图 11-14　古氏平均眼

问题与思考

根据眼球的水平剖面示意图，知道眼睛是由角膜、晶状体、水状液、玻璃状液等多层介质构成的共轴球面系统，根据图 11-13 给出的数据，你能估计一下光线到达视网膜之前在何处折射角度最大吗？

古氏平均眼应用起来仍不方便，人们常常把眼球进一步简化为单球面折射系统，称为简约眼（或简化眼）。有多种简约眼模型，常用的有古尔斯特兰德简约眼与唐德尔（Donder）简约眼。前者假定眼球是一个前后径为 22.8mm 的单球面折射系统，折射率为 1.33，光线入眼时只在角膜前壁发生球面折射一次，该球面的曲率半径为 5.7mm，前焦点在角膜前 17.1mm，后焦点在角膜后 22.8mm，此处正是视网膜所在之处，该球面折射的焦度为 58.48D。后者假定眼球是一个前后径为 20.0mm 的单球面折射系统，折射率为 1.33，光线入眼时只在角膜前壁折射一次，该球面的曲率半径为 5.0mm，前焦点在角膜前 15.0mm，后焦点在角膜后 20.0mm，焦度为 66.67D。唐德尔简约眼如图 11-15 所示。

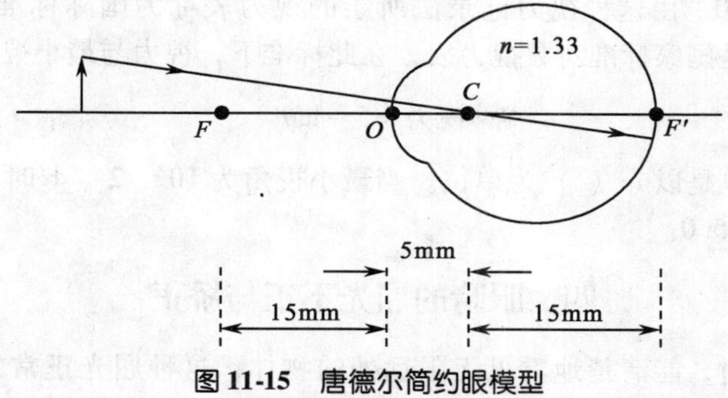

图 11-15　唐德尔简约眼模型

二、眼的调节

眼睛能够看清远近不同的物体，是由于眼的焦度可以在一定范围内改变，使远近不同的物体都能在视网膜上成一清晰的像。眼睛能够改变焦度的本领称为调节。人眼的调节主要是晶状体的调节，即通过睫状肌的收缩来改变晶状体的弯曲度。最大焦度可以达到70.57D，最小焦度约为58.64D。眼睛不调节时能看清的物点到眼睛之间的距离称为远点。视力正常者的远点在无穷远处，即平行光进入眼睛后刚好会聚于视网膜上。眼睛最大调节时能看清的物点到眼睛之间的距离称为近点，视力正常者的近点约为10～12cm。与正常眼相比较，近视眼的近点近，远视眼的近点远，这就是近视眼和远视眼名称的来历。观察近物时，眼睛高度调节，睫状肌处于紧张状态，易于疲劳，长此以往会影响视力，应该避免。在光照适宜的条件下，不致引起眼睛过分疲劳的距离大约是25cm，称为明视距离。所以，为了眼的健康，平时看书、写字时要注意眼物间距离不要太近，一小时左右要休息片刻。

三、眼的分辨本领及视力

从物体的两端射到眼中节点的两条光线所夹的角，称为视角（visual angle），如图 11-16 所示。

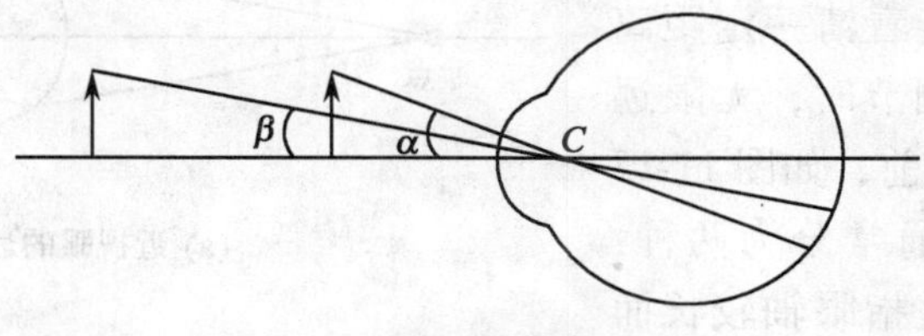

图 11-16　视角

视角大，视网膜上成的像大，眼睛易看清物体的细节；视角小，眼睛就不易看清物体的细节。眼睛能够分辨清楚的最小视角称为眼睛的分辨本领。能够分辨的视角越小，表示分辨本领越高。因此，常用眼睛分辨的最小视角的倒数来表示眼睛的分辨本领，称为视力。

$$视力 = \frac{1}{能分辨的最小视角}$$

式中最小视角以分（′）为单位。例如，最小视角为10′、2′、1′时，相应的视力分别为0.1、0.5和1.0。由这种视力记录法所绘的视力表称为国际标准视力表。目前，我国广泛应用的是国家标准对数视力表，在此标准下，视力与最小视角的关系为

$$视力=5-\lg\theta$$

式中最小视角 θ 也是以分（′）为单位。当最小视角为10′、2′、1′时，相应的视力分别为4.0、4.7和5.0。

四、眼睛的屈光不正与矫正

眼睛不调节时，能清楚地看见无限远处的物体，这种屈光正常的眼睛称为正常眼，如图11-17（a）所示。否则称为非正常眼，或称屈光不正眼。屈光不正眼包括近视眼、远视眼和散光眼三种。

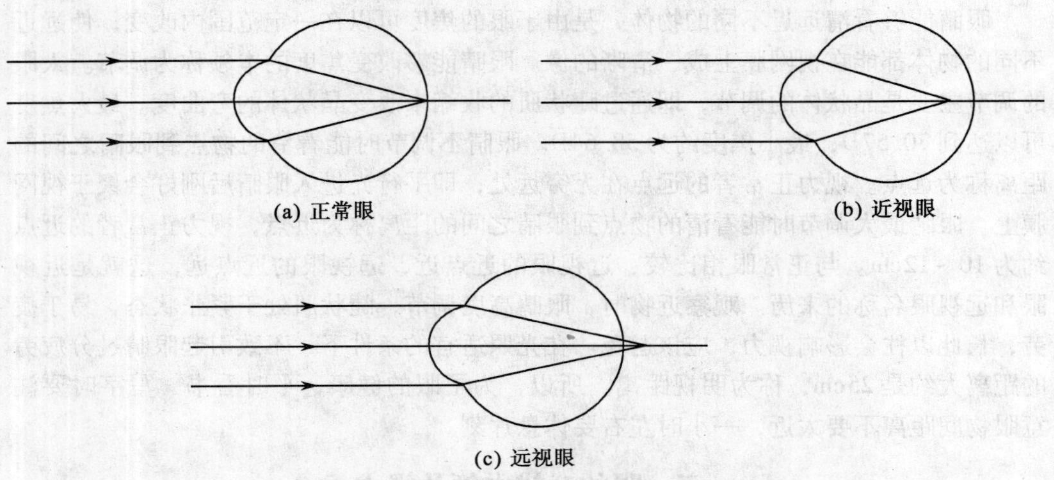

(a) 正常眼　(b) 近视眼

(c) 远视眼

图11-17　正常眼、近视眼和远视眼

1. 近视眼　远点在眼前有限距离处的眼睛为近视眼。近视眼不能看清远处物体，只能看清一定距离内的物体。眼睛不调节时，无限远处物体成像于视网膜前，如图11-17（b）所示。近视眼通常分为两种：一种为轴性近视，是指眼轴较长而眼的屈光力正常，轴性近视与发育和遗传有关，不良的视力卫生习惯会加速其发展。另一种为屈光性近视，是指眼轴正常但眼的屈光力增强，引起屈光性近视的原因很多，常见的有角膜膨隆、晶状体异常、睫状肌痉挛引起过度调节等。

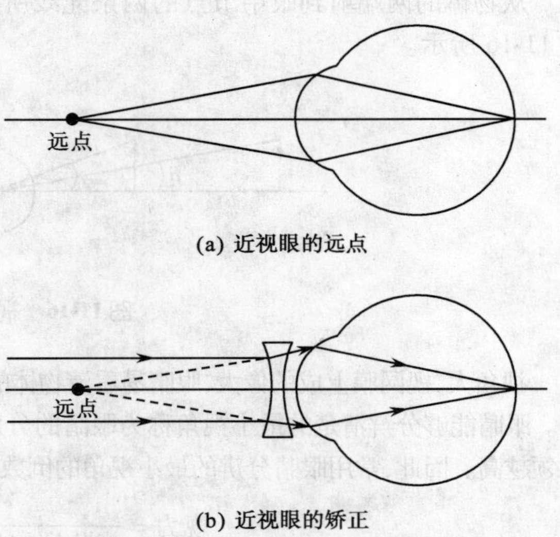

(a) 近视眼的远点

(b) 近视眼的矫正

图11-18　近视眼的远点及其矫正

近视眼的矫正方法是佩戴一副适当焦度的凹透镜眼镜，使光进入眼睛前先通过眼镜适当发散，再经眼睛折射后成像于视网膜上。实际上戴凹透镜眼镜的目的是将无限远处的物体成虚像于患者的远点处，如图 11-18 所示。

例 11-6 一近视眼患者的远点在眼前 50cm 处，今欲使其看清无限远的物体，应佩戴什么样的眼镜？

解： 佩戴的眼镜必须使无限远的物体在眼前 50cm 处成一虚像。设眼镜的焦距为 f，按题意，$p=\infty$，$p'=-50\text{cm}=-0.5\text{m}$，代入薄透镜公式，得

$$\frac{1}{\infty}+\frac{1}{-0.5}=\frac{1}{f}$$

即

$$\Phi=1/f=-1/0.5=-2\text{D}=-200\text{ 度}$$

所以患者应佩戴 200 度的凹透镜。

2. 远视眼 不调节时，无限远处物体成像于视网膜后的眼睛称为远视眼，如图 11-17（c）所示。远视眼在不调节时既看不清远处物体，也看不清较近的物体。虽然通过调节可以看清远处物体，但近处物体仍然看不清。形成这种屈光不正的原因是由于角膜、晶状体的折射面的曲率半径太大，或眼球前后直径太短，将物体的像成在视网膜之后。

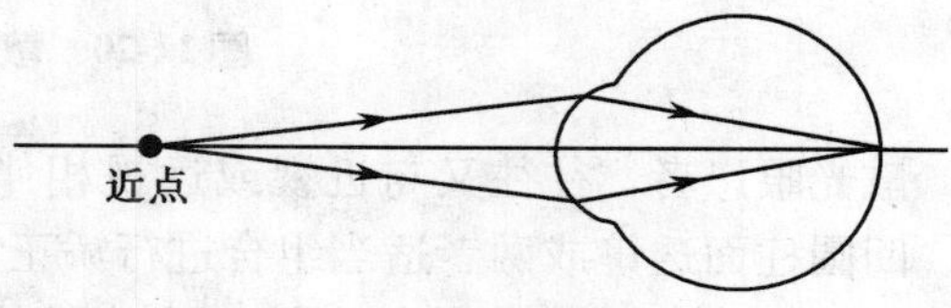

(a) 远视眼的近点

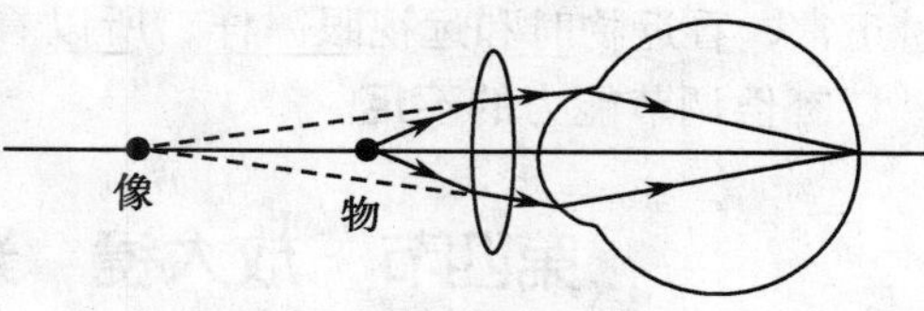

(b) 远视眼的矫正

图 11-19 远视眼的近点及其矫正

远视眼的矫正方法是佩戴一副适当焦度的凸透镜眼镜，使光进入眼睛前先通过眼镜适当会聚，再经眼睛折射后成像于视网膜上。由于远视眼的近点较正视眼远些，所以，远视眼在看眼前较近的物体时，所选择的凸透镜必须将物体的虚像成在远视眼的近点处，如图 11-19 所示。

例 11-7 一远视眼患者的近点在眼前 1.2m 处，今欲使其看清眼前 12cm 处的物体，应佩戴怎样的眼镜？

解： 佩戴的眼镜应使眼前 12cm 处的物体成像在眼前 1.2m 处。

设眼镜的焦距为 f，按题意，$p=12\text{cm}=0.12\text{m}$，$p'=-1.2\text{m}$，代入薄透镜公式，得

$$\frac{1}{0.12}+\frac{1}{-1.2}=\frac{1}{f}$$

即

$$\Phi=1/f=7.5\text{D}=750\text{ 度}$$

所以，患者应佩戴 750 度的凸透镜。

3. 散光眼 近视眼和远视眼都属于球面屈光不正，即角膜表面是球面，其任何子午线（通过球面主光轴的任一切面称为子午面，子午面与角膜球面的交线称为子午线）的半径相等。所以，点物发出的光线经角膜折射后相交于一点，成一清晰的

点像，只是像没有成在视网膜上。散光眼则不同，其角膜表面不是球面，而是椭球面，各个方向子午线的半径不是完全相同的，点物发出的光线经角膜折射后不能形成一清晰的点像（如图 11-20 所示）。有散光眼的人常把一点物看成一条很短的线条，而感到模糊不清。如果眼球具有最大焦度的子午面与具有最小焦度的子午面相互垂直，这种散光眼称为正规散光眼，否则为非正规散光眼。

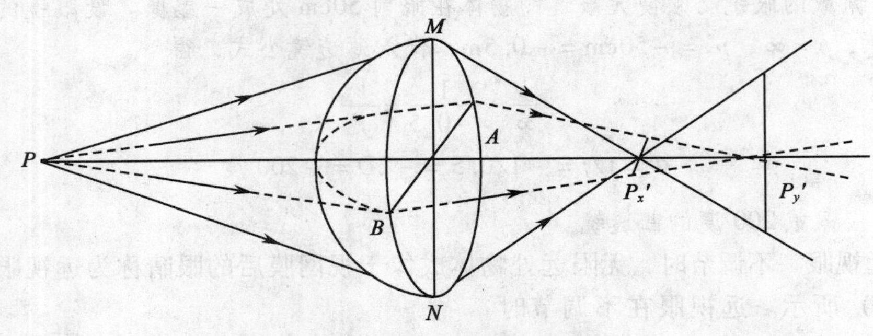

图 11-20　散光眼成像

散光眼患者，往往又与近视或远视相伴随。对于正规散光眼，可用凸圆柱面透镜、凹圆柱面透镜或两者适当组合进行矫正。非正规散光眼一般无法矫正。

4. 老花眼　随着年龄的增长，睫状肌的力量下降，使得晶状体的调节能力逐渐衰弱，造成近处视物能力减退，这种情况称为老花眼（或老光眼）。老花眼患者看远物时正常，看近物时和远视眼一样，所以看近物时须佩戴焦度合适的老花镜（凸透镜）以补偿调节能力的不足。

第四节　放大镜　光学显微镜　纤镜

一、放大镜　角放大率

用眼睛观察物体时，客观物体在其视网膜上成像，视觉中物体的大小取决于它在视网膜上成像的大小。为了看清微小物体或物体的细节，常常要把物体移近眼睛，以增大视角，使物体在视网膜上成一个较大的像。但眼睛的调节能力有限，当物距小于近点时，人眼已经不能看清物体了，所以通过移近物体增大视角有个最大限度。要想再增大视角更清楚地看清细节，就须借助于会聚透镜了，用于这一目的的会聚透镜称为放大镜（magnifier）。

由薄透镜成像原理可知，当物体放在凸透镜焦点以内时，成放大、正立的虚像，像与物在透镜的同一侧，这就是放大镜的成像原理。

使用放大镜时，通常是把物体放在其焦点以内靠近焦点处，使光线经放大镜折射后变成接近于平行光线再进入眼内，这样眼睛几乎不需要调节便能在视网膜上得到清晰的像。

为了描述放大镜的放大本领，我们将直接视物与使用放大镜视物的视角进行对比。在图 11-21（a）中，把物体 p 放在明视距离（眼前 25cm）处，用眼睛直接观察

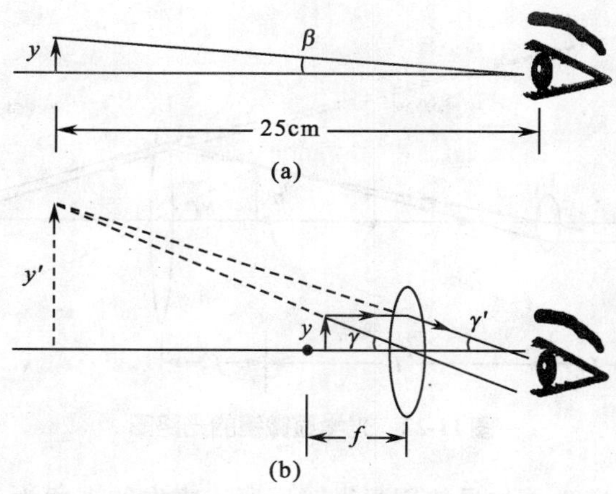

图 11-21　放大镜的角放大率

时的视角为β；利用放大镜观察同一物体时，视角增大到γ，如图 11-21（b）所示。通常用$\frac{\gamma}{\beta}$来衡量放大镜放大视角的能力，称为角放大率（angular magnification），用α表示，即

$$a=\frac{\gamma}{\beta} \tag{11-14}$$

一般利用放大镜所观察的物体都很小，因此上式也可写成

$$\alpha=\frac{\tan\gamma}{\tan\beta}$$

由图 11-21 中可以看出

$$\alpha=\frac{\tan\gamma}{\tan\beta}=\frac{p/f}{p/25}=\frac{25}{f} \tag{11-15}$$

式中f是放大镜的焦距，以厘米为单位。此式表明，放大镜的角放大率与其焦距成反比，焦距越短，角放大率就越大。但不能无限地缩短透镜的焦距来提高放大镜的放大倍数。由于焦距很短的透镜很难磨制，加之像差的限制，单一凸透镜的放大镜放大倍数约为几倍，由透镜组构成的放大镜，其角放大率也只有几十倍。

二、光学显微镜

光学显微镜（microscope）是 1610 年意大利物理学家、近代实验科学的先驱者伽利略（G. Galilei）发明的，用于观察细小的物体。最简单形式的光学显微镜只包括两个透镜，用一个直立金属圆筒，下端装一个焦距极短的凸透镜（称为物镜），上端装一个焦距较长的凸透镜（称为目镜），其光路图如图 11-22 所示。

现在的显微镜与老式显微镜原理基本相同，只是为了消除像差，所使用的物镜和目镜都是由数个透镜组合而成的。图 11-22 中左边的小透镜 L_1 代表第一个透镜组，是焦距极短的会聚透镜，为物镜；右边的大透镜 L_2 代表第二个焦距较长的会聚透镜组，为目镜。被观察的物体p置于物镜焦点F_1稍外，得到倒立放大实像p'，适当放置目镜，使p'位于目镜的焦点F_2稍内处，经目镜折射产生放大虚像p''于明视距离处。

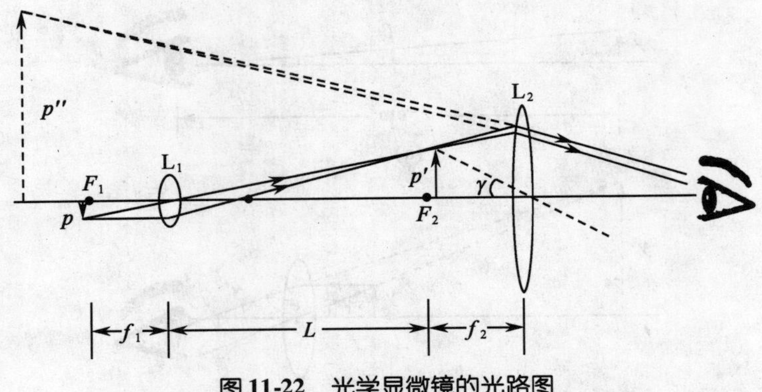

图 11-22　光学显微镜的光路图

根据角放大率的定义，如果使用显微镜后所成虚像的视角为 γ，不用显微镜时物体在明视距离处的视角为 β，则显微镜的角放大率为

$$M=\frac{\gamma}{\beta}\approx\frac{\tan\gamma}{\tan\beta}$$

从图 11-22 可知，$\tan\gamma=\frac{p'}{f_2}$，$f_2$ 是目镜的焦距，$\tan\beta=\frac{p}{25}$，代入上式，得

$$M=\frac{\tan\gamma}{\tan\beta}=\frac{p'}{f_2}\cdot\frac{25}{p}=\frac{p'}{p}\cdot\frac{25}{f_2}=m\alpha \tag{11-16}$$

式中 $m=\frac{p'}{p}$是物镜的线放大率，$\alpha=\frac{25}{f_2}$是目镜的角放大率，即显微镜的放大率等于物镜的线放大率与目镜的角放大率的乘积。

由于物体是放在靠近物镜的焦点处，所以物镜的线放大率$\frac{p'}{p}$近似地等于$\frac{L}{f_1}$，L 是像 p' 到物镜的距离，即像距，于是式（11-16）又可写成

$$M=\frac{L}{f_1}\cdot\frac{25}{f_2}=\frac{25L}{f_1f_2} \tag{11-17}$$

通常显微镜的物镜和目镜的焦距 f_1 和 f_2 与镜筒的长度比较起来都是很小的，所以 L 就可以近似地看作是显微镜镜筒的长度。显然，显微镜的镜筒越长，物镜和目镜的焦距越短，它的放大率就越大。

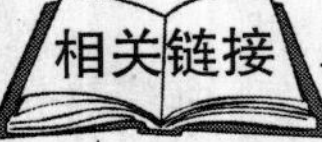

特殊显微镜

显微镜的种类很多，除了光学显微镜以外，常用的还有荧光显微镜、偏光显微镜、相差显微镜、激光共聚焦显微镜、电子显微镜等。

1. 荧光显微镜　荧光显微镜与光学显微镜的主要区别是所用的光源不同。荧光显微镜使用的光源是紫外光，紫外光可使荧光物质发光，荧光显微镜得到的是物体的荧光图像。不发荧光的物质用荧光物质染色后，在紫外光照射下也可以发出荧光。荧光显微镜的最大特点是灵敏度高，用浓度很低的荧光物质对标本染色后，其对比度约为可见光显微镜的100倍。

2. 偏光显微镜　偏光显微镜的结构与光学显微镜基本上一样，只是在光路上加有两块尼科尔棱镜分别作为起偏器和检偏器。偏光显微镜主要是用来观察某些具有双折射现象的物质和旋光物质，如生物体中的骨骼、牙齿、蛋白质、核酸等。

3. 相差显微镜　相差显微镜是一种将光线通过透明标本细节时所产生的光程差（即相位差）转化为光强差的特种显微镜。光线通过比较透明的标本时，光的波长（颜色）和振幅（亮度）都没有明显的变化。因此，用普通光学显微镜观察未经染色的标本（如活的细胞）时，其形态和内部结构往往难以分辨。然而，由于细胞各部分的折射率和厚度的不同，光线通过这种标本时，直射光和衍射光的光程就会有差别。随着光程的增加或减少，加快或落后的光波的相位会发生改变（产生相位差）。人的肉眼察觉不到光的相位差，但相差显微镜能通过其特殊装置——环状光阑和相板，利用光的干涉现象，将光的相位差转变为人眼可以察觉的振幅差（明暗差），从而使原来透明的物体表现出明显的明暗差异，对比度增强，使我们能比较清楚地观察到普通光学显微镜和暗视野显微镜下都看不到或看不清的活细胞及细胞内的某些细微结构。

4. 激光共聚焦扫描显微镜　激光共聚焦扫描显微镜用激光作扫描光源，逐点、逐行、逐面快速扫描成像，扫描的激光与荧光收集共用一个物镜，物镜的焦点即扫描激光的聚焦点，也是瞬时成像的物点。由于激光束的波长较短，光束很细，所以共焦激光扫描显微镜有较高的分辨力，大约是普通光学显微镜的3倍。系统经一次调焦，扫描限制在样品的一个平面内。调焦深度不一样时，就可以获得样品不同深度层次的图像，这些图像信息都储于计算机内，通过计算机分析和模拟，就能显示细胞样品的立体结构。激光共聚焦扫描显微镜既可以用于观察细胞形态，也可以用于细胞内生化成分的定量分析、光密度统计以及细胞形态的测量。

5. 电子显微镜　电子显微镜的原理同光学显微镜相同。光学显微镜通常是利用电灯作为光源。电灯发出的光波被聚光器汇聚到透明物体上，然后经过物镜等一系列透镜形成放大的图像。而电子显微镜是用电子束的德布罗意波来成像的。其波长较光波的波长小几百倍，这就使电子显微镜的分辨率大大提高，电子显微镜的分辨本领已达到数百万倍。在电子显微镜中，会聚镜、物镜、目镜都不是光学透镜，而是静电透镜或电磁透镜。

三、纤　镜

利用光导纤维传像和导光的内窥镜称为纤维内镜，简称纤镜。医学上利用它可以直接观察内脏器官腔壁的病况。纤镜的种类很多，常用的有胃镜、食道镜、十二指肠镜、子宫镜、膀胱镜等。随着科学技术的不断进步，新的纤镜不断涌现，目前，胆道纤镜、关节纤镜、血管心脏纤镜等已经应用于临床，近10年随着附属装置的不断改进，如手术器械、摄影系统的发展，使得纤镜不仅广泛应用于诊断，而且应用于手术治疗。如果把能量足够大的激光通过光导纤维传输到人体内，还可以用激光在体内作外科手术或制止内出血，如治疗胃溃疡病人的内出血等。

光导纤维简称光纤，光纤是一种比头发还细的玻璃丝，其直径约为 0.002 ~ 0.01cm，这种玻璃丝分为芯线（内层）和包层，芯线的折射率 n 大于包层折射率 n_1。当光束从一端射入光纤时（设光纤外介质折射率为 n_0），侧壁的入射角大于可以产生全反射的临界角，光束就将在侧壁上发生全反射，这种连续不断地全反射使得光束沿着光纤前进而不会发生透射引起光能量的泄漏（图 11-23）。

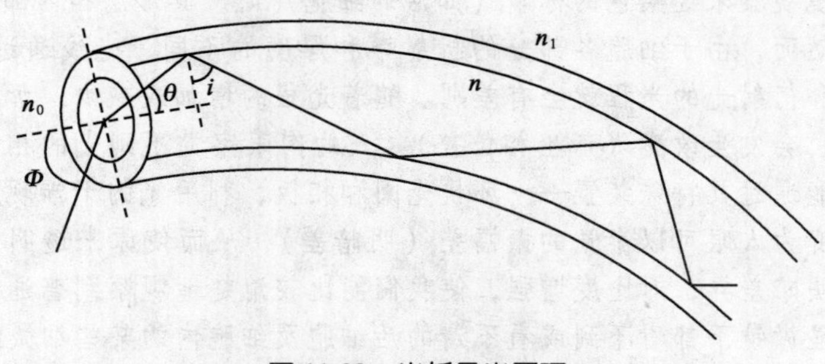

图 11-23　光纤导光原理

要使光束在光纤侧壁上发生全反射，就要求光束投射到端面的入射角 φ 不大于某个数值。下面分析 φ 最大可取的数值。

当光线在侧壁上刚好发生全反射时，i 为临界角，满足 $n\sin i = n_1$，而 θ 和 i 互为余角，所以

$$n\cos\theta = n_1$$

当光束由光纤外部射入光纤内部时，在光纤端面上满足折射定律

$$n_0\sin\varphi = n\sin\theta$$

即

$$n_0\sin\varphi = n\sqrt{1-\cos^2\theta} = n\sqrt{1-\left(\frac{n_1}{n}\right)^2}$$

所以

$$n_0\sin\varphi = \sqrt{n^2-n_1^2} \tag{11-18}$$

式中 $n_0\sin\varphi$ 称为光纤的数值孔径，其值由光纤芯线和包层的折射率 n 和 n_1 决定。一般情况下，光线是由空气射入光纤的，$n_0 = 1$，上式变为

$$\sin\varphi = \sqrt{n^2-n_1^2} \tag{11-19}$$

实际上纤镜使用的不是单根光纤，而是使用由许多根柔软可弯且具有一定机械强度的光纤组成的光纤束，光纤束两端每根光纤的排列顺序须完全对应并加以固定，传送图像时，将图像分解成许多像元，每根光纤只传输相应的一个像元，所有光纤传输的像元在输出端重新集合成像便实现了整幅图像的传输。

问题与思考

学过了光学系统的成像规律，也知道了光纤传送图像的基本原理，你认为实际的医用纤镜（比如胃镜）应包括哪些组成部分？应具备哪些功能？

思考题与习题十一

11-1　把平凸透镜翻转过来成为凸平透镜，像的位置是否改变？为什么？

11-2　一只坛子装了100.0cm深的甘油，观察者观察坛底好像提高了32.5cm，求甘油的折射率。

11-3　判断下列说法是否正确：(1) 虚物只能成虚像；(2) 凸透镜只能成实像；(3) 薄透镜在不同介质中焦距不一样。

11-4　下列几种情况对一个凸透镜和凹透镜来说，哪些是可能的，哪些是不可能的？(1) 实物实像；(2) 实物虚像；(3) 虚物实像；(4) 虚物虚像。

11-5　折射率为1.5的月牙形透镜，凸面的曲率半径为15cm，凹面的曲率半径为30cm，如果用平行光束沿光轴对着凹面入射。(1) 求空气中的折射光线的相交点；(2) 如果将此透镜放在水中，问折射的交点又在何处？

11-6　眼睛的光学结构可简化为一折射单球面，共轴球面的曲率半径为5.55mm，内部平均折射率为4/3，计算两个焦距。若月球在眼睛节点所张的角度为1°，问视网膜上月球的像有多大？眼节点到视网膜的距离取15mm。

11-7　薄的凸透镜是否一定是会聚的，薄的凹透镜是否一定是发散的？

11-8　将物体放在凸透镜的焦平面上，透镜后放一块与主光轴垂直的平面反射镜，最后的像成在什么地方？其大小、虚实如何？这个装置中平面镜的位置对像有什么影响？你能否据此设计出一种测凸透镜焦距的简便方法？

11-9　将折射率为1.5、直径为8.0cm、端面为凸半球形的玻璃棒，置于液体中，在棒轴上离端面60cm处有一物体，成像在棒内1.0m处，求液体的折射率。

11-10　直径为8cm的玻璃球，中心处镶有一小红物，求观察者看到小红物的位置。

11-11　一极地探险者在用完了火柴后，用冰做了个透镜聚焦阳光来点火，若他做的是曲率半径为25cm的平凸透镜，此透镜应离火绒多远？（设冰的折射率为1.31）

11-12　一弯月形薄透镜两表面的曲率半径分别为5cm和10cm，其折射率为1.5，若将透镜的凹面朝上且盛满水，求水与透镜组合后的等效焦距。

11-13　焦距为10cm的凸透镜与焦距为40cm的凹透镜放在同一光轴上，两者相距10cm，在凸透镜前20cm处放一物体（在光轴上），求最后像的位置，并作图。

11-14　某人眼睛的远点为2m，他应佩戴怎样的眼镜？

11-15　一老人患老花眼，近点为1.0m，为了能正常看书，问他需要购买怎样的眼镜？

11-16　为什么要用视角放大率$M=\frac{\gamma}{\beta}$来描述助视仪器的放大本领，而不用线放

大率 $m=\frac{p'}{p}$?

11-17 一显微镜物镜焦距为 10.0mm，目镜焦距为 25.0mm，两镜间距为 180mm。若物体最后成一虚像于明视距离处，求物距及显微镜的放大率。

（曾 兵）

第十二章

量子物理基础

量子物理学（quantum physics）是20世纪人们在总结大量实验事实的基础上建立起来的。量子物理学是描述微观粒子（如电子、原子、分子等）运动规律的科学，是人们深入了解物质微观结构及其特性的理论基础。随着量子物理学的发展，人类对物质微观结构的认识日益加深，从而能更深刻地掌握物质的物理和化学性质及其变化规律。因此，量子物理学是人们认识自然和改造自然的基本知识。由于量子物理学所涉及的规律极其普遍，它不仅是物理学中的基础理论之一，而且在化学、生物学和医学等有关学科和许多现代技术中也得到了广泛的应用。例如，以量子物理学研究生物学问题建立了量子生物学（quantum biology），以量子物理学为基础研究药物学问题又建立了量子药物学（quantum pharmacology），这些交叉边沿的学科都是从微观水平来研究生物学和药物学现象的学科。生物学和医学的研究正朝着深入探讨微观机理的方向发展，所以，量子物理学在生物学和医学方面的应用，有着十分广阔的前景。一切和物质微观结构有关的现代科学技术，都离不开量子物理学。没有量子物理学，人类就不可能对物质的本质和存在形式有一个正确的认识，也不可能对宏观现象有深刻的理解。

本章主要介绍量子理论的实验基础，量子物理学的基本概念和方法。这些内容对于我们了解微观世界中粒子运动的规律，深入认识客观世界的本质，进一步学习相关的后继课程都是非常重要的。

第一节　黑 体 辐 射

物理学发展到了19世纪末，人们已经认识到热辐射与光辐射的本质都是电磁波。电磁波的发现，促使人们开始研究辐射能量在不同波长（或频率）范围内的分布问题，特别是对黑体辐射现象从理论上和实验上都进行了较深入的研究。

一、热 辐 射

物体内部的原子和分子都在不停地作剧烈的热运动，并且它们之间会产生相互碰撞，从而原子不停地吸收能量使其进入激发态，然后又以电磁波的形式将多余的能量辐射出来，这样由热运动而引起的辐射现象称为热辐射（thermal radiation）。由此可以看出：一切物体都在不断地向外辐射电磁波；热辐射是由于物质中的分子、原子等受到热激发而产生的。例如加热的铁块辐射热量、太阳发光、人体辐射等都是热辐射现象。

在一定的温度下，不同物体辐射能量的本领不同。为了定量地描述物体热辐射的能力，把一定温度下，单位时间内从物体表面单位面积上在所有波长范围内所发射出的能量总和称为物体的辐射出射度（radiant exitance），简称辐出度，用 M 表示，M 只是温度 T 的函数，记为 $M(T)$。对于某一单色光的辐出度被称为单色辐出度，它是温度 T 和波长 λ 的函数，可记为 $M(\lambda,T)$。物体不仅能够发射电磁波，而且还同时吸收和反射投射到它表面上的电磁波。物体在单位时间内，其单位表面面积吸收的总能量与入射到其表面上的总能量的比值称为物体的吸收率（absorptivity），以 a 表示，同样 a 也是温度和波长的函数。物体的吸收率 a 都小于1，即它只能部分地吸收投射到其表面上的辐射能，其余部分被表面反射了。

二、黑体辐射

实验表明：在同一温度下，物体吸收电磁波的本领与其发射电磁波的本领成正比。物体在某一波长范围内发射电磁波的本领越大，则它吸收该波长范围内电磁波的本领也越大。需要指出的是，不同物体在同一波长范围内发射或吸收电磁波的本领不同，一般来说深色物体比浅色物体吸收和发射电磁波的本领强，颜色越深吸收和发射电磁波越强。通常把能够全部吸收外来一切电磁辐射的物体称为黑体（black body），即黑体是吸收率 a 等于1的物体，它能完全吸收投射到其表面上的任何波长的辐射能量。黑体发射电磁辐射的现象被称为黑体辐射，黑体的辐射度用 $M_0(T)$ 表示，其单色辐射度用 $M_0(\lambda,T)$ 表示。

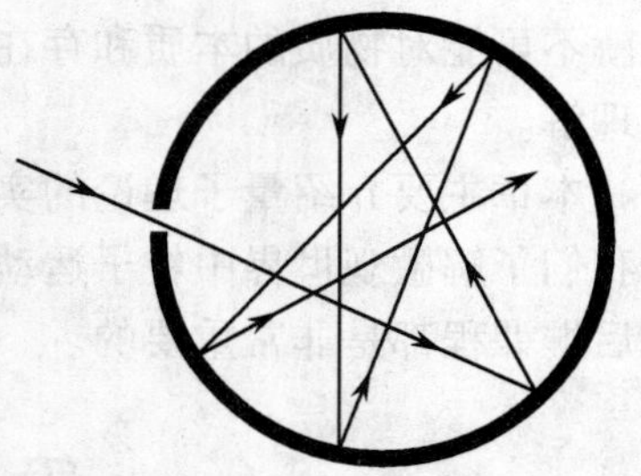
图 12-1　黑体模型图

黑体是一种理想模型，请注意，理想的黑体在自然界中是不存在的。在研究问题时有些物体可以近似地看成为黑体，如炭黑能够很好地吸收外来的电磁波，即可看成黑体。为了研究黑体辐射规律，可以将一个开有小孔，并且由一种耐高温的不透明材料制成的空腔（图 12-1），当作理想的黑体模型。由小孔进入空腔内的光线，在腔内来回被腔体反射和吸收，这样能量最后就会在腔内完全被吸收。当给腔体加热时，由小孔发射出来的辐射就是黑体辐射。通过实验可以得到在不同温度 T 下黑体辐射的能量按波长 λ 分布曲线，如图 12-2 所示。从实验曲线中，可以得到下面两条黑体辐射规律：

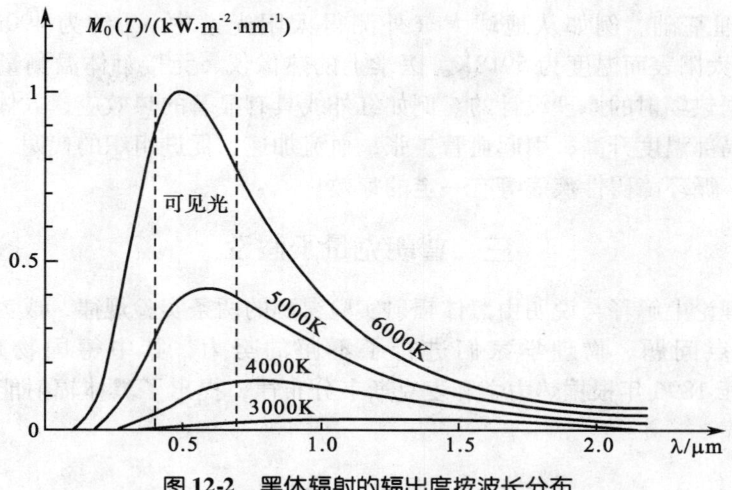

图 12-2　黑体辐射的辐出度按波长分布

1. 斯特藩-玻尔兹曼定律　从图 12-2 中可以看出：在一定温度下，黑体的辐出度 $M_0(T)$（即图中对应的该条曲线与横坐标轴所包围的面积）与黑体的热力学温度 T 的四次方成正比，即

$$M_0(T)=\sigma T^4 \tag{12-1}$$

其中比例常数 $\sigma=5.67\times10^{-8}\text{W}\cdot\text{m}^{-2}\cdot\text{K}^{-4}$，$\sigma$ 称为斯特藩常数。这一结论被称为斯特藩-玻尔兹曼定律（Stefan-Boltzmann law）。该定律说明了黑体的辐出度随温度的升高而急剧增大。

2. 维恩位移定律　从图 12-2 中还可以看出，当黑体的热力学温度 T 升高时，与黑体的辐出度 $M_0(T)$ 的最大值相对应的波长 λ_m 向短波方向移动，即可以得出

$$\lambda_m=\frac{b}{T} \tag{12-2}$$

其中比例常数 $b=2.898\times10^{-3}\text{m}\cdot\text{K}$，称为维恩常量。上式被称为维恩位移定律（Wien displacement law）。

例 12-1　设有一温度为 $T=300\text{K}$ 的黑体，试求其辐出度。

解： 由斯特藩-玻尔兹曼定律，得

$$M_0(T)=\sigma T^4=5.67\times10^{-8}\times300^4\text{W}\cdot\text{m}^{-2}=459\text{W}\cdot\text{m}^{-2}$$

例 12-2　已知在红外线区域范围内，人们的皮肤吸收率为 0.98，因此，对人体辐射红外线来说，人体可以近似看成一个黑体。如果某人体的表面皮肤温度为 $T=310\text{K}$。试计算该人体辐射能量的峰值波长。

解： 根据维恩位移定律，得

$$\lambda_m=\frac{b}{T}=\frac{2.898\times10^{-3}}{310}\text{m}\approx9.4\times10^{-6}\text{m}$$

结果表明，人体的辐射能大部分是人眼看不见的红外线。

黑体的热辐射规律在现代科学技术上得到了广泛的应用，是高温遥测、红外跟踪等技术的物理基础。例如从地球大气外测得太阳光谱中 λ_m 约为 490nm，代入式（12-2）求得太阳表面温度为 5918K。医学上的热像仪、无接触体温测量仪、红外线灯等也是根据热辐射的原理设计的。例如红外线具有显著的热效应，人体组织受到红外线照射，局部温度升高，引起血管扩张，血流加速，促进组织的代谢，对各种神经炎、关节炎、循环障碍性疾病等有一定的疗效。

三、普朗克量子假设

怎样从理论上解释与说明由黑体辐射实验得到的两条实验规律，成为当时物理学家关注的焦点问题。物理学家们进行了不懈的努力，其中德国物理学家维恩（W. Wien）于 1896 年根据热力学和麦克斯韦分布律，提出了黑体辐射能量按波长分布的经验公式

$$M_0(\lambda, T) = \frac{C_1 e^{-\frac{C_2}{\lambda T}}}{\lambda^5}$$

其中 C_1、C_2 是由实验确定的常量。上式称为维恩公式，它只能与实验曲线的短波波段部分相符，不能说明长波波段的情况。

随后，英国物理学家瑞利（J. W. S. Rayleigh）根据电磁波振动模型和能量均分定理推导出了黑体辐射能量按波长分布的另一公式，后来该公式被英国物理学家金斯（J. H. Jeans）证实并加以改进为

$$M_0(\lambda, T) = \frac{C_3 T}{\lambda^4}$$

其中 C_3 也是一个常量。上式被称为瑞利-金斯公式。此公式只在长波波段与实验曲线相符，但在短波波段部分不能与实验曲线相符。特别地，当在紫外光区域，由该公式得出辐射能量将趋近于无穷大，在实际上这是不可能的，在物理学上是完全不能被接受的，这在当时被称为“紫外区的灾难”，它动摇了经典物理学的基础。

为了说明黑体辐射能量分布的实验曲线，德国物理学家普朗克（M. Planck）于 1900 年以维恩公式和瑞利-金斯公式为基础，利用内插法得出了如下公式：

$$M_0(\lambda, T) = \frac{2\pi hc^2}{\lambda^5(e^{hc/kT\lambda} - 1)} \tag{12-3}$$

其中，c 是光速，k 是玻尔兹曼常数，e 是自然对数的底，h 被称为普朗克常数，其值为 $h = 6.626 \times 10^{-34}$ J·S。式（12-3）称为普朗克公式。这个公式在全部波长范围内都与实验曲线完全相符，并且在短波波段趋近于维恩公式，在长波波段趋近于瑞利-金斯公式。由普朗克公式还可推导出黑体辐射定律中的斯特藩-玻尔兹曼定律和维恩位移定律。因此，这个与实验完全符合的公式一经推出，立刻得到大家的欢迎，被人们关注和重视。

为了从理论上得到普朗克公式，普朗克本人在讨论这一问题的过程中，提出了一个与经典物理学完全不同的全新概念，那就是能量量子化假设。他把一个辐射体看成

是由无数多个带电谐振子所组成，由于振子带电，它们将向四周辐射能量，也从其周围吸收电磁场的能量。它们发射或吸收能量时，能量存在一个基本能量单元，这个能量的基本单元与振子的频率 ν 成正比，即

$$\varepsilon_0 = h\nu$$

这个基本能量单元称为能量子（energy quantum）。普朗克假设振子发射或吸收的能量只能是以能量子为单位来进行，这个假设称为能量量子化。也就是说振子发射或吸收的能量是不连续的，只能是能量子的整数倍，即

$$\varepsilon = n\varepsilon_0 = nh\nu$$

普朗克提出这一假设后，利用统计物理学的方法从理论上推导出了普朗克公式。

普朗克能量量子化假设首次指出经典物理学不能应用于原子现象（如原子性振子），并且它标志着人们对自然规律的认识从此由宏观领域进入到了微观领域，它冲破了经典物理学观念对人们思维的长期束缚，建立起了量子物理学的理论基础体系，使物理学发生了划时代的变化。

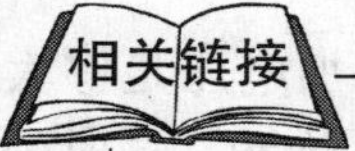

热像仪与热像图

人体的温度在310K附近，其热辐射在红外区，可以利用相应的红外探测器接收辐射遥测体温，热像仪就是根据这个原理设计的。人们知道，人体的总辐射度正比于温度的四次方，当温度有较小的变化时，将会引起总辐射度的较大变化。红外热像仪将人体发出的不可见红外辐射能量，通过光机扫描系统，再由光学会聚系统将辐射能聚焦在红外传感器上，把辐射的光信号转变为大小与红外辐射信号成正比的电信号，信号处理系统将电信号放大转换为可见的图像信号，显示在屏幕上，称为热像图。人体脏器和体内组织发生病变时，如有温度的变化，将通过热传导在皮肤表面产生温度变化，在其对应的体表或穴位出现热区或冷区，然后通过热辐射被红外热像仪接收，以热像图的形式表现出来，图像的灰度表示温度的高低。

红外热像仪的温度灵敏度较高（温度分辨率可达到0.03度），能精确给出人体的温度分布，是一种无创伤的检测手段。在临床上有广泛的应用，特别是对炎症、肿瘤等疾病可作诊断提示及疗效观察，对疼痛、腹腔不明出血等疑难病症的提示作用尤为突出，对判断是充血性炎症还是缺血性炎症有明显作用。

第二节　光电效应

一、光电效应

在19世纪末，由于电气工业的发展，稀薄气体放电现象开始引起人们的关注。在1888年，德国物理学家赫兹（H. Hertz）发现了光电效应，但当时对其机制还不清

楚。直到 1896 年英国物理学家汤姆逊（J. J. Thomson）通过气体放电现象及阴极射线的研究发现了电子之后，才真正认识到了光电效应（photoelectric effect）是由于紫外线照射到金属表面时，使得金属中的自由电子吸收光能而从金属表面逸出的现象，其中所逸出的电子称为光电子（photoelectron）。

研究光电效应的实验装置如图 12-3 所示。在真空玻璃管中封装有两个电极，阴极 K 由被研究的金属物质制成，用于释放电子，阳极 A 用于收集阴极释放的电子，在阴极和阳极间加上一定的直流电压。当单色光通过石英小窗口照射到金属板制成的阴极 K 上时，如果单色照射光的频率适当，则有光电子从阴极的金属板上逸出，逸出的光电子在电场力的作用下，向阳极运动，从而形成了电流，这一电流称为光电流（photoelectric current）。光电流的大小可以从电流计 G 上测得。如果两电极之间所加电压足够大时，在单位时间内逸出的光电子能全部到达阳极 A，此时，光电流达到饱和，这时的光电流称为饱和光电流。当改变照射光的强度和频率进一步进行光电效应实验研究时，将会发现光电效应有如下的实验规律：

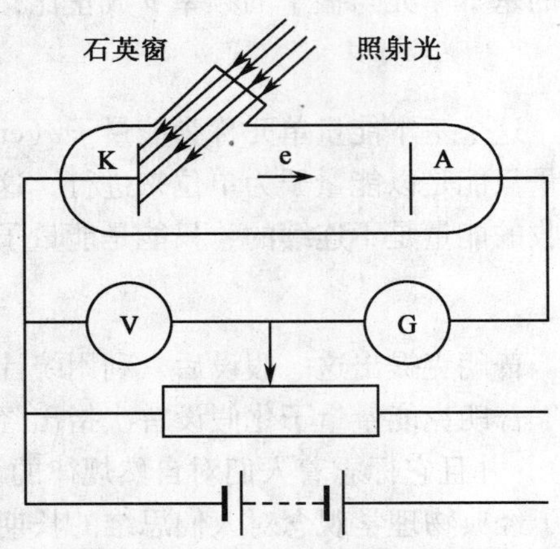

图 12-3　光电效应实验装置图

1. 当照射光的频率不变时，饱和光电流的大小与照射光的强度成正比，即单位时间内从阴极 K 上逸出的光电子数目与照射光的强度成正比。

2. 光电子的最大初速率与照射光的频率有关，且频率越高光电子的最大速率越大，与照射光的强度无关。

3. 照射光的频率存在一个临界值（该值被称为临界频率或红限频率）ν_0，当用小于 ν_0 的光照射时，无论照射光的强度多大，照射时间多长，都不会有光电子逸出，即不会产生光电效应。不同的金属有不同的临界频率 ν_0。

4. 光电效应具有瞬时性，即只要照射光的频率大于临界频率 ν_0 时，无论照射光的强度多大，只要光一旦照射到阴极 K 上，就会立即有光电子逸出（延迟时间一般在 10^{-9}s 以下）。

上述有关光电效应的实验规律，用经典理论是无法得到解释的。按照经典的电磁理论，由于金属中的自由电子在照射光的作用下，吸收到一定能量后将会作受迫振动，当经过一定时间的能量积累之后，其振动的能量达到一定值时，这些自由电子就可以克服金属对它们的束缚而逸出金属表面成为光电子。照射光的强度由照射光的振幅决定，而与照射光的频率无关，因此，逸出的光电子的初速率应随照射光强度的增大而增大，与照射光的频率无关。另外，只要照射光的强度足够大时，无论频率多大的照射光照射到金属上时，经过一定时间的能量积累后，都会产生光电效应；再者，光强较弱时，能量积累的时间越长，产生光电效应的时间也就越长。由此可见，由经典电磁理论得出的这些结论都与光电效应的实验规律相矛盾，这充分说明用经典电磁理论是无法解释光电效应的。因此，人们必须寻找新的理论来解释光电效应的实验规律。

二、爱因斯坦光子假设

为了解释光电效应的实验规律，1905 年爱因斯坦在普朗克的能量量子化假设的启发下，提出了光子假设。爱因斯坦在其光子假设中认为：光不仅在其辐射和吸收时是以量子的形式进行的，而且在其传播过程中也同样具有量子化，即光是以光速 c 传播的粒子流，这些粒子流称为光量子（light quantum）或光子（photon）。每个光子都具有一定的能量，频率为 ν 的光子所具有的能量为

$$\varepsilon = h\nu$$

由此可见，光子的能量 ε 和光的频率 ν 成正比，光的频率越高，光子的能量越大，对于一定频率的光，单位时间内穿过与光传播方向垂直的单位面积的光子数目越多，光的强度就越大。用光子假设可以圆满地解释光电效应。

按照爱因斯坦的光子假设，电子吸收了光子后就能获得这个光子的全部能量 $h\nu$。如果光子的能量大于电子脱离金属表面所需要的逸出功 A，电子就能够逸出金属表面，并且具有一定的初速率 v。根据能量守恒定律，可以得到

$$h\nu = \frac{1}{2}mv^2 + A \tag{12-4}$$

式（12-4）被称为爱因斯坦光电效应方程。

利用光子假设和爱因斯坦光电效应方程，可以解释光电效应的实验规律：

1. 当照射光的强度增加时，光子的数量增多，在单位时间内逸出的光电子数量也增加，从而使饱和光电流增加，这说明了饱和光电流与照射光的强度成正比。

2. 由爱因斯坦光电效应方程可知：对于同一种金属，其逸出功 A 为常量，所以光的频率越高，光电子的初速率也就越大，并且与照射光的强度无关。

3. 由爱因斯坦光电效应方程可知：如果光子的能量 $h\nu$ 小于逸出功 A，光电子就不可能从金属表面逸出。只有当照射光的频率 $\nu \geqslant \nu_0 = A/h$ 时，才有可能产生光电效应，即光电效应中存在临界频率（或称红限频率）ν_0。

4. 在电子和光子的一次作用中，光子的全部能量将立即被电子所吸收，而产生光电效应，也就是说光电效应具有瞬时性，不需要积累能量的时间。

爱因斯坦在其光子假设中还指出：按照相对论，能量总是与质量相联系的，它们在数量上的关系可以表示为

$$\varepsilon = mc^2$$

而光子的能量为

$$\varepsilon = h\nu$$

由此，可以得出光子的质量为

$$m = \frac{\varepsilon}{c^2} = \frac{h\nu}{c^2}$$

光子具有质量的最好证明是来自遥远星球的光线经过太阳附近时出现弯曲现象，这一现象已被多次精密的观测实验所证实。这是由于太阳质量很大，光子在它附近所受到的引力使它偏离原来行进的方向。

光子既有质量，又有速度，因此，光子也应具有一定的动量，其动量为

$$p = mc = \frac{h\nu}{c^2} \cdot c = \frac{h\nu}{c} = \frac{h}{\lambda}$$

光子具有动量已被光压等实验所证实。

由波动光学和上面的讨论可知：在讨论光现象时，如果只涉及光的传播过程（如光的干涉、衍射等现象）时，用波动理论就完全可以解释；如果涉及光与物质的相互作用（如光电效应等现象）时，则必须用光的量子性，即将光看作为粒子流。因此，光具有波粒二象性，即光在某些现象中具有波动性，而在另一些现象中又表现为粒子性。

光电效应有着广泛的应用，利用光电效应制成的光电管、光电倍增管和光电成像器件等常用于化工、医疗、天文、地质、生物等相关领域。

例 12-3 设光电管的阴极由金属铯制成，当其受到波长为 632.8nm 的红光照射时，试计算其放出光电子的最大初速率（已知金属铯的临界频率为 $\nu_0 = 4.5 \times 10^{14}$Hz）。

解： 由爱因斯坦光电效应方程，得

$$v = \sqrt{\frac{2}{m}(h\nu - A)} = \sqrt{\frac{2}{m}h\left(\frac{c}{\lambda} - \nu_0\right)}$$

已知：$m = 9.11 \times 10^{-31}$kg，$\lambda = 6.328 \times 10^{-7}$m，$c = 3 \times 10^8$m·s^{-1}

$h = 6.626 \times 10^{-34}$J·s，$\nu_0 = 4.5 \times 10^{14}$Hz

代入上式，可得

$$v = 1.72 \times 10^5 \text{m} \cdot \text{s}^{-1}$$

第三节 康普顿效应

一、康普顿效应

1923 年美国物理学家康普顿（A. H. Compton）在研究 X 射线通过物质（如金属、石墨等）后向各个方向散射的光谱线，发现散射后的谱线中除了有波长与原来波长相同的成分外，还有波长较长的成分，这种波长增大的散射现象称为康普顿效应（Compton effect）。1926 年我国物理学家吴有训进一步指出，原子量小的物质，康普顿效应较强，原子量大的物质，康普顿效应较弱；波长的改变量随散射角（散射线与入射线之间的夹角）而异：当散射角增大时，波长的改变量也随着增加，在同一散射角下，对于所有散射物质，波长的改变量都相同。

图 12-4 所示是康普顿效应实验装置示意图。从 X 射线管发出的波长为 λ_0 的 X

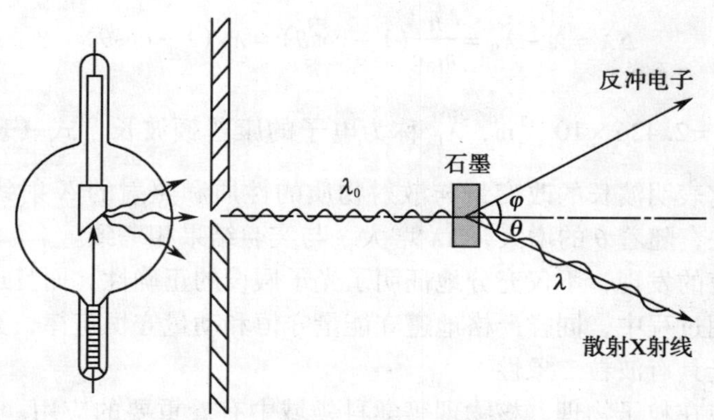

图 12-4　康普顿效应实验装置图

射线通过光阑后，变成窄束射线射到散射物质上，射线被物质散射后，由摄谱仪测得不同散射方向角 θ（称为散射角）散射的波长 λ，可得到实验结果为：

1. 被散射的射线中除了有波长与原波长 λ_0 相同的 X 射线外，还有波长 $\lambda > \lambda_0$ 的 X 射线。

2. 波长的改变量 $\Delta\lambda = \lambda - \lambda_0$ 随散射角 θ 的增大而增大，与散射物质的性质和照射光的波长无关。

从经典波动理论来看，X 射线是电磁波，当电磁波通过物质时，物质中的带电粒子将从照射的 X 射线中吸收能量将作同频率的受迫振动，并且又向外辐射电磁波，即散射光，这些散射光的频率也等于其照射 X 射线的频率，因此，散射光的波长 λ 应与照射的 X 射线的波长 λ_0 相同，不应该出现波长增大的现象，这与康普顿效应实验不符。因此，同样也不能用经典理论解释康普顿效应。

二、康普顿效应的理论解释

康普顿根据光的量子理论成功地说明了康普顿效应。康普顿认为，X 射线是一些能量为 $\varepsilon = h\nu$ 的光子，X 射线的散射是单个光子和单个电子发生了弹性碰撞后的结果，在碰撞过程中，物质中的电子获得了一部分 X 射线（光子）的能量，根据能量守恒定律，散射的光子（即 X 射线）能量将减小，因而其频率减小，波长变长。当照射的 X 射线与散射物质中原子内束缚紧密的内层电子碰撞时，由于内层电子被原子束缚紧密，碰撞实际上是 X 射线光子与整个原子的碰撞，原子质量远大于光子的质量，所以弹性碰撞时，X 射线光子的能量几乎不变，因而其频率和波长均不变。

假设电子的静止质量为 m_0，由于电子在碰撞前的平均动能与其静止能量 m_0c^2 或照射的 X 射线光子的能量相比可以忽略不计，这些电子在碰撞前可以近似地认为静止。因此，在弹性碰撞前，电子的能量为 m_0c^2，动量为 0；照射的 X 射线光子的能量为 hc/λ_0，动量大小为 h/λ_0；在弹性碰撞后，电子的能量为 mc^2，动量大小为 mv；X 射线光子的能量为 hc/λ，动量大小为 h/λ，X 射线光子在散射后与散射前的方向角为 θ。根据能量守恒和动量守恒定律，可解得

$$\Delta\lambda = \lambda - \lambda_0 = \frac{h}{m_0 c}(1 - \cos\theta) = \lambda_C(1 - \cos\theta) \tag{12-5}$$

其中，$\lambda_C = \frac{h}{m_0 c} = 2.426 \times 10^{-12}\text{m}$，$\lambda_C$ 称为电子的康普顿波长。式（12-5）称为康普顿散射公式。它表明波长的改变量与散射物质的性质和照射的 X 射线波长无关，只与散射角 θ 有关，随着 θ 的增大，$\Delta\lambda$ 增大，与实验结果相一致。

康普顿效应的发现，不仅充分地证明了光子假设的正确性，而且还证明了在微观粒子的相互作用过程中，同样严格地遵守能量守恒和动量守恒定律，光电效应和康普顿效应确认了光具有波粒二象性。

康普顿效应在粒子物理、核物理等学科领域中有着重要的应用。在医学领域中，它常被用来诊断骨质疏松等病症。

例 12-4 设波长为 $\lambda_0 = 0.01\text{nm}$ 的 X 射线与静止的自由电子碰撞，在与照射方向成 $\theta = 90°$ 角的方向上观察时，康普顿效应的 X 射线波长为多少？

解： 由 $\Delta\lambda = \lambda - \lambda_0 = \lambda_C(1 - \cos\theta)$，得

$$\lambda = \lambda_0 + \lambda_C(1 - \cos\theta) = \lambda_0 + \lambda_C(1 - \cos 90°) = \lambda_0 + \lambda_C = 0.0124\text{nm}$$

第四节　波粒二象性

一、波粒二象性

1924 年法国物理学家德布罗意（L. V. de Broglie）在光的波粒二象性的启发下，提出了波粒二象性并不限于光的辐射，相应地，运动着的实物粒子也同样具有波粒二象性。

设有一个能量为 E、动量为 p 的实物粒子，其波的频率 ν 由能量 E 确定，波长 λ 则由动量 p 确定，相对应的关系式分别为

$$\nu = \frac{E}{h} \tag{12-6}$$

$$\lambda = \frac{h}{p} \tag{12-7}$$

由此可知，式（12-6）和式（12-7）将标志波动性的频率 ν、波长 λ 与标志粒子性的能量 E、动量 p 通过普朗克常量 h 联系起来了。这种与实物粒子联系在一起的波称为物质波（matter wave）或德布罗意波。

设有一个质量为 m、运动速率为 v（$v \ll c$）的实物粒子，其动量为 $p = mv$，则其物质波的波长为

$$\lambda = \frac{h}{p} = \frac{h}{mv}$$

该式表明实物粒子的物质波的波长与粒子的质量和速率成正比。如果更进一步假设该实物粒子为电子，且该电子是在电压为 U 的电场中运动，则其动能为

$$\frac{1}{2}m_e v^2 = eU$$

由此可得

$$v = \sqrt{\frac{2eU}{m_e}}$$

所以

$$\lambda = \frac{h}{\sqrt{2m_e eU}} \tag{12-8}$$

将 $h = 6.626 \times 10^{-34}$J·s、$e = 1.60 \times 10^{-19}$C、$m_e = 9.11 \times 10^{-31}$kg（假设电子质量因速度引起的变化可以忽略）代入式（12-8），得

$$\lambda \approx \frac{1.225}{\sqrt{U}}\text{nm}$$

式中加速电压 U 的单位为 V。可见电子的波长与$\sqrt{U}$成反比。如果用150V 的电压来加速电子，则该电子的物质波的波长为 0.1nm；而当 $U = 10^4$V 时，电子的物质波的波长为 0.012nm。由此可见，一般地，电子的物质波的波长是比较小的，正因为如此，实物粒子在通常情况下不容易显示出波动性。

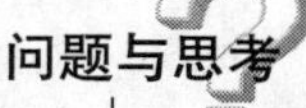

问题与思考

实物粒子的物质波与电磁波、机械波有什么不同？

二、电子的衍射实验

德布罗意是利用了类比的方法后，提出了实物粒子也具有波动性的假设，在当时并没有任何直接的证据。直到 1927 年，美国物理学家戴维逊（C. J. Davisson）和革末（L. H. Germer）在做电子束射到镍单晶表面上散射实验时，观察到了与 X 射线衍射类似的电子衍射现象，证实了电子的波动性。电子衍射实验装置如图 12-5 所示。电子束沿垂直于晶体表面的方向从电子枪中射出后，在晶体表面上被散射。与入射方向成 θ 角的散射电子束被与电流计相连的检测器所收集，通过转动检测器，可以改变散射角 θ 的大小，散射电子束的强度由电流计的读数确定。实验结果表明：散射电子束的强度随着散射角 θ 的变化而改变，当 θ 取某些确定值时，电子束强度有极大值。与 X 射线衍射（有关 X 射线衍射内容请参见第十四章）一样，电子束衍射具有加强极大时，可以由布拉格公式确定：

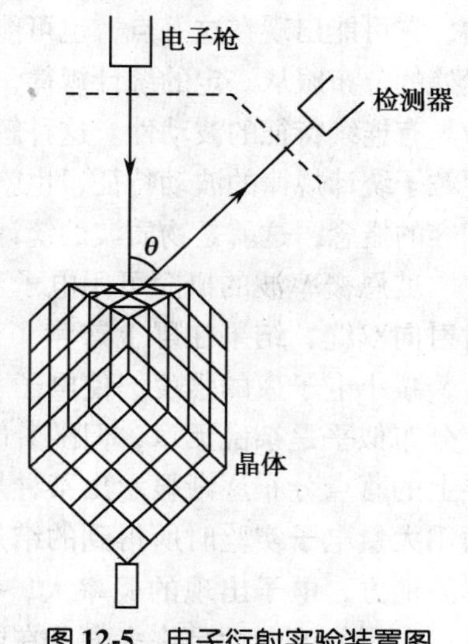

图 12-5　电子衍射实验装置图

$$2d\ \sin\theta = k\lambda \quad (k = 0, \pm 1, \pm 2, \cdots)$$

其中，k 为电子衍射极大值的级数，λ 为衍射电子

束的波长，d 为晶格常数。利用上式计算出来的"电子波"（即电子的物质波）波长与利用式(12-8）计算的结果相一致。

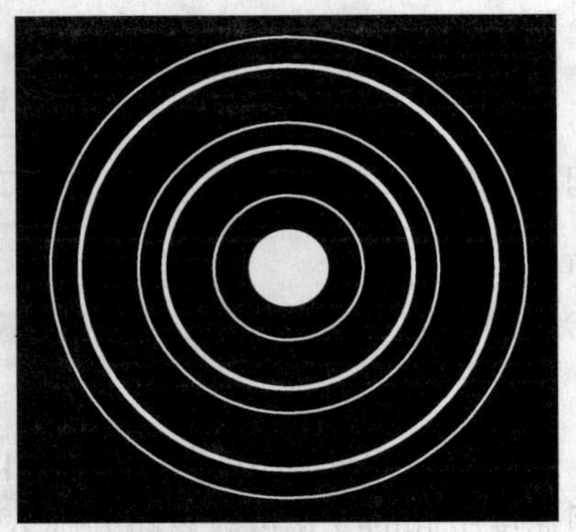

图 12-6　电子衍射图样

同年，英国物理学家汤姆逊（G. P. Thomson）为了证实电子的波动性，做了电子束穿过多晶薄膜的衍射实验，结果得到了与 X 射线通过多晶薄膜后产生的衍射图样相似的衍射图样，如图 12-6 所示。

在此之后，人们通过实验还证实了质子、中子、分子等也同样具有波动性。从而人们证实了一切微观粒子都具有波粒二象性，反映其波动性的波长与反映其粒子性的动量之间存在着 $\lambda=\frac{h}{p}$ 的对应关系。物质波的实验验证，为量子物理学的建立提供了实验基础。

实物粒子的波动性已得到了广泛的应用，如电子显微镜就是利用了电子的波动性，由于电子的波长可以很小，电子显微镜的分辨能力可达到 0.1nm。在医学和生物学中，可以使用电子显微镜来研究病毒和细胞组织的精细结构，研究蛋白质及其他有机物质的分子结构等。

三、物质波的统计解释

关于物质波实质的解释是在 1926 年德国物理学家玻恩（M. Born）提出来的。在玻恩之前，爱因斯坦在解释光的量子效应时，就曾经从统计学的观点出发，认为光强大的地方，光子到达的概率大，而光强小的地方，光子到达的概率小，即光波在空间某处的强度，与光子在该处出现的概率成正比，从而将辐射的波动理论和粒子理论统一起来。玻恩发展了爱因斯坦的思想，分析了电子衍射图样，他认为电子衍射图样上亮纹的地方，电子出现的概率大；暗纹处，电子出现的概率小。虽然单个电子的运动是无规则的，它可能出现在这一点，也可能落在那一点，具有随机性；但大量电子在空间不同位置处的分布服从一定的统计规律，它与波动理论的计算相一致，这种统计分布正好表现为具有连续特征的波动性。这种解释既维护了微观粒子不被分割的整体性，又指出了微观粒子统计规律的波动特征，也就是说，使用统计的观点统一了微观粒子和波动两个不相容的概念，这就是物质波的统计解释。因此，玻恩又将物质波称为概率波。

玻恩概率波的概念可用电子双缝干涉实验的结果来加以说明。首先让大量电子同时射向双缝，结果在屏上产生了与光波相似的干涉现象，显示出电子的波动性。然后，减小电子束的强度，使电子一个一个地射向双缝，开始时，电子在显示屏上的落点分布似乎是杂乱无章，但随着时间的延长，射向双缝的电子数目增多，电子在显示屏上的落点分布逐渐显示出某种规律，当通过的电子数目足够多时，得到的结果与前面用大量电子实验时所得到的结果是一致的，且与光的干涉实验结果相同，电子数密集的地方，电子出现的概率大，否则，电子数疏散的地方，电子出现的概率小。可见，电子的波动性是许多电子在同一实验中的统计分布结果，或者是一个电子在许多次相同实验中的统计分布结果。物质波是一种概率波，是对微观粒子运动的统计描述，它在某一点的强度表示粒子在该点出现的概率。

第五节　不确定原理

一、位置与动量的不确定原理

根据经典物理学，粒子都沿着一定的轨道运动，在轨道上任意时刻粒子都具有确定的位置坐标和动量，在经典力学中也正是用位置坐标和动量来描述粒子在任一时刻运动状态的。然而，物质波揭示了实物粒子具有波粒二象性。对于实际的粒子，由于其粒子性，可以说出它确定的位置坐标和动量。但由于粒子还具有波动性，它的空间位置的描述需要用概率的概念来描述，而概率只能给出粒子在各处出现的可能性的大小，所以在任一时刻粒子不具有确定的位置坐标，与此相联系，粒子在各时刻也就不具有确定的动量。也就是说，由于波粒二象性，在任意时刻粒子的位置坐标和动量都具有不确定性，是不确定量，它们之间存在的关系称为不确定原理（uncertainty principle）。

为了描述不确定原理，先来看电子的单缝衍射实验。实验如图 12-7 所示，一束动量为 p 的电子沿平行于 y 轴的方向运动，它在 x 轴上的动量分量为 $p_x=0$，在其运动方向 y 轴上垂直放置一个宽度为 d 的狭缝，电子通过狭缝时，无法确定其确切位置，其 x 坐标的不确定范围是 $\Delta x=d$。电子通过狭缝时，将会产生衍射现象，使电子偏移原来的运动方向，而使电子在通过狭缝后 x 轴上的动量分量 $p_x\neq0$。如果设衍射角为 θ，电子的物质波波长为 λ，则根据衍射公式，有

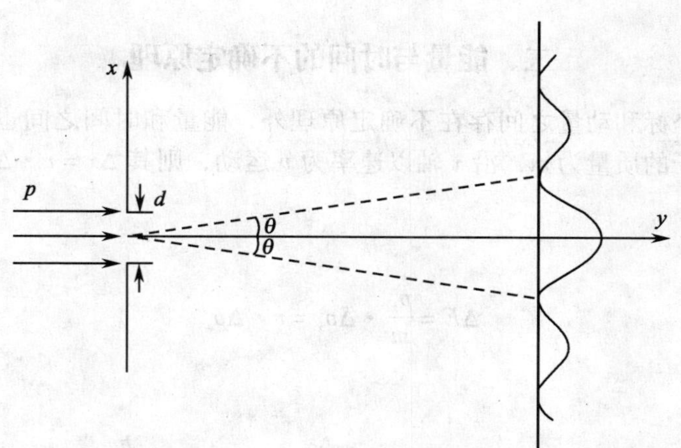

图 12-7　电子的单缝衍射实验

$$d\sin\theta=k\lambda$$

其中 k 为衍射级数。电子在衍射前后的动量的变化量为

$$\Delta p_x=p\cdot\sin\theta=p\cdot\frac{k\lambda}{d}$$

由 $\lambda = \frac{h}{p}$，得

$$\Delta p_x = \frac{k}{d} \cdot h$$

有

$$\Delta p_x \cdot \Delta x = \frac{k}{d} \cdot h \cdot d = kh$$

由于 $k \geqslant 1$，所以有 $\Delta p_x \cdot \Delta x \geqslant h$。

更精确的理论可以推导得

$$\Delta p_x \cdot \Delta x \geqslant \frac{\hbar}{2} \tag{12-9a}$$

其中

$$\hbar = \frac{h}{2\pi}$$

在三维空间中，对于其他的两个分量，同理可以得

$$\Delta p_y \cdot \Delta y \geqslant \frac{\hbar}{2} \tag{12-9b}$$

$$\Delta p_z \cdot \Delta z \geqslant \frac{\hbar}{2} \tag{12-9c}$$

式（12-9a）、式（12-9b）和式（12-9c）就是电子位置坐标和动量的不确定原理，它们表明在位置坐标与相应的动量分量这一对物理量中，某一个物理量的确定度是依靠损失另一个物理量的确定度来得到，即不能同时确定电子的位置坐标和相应的动量分量。

二、能量与时间的不确定原理

除了位置坐标和动量之间存在不确定原理外，能量和时间之间也存在不确定原理。如果设粒子的质量为 m，沿 x 轴以速率为 v 运动，则其 $\Delta x = v \cdot \Delta t$，动能为 $E = \frac{p_x^2}{2m}$，则

$$\Delta E = \frac{p_x}{m} \cdot \Delta p_x = v \cdot \Delta p_x$$

所以，有

$$\Delta E \cdot \Delta t = v \cdot \Delta p_x \cdot \frac{\Delta x}{v} = \Delta p_x \cdot \Delta x \geqslant \frac{\hbar}{2} \tag{12-10}$$

上式是能量与时间的不确定原理。

不确定原理是波粒二象性的必然结果，是物理学中基本的重要规律之一，在微观领域中常用来作数量级的估算。

例 12-5 设原子的线度为 10^{-10}m 数量级，求原子中电子速率的不确定度。

解：电子在原子中运动时，其运动的范围就是电子的位置不确定度，即

$$\Delta x = 10^{-10}\text{m}$$

根据不确定原理
$$\Delta p_x \cdot \Delta x \geqslant \frac{\hbar}{2}$$

有
$$m \cdot \Delta v_x \cdot \Delta x \geqslant \frac{\hbar}{2}$$

所以

$$\Delta v_x \geqslant \frac{h}{4\pi m \cdot \Delta x} = \frac{6.626 \times 10^{-34}}{4 \times 3.14 \times 9.11 \times 10^{-31} \times 10^{-10}}\text{m} \cdot \text{s}^{-1} = 1.2 \times 10^{6}\text{m} \cdot \text{s}^{-1}$$

根据该计算结果可以知道，电子在原子中运动速率的不确定度是与速率本身同数量级的，所以，认为电子在原子内沿着确定轨道运动是没有意义的。

例 12-6　人的红细胞直径为 8×10^{-6}m，厚度为 $2 \times 10^{-6} \sim 3 \times 10^{-6}$m，质量约为 10^{-13}kg，假设测量红细胞位置的不确定度为 10^{-7}m，求红细胞的速率的不确定度。

解： 由坐标和动量的不确定原理可得

$$\Delta v_x \geqslant \frac{h}{4\pi m \cdot \Delta x} = \frac{6.626 \times 10^{-34}}{4 \times 3.14 \times 10^{-13} \times 10^{-7}}\text{m} \cdot \text{s}^{-1} = 5.3 \times 10^{-15}\text{m} \cdot \text{s}^{-1}$$

由此计算结果可以知道，任何测量方法均不能达到这样的精度，所以，细胞的坐标和速率可同时精确测量，可用经典物理学精确描述其运动状态。

第六节　薛定谔方程

由于微观粒子具有波粒二象性，其许多实验现象及其规律不能通过经典物理学来加以解释说明，运动状态不服从牛顿的经典运动方程，而是由波函数（wave function）来加以描述的。波函数所遵循的基本规律首先是由奥地利物理学家薛定谔（E. Schrödinger）在 1925 年得出的，后来这一表达式被称为薛定谔方程。用薛定谔方程可以求出在给定势场中粒子的波函数，可以进一步了解粒子的运动状态。

一、波函数及其物理意义

在前面已经说明了物质波是一种统计意义下的波，称为概率波，这种波的数学表达式称为波函数。波函数是时间和空间坐标的函数，通常记为 $\Psi(r,t)$。

为了得到物质波的波函数，首先考虑一个最简单的情形，即与自由粒子相联系的物质波。自由粒子的能量 E 和动量 p 都是一定的。根据德布罗意关系式可以知道，其物质波的频率 ν 和波长 λ 也完全确定，这样与其对应的物质波是单色平面波。

对于沿 x 方向传播的单色平面波而言，其波函数可表示为

$$\Psi(x,t) = A\cos 2\pi\left(\nu t - \frac{x}{\lambda}\right)$$

将上式写为复数形式，可以表示为

$$\Psi(x,t) = A\text{e}^{-i2\pi\left(\nu t - \frac{x}{\lambda}\right)}$$

将关系式 $\nu=\frac{E}{h}=\frac{E}{2\pi\hbar}$ 和 $\lambda=\frac{h}{p}=\frac{2\pi\hbar}{p}$ 代入上式，可得

$$\Psi(x,t)=A\mathrm{e}^{-i\frac{Et-px}{\hbar}} \tag{12-11}$$

即上式为与确定能量 E 和动量 p 对应的自由粒子的物质波的波函数。

如果考虑空间情形，可以将上式进一步推广，可以得到自由粒子的物质波的波函数为

$$\Psi(r,t)=A\mathrm{e}^{-i\frac{Et-pr}{\hbar}} \tag{12-12}$$

由上述波函数的表达式可以看出：该表达式把体现波动性的物理量波函数 Ψ 和体现粒子性的物理量能量 E 和动量 p 联系在一起，所以，该表达式描述了微观粒子的波粒二象性的特征。在不同条件下，处于不同运动状态的粒子，它们的波函数各不相同，但都是时间和空间位置的函数，都可以表示为复数形式。波函数的具体形式应由求解薛定谔方程得出。

波函数是怎样描述微观粒子运动状态的？玻恩的统计解释回答了这一问题。玻恩认为，在空间中某一点波的强度与在该点找到粒子的概率成正比。如果考察空间某一点 $A(\boldsymbol{r})$ 附近有一个小体积元 ΔV，在 ΔV 内可认为 $\Psi(\boldsymbol{r},t)$ 是不变的，则自由粒子在 ΔV 内出现的概率为

$$\Delta\omega=|\Psi|^2\cdot\Delta V=\Psi\cdot\Psi^*\cdot\Delta V=\rho\cdot\Delta V \tag{12-13}$$

其中，$\rho=|\Psi|^2=\Psi\cdot\Psi^*$，$\Psi^*$ 为 Ψ 的共轭复数，ρ 称为概率密度（probability density），表示粒子在 A 点处单位体积内粒子出现的概率。即 $|\Psi|^2$ 代表了单位体积内发现粒子的概率，这就是波函数 Ψ 的物理意义。应该注意：波函数 Ψ 本身并没有什么直观的物理内容，只有 $|\Psi|^2$ 才反映了粒子出现的概率，具有确定的含义。

根据以上波函数的讨论，波函数具有以下两条重要的性质：

1. 标准化条件　在任一时刻，空间任一给定点处，粒子出现的概率是唯一的，即粒子出现的概率具有单值性；粒子在空中某点出现的概率不可能为无穷大，即粒子出现的概率必须是有限的值；在空间不同的区域，概率的分布是连续的，不能产生突变或间断，即粒子出现的概率具有连续性，所以，波函数 Ψ 应当是一个单值的、有限的、连续的函数，这些称为波函数的标准化条件。

2. 归一化条件　在任一时刻，粒子在整个空间中出现的概率为 1。

综上所述，微观粒子具有粒子性，同时粒子在空间的分布具有统计性，即波动性，也就是说粒子不是某时刻一定在什么位置，而是说粒子在某一时刻可能在哪一位置，这种可能性与 $|\Psi|^2$ 成正比。绝对不能把微观粒子的波动性等同为经典物理学中的波。

二、薛定谔方程

微观粒子的运动状态用波函数来描述，在 1926 年薛定谔导出了波函数满足的基本方程——薛定谔方程。薛定谔方程是波函数 Ψ 遵循的微分方程，是描述微观粒子运动状态变化的基本规律。

在许多情况下，粒子的能量不随时间改变，这种状态称为定态。粒子处于定态时的薛定谔方程称为定态薛定谔方程，在这种情况下，可以假设：$\Psi(r,t)=\Psi(r)\cdot f(t)$。如果粒子不是自由的，是在势场 V 中运动，则粒子的能量 E 应为

$$E=\frac{p^2}{2m}+V$$

通过数学推导，可得

$$\frac{\hbar^2}{2m}\left(\frac{\partial^2}{\partial x^2}+\frac{\partial^2}{\partial y^2}+\frac{\partial^2}{\partial z^2}\right)\Psi+(E-V)\Psi=0 \tag{12-14}$$

此式称为定态薛定谔方程，这是一个偏微分方程。定态薛定谔方程描述了一个质量为 m 的粒子在势场 V 中的运动规律。根据波函数的标准化条件可知：定态薛定谔方程的解 Ψ 也应该满足这些条件，因此，其能量 E 就只能取一些特征值，即能量的取值是分立的、不连续的，这些特征值称为能量的本征值，对应的解 Ψ 称为能量的本征函数，这就从理论上说明了能量量子化的原因。

三、量子力学对氢原子的描述

由于数学计算的复杂性，薛定谔方程只能对几个最简单的特殊系统求出其精确的解。可以用量子力学的理论和方法，通过求解氢原子的薛定谔方程，来研究氢原子中电子运动的规律，这些结果完全适用于一切类氢离子，同时也是求解复杂原子中单电子运动规律的依据。这些结果在说明复杂原子的壳层结构和分子的结构及功能时，有着十分重要的作用。下面将简要地介绍量子力学对氢原子的处理方法和重要结果。

在氢原子中，原子核的质量比电子的质量大得多，因此，可以近似地认为原子核不动，电子在核的库仑场中运动，其势能函数可以表示为

$$V(r)=-\frac{1}{4\pi\varepsilon_0}\cdot\frac{e^2}{r}$$

其中 r 是电子与原子核之间的距离，其势能与时间无关，且具有球形对称。因此，氢原子中电子的定态薛定谔方程为

$$\frac{\hbar^2}{2m}\left(\frac{\partial^2}{\partial x^2}+\frac{\partial^2}{\partial y^2}+\frac{\partial^2}{\partial z^2}\right)\Psi+\left(E+\frac{1}{4\pi\varepsilon_0}\cdot\frac{e^2}{r}\right)\Psi=0 \tag{12-15}$$

通过求解此方程，可以得到反映氢原子的电子运动规律的波函数。但是，求解的数学过程比较复杂，下面只讨论由此得出的几点重要结果：

1. 氢原子的量子化条件　在量子力学中，求解定态薛定谔方程式（12-15），可以得到波函数的表达式，然后，根据波函数具有单值、有限、连续的标准化条件和归一化条件的特点，可以得到如下的结果：

（1）电子在氢原子中具有确定的总能量，并保持不变，但它的取值并不是任意的，而是只能取一系列的分立值，这一结果称为能量的量子化。它的能量是

$$E_n=-\frac{m_e e^4}{32\pi^2\varepsilon_0^2\hbar^2}\cdot\frac{1}{n^2}\quad(n=1,2,3,\cdots) \tag{12-16}$$

其中的 n 称为主量子数（principal quantum number）。由式（12-16）可知，电子的能量是由主量子数 n 确定的。

（2）电子在氢原子中有确定的角动量，并保持不变，但这些取值并不是任意的，只能取一系列的分立值，这种现象称为角动量量子化，它的取值是

$$L=\sqrt{l(l+1)}\cdot\hbar \quad (l=1,2,3,\cdots,n-1) \tag{12-17}$$

其中 l 称为角量子数（angular quantum number），它决定角动量 L 的大小。在主量子数为 n 时，根据角量子数的取值可以知道，电子可以分别处于 n 种不同的状态。

（3）角动量在空间中的取向不是任意的，它在空间中某一特殊的方向，例如沿 x 轴的方向分量 L_x 只能取一系列的分立值，这种现象称为空间量子化，它的取值为

$$L_x=m_l\cdot\hbar \quad (m_l=0,\ \pm1,\ \pm2,\ \cdots,\ \pm l) \tag{12-18}$$

其中 m_l 称为磁量子数（magnetic quantum number），它决定了电子轨道角动量在外磁场中的可能取向，如果当 $l=1$ 时，m_l 可有 0、±1 三个取向；当 $l=2$ 时，m_l 可有 0、±1、±2 五个取向。由此可知，L_x 不同，电子角动量在空间取向不同，电子的运动状态也不相同。角动量相同的电子，可以分别处于 $2l+1$ 种不同的状态。

综上所述，氢原子中电子的能量、角动量及角动量的分量都只能取一系列的分立值，其大小分别由主量子数、角量子数和磁量子数决定。

2. 氢原子中电子的概率分布　电子的运动状态由波函数描述。在氢原子中，每一个表述稳定运动状态的波函数由三个量子数标识，此时的波函数可记为 Ψ_{nlm_l}。例如，氢原子的基态 Ψ_{100} 就是 $n=1$、$l=0$、$m_l=0$ 的状态。对于不同的 n、l、m_l 值，通过求解定态薛定谔方程可以求得对应的波函数 Ψ_{nlm_l}，如基态的波函数为

$$\Psi_{100}=\frac{1}{\sqrt{\pi a_0^3}}e^{-\frac{r}{a_0}}$$

其中 $a_0=\dfrac{4\pi\varepsilon_0\hbar^2}{m_e e^2}=5.29\times10^{-11}\,\text{m}$，$a_0$ 是氢原子中最靠近原子核的电子轨道半径，被称为玻尔半径。基态中电子的概率密度分布为

$$|\Psi_{100}|^2=\frac{1}{\pi a_0^3}e^{-\frac{2r}{a_0}}$$

这个分布具有球对称性，也表明电子不是绕原子核在确定的轨道上运动。量子力学得到的结果只是电子在空间某处单位体积内出现的概率有多大，不涉及位移随时间变化（即轨道）的概念。为区别下面将要讨论的电子自旋运动，量子力学中常将电子相对原子核的运动称为轨道运动，但只是借用“轨道”的名词，没有经典轨道的含义。

四、电子自旋

1. 原子的能级分裂　人们知道碱金属（如钠、钾等）元素的原子，它们最外层有一个价电子，除了该价电子以外的其他电子与原子核将构成原子实。如果价电子完

全地在原子实之外运动，价电子的能级将与氢原子相同，只是处于主量子数 $n>1$ 的较高能级上。但事实上，价电子的运动可以进入到原子实的内部运动，从而它将受到较大库仑力的作用，使得其能量降低。价电子的角动量越小，其价电子进入原子实的程度越大，能量就越低，因此，对这些碱金属原子中价电子的能量来说，它们不仅与主量子数 n 有关，还与角量子数 l 有关。原来同属于一个由主量子数 n 确定的能级，将会因为角量子数 l 的不同而分裂成 n 个子能级。例如原来包含有角量子数 l 分别等于0、1、2 的量子态 $n=3$ 能级，将分裂成三个子能级，这些子能级的能量将按照角量子数的大小从低到高排列，由于这种能级的分裂，当原子的状态由高能级跃迁到低能级的时候，所发出的光谱线就比氢原子复杂得多，不仅不同主能级的子能级之间可以跃迁，而且同一主能级的子能级之间也可以产生跃迁。

1896 年，荷兰物理学家塞曼（P. Zeeman）发现，当把光源放在外磁场中时，光源发出的光谱线将分裂成相距很近的几条谱线，这一现象称为塞曼效应。

为了解释塞曼效应，可以假设在原子中，电子的运动相当于一个闭合的电流，它将会产生磁场，其磁矩 $\boldsymbol{\mu}_e$ 的大小可以表示为

$$\mu_e = IS = -\frac{ev}{2\pi r}\cdot\pi r^2 = -\frac{e}{2m_e}\cdot m_e vr = -\frac{e}{2m_e}\cdot L \qquad (12\text{-}19)$$

式中，r 为电子运动的轨道半径，e 为电子电量，m_e 为电子的质量，v 为电子的运动速率，L 为电子运动的角动量。式（12-19）表明，电子轨道磁矩与轨道角动量成正比，但方向相反。

根据电磁理论可知，如果取磁矩垂直于磁场方向的位置为线圈与磁场相互作用势能的零点，则磁矩为 $\boldsymbol{\mu}$ 的载流线圈放在外磁场 $\boldsymbol{B}$ 中，产生相互作用的附加能量为

$$\Delta E = -\mu B\cos\theta$$

其中 θ 为磁矩 $\boldsymbol{\mu}$ 与磁场 $\boldsymbol{B}$ 的夹角。

假定磁场方向为 z 轴正方向，L_z 为电子轨道角动量在外磁场方向的分量。将式（12-19）代入上式可以得到

$$\Delta E = -\mu_e B\cos\theta = \frac{Be}{2m_e}\cdot L\cos\theta = \frac{Be}{2m_e}\cdot L_z$$

按照量子力学的理论

$$L_z = m_l\hbar\,(m_l = 0,\ \pm1,\ \pm2,\ \cdots,\ \pm l)$$

所以 ΔE 也只能取一系列相应的分立值，即

$$\Delta E = m_l\cdot\frac{Be\hbar}{2m_e} \qquad (12\text{-}20)$$

由于轨道磁量子数 m_l 可以取 $2l+1$ 种不同的取值，这个附加能量的大小随着磁量子数的不同，将会引起原子能级的分裂。

2. 电子的自旋　为了验证上述结论，在 1921 年，德裔美国物理学家斯特恩（O. Stern）和德国物理学家盖拉赫（W. Gerlach）设计了一个实验，其实验装置如图

12-8 所示。从加热炉中发射出金属银的原子射线束，通过狭缝 G 后射入在 z 方向上不均匀的磁场区域后，到达光屏 P 上。

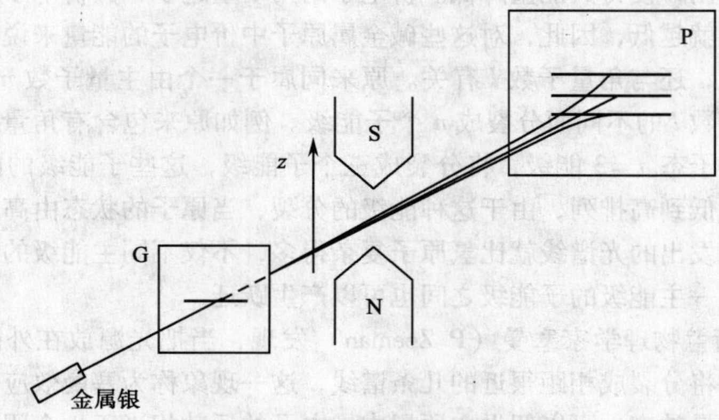

图 12-8　斯特恩-盖拉赫实验装置图

实验结果表明，原子射线束会发生偏转，如果当磁矩的方向发生连续变化（即由正向变为负向和由负向再变为正向）时，实验发现原子射线束在屏上出现的是两条清晰可辨的斑，这就说明了原子具有磁矩，并且该磁矩在外磁场中只有两种取向，也即磁矩在空间的取向是量子化的。但是，按照前面讨论的结果可知，当角量子数 l 一定时，磁量子数 m_l 可取 $2l+1$ 个值，即在空间中有奇数个取向，这样与实验结果相矛盾。

为了解决上述矛盾，在 1925 年，两名不满 25 岁的荷兰莱顿大学的学生乌仑贝克（G. E. Uhlenbeck）和高德斯密特（S. Goudsmit），根据实验事实提出了关于电子自旋的假设：电子除了有轨道角动量之外，还存在电子绕自身轴线的转动，这种转动称为电子自旋（electron spin）。

电子有自旋就有自旋角动量 L_s，与轨道角动量一样，自旋角动量的大小为

$$L_s=\sqrt{s(s+1)}\cdot\hbar \tag{12-21}$$

式中 s 称为自旋量子数（spin quantum number）。自旋角动量的空间取向也是量子化的，即它在外磁场方向上的分量 L_{sz} 的取值为

$$L_{sz}=m_s\cdot\hbar \tag{12-22}$$

式中 m_s 称为自旋磁量子数（spin magnetic quantum number），它可以取 $m_s=0$，±1，±2，…，$\pm s$，共 $2s+1$ 个值。按照斯特恩-盖拉赫的实验结果，电子自旋磁矩在磁场方向的分量有两个取值，故自旋磁量子数 m_s 只能取两个值，即 $2s+1=2$，于是得到自旋量子数 $s=\frac{1}{2}$，自旋磁量子数为 $m_s=-\frac{1}{2}$ 和 $m_s=\frac{1}{2}$，自旋角动量的大小为 $L_s=\frac{\sqrt{3}}{2}\hbar$。

引入电子自旋假设后，从理论上说明了斯特恩-盖拉赫实验就是电子自旋客观存

在的直接证明。理论和实验研究表明，微观粒子都具有各自的自旋，例如，质子、中子和光子等都具有自旋。因此，自旋是微观粒子的重要特征之一。

总结前面的讨论，现在可以知道，原子中电子的运动状态应该由四个量子数来确定，即主量子数、角量子数、磁量子数和自旋磁量子数。在一个原子中不可能有两个或两个以上的电子处于完全相同的量子状态，或者说一个原子中不可能有两个或两个以上的电子具有完全相同的四个量子数，这一结果就是泡利不相容原理，它决定了物质世界的整个结构。在此基础之上再加上能量最低原理（即原子系统处于正常态时，每个电子趋向占有最低的能级状态），这样就可以很好地解释元素周期律，元素的周期性是电子组态周期性的反映。

思考题与习题十二

12-1 绝对黑体是指什么?

12-2 物质波的本质是什么?

12-3 什么是不确定原理?

12-4 波函数的统计意义是什么？它应满足什么条件?

12-5 氢原子中电子的运动状态可以用四个量子数来描述，这四个量子数分别是什么?

12-6 某黑体单位表面积上的辐射度为 $5.6\times10^{4}\mathrm{W\cdot m^{-2}}$，则该黑体的温度是多少?

12-7 在加热黑体的过程中，其辐射度最大的波长由650nm 变化到500nm，其总辐射度增大了多少倍?

12-8 用频率为 ν 的单色光照射某种金属时，逸出光电子的最大动能为 E_k；若改用频率为 2ν 的单色光照射此种金属时，则逸出光电子的最大动能为多少?

12-9 已知金属钨的逸出功 $A=7.2\times10^{-19}\mathrm{J}$，分别用频率为 $7\times10^{14}\mathrm{Hz}$ 的红外光和 $5\times10^{15}\mathrm{Hz}$ 的紫外光照射钨的表面，请问能否产生光电效应?

12-10 若电子和光子的波长相同，则它们的动能之比和动量之比分别是多少?

12-11 有两个电子分别经过400V 和1600V 的电场加速，那么这两个电子的物质波波长之比为多少?

12-12 一维运动的粒子，假设其动量的不确定量等于它的动量，试计算此粒子位置的不确定量与它的物质波波长的关系。

12-13 某原子中具有 n 和 l 量子数相同的最大电子数是多少?

12-14 对应角量子数 $l=3$ 的电子，在外磁场中动量矩有多少种可能的取向?

（陈月明）

第十三章

激　光

激光（Laser）是受激辐射放大的光，也是受激辐射光放大（light amplification by stimulated emission radiation）的简称。由于激光具有亮度高、单色性好、方向性好、相干性好的独特性质，在工业、农业、军事、医学、科学技术等各个领域得到了广泛的应用和较快的发展，成为20世纪最重大的科技成就之一。本章主要介绍激光的发射原理、特性及其在医学中的应用。

第一节　激光发射原理

激光是受激辐射发光。受激辐射（stimulated radiation）是物质发光的一种方式，属于物质内部的微观过程。因此，讨论激光的发射原理必然要涉及物质的微观结构和光与物质的相互作用问题。

一、粒子数按能级分布

构成物质的原子可以有不同的能量状态。原子的最低能量状态称为基态（ground state）。当原子接受外界能量时，由基态（低能级）跃迁到较高的能量状态（高能级），转入激发态（excited state）。处于激发态上的原子是不稳定的，寿命较短，大约为 $10^{-11}\sim10^{-3}$s。若激发态的寿命较长，大于 10^{-3}s 或更长，这种激发态称为亚稳态（metastable state）。

在一个系统中，大量的粒子（原子、分子或离子）相互碰撞并相互交换能量，有些粒子由低能级向高能级跃迁，而有些粒子则由高能级向低能级返回。在达到热平衡（温度恒定或变化极慢）时，单位体积中同类粒子在各能级上是按照一定的统计规律分布的，这个规律称为玻尔兹曼定律（Bolzmann law）。即

$$N=N_0\mathrm{e}^{-\frac{E}{kT}} \tag{13-1}$$

式中，N 是处于能量为 E 的能级的粒子数，N_0 为系统中的总粒子数，T 为热平衡时

的绝对温度，$k=1.381\times10^{-23}\text{J}\cdot\text{K}^{-1}$为玻尔兹曼常数。

玻尔兹曼定律反映了在热平衡条件下的物质系统中，能级上的粒子数随着能级能量的增高按指数规律减少。低能级上的粒子数总是比高能级上的粒子数多，这是系统在热平衡条件下粒子数的正常分布。如果升高系统温度，只能减少高能级间粒子数的相对差额，决不会使高能级的粒子数多于低能级的粒子数，即决不会使粒子数反分布（population inversion distribution），这正像地球表面的空气总比高处多一样。

值得注意的是，在常温的热平衡状态下，系统中粒子几乎全部处于基态，粒子处于基态最稳定。当处于基态的粒子相互交换能量或者接受外界能量时，粒子由低能级跃迁到高能级。根据能量最小原理，处在高能级上的粒子总是力图向低能级跃迁而处于稳定。这种跃迁会使粒子的能量状态发生改变，并向外辐射能量，称为粒子的辐射跃迁。

二、粒子辐射跃迁

物质系统中，粒子辐射跃迁的形式有自发辐射、受激吸收、受激辐射三种类型。

1. 自发辐射　在没有任何外界作用下，粒子从较高能级自发地跃迁到低能级，向外释放一个光子的过程，称为自发辐射（spontaneous emission），如图 13-1（a）所示。自发辐射光子的能量为$\Delta E=E_2-E_1$。如果E_2-E_1的能量转化为系统的热运动，不向外辐射光子，则这种跃迁称为自发无辐射跃迁。由$\Delta E=h\nu$知，自发辐射光子的频率为

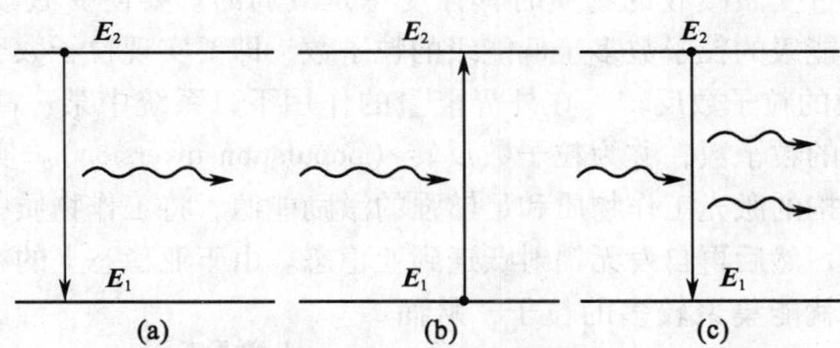

图 13-1　辐射跃迁的三种基本过程

$$\nu_{21}=\frac{E_2-E_1}{h} \tag{13-2}$$

自发辐射完全是一种随机过程，每个粒子自发辐射跃迁辐射出的光子，在空间所有方向上杂乱地随机分布，发光的定向性差。由于常温下的大部分粒子处于基态，处在激发态的粒子很少，其自发辐射效应微弱。另外，自发辐射是粒子从不同的高能级向不同的低能级跃迁，自然要产生多种频率的光子，发光的单色性差；就是同频率的自发辐射光子，其方向、相位和偏振都各有区别，不是相干光。自然光就是自发辐射的光。

2. 受激吸收　如果处于低能级上的粒子吸收外来光子的能量，被激发到高能级上去，这个过程称为受激吸收（stimulated absorption），如图 13-1（b）所示。受激吸收的过程不是自发产生的，必须经过外来光子的作用才会发生。在受激吸收过程中，

外来光子数不断减少，处于低能级的原子数越多，受激吸收就越强。因此，光通过正常状态下的物质后光的强度总是减弱的。

3. 受激辐射　如果粒子处于高能级 E_2 上，当频率为 ν_{21} 的外来光子趋近它时，就可能受光子的作用（感应、刺激、原子共振），使粒子从 E_2 跃迁到低能级 E_1，同时发射一个与原来光子相同的光子，这就是受激辐射（stimulated radiation），如图 13-1（c）所示。

受激辐射的特点是，外来光子的能量必须等于两个能级间的能量差，才有一定几率的受激辐射。受激辐射的光子与外来的入射光子是相同的，其中包括发射方向、偏振、频率、速度，而且受激辐射的出射光强两倍于入射光强。所谓激光就是受激辐射发光。但必须指出，一个由大量粒子组成的系统，在外界能量的作用下，光的自发辐射、受激吸收和受激辐射这三个过程总是同时存在的。要得到能量大、方向集中、单色性好、相干性好的激光，除要求物质系统受激辐射占优势外，还必须有一定的条件和物质基础。

三、产生激光的条件和物质基础

1. 受激辐射大于受激吸收　受激辐射大于受激吸收是激光发射的必要条件之一。但受激辐射和受激吸收互为逆过程，就单个粒子而言，两者的跃迁几率相同。由于在热平衡状态下，处于低能级的粒子数目总是多于高能级的粒子数。因此，在总体上受激吸收比受激辐射占优势。当外来光子照射粒子系统时，看到的都是光的吸收现象。也就是说，光通过受激吸收的物质时其强度总是减弱的。要使受激辐射压倒受激吸收，就必须使高能级的粒子数多于低能级的粒子数，即要实现粒子数反转分布。

2. 工作物质的粒子数反转　在外界能量的作用下，系统中某一高能级的粒子数多于某一低能级的粒子数，称为粒子数反转（population inversion）。实现粒子数反转必须有亚稳态结构的激光工作物质和足够强的激励能源，将工作物质中低能级的粒子抽运到高能级上，然后再自发无辐射跃迁到亚稳态。由于亚稳态上的粒子有较长的寿命，在亚稳态上就能集聚较多的粒子，从而实现亚稳态对某一低能级间的粒子数反转。

3. 三、四能级工作物质　三、四能级工作物质就是具有亚稳态的工作物质，如图 13-2 所示。在足够外界能量激励下，大量粒子从基态 E_1 被抽运到激发态 E_3 上。E_3 不是一般高能级，而是由密集的能级组成的能带，粒子处于 E_3 的寿命一般为 10^{-11} ~ 10^{-8}s，它们将通过相互碰撞很快地以无辐射跃迁的方式转移到亚稳态 E_2 上，由于粒子在 E_2 的寿命是 E_3 的 10^5 倍以上，这一能级上可聚集大量粒子，即 E_2 上的粒子数不断增加，而 E_1 上粒子数因大量被抽运而减少，致使 E_2 上的粒子数多于低能级 E_1 上的粒子数，即可实现亚稳态 E_2 与基态 E_1 间的粒子数反转。四能级系统与三能级系统不同的是在亚态 E_2 与基态 E_1 之间还有一个能级 E_1'，它通常是空能级。因此，E_2 与 E_1'之间更容易实现粒子数反转，其效率也

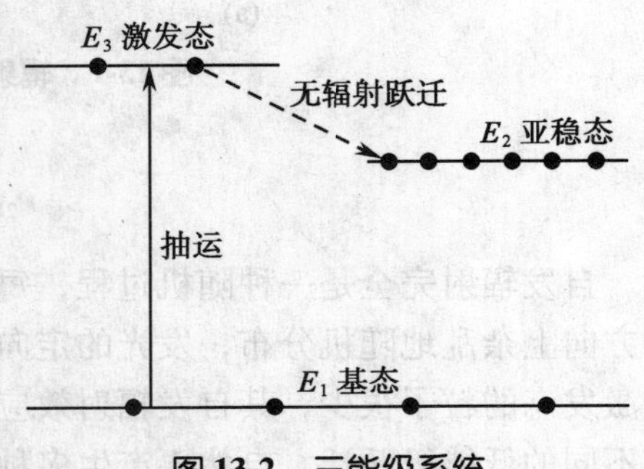

图 13-2　三能级系统

高于三能级系统。

4. 受激辐射大于自发辐射　常温下，自发辐射几率是受激辐射几率的 10^{35} 倍。对于一个粒子数反转的系统而言，虽然受激辐射多于受激吸收，该系统能实现光放大。但受激辐射发光仍湮灭在自发辐射的本底噪音中，这种发光仍不是激光。要使受激辐射压倒自发辐射，一般使用光学谐振腔装置，使频率为 ν_{21} 的光子密度保持足够高，才能使受激辐射发光抑制自发辐射的本底噪音，克服受激辐射的随机性，确保激光的定向性、单色性和相干性。

5. 光学谐振腔　光学谐振腔由一对互相平行且垂直于工作物质轴线的反射镜（平面、凹球面或一平一凹）构成。如图 13-3 所示，其中一端为全反射镜，反射率接近 100%，另一端为部分反射镜，反射率一般为 90%。光学谐振腔可提供正反馈，使光放大形成稳定的光振荡，为产生高密度的同种受激辐射光子提供保证，并将腔内部分激光由部分反射镜输出。

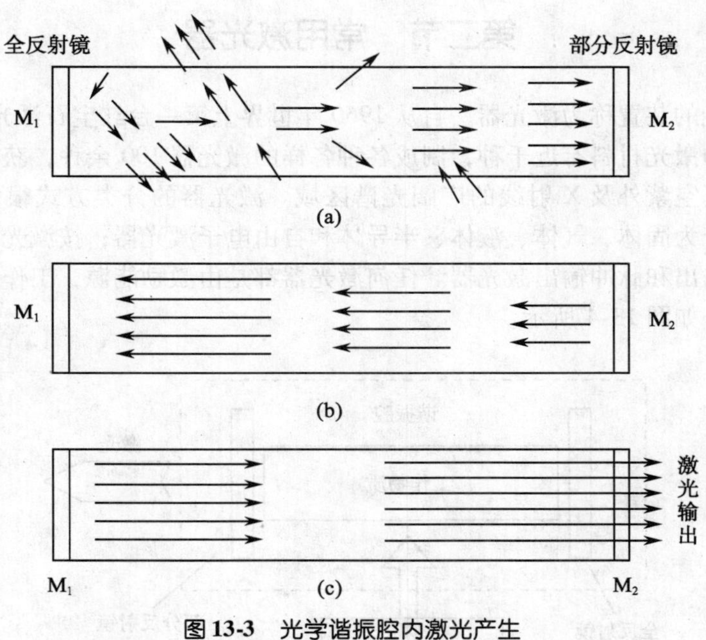

图 13-3　光学谐振腔内激光产生

光学谐振腔的工作原理是，当激励源使工作物质在 E_2、E_1 能级间造成粒子数反转时，亚稳态 E_2 的粒子在 10^{-3} ~1s 后会自发地跃迁到 E_1，而且这种自发辐射光子的方向是任意的。如图 13-3（a）所示，凡是偏离谐振腔轴线的光子，将会从腔的侧面逸出。而沿轴线方向的同种光子，将在腔内来回反射形成光振荡，如图 13-3（b）、（c）所示。来回反射的光子在前进过程中与其他受激粒子作用，再形成受激辐射。受激辐射光子密度像雪崩式地猛增，从而压倒自发辐射的本底噪音，理应由部分反射镜输出单色性和方向性好的强光——激光。但是，粒子数反转的工作物质，加上光学谐振腔也不一定出射激光。因为光在谐振腔内来回振荡，光的能量存在着“增益”和“损耗”两个对抗的因素。要产生激光还必须使谐振腔内的光增益大于或等于光损耗。

6. 增益大于损耗　光的增益来自于光学谐振腔内雪崩式的受激辐射，使光的强度按指数规律递增。损耗包括两种，一是两个反射镜对光的衍射、吸收及透射，使光强减弱，称为镜损耗；二是工作物质本身对光有吸收作用以及工作物质的光学不均匀性要造成光的散射和折射，因为这是工作物质本身所造成的损耗，故称为内损耗。所以，要使受激辐射形成光振荡，光学谐振腔中介质的增益应等于或大于介质的内损耗及反射镜的损耗之和。

四、激光产生的过程

激光产生的过程可叙述为：①具有亚稳态的工作物质，在激励源的作用下，实现粒子数反转。②集聚在亚稳态上的粒子，受外来光子的激发产生受激辐射，沿腔轴线传播的同种光子得到放大。③轴线方向的光子在光学谐振腔的作用下，来回反射，实现光振荡。④工作物质中只要存在粒子数反转，光在腔内往返一次增益大于1，光振荡继续维持，输出激光。

第二节　常用激光器

产生激光的装置称为激光器。自从1960年世界上第一台红宝石激光器问世以来，至今已发现的激光材料有近千种，制成各种各样的激光器100余种，获得的激光遍布于远红外到真空紫外及X射线的广阔光谱区域。激光器的分类方式很多，按工作物质的性质可分为固体、气体、液体、半导体和自由电子激光器；按激光的输出方式则可分为连续输出和脉冲输出激光器。任何激光器都是由激励能源、工作物质、光学谐振腔等组成，如图13-4所示。

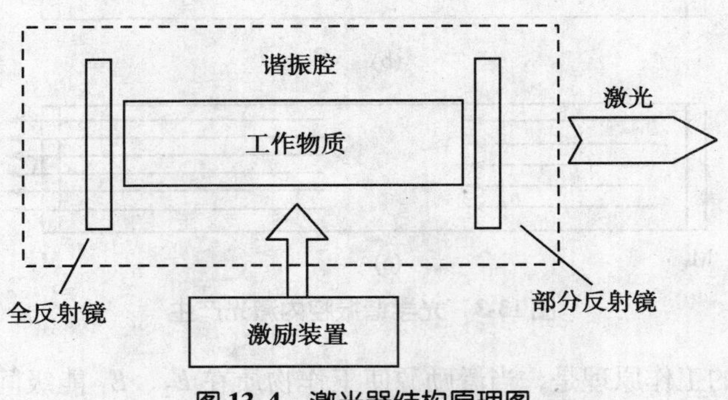

图13-4　激光器结构原理图

下面仅以固体红宝石激光器和气体氦氖激光器为例讨论。

一、红宝石激光器

红宝石激光器的基本结构如图13-5所示。工作物质是一根淡红色的红宝石棒。红宝石是一种晶体（Al_2O_3），其中掺有重量比为0.035%的铬离子（Cr^{3+}），它们替代了晶格中一部分铝离子（Al^{3+}）的位置。红宝石激光器有关的工作能级和光谱性质都来源于铬离子。棒两端的反射镜，平行度极高。一端镀银成全反射镜，另一端半镀银成部分反射镜，激光由此端输出。平行于红宝石激光棒的是脉冲氙灯，由氙灯发出的光经椭圆柱面聚光器的加强照射到棒上，有一部分光能为红宝石所吸收，并转移到其中 Cr^{3+} 的相应能级上。

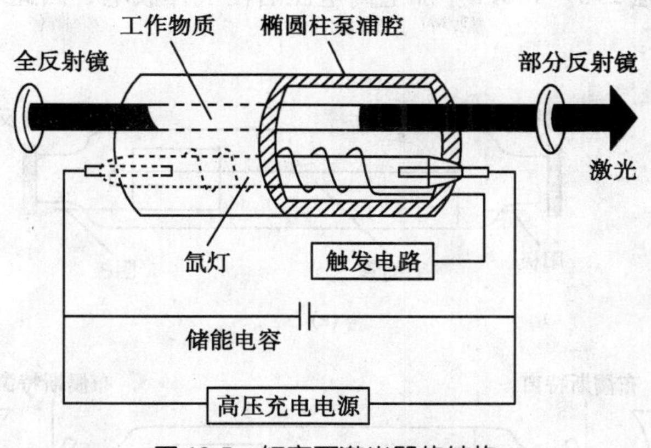

图 13-5 红宝石激光器的结构

铬离子在基质 Al_2O_3 中作为激活离子，与激光有关的能级见图 13-6，它属于三能级工作系统。在一定温度下，大部分 Cr^{3+} 处在基态能级 E_1 上，当激励能源脉冲氙灯照射红宝石激光棒时，处在基态能级 E_1 上的 Cr^{3+} 大量激发到 E_3 能级上。Cr^{3+} 在 E_3 上不稳定，寿命短，很快以无辐射跃迁的形式转移到亚稳态 E_2 上。由于亚稳态的寿命较长，Cr^{3+} 在 E_2 上逐渐聚集，当超过处在 E_1 上的 Cr^{3+} 数目时，就形成了粒子数反转，受激辐射产生波长为 694. 3nm 的红色激光。

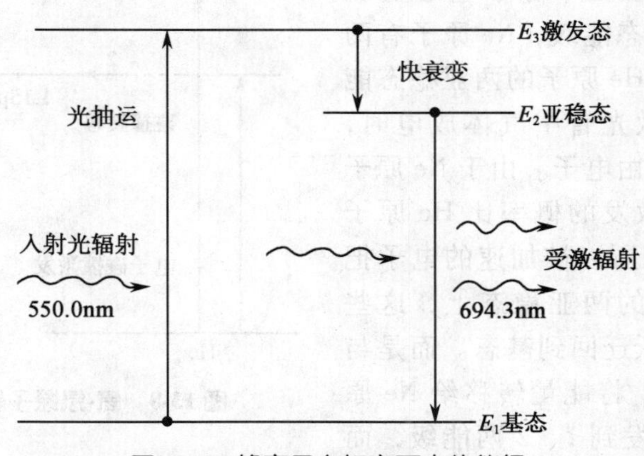

图 13-6 铬离子在红宝石中的能级

红宝石激光器的特点是，输出激光为红光，人眼可见。对绝大多数光敏材料和器件来说，易于探测和测量。它也是最早应用于医疗上的激光器。但红宝石晶体中的激活离子（Cr^{3+}）属三能级结构，为了实现离子数反转，至少需要把 50% 以上的 Cr^{3+} 激励到三能级，因此产生激光所要求的阈值较高，效率较低。

二、氦氖激光器

氦氖（He-Ne）激光器由激光管和激励电源组成，激光管有内腔、外腔式结构形式，如图 13-7 所示。它们均由放电管和谐振腔组成。放电管包括储气套、放电毛细管和电极三部分。放电毛细管内充以稀薄的 He 和 Ne 的混合气体，He、Ne 的比例约为 5∶1～10∶1，压强 250～400Pa。加上高电压后使气体放电，因此对原子的激发是通过气体放电进行的。

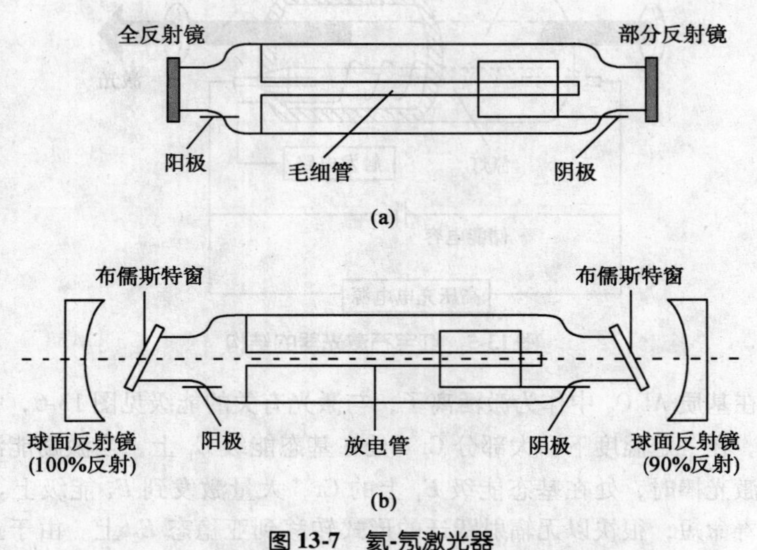

图 13-7　氦-氖激光器

He、Ne 原子能级示意图如图 13-8 所示。He 原子能级图中除了基态能级外，还有两个亚稳态能级，Ne 原子有两个能级 1 和 2，与 He 原子的两亚稳态能量十分接近。当激光管中气体放电时，管内出现大量的自由电子。由于 Ne 原子吸收电子能量被激发的概率比 He 原子被激发的概率小，所以被加速的电子把 He 原子激发到它的两亚稳态上，这些 He 原子并不马上跃迁回到基态。而是与 Ne 原子发生碰撞，将能量转移给 Ne 原子，使 Ne 原子激发到 1、2 两能级，而处于这两能级上的 Ne 原子，自发辐射的概率是较小的，这样就实现了 Ne 的原子的能级 1 与 3 间、1 与 4 间、2 与 3 间的粒子数反转分布。从这三对能级之间的跃迁受激辐射，能发出波长为 632. 8nm 的红色、1. 15nm 的近红外、3. 39nm 的红外的 He-Ne 激光。

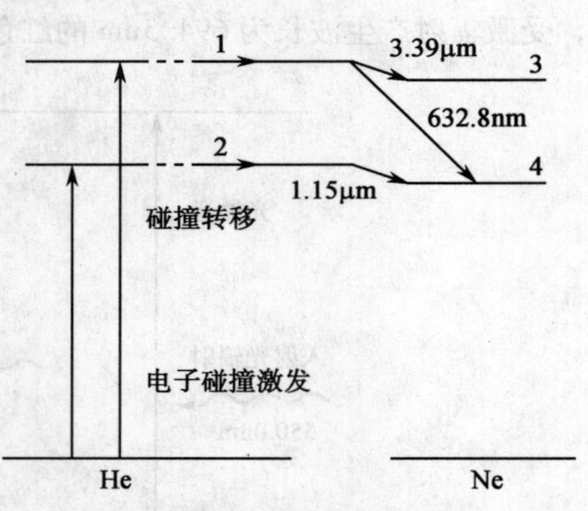

图 13-8　氦-氖原子能级示意图

He-Ne 激光器是实验室、医疗应用中最常见的激光器，输出激光的效率与红宝石激光器相比较高。若在外腔式激光管的两端用两玻璃片按布儒斯特角方向封贴，如图 13-7（b）所示，可获得偏振性极好的平面偏振激光，但结构稍复杂。

三、医用激光器

常见的医用激光器的性能及其应用范围如表13-1所列。

表13-1 常用医疗激光器的性能及其应用范围

激光器	波长（nm）	输出方式	主要应用
红宝石	694.3	脉冲	眼科，皮肤科，基础研究
Nd：YAG	1060	连续 脉冲	各科手术，内镜手术
He-Ne	632.8	连续	各科弱激光治疗，全息照相，基础研究
CO_2	10600	连续 脉冲	体表与浅表、体腔各科手术、理疗、美容等

激光治疗机通常由激光器和与之偶接的导光系统以及支架、排烟装置等辅助设备构成。导光系统有光导纤维和机械关节臂两类。激光可在弯曲的光导纤维中无损传输，根据光的反射定律，光能在关节处较灵活地改变方向，到达输出端。

第三节 激光的特性

由于激光的发光机理与普通光源发光不同，因此，激光除具有普通光所具有的性质外，还有普通光所不具有的特性。激光的特性可归纳为单色性好，相干性好，方向性好，亮度高等。激光的这些独特性质，使它有了许多用途。

一、单色性好

单一频率（或波长）的光称为单色光。因此，光的单色性是指光波频率（或波长）的单一程度。光的单色性通常用谱线宽度（line width）来描述。谱线宽度为光波的最大频率ν_{max}与最小频率ν_{min}之差，即

$$\Delta\nu = \nu_{max} - \nu_{min} \tag{13-3}$$

谱线宽度是衡量光波单色性好坏的标志，即谱线宽度越窄，光波的单色性越好。从理论上讲，如果粒子从给定的能级E_2向低能级E_1跃迁，辐射光为严格的单色光。但实际上不是单色的，而是在一定范围内连续分布的光谱频率，或者说有一定的谱线宽度。从普通光源得到的单色光的谱线宽度约为10^{-2}nm，单色性最好的氪灯的谱线宽度为4.7×10^{-3}nm，而氦氖激光器发射的632.8nm激光的谱线宽度只有10^{-9}nm，两者相差数万倍。故激光器是目前世界上最好的单色光源。

以单色性的好坏来分，气体激光器的激光单色性最好，固体激光器次之，半导体激光器最差。利用激光的单色性，可以精确地测量物体的长度，所以国际计量局决定“米”的长度用激光的波长来定义。激光的高单色性还可广泛地应用于通讯、全息照相、精密计量和超精细光谱分析等方面。并且开辟了激光化学、激光拍频和激光喇曼散射等一系列新方法和新技术，给生物医学研究增添了新的手段。

二、相干性好

频率相同、振动方向相同、保持相位差恒定的两列光波，称为相干光波。相干光

波在空间某点相遇时会产生干涉现象。两列光波相干的实质是光强的重新分布，其表象是在光屏上出现明暗相间的条纹。

光波的相干性分为时间相干性和空间相干性。在一列光波传播的空间，同一点不同时刻的光振动之间的关联程度，称为时间（纵向）相干性。如迈克耳逊干涉仪是时间相干。在一列光波传播的空间，不同的两点，同一时刻到达光振动之间的关联程度，称为空间（横向）相干性。杨氏双缝干涉实验是空间相干的例子。

普通光源自发辐射产生的光是非相干光，而受激辐射的激光具有良好的时间和空间相干性。激光器也是目前最好的相干光源。激光相干性好的特性，有很重要的应用。例如，用激光干涉仪进行检测比普通干涉仪速度快，精度高。激光的相干性，使全息照相得以实现。激光全息术广泛地应用于医学、生物学及其他领域。利用激光的相干性制造的激光衍射仪，可用来观察和分析细胞及生物组织的形态。

三、方向性好

普通光源上每一点发出的光都是向四面八方辐射的，采取一定的措施可以使光向特定的方向发出。例如，手电筒、探照灯的光线都是利用抛物面反射镜，使灯泡发出的光会聚成一束射出。将这一束光照射在光屏上，会得到一个光斑。屏距离灯越远，得到的光斑越大，这说明光束是发散的。光束发散角的大小标志着光束方向性的好与差。

由于受激辐射的光放大机理和光学谐振腔的方向限制作用所决定，激光光束的发散角很小，一般为 $10^{-4} \sim 10^{-2}$rad。若将激光射向几千米外，光束直径仅扩展几厘米，而普通探照灯扩展达几十米。一般来说，气体激光器的激光方向性最好，它的发散角为 10^{-3}rad 数量级，其中尤其是 He-Ne 激光器的激光方向性最佳，其发散角为 10^{-4} rad 数量级。固体激光器激光的方向性次之，其发散角为 10^{-2}rad 数量级；半导体激光器的激光方向性最差，发散角在 $5 \times 10^{-2} \sim 10 \times 10^{-2}$rad 数量级。

激光方向性好的特性，可用于定位、导向、测距等，并使远距离和天体之间通讯成为可能。在医学上，利用激光方向性好的特性，经聚焦后获得不同尺寸的光斑，可作为普通手术刀（光刀）和微型手术刀；还可以进一步压缩光斑尺寸到 0.1μm，直接对 DNA 等生物大分子进行切割和对接。

四、亮度高

光的亮度是指在给定方向上，单位时间离开、到达或穿过某一截面单位立体角、单位投影面积上的辐射能量，称为该截面的辐射亮度（简称亮度）。亮度的单位为瓦特·米$^{-2}$·球面度$^{-1}$（$\mathrm{W \cdot m^{-2} \cdot sr^{-1}}$）。与普通光源相比，激光器输出端面积比普通光源发光面积小得多；激光的方向性好，其发光立体角也比普通光源发光立体角小得多，所以激光的能量能在空间上高度集中，激光的亮度远高于普通光。例如太阳表面的亮度约为 $10^3\mathrm{W \cdot cm^{-2} \cdot sr^{-1}}$数量级，而目前大功率激光器的输出亮度可达到$10^{10} \sim 10^{17}\mathrm{W \cdot cm^{-2} \cdot sr^{-1}}$的数量级。脉冲激光器可把激光的能量集中在很短的时间内，以脉冲的形式发出，输出的功率远大于普通光，因而亮度极高。激光束经透镜聚焦可会聚为一极小的光斑，进一步提高激光的亮度。

激光能量可以集中到波长限度上，可以让它在$10^{-15}\sim10^{-12}$s的时间内突然射出，因此能产生上亿度高温、上亿个大气压和上亿$V\cdot cm^{-1}$的电场。国防上利用激光的高亮度制成了激光武器，工业上用高亮度的激光打孔、切割、焊接和对金属进行表面处理。医学上常用中等功率的激光切割组织和骨质，炭化和气化肿瘤、痣、疣等。

第四节　激光的生物效应

激光和生物组织相互作用后所引起的生物组织的任何变化，称为激光生物效应。激光的生物效应是激光应用于医学的理论基础。

激光生物效应的强弱既与激光的性能有关，如激光的波长（或频率）、功率、功率密度、激光的工作方式（连续、脉冲）；又与生物组织的性能有关，如机械性质（密度、弹性等），热学性质（比热、热容量、热导率、热扩散率等），电学性质（阻抗、介电常数、极化率），光学性质（反射率、透射率吸收系数、散射系数等），声学性质（声阻、声吸收率）等物理性质及生物性质（色素、含水量、血流量、不均匀性，层次结构等）；还与激光与生物组织作用的时间和方式有关。也就是说，同一性能的激光对不同的生物组织有不同的生物效应，不同性能的激光对相同性质的生物组织作用也有差异。激光对生物组织的作用和普通光与物质的作用一样，有时主要表现为粒子性，有时主要表现为波动性。激光生物效应的机理一般认为有五种，即热效应、压强效应、光化效应、电磁效应和生物刺激作用。

一、热　效　应

光能被生物组织吸收后，转化成热能，使组织的温度升高，性质发生变化，即产生热效应。

激光照射生物组织使组织温度升高的机理有两种，一种是吸收生热，另一种是碰撞生热。红外激光照射生物组织时，由于红外光子的能量小，被生物组织吸收后，不能产生电子跃迁，只能转变为生物分子的振动能和转动能，即增强了生物分子的热运动，使被红外激光照射处组织温度升高，这种生热称为吸收生热。可见和紫外激光照射生物组织时，由于可见光和紫外光子的能量较大，被生物大分子吸收后，分子由基态跃迁到电子激发态。激发态分子具有高活泼性，很不稳定，可以通过与周围分子的碰撞，将多余的能量转换为周围分子的动能，即加快了分子的热运动使被激光照射处组织的温度升高，这种生热称为碰撞生热。激发态分子也可以直接从激发态跃迁到基态，在众多的能级间产生无辐射跃迁，使生物组织的温度升高。

1. 对蛋白质的影响　蛋白质分子量高，组成与结构十分复杂，维持分子空间构象的次级键（非共价键）键能比较低，因此分子不稳定，很容易受到物理化学因素的影响，破坏其空间构象，使其理化性质发生改变，从而使稳定性降低并失去其生物学功能，这种现象称为做蛋白质变性。温度可使蛋白质分子次级键断裂而变性，一般蛋白质在60℃以上就开始变性。蛋白质变性对正常组织是有害的，它会引起不可逆变化，使细胞和组织受到破坏。反之，热效应也可用于消毒杀菌。

2. 对酶的影响　酶是由活细胞产生的一种具有催化性能的蛋白质。酶的种类很多，催化反应也不一样。在生物体内的新陈代谢过程中，每一步化学反应几乎都是由一定的酶来促成的。酶是生物的催化剂。酶促反应和一般化学反应一样，随着温度的增高反应速度加快。但酶是蛋白质，温度过高可引起酶变性。在60℃以上时，一般酶的活性反而下降，在80℃以上时，酶的活性就会完全丧失。所以，热作用会产生影响酶的活性效应，将使代谢受到影响。

3. 对神经细胞的影响　神经细胞对温度变化很敏感，温度稍有变化就会影响它们的正常活动。神经细胞传导速度随体温上升而加快，但体温在40℃以上时，神经的兴奋下降，传导速度变慢。当中枢神经细胞的温度超过（或低于）正常体温4℃时，就不能正常工作。

4. 对皮肤的影响　皮肤受到激光的照射后，由于吸收了激光的能量而使被照处温度升高。温度升高到38～40℃时，有温热感觉。43～44℃时，皮下微血管扩张充血，出现热致红斑。47～48℃时，产生热致水泡、即有炎性渗出物潴留在皮内，致使表皮和真皮分离而形成水泡。55～60℃时，产生热致凝固，即受照处很快会凝固坏死。略高于100℃时，产生热致沸腾，即皮肤组织中的组织液沸腾（水在100℃时沸腾）。300～400℃时，产生热致炭化，即组织迅速炭化，呈棕黑色。超过530℃时，产生热致燃烧，可见火光。573℃以上时，产生热致气化，即皮肤组织由固体立即变成气体，并以极高的速度从组织射出，而使该处留下一个凹陷。

5. 与热效应有关的问题　激光照射并透入组织，引起组织温升，温升的高低取决于该处吸收光能的多少。激光直接照射组织时，表层温升高，深层温升低；如将激光聚焦在组织深处时，则深处的温升比表层更高。热效应不仅与温升高低有关，而且与热作用持续时间也有密切关系。此外，激光在生物组织中引起的热瞬变，很快恢复正常时，组织的生物效应有可能是可逆的。例如相当高温的短暂照射可能大大降低某些酶的活性，但是当它们回到正常温度时，其原有活性可能得到部分的恢复。在临床治疗中利用激光热效应时应根据需要选择适当的激光器。如外科用激光手术切开时，选用Nd：YAG或CO_2激光作为手术刀，刀口温度可达数百度以上，使组织的水沸腾，产生很大的气化压强推开（切开）组织，在边缘形成局部凝固和炭化。肿瘤的治疗采用大功率的激光器，使肿瘤产生高温，利用高温下热致气化作用使肿瘤直接气化而被清除。在眼科，则利用可聚焦的激光在眼底造成凝固来焊接剥离的视网膜。理疗科则应用He-Ne激光及CO_2激光散焦照射，主要是应用温热作用。

二、压强效应

激光照射生物组织时，所产生的压强使生物组织变性，称为压强效应（也称机械作用）。激光照射对生物组织的压强分为两种。激光本身的辐射压强，称为对组织的一次压强。从光子学说来看，频率为ν的光子除具有能量外，还具有动量。光照射到物体上时，光子把它的动量传给物体，而对物体产生光压，形成一次压强。激光束聚焦后，可以使压强增大。医用激光的一次压强很小，可忽略不计。当激光照射生物组织产生热致沸腾时，组织中的液体被气化，被照射处有气流喷出，该处组织受到反冲压力，其产生的压强称为反冲压强。若足够强的激光作用到生物组织内部，瞬间引起组织变化，组织内产生气泡，气泡体积膨胀，对周围组织产生很大的瞬时压强，这种压强称为内部气化压强。另外，当生物组织吸收强激光而出现瞬时高热，急剧升温时，组织本身发生膨胀，对周围组织产生热致膨胀压强。气流反冲压强、内部气化压强、热致膨胀压强以及电致伸缩压强，称为激光对组织的二次压强。

激光对生物组织的压强作用可使悬浮于溶液中的微小粒子以很大的速度向四面八方运动，使组织产生机械损伤和破坏。例如，可使细胞破坏，组织穿孔、切开，眼球、颅内“爆炸”等。压强效应可用来治疗疾病。激光手术刀就是用气化压强切开组织，激光打孔也是激光对组织的压强效应，眼科房角打孔沟通房水可降低眼压治疗青光眼；晶状体打孔治疗白内障。眼球的玻璃体内血块用氩激光照射时，红细胞吸收蓝绿光，产生热致膨胀压强较大，使红细胞破裂，红细胞蛋白释入血浆中，被吞噬细胞吞噬，从而消除血块。压强效应在很多情况下又是有害的。例如，在眼球和头颅等封闭系统中，由于膨胀受到组织约束，内部气化压强可使眼球和头颅等产生“爆炸”性损伤。眼内水样液的热膨胀可使眼压升高而影响视力。

三、光化效应

激光与生物组织相互作用时生物大分子吸收光子的能量而发生化学反应，引起生物组织发生变化，称为光化效应。光化学反应是由光照射而引发的化学反应。光化学反应可分为两个阶段，即初级过程和次级过程。处于基态的分子，受到可见光和紫外光的照射时，吸收光子的能量，使外层电子跃迁到高能级轨道时，分子则由基态变成电子激发态。激发态分子与原来的基态分子相比，其性质有明显的差异。处于激发态的分子能自身发生化学变化或与其他物质分子发生化学变化而消耗多余的能量，这种化学过程称为初级过程。初级过程中的产物，可进一步触发化学反应，这一过程称为做次级过程，其结果生成最终的稳定产物，次级过程一般不需要光的参与。另外，初级过程的反应是激发态分子的反应，次级过程的反应是基态分子的反应。

在气相、液相、固相中都可有光化学反应进行。单分子吸收足够大的光能后，被激发，键断裂重排，使单分子光致异构化。双原子分子吸收能量足够大的光子后，键断开，产生离解，使单分子光致分解。在光的作用下，分子量小的化合物（单体）分子可互相结合成二聚体或三聚体等分子，或形成分子量很大的化合物（高分子化合物）的分子，这种化学反应称为光致聚合。视觉过程是一种典型的光化反应。眼睛的视网膜是一个光敏组织，其中具有感光作用的视杆细胞和视锥细胞。视锥细胞主要对光的颜色敏感，视杆细胞对光的亮度更敏感，能感受弱光刺激。在视杆细胞中含有对弱光敏感的物质视紫红质，它是由顺视黄醛与视蛋白结合的蛋白质。可见的弱光照射视紫红质时，顺视黄醛吸收可见光子后，发生光化异构反应而成为全反视黄醛，即视紫红质受弱光照射后分解成视蛋白和全反视黄醛。这种反应使光感受器产生一定的变化，引起视杆细胞的兴奋，兴奋沿视觉传导路径传到大脑视中枢，从而产生视觉。

激光的光化效应，可用作杀菌、维生素的合成、色素沉着及激光-血卟啉诊治肿瘤等。

四、电磁效应

激光是电磁波，它是在时间和空间上变化着的电磁场。在强激光电磁场作用下产生的生物效应主要有电致伸缩和光学谐波。

晶片在交变电场的作用下，其厚度会以电场的频率作相应变化，迫使晶片表面作机械振动，这种现象称为电致伸缩。生物组织在激光的作用下，也会发生电致伸缩，电致伸缩时产生的压强称为电致伸缩压。激光对生物组织的电致伸缩压主要取决于激光的电场强度和生物组织的性质。在组织一定的情况下，电致伸缩压正比于激光的功率密度。激光引起的电致伸缩有可能产生超声波，超声波的空化作用可使细胞破裂或发生水肿。

激光照射生物组织时，组织内的电偶极子随电场作用振动，可发光，即可产生基频光波、二次谐波、三次谐波。因此，激光对生物组织的作用除了基频光波的作用外，二次谐波、三次谐波也会产生作用。例如，当用红宝石激光器产生的波长为694.3nm的激光照射视网膜时，其二次谐波、三次谐波会被蛋白质和核酸吸收，选择性地造成杆状和锥状细胞损伤，最终出现水肿。

五、生物刺激效应

生物刺激效应主要是弱激光的作用。弱激光对生物过程、对神经、通过体液或神经-体液反射而对全身、对机体免疫功能等都有刺激作用，可产生促进血红蛋白的合成，细菌的生长，白细胞的噬菌作用，肠绒毛的运动，毛发的生长，皮肤、黏膜的再生，创伤、溃疡的愈合，烧伤皮片的长合，骨折再生，消炎等生物效应。

目前观察、研究较多的是弱 He-Ne 激光的刺激作用。发现它对生物分子、细胞、细菌与微生物都有作用，并总结出定量的规律：剂量小时起兴奋作用，剂量大时起抑制作用，这是相对于受照射的生物过程而言的；刺激作用有累积效应，最终效果取决于总剂量；刺激作用强弱与刺激次数（等间隔、等剂量）的关系呈现出抛物线特征。应指出以上规律对于其他波长的激光是否成立尚待研究。对于 He-Ne 激光刺激作用的机制研究目前也尚不成熟。为此，在前苏联与东欧提出了生物电场、色素调节、细胞膜受体、偏振刺激、受体蛋白质五种设想。这些设想都是根据研究者各自的实验结果提出来的，都有不完善之处。尽管如此，弱激光的生物刺激作用却已被广泛应用于临床，效果是肯定的。

对于以上激光的五种生物效应，在临床应用上，强激光主要表现为压强效应、电磁场效应与光化效应；弱激光主要表现为生物刺激效应与光化效应；而热效应则在各类激光中普遍被利用。

问题与思考

有哪些因素能够影响到激光的生物效应？为什么？

第五节 激光在医学中的应用及防护

激光在医学中的广泛应用已经形成了一门崭新的交叉学科——激光医学（Laser medicine）。激光医学是激光与激光技术应用于医学领域的一门应用学科。它除了研究其生物效应及其机理外，更着重于在诊断和治疗方面的应用开发研究和发展。研究内容主要包括将激光技术作为研究生命物质微观结构及其功能的一种手段，应用于基础研究。运用激光的光谱技术、干涉技术和其他光学技术应用于临床标本或组织的检测和诊断。运用激光手术、激光动力术、激光内镜术和弱激光理疗等方法治疗临床各种疾病的研究。

一、激光临床应用

激光的临床应用分为临床诊断和临床治疗。

1. 临床诊断　激光的单色性、相干性和方向性好的特性为临床诊断提供了许多新的方法、手段。例如，激光荧光检查术，是在体内注射无毒染料荧光素纳、血卟啉、亚甲兰等，然后用相应波长的激光照射局部肿瘤，利用发出的特定荧光，作为激光诊断的依据；由于恶性肿瘤细胞使激光偏振面旋转的方向和角度与正常细胞不同，用偏振显微镜观察细胞可识别肿瘤细胞；也可用激光光谱分析法诊断肿瘤。利用激光全息摄影术，制作图像清晰的全息立体图片，对器官、器官组织结构进行判断分析，诊断X射线不易发现的病变。在暗室用功率700mW的He-Ne激光透照检查软组织异物、骨骼异常及乳腺病变。激光散斑术，可用于人眼屈光不正的检查和矫正。激光血细胞计数器、激光血流流速仪、激光多普勒血流检测仪等为血液的检验分析提供了方便准确的技术。激光诊断技术为临床诊断学向非侵入性、微量化、自动化及实时快速方向发展开辟了新途径。新型的激光血液综合分析仪采1.8ml全血，3min内可测出12项血液指标。全自动生化分析仪结合分光计、散射光和荧光等技术可测量蛋白质、核酸、维生素等100多种生化指标，改变了临床检验的面貌。

2. 临床治疗　激光治疗有激光切割、烧灼、汽化、直接照射等。激光切割就是将激光通过导光、聚焦系统使高能量（40～60W）光斑在被切割的组织上移动，光束就会像刀一样迅速地切开肌体组织、切除病变，达到治疗目的。实验证实，“刀头”功率达到40～60W时，可迅速切断肋骨等小体积骨骼；“刀头”功率达到170W以上时，可顺利地切断股骨等大型皮质骨；“刀头”功率为40～80W时，可用于任何软组织切割。激光切割失血少，在正常血流下可封闭0.5mm直径的小血管，且组织损伤少。切割感染病变和肿瘤组织时，无菌，不致使感染肿瘤细胞扩散。肌体组织受激光照射后，被照射部位的组织细胞在几毫秒即可因高温而脱水凝固、坏死，起到烧灼封闭作用。临床常用激光烧灼治疗内脏黏膜出血、痔疮出血、手术止血等，应用广泛、疗效较好。疗效最佳的是眼科用激光进行视网膜凝结，它已成为临床常规的治疗手段。用高功率的CO_2激光，照射病部位时表皮组织即可汽化消失，如反复汽化溶解可使大块实体肿瘤组织汽化蒸发。当光束聚焦到微米级时，能精确地消除病变组织。方法简单、效果可靠的是治疗浅表血管纤维瘤、乳头瘤、黑色素瘤等。近年也有报道，通过光纤导管实行激光介入治疗，消除冠脉血栓，治疗某些心血管、脑血管病取得进展。穴位照射是中国激光医学里的一个特有的照射方法，临床通过激光穴位治疗仪把激光照射到一定的穴位上，剂量强度 1～25mW 就有针感，达到治病目的。激光直接照射对临床妇科、内科、外科、口腔科、皮科等常见病，都有治疗效果。

激光多普勒血流图像诊断技术

20 世纪末，随着计算机技术和激光技术的飞速发展，激光多普勒血流图像诊断技术在超声多普勒成像的基础上应运而生。该技术可以将体表不同部位大范围的微循环血流灌注以直观图像显示出来。目前国外激光多普勒图像诊断系统作为一种新的诊断技术已经在医学临床和科研中被广泛应用；在我国此项技术刚刚起步。

激光多普勒血流图像诊断系统的工作原理与彩色超声多普勒诊断仪相类似，只是将检测所发射的超声波变为激光束。当单色的激光束与血流中运动的血细胞相互作用时，根据多普勒效应原理，被测组织将产生光的吸收和散射，组织中运动血细胞反射出的光在频率上产生一定的频移，频移大小与血细胞运动速度成正比，同时散射光的强度与运动的红细胞数量也成正比，激光扫描头上的探测器能够检测到这些微小的变化，并将该变化经处理得到正比于血液灌流量的电信号，使激光束进行检测部位大范围体表部位的逐点机械扫描，将激光探头发出的激光束在检测范围内移动，可得到该检测范围内数百至数千个点体表组织的血流分布情况，在计算机上形成二维彩色编码的血流图像，应用软件进行血流图像的处理和检测区内血流灌注的定量化数据分析。

激光多普勒血流图像诊断技术是一种对组织微血管血流灌注定位和定量检测的新技术。其测量精度高，且不需要造影剂和示踪元素；该技术最突出优势在于不需要与被检测表面接触，并形成大范围血流量的分布图像。目前该技术已应用于血管外科、烧伤整形外科、心脑血管病、皮肤病、糖尿病、风湿病、妇科疾病、肿瘤疾病和药理学研究等诸多领域。

二、激光的危害与防护

激光的应用不仅为人类造福也会给人类造成一定的危害。激光的危害有两类，一是直接危害，即超阈值的激光照射将对眼睛、皮肤、神经系统以及内脏造成损伤。另一类是与激光器有关的危害，即电损伤、污染物、噪声、软 X 射线以及激光管的爆裂等。

激光防护包括三个层次：①激光产品和系统在工程上的安全措施。将激光产品装配上某些固定的保护装置，或采取某些防护措施，使激光不能在无意的情况下伤人，或在失误时将损伤减至最小。②激光产品在生产和应用时，行政管理上的安全控制措施。即制定一些规章制度，包括对激光器的工作环境的控制及激光管理程序等；使激光在有控制的安全情况下使用，尽量避免可能的损伤。③个人安全。工作人员要严格按规章操作，封闭光路，身穿白色工作服，佩戴口罩、手套和与激光输出波长相匹配的防护眼镜，尽量减少身体暴露部位，避免激光的直接和间接照射，以使人体接触的激光剂量在国家安全标准之内。室内要充分通风，光线充足，有吸、排烟装置，以消除有害物质的污染。严格实行医学监督，定期对工作人员进行体检也十分必要。

思考题与习题十三

13-1　什么是激光？何谓自发辐射和受激辐射？何谓粒子数反转？

13-2　简述光学谐振腔的工作原理和激光输出的过程。

13-3　激光器由哪些部分组成？红宝石激光器和氦氖激光器各有哪些特点？

13-4　激光有何特性？在医药学中有哪些主要应用？

13-5　对激光的防护措施有哪些？

（仲伟纲）

第十四章

X 射线

1895 年，德国物理学家伦琴（W. C. Röntgen）在用放电管研究阴极射线的本质时，意外地发现在 1m 以外的涂有亚铂氰化钡的荧光屏发出了微弱的荧光，虽然当时尚不知道阴极射线就是电子射线，但已证实阴极射线只能在空气中行进几厘米的距离，不可能在 1m 外造成荧光。因此伦琴确信自己发现了一种人眼看不见，但可使某些物质发荧光，穿透能力很强的射线，由于当时不了解这种射线的本质，伦琴将其称为 X 射线。

X 射线是 19 世纪末的一项重大发现，伦琴因此于 1901 年获得首届诺贝尔物理学奖。为了纪念伦琴，X 射线又被称为伦琴射线。一百多年来，X 射线在医学领域中发挥了巨大作用，X 射线被发现后仅 3 个月就应用于医学诊断，第二年人们又提出用于治疗的设想。

随着 20 世纪计算机技术的发展，出现了 X 射线计算机体层成像（X-CT）、数字减影血管造影、计算机 X 射线摄影、数字 X 射线摄影、X 刀等技术，使 X 射线在医学的诊断与治疗方面有了新的突破，现已成为医学诊断和治疗的重要手段之一。

第一节　X 射线的产生

一、X 射线的产生装置

1. 产生 X 射线的方法　从理论上讲，产生 X 射线的方法有多种。常用的方法是：让高速运动的电子受障碍物阻止，由于它们的相互作用产生 X 射线。此方法产生 X 射线的基本条件是：①有高速运动的电子流；②有适当障碍物（靶），用来阻止电子的运动，把电子的动能转变为 X 射线的能量。产生 X 射线的另一种方法是：由加速中的高能带电粒子直接辐射 X 射线，同步辐射即属此方法。此外，用受激辐射产生激光的方法也可产生 X 射线。目前，主要采用高速电子受阻辐射产生 X 射线。

2. X 射线产生装置　一般情况下，产生 X 射线的装置主要包括四个组成部分，即X射线管、低压电源、高压电源和整流电路。

X射线管是一个高度真空的硬质玻璃管，管内封入阴极（cathode）和阳极（anode）。阴极由钨丝卷绕成螺旋形，单独由低压电源（一般为5～10V）供给电流，使其炽热而发射电子。电流越大，灯丝温度越高，单位时间内发射的电子越多。阳极在管的另一端且正对着阴极，通常是铜制的圆柱体，在柱端斜面上嵌一小块钨板，作为接受高速电子冲击的靶。阴阳两极间所加的几万伏到几十万伏的直流高压，称为管电压（tube voltage）。阴极发射的热电子在电场作用下高速奔向阳极，形成管电流（tube current），这些高速电子突然被钨靶阻止时，就有X射线向四周辐射。

图14-1是较典型的全波整流X射线机基本线路示意图，图中升压变压器 T_1 用来获得所需的管电压，4个二极管联成全波桥式整流器，把 T_1 输出的交流高压改变为直流高压。降压变压器 T_2 供给灯丝加热电流，变阻器W用来调节灯丝电流，以改变阴极发射的热电子的数量，从而控制管电流。

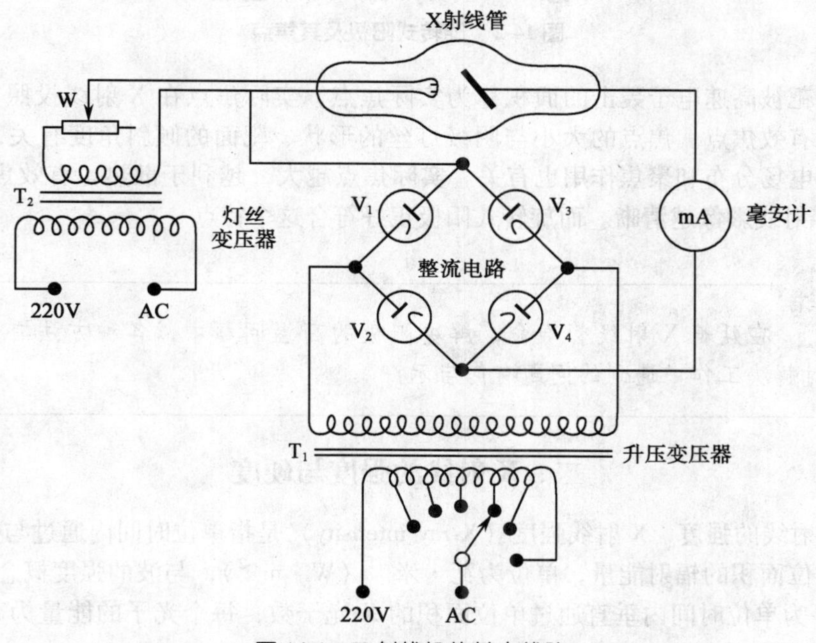

图14-1 X射线机的基本线路

高速电子轰击阳极时，电子动能转变为X射线的能量不到1%，99%以上的能量转变为热，从而使阳极温度升高。因此，阳极上直接受到电子轰击的区域（靶），应当选用熔点高的物质。此外，理论和实验都表明，在同样速度和数目的电子轰击下，原子序数 Z 不同的物质做成的靶所产生X射线的效率与 Z 成正比，所以 Z 越大则产生X射线的效率越高。因此，在兼顾熔点高、原子序数大和其他一些技术要求时，钨（$Z=74$）和它的合金是最适当的材料。在需要波长较长的X射线的情况下（如乳腺透视），采用的管电压较低，这时用钼（$Z=42$）作靶更好一些。由于靶的发热量很大，所以阳极整体用导热系数较大的铜做成，受电子轰击的钨（或钼）靶则镶嵌在阳极上，以便更好地导出和散发热量。除此之外，还有许多方法来降低阳极的温度。把阳极做成空心状，由流动的水或油来冷却；把阳极做成旋转式（如图 14-2）；使电子轰击区域不断改变，将热量分散到较大的面积上。为使 X 射线管的阳极靶不因温度过高而受损，X 射线机一般是断续工作的。

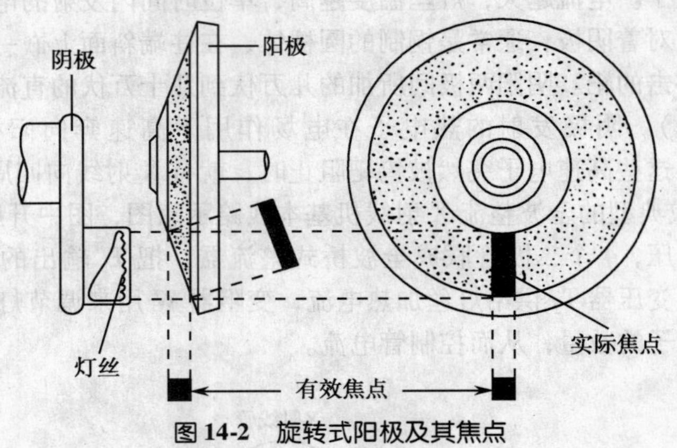

图 14-2　旋转式阳极及其焦点

阳极靶被高速电子轰击的面积称为实际焦点，实际焦点在 X 射线投照方向上的投影称为有效焦点。焦点的大小与阴极灯丝的形状、靶面的倾斜角度有关，与 X 射线管中的电场分布和聚焦作用也有关。实际焦点越大，越利于散热，有效焦点越小，所成的 X 射线影像越清晰。而旋转式阳极正好符合这个特点。

问题与思考

在延长 X 射线管寿命，解决阳极的高温问题中，各种方法有何特点？对解决工作中遇到的问题有何启示？

二、X 射线的强度与硬度

1. X 射线的强度　X 射线强度（X-ray intensity）是指单位时间内通过与射线方向垂直的单位面积的辐射能量，单位为瓦 · 米$^{-2}$（$W \cdot m^{-2}$），与波的强度概念一致。

设 N 为单位时间内垂直通过单位面积的 X 光子数，每个光子的能量为 $h\nu$，则单色 X 射线强度为

$$I = N \cdot h\nu \tag{14-1}$$

若 X 射线是多色的，则有

$$\begin{aligned} I = \sum_{i=1}^{n} N_i h\nu_i I &= \sum_{i=1}^{n} N_i h\nu_i \\ &= N_1 h\nu_1 + N_2 h\nu_2 + \cdots + N_n h\nu_n \end{aligned} \tag{14-2}$$

式中 N_1、N_2、…、N_n 分别表示单位时间内垂直通过单位面积上具有能量为 $h\nu_1$、$h\nu_2$、…、$h\nu_n$ 的光子数目。

显然，增加 X 射线光子数与每个光子的能量都会增加 X 射线的强度。由于 X 射线光子数与单位时间内打在阳极靶上的电子数成正比，因此可用改变管电流的方法来

改变X射线的强度，也可以通过改变管电压使光子能量改变的方法来改变X射线的强度。由于X射线的光子数与光子的能量不易测定，因此临床常用一定管电压下的管电流的毫安（mA）数来表示X射线强度。也用毫安数与辐射时间的乘积来衡量X射线的辐射量，单位为毫安秒（mA·s）。

在管电压一定的情况下，X射线管灯丝电流越大，灯丝温度越高，则发射的热电子数目越多，管电流就越大。因此，常用调节灯丝电流的方法改变管电流，以达到控制X射线强度的目的。

2. X射线的硬度 X射线硬度（X-ray hardness）是指X射线对物质贯穿本领的大小，它表示X射线的质。它只决定于X光子能量的大小，而与X光子的数量无关。对于一定的物质，光子的能量越大，越不容易被物质所吸收，即其贯穿本领越大，X射线就越硬。

当管电压增大时，电子撞击阳极靶时的速度就增大，其动能增大，由此产生的X射线光子的能量增大，则X射线的贯穿本领增强，即X射线硬度增加。所以，改变管电压，就可控制X射线的硬度。在临床上，习惯用管电压的千伏（kV）数表示X射线的硬度。表14-1列出X射线硬度的分类及相应的管电压、波长和用途。

表14-1 X射线硬度分类

名称	管电压/kV	波长范围/nm	主要用途
极软X射线	5~20	0.062~0.25	软组织摄影、表皮治疗
软X射线	20~100	0.012~0.062	透视与摄影
硬X射线	100~250	0.005~0.012	较深组织治疗
极硬X射线	250以上	0.005以下	深部组织治疗

需要说明的是，由式（14-2）可知，增加管电压可以使每个光子的能量增加，X射线的强度变大，所以在增加X射线硬度的同时也增加了X射线的强度。这种现象在临床上是不希望有的，所以通常是在X射线机中采用了补偿措施，把一个可变电阻W串联在灯丝电路中（参见图14-1），并使它与管电压调节器联动。当管电压升高时，W的值也增大，灯丝电流就减小，降低管电流，使其恰好抵消因管电压的增高所引起强度的增加，从而保持X射线强度不变。

第二节 X射线谱

X射线管产生的X射线，包含各种不同的波长，按照波长的顺序，将其强度排列开来的图谱，称为X射线谱（X-ray spectrum）。能够摄取X射线谱的仪器，称为X射线摄谱仪。

一、X射线的衍射

普通X射线的波长范围为0.001~10nm，晶体中相邻原子（分子或离子）间距的数量级与此相仿，所以晶体原子（分子或离子）有规则排列起来的结构是三维衍射光栅。1912年德国物理学家劳厄（M. V. Laue）用晶体衍射的方法证明X射线具有波动性，从而揭示了X射线的本质。下面是X射线晶体衍射的基本原理。

当X射线照射晶体时，组成晶体的每一个原子，都相当于发射子波的中心，并向各个方向发出子波，称为散射。经晶体原子散射的X射线会叠加干涉，而使得某些方向的光束加强。图14-3表示晶体空间点阵的一个平面，图中黑点代表晶体中的原子，它们按等间距d整齐地排列着。X射线以θ角掠射到晶体上时，一部分为表面层原子散射，其余部分将为内部各个原子层所散射。相邻两晶面原子反射的X射线①和②的光程差是

$$AM + MB = 2AM = 2d\ \sin\theta$$

因此反射线相干加强的条件是

$$2d\ \sin\theta = k\lambda\ (k=1,\ 2,\ 3,\ \cdots) \tag{14-3}$$

上式称为布拉格方程。式中d是晶体中原子层间的距离。

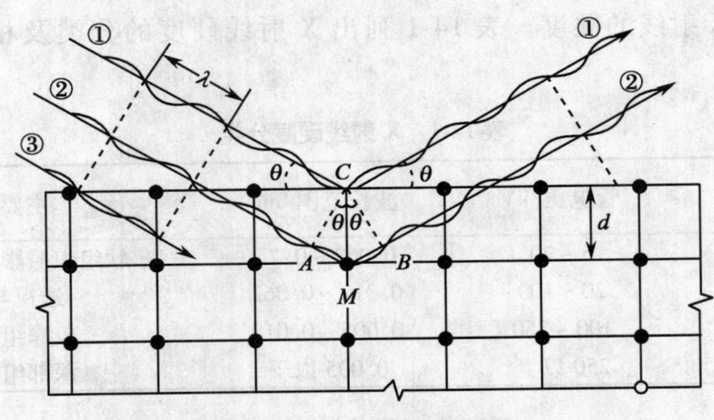

图14-3　X射线衍射原理

如果入射的是单色X射线束，以任意掠射角θ投射到晶面上时，一般不能满足式（14-3）的条件。但由于通常入射X射线的波长是连续的，则对于波长值$\lambda = 2d\sin\theta/k$（$k=1,\ 2,\ 3,\ \cdots$）的入射X射线束就可以产生加强反射。

由上述可知，用结构已知的晶体作为光栅，式中d为已知，利用式（14-3）可以计算出入射X射线的波长λ。反之利用已知波长的X射线照射晶体，则可测出晶体点阵上原子的位置和间隔。因此X射线衍射是研究晶体结构的主要方法之一。现在这种研究已经发展成一门独立学科，称为X射线结构分析。X射线衍射结构分析不仅可以用于简单的无机晶体，而且已成功地用于核酸和蛋白质之类的生物大分子的结构研究。以X射线衍射的研究作为部分依据，1953年英国生物学家沃森（J. D. Watson）和美国物理学家克里克（F. H. C. Crick）提出了脱氧核糖核酸（DNA）的双螺旋结构模型。1958年英国生物化学家肯德鲁（J. C. Kendrew）根据X射线衍射图样测定了肌红蛋白的三维结构，使人们第一次看到一个蛋白质分子的立体结构。英籍奥地利生物化学家佩鲁茨（M. F. Perutz）在1960年根据X射线衍射图样完成了血红蛋白三维结构的测定。

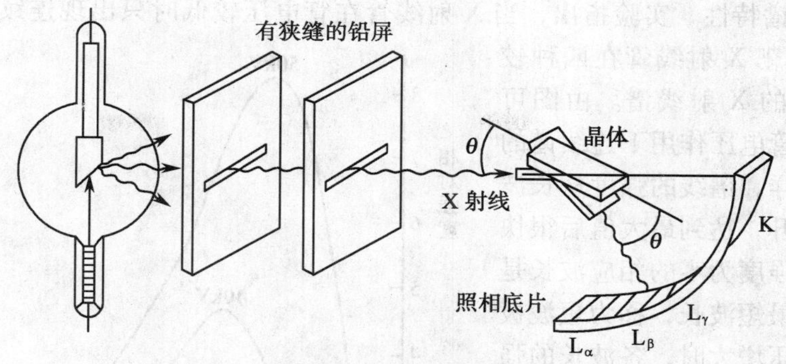

图 14-4　X 射线摄谱仪原理图

利用 X 射线晶体衍射的基本原理，英国的布拉格父子设计了既能观察 X 射线衍射，又可摄取 X 射线谱的实验装置，即 X 射线摄谱仪。如图 14-4 所示，X 射线束通过两个铅屏上的狭缝射到晶体光栅上，转动晶体，当入射 X 射线的方向相对于晶体为某一角度时，入射 X 射线中某一波长刚好满足式（14-3）的关系，这时，将有一束反射 X 射线从晶体射到放置在其附近的圆弧形胶片上。波长越短的射线，掠射角 θ 越小。改变 θ 角，就可以使不同波长的 X 射线在不同的方向上得到加强并射向胶片。当晶体往复转动时，反射 X 射线束就在胶片上从一端到另一端反复感光，取下胶片冲洗后就可获得如图 14-5 所示的 X 射线谱。

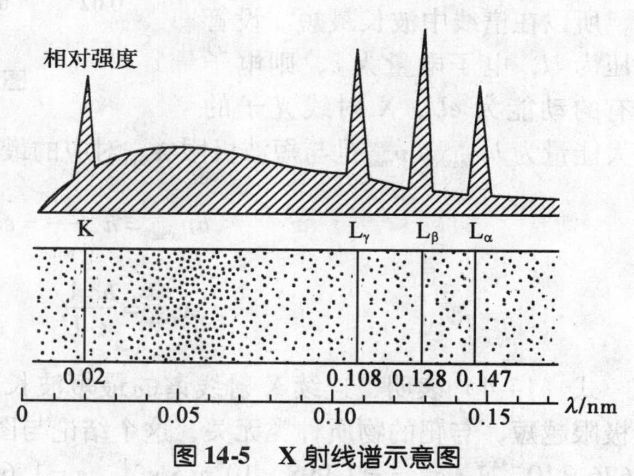

图 14-5　X 射线谱示意图

图 14-5 的上部是谱强度与波长关系曲线，下部是照在胶片上的射线谱。从该图可以看出 X 射线谱包含两个部分：曲线下面画斜线的部分对应于照片上的背景，它包括各种不同波长的射线，称为连续 X 射线或连续谱；另一部分是曲线上凸出的尖峰，具有较大的强度，对应于照片上的明显谱线，这相当于可见光中的明线光谱，称为特征 X 射线或特征谱。连续谱与靶物质无关，但不同的靶物质有不同的特征谱。

二、连续 X 射线谱

1. 产生机制　连续 X 射线的产生是轫致辐射，轫致辐射一词来自德语制动辐射。当高速电子流撞击在阳极靶上受到制动时，电子在原子核的强电场作用下，速度的量值和方向都发生急剧变化，一部分动能转化为光子的能量 $h\nu$ 而辐射出去，这就是轫致辐射。由于各个电子到原子核的距离不同，速度变化情况也各不一样，所以每个电子损失的动能将不同，辐射出来的光子能量具有各种各样的数值，大量的 X 光子就形成了具有各种频率的连续 X 射线谱。

2. 连续谱特性　实验指出，当 X 射线管在管电压较低时只出现连续 X 射线谱。图 14-6 是钨靶 X 射线管在四种较低管电压下的 X 射线谱。由图可见，在不同管电压作用下连续谱的位置并不一样，谱线的强度从长波开始逐渐上升，达到最大值后很快下降为零。强度为零的相应波长是连续谱中的最短波长，称为短波极限。当管电压增大时，各波长的强度都增大，而且强度最大的波长和短波极限都向短波方向移动。

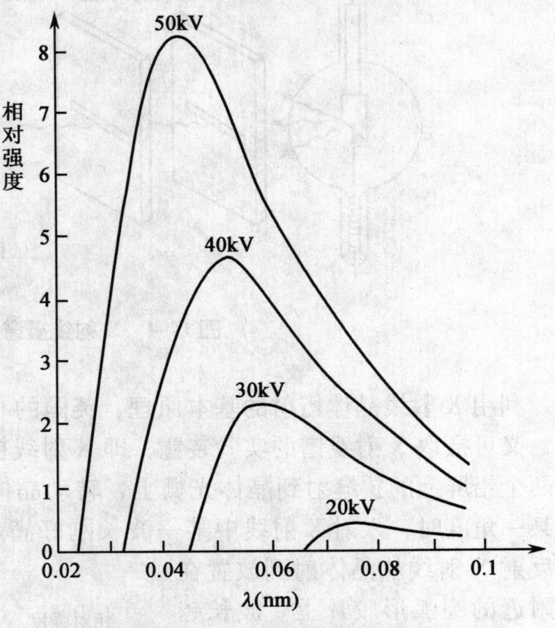

图 14-6　钨的连续 X 射线谱

连续 X 射线谱中的短波极限，是电子受原子核电场作用时，把全部动能都转变为 X 射线光子能量所产生的。因其能量最大，频率最大，所以在谱线中波长最短。设管电压为 U，电子电量为 e，则电子具有的动能为 eU，X 射线光子的最大能量为 $h\nu_{max}$（ν_{max}是与短波极限 λ_{min} 对应的最高频率），则

$$h\nu_{max} = h\frac{c}{\lambda_{min}} = eU$$

故

$$\lambda_{min} = \frac{hc}{e}\frac{1}{U} \qquad (14\text{-}4)$$

式（14-4）表明，连续 X 射线谱的最短波长与管电压成反比。管电压越高，短波极限越短，与靶的物质种类无关，这个结论与图 14-6 的实验结果完全一致。将 $h = 6.626 \times 10^{-34}\text{J} \cdot \text{s}$、$c = 2.998 \times 10^{8}\text{m} \cdot \text{s}^{-1}$、$e = 1.602 \times 10^{-19}\text{C}$ 带入上式，得

$$\lambda_{min} = \frac{1.242}{U}\ (\text{nm}) \qquad (14\text{-}5)$$

式中管电压 U 的单位为 kV。

例 14-1　若 X 射线管两极间的管电压为 70kV，试求连续谱中的最短波长。

解： 短波极限 $\lambda_{min} = \frac{1.242}{70}\text{nm} = 0.018\text{nm}$。

三、特征 X 射线谱

以上讨论的是钨靶 X 射线管在 50kV 以下工作的情况，此时波长在 0.025nm 以上，只出现连续 X 射线。当管电压升高到 70kV 以上时，连续谱在 0.02nm 附近叠加了 4 条谱线，在曲线上出现了 4 个高峰。当电压继续升高时，连续谱发生了很大改变，但这 4 条谱线在图中的位置却始终不变，即它们的波长不变，如图 14-7 所示，图中的 4 条谱线就是图 14-5 中未曾分开的 K 线系。

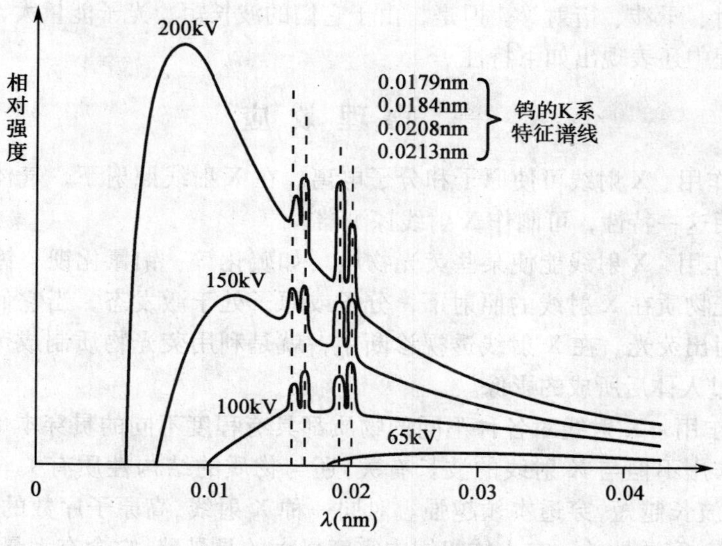

图 14-7 钨靶的标识 X 射线

1. 产生机制 特征 X 射线产生的原理是，当管电压提高到某一临界值时，如果高速电子进入阳极靶，就可能将靶原子内层某个电子击出，空出来的位置就会被外层或更外层的电子来填补，并在跃迁过程中发射一个 X 射线光子，如图 14-8 所示，X 射线光子的能量等于两能级的能量差。若被打出去的是 K 层电子，则空出来的位置就会被 L、M 或更外层的电子来填补，这样辐射的几条谱线就组成了 K 线系；如果是 L 层电子获得能量后脱离原子，这个空位将会被 M、N 或 O 层电子来填补，在电子跃迁的过程中，辐射的 X 射线光子就组成 L 线系。总之，电子由不同能级到达同一壳层的空位时所辐射的谱线就组成一个线系。

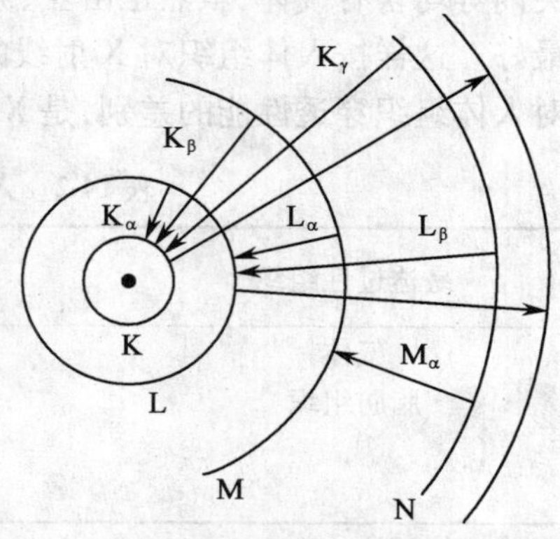

图 14-8 特征 X 射线发生原理示意图

2. 特征谱的特性 实验表明，X 射线特征谱线的波长取决于阳极靶的材料，不同元素制成的靶具有不同的特征谱，它们可作为这些元素的特征，因此称为 X 射线特征谱。由于原子内各壳层轨道能量随原子序数增大而增加，原子序数越高，能级差越大，辐射的特征 X 射线的波长越短。因此，原子序数高的元素产生的各线系特征 X 射线的波长要小于原子序数低的各线系相对应的特征 X 射线的波长。应该指出，医用 X 射线管发出的 X 射线，主要是连续 X 射线，特征 X 射线占的分量很少。

第三节 X 射线的基本性质

现已证实，X 射线的本质和普通光线一样，都是电磁波，它具有光的一般性质，如反射、折射、干涉、衍射等。但是，由于它们的波长短、光子能量大，所以在对物质的作用过程中还表现出如下特性。

一、物理效应

1. 电离作用　X射线可使原子和分子电离。在X射线照射下，气体能够被电离而导电，利用这一特性，可制作X射线探测器。

2. 荧光作用　X射线能使某些荧光物质（如硫化锌、铂氰化钡、钨酸钙等）发出荧光。荧光物质在X射线的照射下，分子或原子处于激发态，当它们跃迁至较低能态时便发射出荧光。在X射线透视诊断中，就是利用荧光物质制成荧光屏，来观察X射线透过人体后所成的影像。

3. 穿透作用　X射线对各种不同的物质都具有程度不同的贯穿本领。X射线对物质的穿透作用不但与X射线的波长有关,还与物质的结构性质有关。对同一种物质,X射线的波长越短,穿透本领越强。对同一种X射线,高原子序数的物质密度大,吸收X射线多,穿透性差。在人体组织中密度最大的是骨骼,它含有大量的钙质,钙的原子序数($Z=20$)较高,所以吸收X射线最多,属于不易透过性组织;各种软组织(包括结缔组织、肌肉、软骨等)以及体液都是由氢、碳、氮、氧等低原子序数的原子组成,它们的密度与水相近,属于中等透过性组织,脂肪组织的原子成分与软组织相似,但排列稀疏,密度比软组织小,X射线透过性较好,属易透过性组织;体内肺部、胃肠道、鼻窦及乳突内等均含有气体,虽然也由氢、氮、氧等组成,但是排列非常稀疏,密度很小,透过性能最好。这样按人体组织对X射线的透过性能的不同分为三类,如表14-2所示。X射线对人体组织穿透性能的差别,是X射线透视和摄影的基础。

表14-2　人体组织对X射线的透过性

易透过性组织	中等透过性组织	不易透过性组织
气体 脂肪组织	结缔组织 肌肉组织 软骨 血液	骨 其他含钙组织

二、化学效应

X射线能使很多物质发生化学反应，例如可使照相底片感光。X射线的强度不同，在胶片上所引起的感光程度也不同。经显影后，在胶片上便产生了明暗不同的阴影。X射线摄影就是利用这一特性。

三、生物效应

生物组织受到一定量的X射线照射，会产生电离和激发，使细胞受到损伤、抑制、死亡或通过遗传变异影响下一代，这种现象称为X射线的生物效应。由于人体不同组织的细胞对X射线的敏感程度不一样，所以可根据这一性质，利用X射线局部照射来杀死某些敏感性很强、分裂活动旺盛的癌细胞，以达到一定的治疗目的。由于X射线对正常的组织也有一定的损害。所以要特别注意照射强度和照射时间，并进行必要的防护。

第四节　物质对X射线的衰减规律

当X射线通过物质时，X射线光子能与物质中的原子发生多种相互作用。在作用过程中，一部分X射线光子被吸收并转化成为其他形式的能量，一部分X射线光子被物质散射而改变方向，因此在X射线原来方向上的强度衰减了。这种现象称为物质对X射线的衰减，本节讨论它们的宏观效果，即物质对X射线的宏观衰减规律。

一、单能窄束X射线的衰减规律

实验表明，单能窄束X射线通过物质时，服从指数衰减规律：

$$I = I_0 e^{-\mu x} \tag{14-6}$$

式中，I_0 是入射X射线的强度，I 是通过厚度为 x 的物质后的X射线强度，μ 是物质的线性衰减系数（linear attenuation coefficient）。如果厚度 x 的单位为m，则 μ 的单位为米$^{-1}$（m^{-1}）。μ 值越大，X射线被衰减越强烈，X射线的强度减弱也就越快。

对于同一种物质来说，线性衰减系数 μ 与它的密度 ρ 成正比，因此吸收体的密度越大，则单位体积中可能与X射线光子发生作用的原子就越多，X射线光子在单位路程中被吸收或散射的概率也就越大。线性衰减系数 μ 与密度 ρ 的比值称为质量衰减系数，记作 μ_m，即

$$\mu_m = \frac{\mu}{\rho} \tag{14-7}$$

质量衰减系数用来比较各种物质对X射线的吸收本领。一种物质由液态或固态转变为气态时，密度变化很大，但 μ_m 值都是相同的。引入质量衰减系数后，式（14-6）改写成

$$I = I_0 e^{-\mu_m x_m} \tag{14-8}$$

式中 $x_m = x\rho$ 称为质量厚度，它等于单位面积中厚度为 x 的吸收层的质量。x_m 常用的单位为千克·米$^{-2}$（$kg \cdot m^{-2}$），μ_m 的单位为米^2·千克$^{-1}$（$m^2 \cdot kg^{-1}$）。

X射线在物质中强度被衰减一半时的厚度（或质量厚度），称为该种物质的半价层（half value layer）。由式（14-6）、式（14-8）可以得到半价层与衰减系数之间的关系式：

$$x_{1/2} = \frac{\ln 2}{\mu} = \frac{0.693}{\mu} \tag{14-9}$$

$$x_{m1/2} = \frac{\ln 2}{\mu_m} = \frac{0.693}{\mu_m} \tag{14-10}$$

式（14-6）、式（14-8）也可写为 $I = I_0\left(\frac{1}{2}\right)^{\frac{x}{x_{1/2}}}$、$I = I_0\left(\frac{1}{2}\right)^{\frac{x}{x_{m1/2}}}$。

例 14-2 某种物质对X射线的质量衰减系数为$5.0\mathrm{m^2\cdot kg^{-1}}$，要使透射出的X射线强度为入射强度的10%，试求物质的厚度与半价层。（物质的密度为$3.0\times10^3\mathrm{kg\cdot m^{-3}}$）。

解：由式（14-8），可得

$$\ln\frac{I}{I_0}=-\mu_m x_m$$

$$x=\frac{x_m}{\rho}=\frac{\ln(I_0/I)}{\mu_m}=\frac{\ln10}{5.0\times3.0\times10^3}\mathrm{m}=1.5\times10^{-4}\mathrm{m}$$

由式（14-9），可得

$$x_{1/2}=\frac{\ln2}{\mu}=\frac{\ln2}{\mu_m\rho}=\frac{0.693}{5.0\times3.0\times10^3}\mathrm{m}=4.6\times10^{-5}\mathrm{m}$$

二、衰减系数与波长、原子序数的关系

对于医学上常用的低能X射线，光子能量在数十keV到数百keV之间，各种元素的质量衰减系数近似地适合下式：

$$\mu_m=KZ^{\alpha}\lambda^3 \tag{14-11}$$

式中，K大致是一个常数，Z是吸收物质的原子序数，λ是射线的波长，指数α通常在3与4之间，与吸收物质和射线波长有关。吸收物质为水、空气和人体组织时，对于医学上常用的X射线，α可取3.5。

从式（14-11），可以得到两个有实际意义的结论：

1. 原子序数越大的物质，吸收本领越大。人体肌肉组织的主要成分是H、O、C等，而骨骼的主要成分是$Ca_3(PO_4)_2$，其中Ca和P的原子序数比肌肉组织中任何主要成分的原子序数都高，因此骨骼的质量衰减系数比肌肉组织的大，在X射线照相或透视荧光屏上显示出明显的阴影。在胃肠透视时服食钡盐（$BaSO_4$）也是因为钡的原子序数较高（$Z=56$）吸收本领较大，可以显示出胃肠的阴影。铅的原子序数很高（$Z=82$），因此铅板和铅制品（铅玻璃、铅手套、铅围裙、铅眼镜）是应用最广泛的X射线防护用品。

2. 波长越长的X射线，越容易被吸收。这就是说，X射线的波长越短，贯穿本领越大，即硬度越大。因此，在浅部治疗时应使用较低的管电压，在深部治疗时则使用较高的管电压。

在X射线影像诊断中，采用波长较长的软X射线对密度差较小的软组织进行X射线摄影，其影像对比度比较短波长X射线摄影效果好。

含有多种波长的X射线进入物体后，长波成分比短波成分衰减得快，因而随着投射深度的增加，短波成分的比例将越来越大，X射线越来越硬，这一过程称为X射线的硬化。根据这一原理，让X射线通过铜板或铝板，使软线成分被强烈吸收，这样得到的X射线不仅硬度较高，而且射线谱的范围也较窄，这种装置称为滤线板。

第五节 X射线在临床医学中的应用

X射线在临床医学中的应用，主要有诊断和治疗两个方面。

一、X 射线影像诊断

1. X 射线透视、摄影及造影检查　X 射线常规透视和摄影目前仍然被广泛应用于临床诊断中。强度均匀的 X 射线投照人体，由于体内不同组织和脏器对 X 射线衰减不同，透射出的 X 射线强度也有相应的不同，这是 X 射线透视和摄影的依据。

X 射线透过人体后，激发透视荧光屏上的荧光物质，转化为可见光，在荧光屏上显示出明暗不同的荧光像，这就是 X 射线透视术。目前荧光屏透视已基本被医用 X 射线电视系统（影像增强器 + 光分配器 + 电视系统）所取代。观察分析透视影像能帮助判断人体相应组织、器官正常与否。X 射线透视可以观察脏器的运动情况，如心脏大血管的搏动、膈肌的运动等。

透过人体后的 X 射线投照到 X 射线胶片上，使胶片感光，即 X 射线照相术。由于 X 射线穿透能力强，绝大部分 X 射线通过胶片而不引起感光作用，致使感光效率不高。因此在实际应用中常在胶片前后紧贴着各放置一个荧光屏，以提高胶片的感光效应，这样的荧光屏称为增感屏。使用增感屏后，胶片感光作用的 95% ~ 98% 是由增感屏的荧光（对于钨酸钙增感屏而言，主要是蓝紫荧光和紫外线）引起的。使用增感屏不仅能提高胶片感光效应，而且还能降低 X 射线的强度和缩短照相时间，减少患者所受照射量。X 射线摄影的位置分辨能力和对比度分辨能力都比 X 射线透视好，且胶片能长期保存。

由于人体的某些脏器与周围组织对 X 射线的吸收衰减本领相差很小，当 X 射线透过这些部位时，强度相差不大，这样在电视显示屏和 X 射线胶片上阴影的明暗对比不明显，达不到看清脏器的目的。通过给这些脏器（具有腔道或潜在腔隙）引入衰减系数较大或较小的物质，即对比剂（contrast medium），以增加其与周围组织的对比，观察其形态和病变，这种方法称为人工造影。例如做胃肠检查时，让受检者吞服衰减系数很大的硫酸钡。这样在 X 射线照射下，在电视显示屏或胶片上，就能把胃肠部分清楚地显示出来。在做某些关节腔的检查时，先在关节腔内注入密度很小的空气，再进行 X 射线透视或摄影，就可显示出关节周围的结构。在血管中引入有机碘，可显示血管影像，以达到观察诊断的目的。

2. 数字化 X 射线成像技术　数字化 X 射线成像技术是目前 X 射线影像技术的新潮，它是攻克最后一块传统 X 射线检查领地的换代技术，如普通平片数字化、胃肠道钡剂检查数字化、乳腺摄影数字化及普通造影数字化。

数字化 X 射线成像技术是传统 X 射线成像技术与计算机技术结合的产物。数字 X 射线成像获得的是数字化信息，可以通过计算机对图像信息进行各种处理，改善影像的细节、降低图像的噪声、进行灰阶、对比度调整与影像放大、数字减影等，显示出在未经处理的影像中所见不到的特征信息；可借助人工智能等技术对影像做定量分析和特征提取，可进行计算机辅助诊断；可将数字化图像信息传输给图像存储与通讯系统（picture archiving and communication system，PACS），实现远程诊断和远程医学。数字化 X 射线成像技术包括计算机 X 射线摄影（computed radiography，CR）、数字 X 射线摄影（digital radiography，DR）和数字减影血管造影（digital subtraction angiography，DSA）等。

计算机 X 射线摄影（CR）是一种 X 射线摄影的数字采集技术，它仍使用常规 X 射线摄影的采集结构，利用光激励荧光体的延迟发光特性在其中积存能量。经 X 射线照射后，荧光体再经激光扫描，以可见光的形式释放出积存的能量，被探测器捕获后转换成为数字信号，输入计算机可进行图像重建。

CR 主要由 X 射线机、影像板、影像阅读器、影像处理工作站、影像存储系统和打印机组成。涂有光激励荧光体的影像板是 CR 成像系统关键元件，作为记录人体影像信息、实现模拟信息转换为数字信息的载体，代替了传统的屏-片系统，既可以用于普通 X 射线摄影，也可用于特殊摄影和造影检查，并可重复使用。影像阅读器是阅读影像板、产生数字影像、进行影像简单处理并向影像处理工作站或激光打印机等终端设备输出影像数据的装置。透过人体的 X 射线在影像板上形成的潜影经过激光扫描进行读取，影像板被激励后，以紫色荧光形式释放存储的能量，这种现象称为光激励发光。利用光电倍增管，将影像板被激励后的发射光转换成电信号，再由模拟信号/数字信号（A/D）转换器转换成数字化影像信号，并根据诊断的特性要求进行影像的后处理。

数字 X 射线摄影（DR）大致分为非晶硒直接数字化 X 射线摄影（DDR）、非晶硅间接数字化 X 射线摄影（IDR）、电荷耦合器 X 射线摄影（CCD）和多丝正比电离室 X 射线摄影（MWPC）。DDR 是入射的 X 射线照射到非晶硒层，使之产生电子空穴对，它在电场的作用下出现正负电荷分离，并反向运动形成电流，电流的大小与入射光子的强度成正比。电信号被探测器的薄膜晶体管（TFT）接收，经读出线路读出，送入计算机重建图像。图 14-9 为胸部数字摄影，在一定的时间间隔内连续采集高能与低能信号，经能量减影处理可同时获得标准胸片像、软组织像和骨组织像。IDR 与 DDR 的主要区别是碘化铯代替了非晶硒层，产生了可见光，其成像经历了 X 射线→可见光→电荷图像→数字图像的过程。CCD 的 X 射线成像主要原理是 X 射线在荧光屏上产生的光信号由 CCD 探测器接收，随之将光信号转换成电荷并形成数字 X 线图像。MWPC 是当 X 射线射入多丝正比室中的漂移电场时，其内的惰性气体发生分子电离，离子碰撞产生脉冲信号并正比于入射的光子数，数据采集系统接收信号后输入计算机重建图像。

数字 X 线图像的共同特点是曝光动态范围大、量子检测率高、密度分辨率高、图像能进行多种后处理。数字化图像可以光盘存储、网络传输，省去了胶片、暗室。

X 射线造影的图像由于被检器官与骨骼影像、组织影像的重叠，不便于观察，数字减影血管造影（DSA）技术就是针对这个问题设计发明的。

数字减影血管造影是将造影前、后获得的数字图像进行数字减影，在减影图像中消除骨骼和软组织结构，使浓度很低的对比剂所充盈的血管在减影图像中显示出来，有较高的对比度，如图 14-10 所示。

DSA 在临床上的应用主要是血管造影及介入治疗。如可检查主动脉瘤、主动脉缩窄、动脉粥样硬化、暂时性缺血发作等，或评价动脉手术后情况，经皮血管腔内成形术和动脉栓塞等介入治疗。图 14-11 为正常颈内动脉造影侧位像。

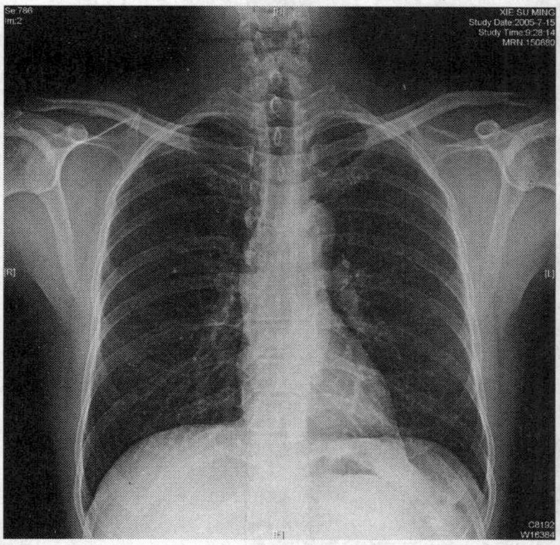

(a)

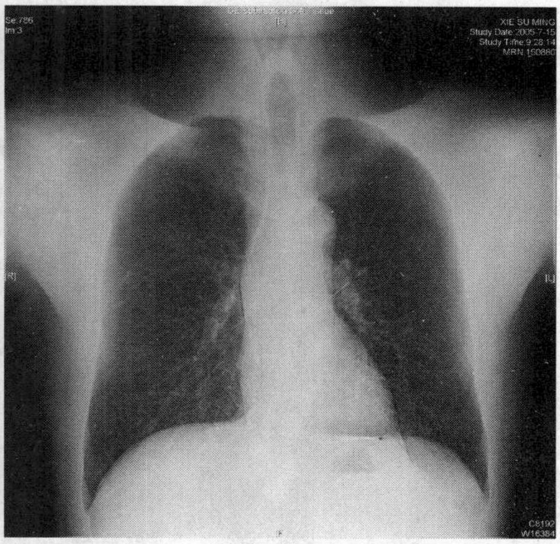

(b)

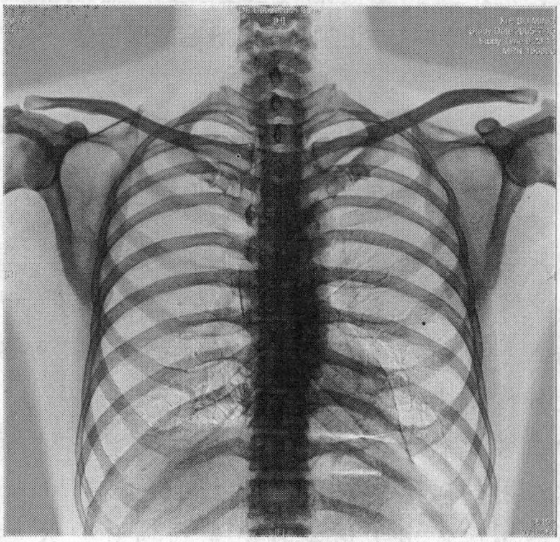

(c)

图 14-9　胸部数字摄影

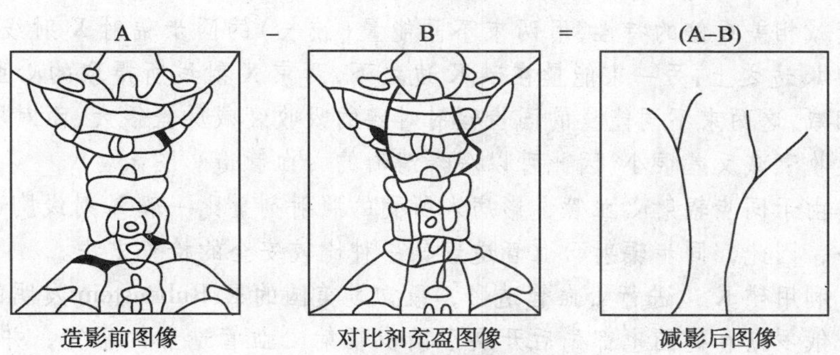

图 14-10　数字图像减影原理示意图

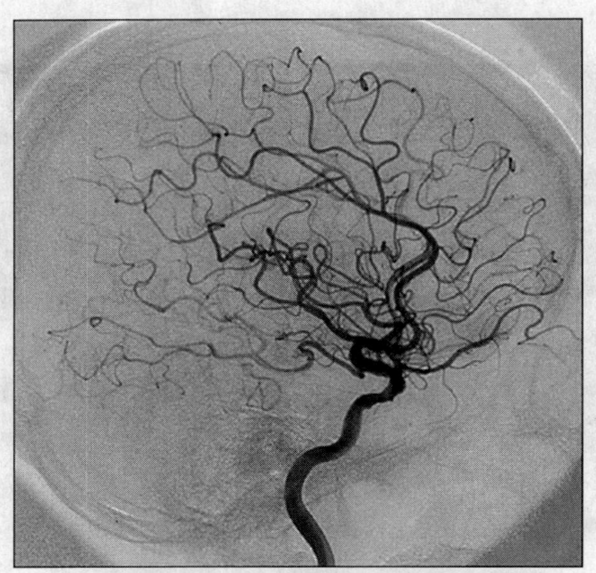

图 14-11　正常颈内动脉造影侧位像

同步辐射心血管造影

心脏血管受阻而导致的心肌梗死症，其死亡率已跃居世界首位。心肌梗死很难事先预测出来，现在医学上能够诊断心血管阻死的办法是X射线造影，即在动脉血管中插入导管，这根导管由动脉末梢插至心脏部位，然后注入含碘的对比剂。但是这种诊断手术是很危险的。

同步辐射心血管造影，可以避免通过动脉插管注射，而是可以直接静脉注射碘化合物。静脉注射的对比剂到达心脏时已经稀释20～30倍，用普通X射线造影不能获得清晰的图像。由于同步辐射光源辐射的X射线强度比普通X射线管产生的X射线的强度要高3～4个数量级，同时同步辐射光源通过单色仪可获得分辨率极高的单色X射线，利用碘K吸收边(33.16keV)前、后对X射线的吸收衰减相差6倍的特性，用两束不同能量(波长)的同步辐射X射线，一束能量在碘K边之上，另一束能量在碘K边之下，两束X射线所摄取的心血管造影图像相减，这两束不同能量的同步辐射对碘的吸收衰减反差很大，而对肌肉和骨骼的吸收衰减反差很小，因此可以获得清晰的心血管造影图像。

由于同步辐射心血管造影病人所受的照射剂量比一般X射线胸透的剂量小得多，因此，同步辐射心血管造影是一种比较安全的检查方法。

利用碘K边进行心血管造影，最初是美国的E. Rubenstein发明的。后来日本、俄罗斯和德国也都先后开展了同步辐射心血管造影的研究，并取得成功。美国、日本、德国已设计建造了同步辐射心血管造影专用设备。

我国科学家现已利用国家同步辐射实验室的同步辐射光源开展心血管造影研究，并建议在我国建造专用于心血管造影的同步辐射光源。

3. X 射线计算机体层成像　X 射线计算机体层成像（X-CT）是以测定 X 射线在人体的衰减系数为基础，采用一定的数学方法，经计算机处理，重新建立体层图像的现代医学成像技术。

人体组织和器官都是立体结构，而普通 X 射线透视和照相显示的是人体组织结构互相重叠的平面像，使诊断受到一定的限制和影响。1963 年美国物理学家科马克（A. M. Cormack）提出了由投影重建图像的理论，1972 年英国工程师亨斯菲尔德（G. N. Hounsfield）研制成世界上第一台 X 射线计算机体层成像（X-ray computer tomography，X-CT）装置。X-CT 的问世被公认为 20 世纪 70 年代重大科技突破，科马克与亨斯菲尔德共同获得了 1979 年的诺贝尔医学生理学奖。

（1）X-CT 的基本原理：设用单色 X 射线通过密度均匀的介质，依据式（14-6）可得到射线强度与介质层线性衰减系数 μ 的关系为

$$\mu = \frac{1}{x}\ln\frac{I_0}{I} \tag{14-12}$$

如果介质沿 X 射线路径的密度不均匀，则可将整个介质分成若干个很小的体积元，其线度为 l，每一个体积元可视为均匀介质，体积元中的 μ 值相同。该体积元称为体素（voxel），如图 14-12 所示。对第一个体素有

$$I_1 = I_0 e^{-\mu_1 l}$$

对第二体素有

$$\begin{aligned} I_2 &= I_1 e^{-\mu_2 l} \\ &= I_0 e^{-(\mu_1+\mu_2)l} \end{aligned}$$

对第 n 个体素有

$$I = I_0 e^{-(\mu_1+\mu_2+\cdots+\mu_n)}$$

利用上式可将介质线性衰减系数的总和表示为

$$\sum_{i=1}^{n}\mu_i = \mu_1 + \mu_2 + \cdots + \mu_n = \frac{1}{l}\ln\frac{I_0}{I} \tag{14-13}$$

当 I 和 I_0 都测出后，就可得出沿 X 射线贯穿方向各体素的线性衰减系数总和，我们称这个线性衰减系数的总和为投影值。

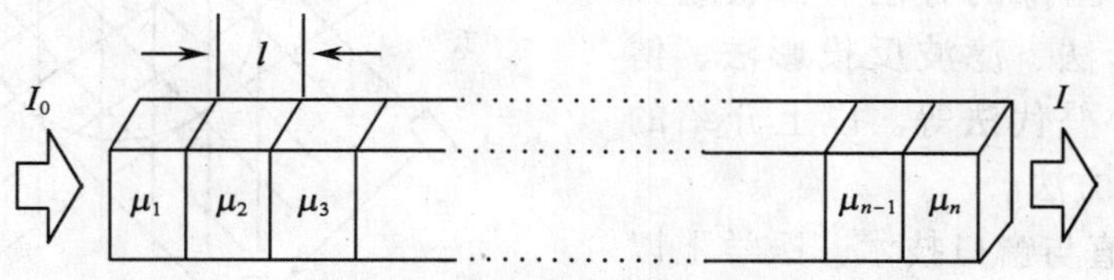

图 14-12　非均匀介质对 X 射线的吸收

为了要得到人体某一体层的 X-CT 图像，可以将要观察的体层看成一个二维矩阵，它包含着 $k \times n$ 个体素，如图 14-13 所示，假定同一体素内的线性衰减系数 μ 相同。

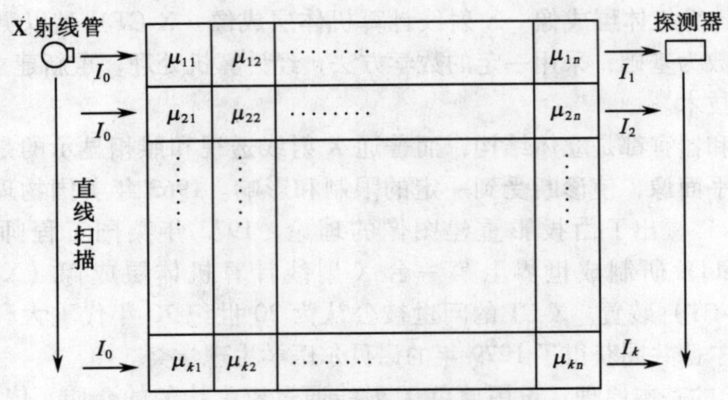

图 14-13 层面矩阵扫描示意图

如果 X 射线束在这一体层作直线扫描一次，探测器可接收 k 个 X 射线强度值，那么可列出 k 个方程

$$\mu_{11}+\mu_{12}+\cdots+\mu_{1n}=\frac{1}{l}\ln\frac{I_0}{I_1}$$

$$\mu_{21}+\mu_{22}+\cdots+\mu_{2n}=\frac{1}{l}\ln\frac{I_0}{I_2}$$

……

$$\mu_{k1}+\mu_{k2}+\cdots+\mu_{kn}=\frac{1}{l}\ln\frac{I_0}{I_k}$$

一次直线扫描之后，将整个扫描装置旋转 1°角，再进行一次直线扫描，又可建立 k 个方程。直到旋转 180°，共可建立 $180\times k$ 个方程，如图 14-14 所示。

在第一代 CT 机中，有 $160\times160=25600$ 个体素，$k=160$，可列出 $180\times160=28800$ 个方程，足够解 25600 个未知数。经计算机计算，可得到 25600 个像素的 μ 值，将这些结果转化为荧光屏上的亮度显示出来，即得到 CT 图像。

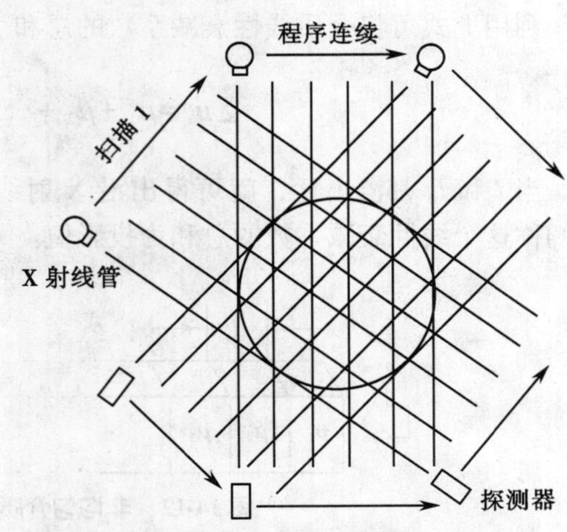

图 14-14 CT 扫描过程示意图

投影重建图像的方法有：联立方程法、反投影法、滤波反投影法、傅立叶变换法、叠代法等。以上介绍的是联立方程的方法。

（2）CT 值与窗口技术：医学上以物质对 X 射线的线性衰减系数为依据，用 CT 值表达人体组织密度的量值。以水的线性衰减系数 $\mu_{水}$ 作为基准，定义了 CT 值，其公式如下：

$$\text{CT 值}=K\frac{\mu_{物}-\mu_{水}}{\mu_{水}} \qquad (14\text{-}14)$$

式中，K 规定为1000，CT 值单位是 Hu。规定$\mu_{水}$ 是能量为73keV 的 X 射线在水中的线性衰减系数，$\mu_{水}=1cm^{-1}$。能量为73keV 的 X 射线在空气和骨骼中的线性衰减系数分别为$\mu_{气}=0.0013cm^{-1}$与$\mu_{骨}=1.9\sim2.0cm^{-1}$，可计算出水的 CT 值 = 0Hu，空气的 CT 值 = -1000Hu，密质骨的 CT 值 = 1000Hu，其他人体组织的 CT 值介于 -1000 ~ 1000Hu 之间。人体部分组织的 CT 值范围见表 14-3。一般说来，当 X 射线能量不同时，人体组织对 X 射线的线性衰减系数是不一样的，因此组织的 CT 值也是不一样的。

表 14-3　人体部分组织的 CT 值范围

组织	CT 值（Hu）	组织	CT 值（Hu）
密质骨	>250	肝脏	45 ~ 75
松质骨	30 ~ 230	脾脏	35 ~ 55
钙化	80 ~ 300	肾脏	20 ~ 40
血液	50 ~ 90	胰腺	25 ~ 55
血浆	25 ~ 30	甲状腺	35 ~ 50
渗出液	>15	脂肪	-50 ~ 100
漏出液	<18	肌肉	35 ~ 50
脑脊液	3 ~ 8	脑白质	28 ~ 32
水	0	脑灰质	32 ~ 40

人体组织的 CT 值有 2000 个等级，而在图像显示器上，人眼只能分辨 10 ~ 20 个灰度等级。假设人眼能识别16 个灰度等级，把 2000 个 CT 值分成 16 个灰阶，则每个灰阶包含着 2000/16 = 125 个 CT 值，人们仅能把 CT 值相差 125Hu 以上的组织分辨出来，两种组织的 CT 值小于 125Hu 时，就不可能加以分辨。为了解决这个问题可采用窗口技术，即任意选定一个 CT 值为窗口中心，称为窗位（window level），再适当选择窗宽（window width），即要显示的 CT 值的范围，窗宽的上限和下限所包含的范围称为窗口（window）。将此窗口的 CT 值用荧光屏或胶片的全部灰阶来显示。这样就提高了图像的分辨率。例如，选择窗位为 40，窗宽为 80，这时图像仅显示 CT 值在 0 ~ 80 之间的灰阶变化，每个灰阶只包含 80/16 = 5 个 CT 值，两种组织的 CT 值相差只要大于 5Hu，就可以分辨。利用窗口技术，可以大大提高对细节的分辨力。

CT 成像技术发展迅速，更新换代快，从 20 世纪 70 年代的单层 CT 发展到现在的多层螺旋 CT（目前可达 64 层）以及电子束 CT，不久的将来还会有平板型容积 CT。随着 CT 机性能和软件的开发，CT 图像能重建三维图像、运动器官成像，用于仿真内镜、动态观察等。CT 与 PET 结合，出现了 CT 功能性图像，并能在 CT 引导下进行介入治疗。

二、X 射线治疗

X 射线属于电离辐射，除了医学影像外，还用于肿瘤的放射治疗，简称放疗。其机制是基于 X 射线的电离作用。X 射线照射到人体上，引起生物分子和水分子的电离，并由此诱发出一系列生物效应。肿瘤细胞自身分裂繁殖活跃，它对 X 射线的敏感性比正常细胞大得多。放射治疗就是利用X射线的这一生物效应特性，从而达到抑制和破坏肿瘤组织、最大限度地保护正常组织的治疗目的。

肿瘤放射治疗经历了三个发展阶段：X射线治疗机（keV级）、医用直线加速器（MeV级）、调强适形放射治疗。

皮肤和浅表组织的肿瘤，通常采用低能X射线进行近距离的照射治疗；深部肿瘤多采用医用电子直线加速器产生的高能X射线进行治疗。近几年出现的X刀，是X射线在放射治疗应用中的杰出成就，它以X-CT、MRI图像为依据，利用计算机对肿瘤进行三维重建、立体定位、制定精确的照射方案，利用医用电子直线加速器产生的高能X射线，从多个方向对肿瘤进行大剂量窄束定向照射。

在深部肿瘤的放疗过程中，一些重要的器官接近肿瘤（靶区）时，需要特别注意保护，理想的放疗应按照肿瘤形状给靶区很高的致死剂量，而靶区周围的正常组织不受或少受照射。为了适应这一要求，肿瘤放射学家提出了调强适形放射治疗的概念。用几束X射线同时或分次从不同方位以多个照射野照射肿瘤，适形是通过多叶准直器或挡块，使每个照射野的束流形状与靶区在照射野方向的投影形状一致。调强是通过多叶准直器调整每个照射野中X射线强度的空间分布，使各照射野强度叠加后的高剂量分布区域与肿瘤的形状在三维空间内完全一致，从而最大限度地杀灭肿瘤细胞，并使周围正常组织和器官少受或免受不必要的照射，这被放射肿瘤学界认为是21世纪的发展方向。

三、X射线的防护

自伦琴发现X射线不久，在从事X射线试验的人员中发现了放射性皮炎和继发性结膜炎，相继还发现受照者出现毛发脱落、白细胞减少、皮肤癌等疾患。

X射线引起人体生物学效应的机制非常复杂，通常分为原发作用和继发作用两个方面。

原发作用可分为直接作用和间接作用。直接作用是指电离辐射直接作用于具有生物活性的大分子（如核酸、蛋白质、酶等），造成生物大分子损伤，致使其正常功能和代谢作用发生障碍；间接作用主要是指电离辐射使人体细胞中含有的大量水分子电离形成化学性质非常活泼的自由基（H^+、H_2O_2、OH^-、e_{aq}^-、HO_2^-等），继而作用于生物大分子，造成损伤。

继发作用是在细胞损伤的基础上，引起各组织器官和系统的损伤，导致临床症状的出现，甚至机体死亡。

对X射线的防护，主要可采取以下措施：

1. 时间防护　人体受到X射线照射的累积吸收剂量与受照射的时间成正比，照射时间越长，个人累积剂量就越大。在不影响工作的情况下，尽量减少曝光时间，采用自动化、标准化操作，提高操作技术的熟练程度，缩短在辐射场所的停留时间，以减少受照剂量。

2. 距离防护　X射线对周围空间产生的剂量率随距离增加而降低。X射线近似点波源，剂量率与距离的平方成反比，即距离增加一倍，照射量率减少到原来的1/4。因此，人体离X射线源越远，照射量率越低。

3. 屏蔽防护　是利用射线通过物质时的减弱规律，在X射线源与工作人员之间设置一种或数种能吸收X射线的物体，以消除X射线对工作人员的危害。常用的屏蔽方法有铅隔离式控制室、铅橡皮围裙和手套等。

思考题与习题十四

14-1　产生X射线的基本条件是什么？

14-2　X射线发生装置主要由哪几部分组成？

14-3　何谓X射线的强度与硬度？如何调节？

14-4　连续X射线与特征X射线产生的机制有何不同？

14-5　已知X射线机的管电压为10kV，求X射线光子的最大能量和最短波长。

14-6　X射线被衰减时要经过多少个半价层，强度才能减少到原来的1%？

14-7　对波长为0.154nm的X射线，铝的线性衰减系数为$132cm^{-1}$，铅的线性衰减系数为$2610cm^{-1}$。要和1.0mm厚的铅板得到同样的防护效果，铝板的厚度应多大？

14-8　数字减影血管造影技术的基本原理是什么？

14-9　某波长的X射线通过水时的衰减系数为$0.77cm^{-1}$，通过某人体组织时的衰减系数为$1.02cm^{-1}$，求此人体组织的CT值。

14-10　X-CT图像说明被观察层面上什么物理量的二维分布？

14-11　X-CT与常规X射线摄影的成像方法有什么不同？

14-12　X射线对人体有何损害作用？应采取什么防护措施？

（刘东华）

第十五章

原子核与放射性

作为现代医学标志的核医学，是以原子核物理学为理论基础的。1896 年法国物理学家贝可勒尔（H. Becquerel）在研究铀矿石时，发现铀矿石能使包在黑纸内的感光胶片感光，这是人类第一次认识到放射现象。1898 年法国物理学家居里夫妇（P. Curie，M. Curiel）发现新放射性元素钋和镭，并对其性质进行了深入的研究，人类从此进入了原子核时代。

第一节　原子核的基本性质

一、原子核的组成

一切原子都是由原子核和电子组成的，除氕原子核以外的原子核都是由质子（proton）和中子（neutron）组成。中子不带电，质子带正电，其电量与电子电量的绝对值相等。由于一切原子都是电中性的，因此原子核中包含的质子数等于核外电子数，即原子序数 Z。质子和中子统称为核子（nucleon）。原子核的质量数 A 就是核子的总数，若以 N 表示中子数，则 $A=Z+N$。原子核的质量常用统一原子质量单位 u 来表示，规定自然界中碳最丰富的同位素 $^{12}_{6}C$ 原子质量的 1/12 为原子质量单位，即

$$1u=\frac{1}{12}m\ (^{12}_{6}C)=1.660540\times10^{-27}kg$$

质子的质量 $m_p=1.007276u$，中子的质量 $m_n=1.008665u$，它们相差很小，用原子质量单位来量度原子核时，其质量的数值都接近于某一整数。即对于质量数为 A 的原子核，在一些近似计算中可以用 Au 代替原子核的质量。

中子数和质子数相同且能量状态也相同的一类原子称为核素（nuclide），核素可以用符号 $^{A}_{Z}X$ 表示，其中 Z 表示原子序数，A 为原子核质量数。

质子数相同的不同核素（它们的中子数不同）在化学元素周期表中处于同一位

置上，称为同位素（isotope）。例如氢原子的三种同位素：$_{1}^{1}H$（氕）、$_{1}^{2}H$（氘）、$_{1}^{3}H$（氚）。同位素的化学性质基本相同，但物理性质可能有很大不同。

质量数和质子数均相同而处于不同能量状态的一类核素，称为同核异能素。在右上角加写“m”表示这种核素处于较高能级的激发态。如$_{43}^{99}T_{C}{}^{m}$的能量状态比$_{43}^{99}T_{C}$高。

二、原子核的性质

根据α粒子散射实验，可知原子核的半径为$10^{-15}\sim10^{-14}$m数量级。许多实验证据表明，原子核的体积基本上与其所含的核子数A成正比，原子核半径R的实验公式为

$$R = R_0A^{1/3} \tag{15-1}$$

式中，A为原子核的质量数，r_0为比例常数，其值约为1.20×10^{-15}m。原子核的半径只有原子半径的万分之一，但它集中了99%以上的原子质量。如果把原子核近似地看作球体，所有原子核的密度可近似为常量，其平均密度为

$$\rho=\frac{M}{V}=\frac{M}{\frac{4}{3}\pi R^3}=\frac{M}{\frac{4}{3}\pi R_0^3A}\approx\frac{Au}{\frac{4}{3}\pi R_0^3A}=\frac{3u}{4\pi R_0^3} \tag{15-2}$$

大约为$2.3\times10^{17}\text{kg}\cdot\text{m}^{-3}$。这一数值比地球的平均密度大$10^{14}$倍。原子核的密度如此之大，是什么力使质子、中子紧密地结合在一起呢？研究表明，在核子之间有一种强相互作用力，称为核力（unclear force），它是一种短程力，只在10^{-15}m的范围内才起作用。

三、原子核的稳定性

实验发现，任何一个原子核的质量，总是小于组成该原子核的核子质量之和。例如氢的同位素氘$_{1}^{2}H$由一个质子和一个中子组成，质子和中子的质量和为

$$m_p+m_n=1.007276\text{u}+1.008665\text{u}=2.015941\text{u}$$

而实验测得核$_{1}^{2}H$的质量为$m_d=2.013552$u。两者的差值为

$$\Delta m=m_p+m_n-m_d=0.002389\text{u}$$

Δm被称为质量亏损（mass defect）。研究发现，当一个中子与一个质子结合成氘核时，将释放能量为$\Delta E=2.225$MeV的光子，根据相对论的质能关系，上述光子的质量为$\Delta m=\Delta E/c^2=3.9665\times10^{-30}\text{kg}=0.002389\text{u}$，恰好等于质量亏损，即质量亏损是由于在质子和中子结合成氘核的过程中释放光子带走了相应的能量。自由核子结合成原子核时释放的能量称为原子核的结合能（binding energy）。要使原子核分裂为自由的质子和中子，必须吸收与结合能同样大小的能量。

任意一个核素$_{Z}^{A}X$的结合能E_B定义为

$$E_B=(Zm_p+Nm_n-m_A)c^2 \tag{15-3}$$

式中，Z、N分别表示质子数和中子数，m_p、m_n、m_A分别表示质子、中子和原子核

的质量。

不同核的结合能不相同，更令人注意的是比结合能，即把原子核的结合能 E 除以该核的核子数 A 就得到核的比结合能 ε：

$$\varepsilon = E_B / A \tag{15-4}$$

比结合能的物理意义是：若把一个核子放入原子核里，则平均释放能量 ε。反之，若从核内取出一个核子，则需要克服原子核对核子的引力平均做功 ε。因此 ε 越大，表示核子间结合得越紧密，ε 的大小可以作为核稳定性的量度。图 15-1 是不同原子核的比结合能曲线。

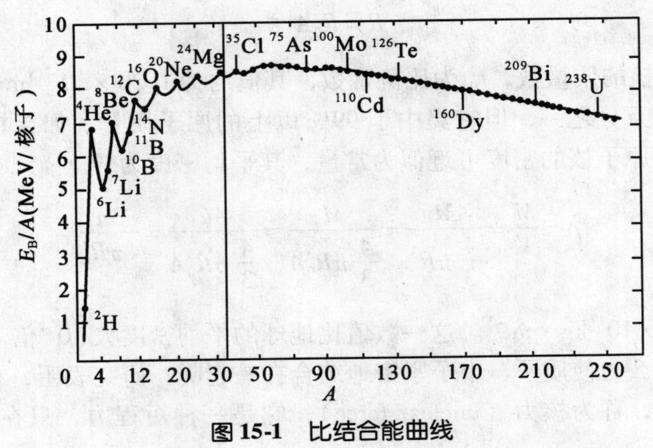

图 15-1　比结合能曲线

可以看出，中等质量的原子核，其比结合能比轻核和重核都大，因此中等质量的原子核比较稳定。原子核的稳定性还与核内质子数与中子数的奇偶性有关，在轻核区，当原子核内的质子数和中子数都是偶数时，原子核稳定。

在重核区（质量数 $A>209$），由于质子数增多，静电斥力迅速增大，使比结合能减少，核子之间结合比较松散，原子核也就出现不稳定性。所以一些天然放射性核素都是原子序数较大的重核，它们能够自发地衰变而放出射线。如果核内的中子数与质子数比例失调（中子数过多或质子数过多），原子核也不稳定。轻核和重核的比结合能小于中等核的比结合能。当比结合能小的核变成比结合能大的核时，将释放能量。这是采用重核裂变和轻核聚变两种途径获得原子能的依据。如氘核 $^2_1$H 的比结合能较小，但当 2 个氘核在一定条件下聚变合成比结合能较大的氦核 $^4_2$He 时，可以释放出大量的结合能。

四、原子核的磁矩

1. 原子核的角动量　实验表明原子核具有角动量，它是原子核的一个重要特征。根据量子力学理论，原子核角动量矢量的大小为

$$L_I = \sqrt{I\ (I+1)}\,\hbar \tag{15-5}$$

式中，$\hbar = \dfrac{h}{2\pi}$，I 为核自旋量子数，它可以取整数或半整数如 0，1，2，…，或 1/2，

3/2，5/2，…。通常称原子核的角动量为核自旋（unclear spin）。

原子核角动量在空间某一选定方向（例如 z 轴方向）上的投影也是量子化的，即

$$L_{Iz}=M_I\hbar \tag{15-6}$$

式中，m_I 为核自旋磁量子数，其可取的数值为 I，$I-1$，…，$-I+1$，$-I$，共有 $2I+1$ 个值。

2. 原子核的磁矩　原子核是一个带电体系，因此核自旋量子数 $I\neq 0$ 的原子核具有核磁矩。核磁矩矢量与核角动量矢量成正比，即

$$\mu_I=g\frac{e}{2m_{\mathrm{p}}}L_I \tag{15-7}$$

式中，m_{p} 为质子质量，g 称为朗德因子，或称为原子核的 g 因子，不同的核有不同的 g 因子。

式（15-7）可写成

$$\mu_I=\gamma L_I \tag{15-8}$$

其中

$$\gamma=g\frac{e}{2m_{\mathrm{p}}} \tag{15-9}$$

式中，γ 称为磁旋比，磁旋比 γ 也是一个特征量，取决于原子核内部的结构和特性。

核磁矩在 z 轴方向（外磁场方向）的投影为

$$\mu_{Iz}=g\frac{e}{2m_{\mathrm{p}}}L_{Iz}=g\frac{e}{2m_{\mathrm{p}}}m_I\hbar=gm_I\mu_{\mathrm{N}} \tag{15-10}$$

其中

$$\mu_{\mathrm{N}}=\frac{e\hbar}{2m_{\mathrm{p}}}=5.0508\times10^{-27}\mathrm{J}\cdot\mathrm{T}^{-1} \tag{15-11}$$

式中，μ_{N} 称为核磁子，是核磁矩的单位。由于核自旋是量子化的，因此 μ_{Iz} 也是量子化的，共有 $2I+1$ 个可能的取值，这种现象称为空间量子化。式（15-10）表明 $I\neq 0$ 的原子核都有磁矩。

第二节　原子核衰变的类型

根据原子核的稳定性，可以把核素分为稳定核素和放射性核素。人们对原子核的认识，是从研究天然放射性现象开始的。某些核素的原子核能自发地衰变，放出 α、β 等粒子的性质称为放射性。放射性核素的原子核自发地放出射线而转变成另一种核素的原子核的过程称为核衰变。核衰变过程中放出的射线称为核辐射。根据放出射线的种类，核衰变可以分为 α 衰变、β 衰变和 γ 衰变等。在核衰变过程中电荷、质量、动量、能量和核子数等物理量守恒。

一、α 衰 变

放射性核素的原子核放出 α 射线而变成另一种核素的现象称为 α 衰变。α 粒子就是高速运动的氦原子核（$^{4}_{2}He$），α 衰变过程可用式 15-12 表示：

$$^{A}_{Z}X \rightarrow ^{A-4}_{Z-2}Y + ^{4}_{2}He + Q_{\alpha} \tag{15-12}$$

式中，X 称为母核，Y 称为子核，Q_{α} 为衰变过程中放出的能量（以 MeV 为单位），称为衰变能，它在数值上等于 α 粒子的动能与子核的反冲动能之和。例如

$$^{226}_{88}Ra \rightarrow ^{222}_{86}Rn + ^{4}_{2}He + 4.78MeV$$

实验发现，大部分核素放出 α 粒子的能量并不是单一的，而是有几组不同的分立值。这表明原子核内部也有能级存在，α 粒子的能量与子核或母核的能级结构有密切联系。一个放射性核的衰变过程可用一种图来表示，这种图称为衰变纲图。按照惯例，将 Z 小的核素画在右边，Z 大的核素画在左边。图中最上面和最下面的横线分别表示母核和子核的基态，其他横线表示子核的各激发态能级。相应的能量和半衰期等核素性质分别标在能级线的两侧，能级两者之间的能量差等于衰变能。箭头向右的斜线表示 β^- 衰变；箭头向左的斜线表示 α 衰变、β^+ 衰变等，斜线旁标出衰变类型、粒子最大能量和分支比（以百分数表示的该衰变发生的概率）等。两能级之间的垂线表示 γ 衰变，线旁的数字为 γ 射线光子的能量。图 15-2 为镭 $^{226}_{88}Ra$ 的衰变纲图，图中表明，$^{226}_{88}Ra$ 衰变时，放出三种能量的 α 射线，同时伴有 γ 射线放出。

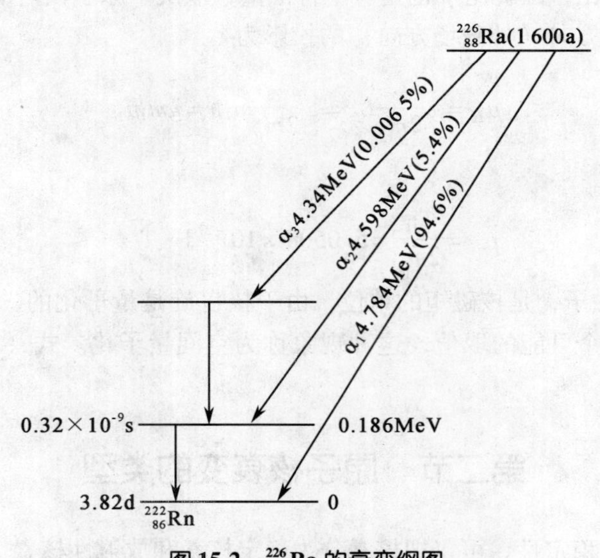

图 15-2　$^{226}_{88}Ra$ 的衰变纲图

二、β 衰 变

放射性核素自发地放出 β 射线（高速电子）或俘获轨道电子而变成另一个核素的现象称为 β 衰变。它主要包括 β^- 衰变、β^+ 衰变和电子俘获三种类型。

1. β⁻衰变　母核自发地放射出一个β⁻粒子（普通电子e⁻）和一个反中微子$\overline{\nu}$，变成电荷数增加1、核子数不变的子核。β⁻衰变可表示为

$$ {}_{Z}^{A}X \rightarrow {}_{Z+1}^{A}Y + e^{-} + \overline{\nu} + Q_{\beta} \quad (15\text{-}13)$$

例如

$$ {}_{27}^{60}Co \rightarrow {}_{28}^{60}Ni + e^{-} + \overline{\nu} + Q_{\beta}$$

β⁻衰变实质上是母核中的一个中子（n）转变为一个质子（p）发射出一个电子和反中微子$\overline{\nu}$的过程，即

$$ n \rightarrow p + e^{-} + \overline{\nu} \quad (15\text{-}14)$$

反中微子是不带电的中性微粒，它的静止质量接近于零，是中微子的反粒子。

问题与思考

^{238}U发出一个α粒子衰变为^{234}Th。其后接着发生一连串的α衰变或β衰变。最后达到一个稳定的核素再不可能进一步发生衰变。在^{206}Pb、^{207}Pb、^{208}Pb和^{209}Pb这些稳定核素中，哪一个是^{238}U放射性衰变链的最后产物？

2. β⁺衰变　母核自发地发射出一个β⁺粒子（正电子e⁺）和一个中微子ν，而变成电荷数减少1、核子数不变的子核。β⁺衰变可表示为

$$ {}_{Z}^{A}X \rightarrow {}_{Z-1}^{A}Y + e^{+} + \nu + Q_{\beta} \quad (15\text{-}15)$$

例如

$$ {}_{7}^{13}N \rightarrow {}_{6}^{13}C + e^{+} + \nu + 1.24MeV$$

β⁺衰变的实质可以看成是母核中的一个质子（p）转变成一个中子（n），同时放射出一个正电子（e⁺）和中微子（ν）的过程。即

$$ p \rightarrow n + e^{+} + \nu \quad (15\text{-}16)$$

3. 电子俘获　某些放射性核素的原子核，可以俘获它的一个核外电子，使核内一个质子转变为一个中子，同时又放出一个中微子而变为原子序数减1的核素，这一过程为电子俘获，常用符号EC表示。如果母核俘获一个K层电子就称为K俘获，同理有L俘获和M俘获。因K层最靠近原子核，故K俘获的概率最大。电子俘获过程可表示为

$$ {}_{Z}^{A}X + e^{-} \rightarrow {}_{Z-1}^{A}Y + \nu + Q_{\beta} \quad (15\text{-}17)$$

例如

$$ {}_{26}^{55}Fe + e^{-} \rightarrow {}_{25}^{55}Mn + \nu + 0.231MeV$$

在电子俘获过程中，可能出现外层轨道电子填补内层轨道空位而产生标识X射线或俄歇电子。当高能级电子跃迁至低能级时，它把多余的能量直接转移给同一能级的另一个电子而不辐射X射线，接受这份能量的电子脱离其轨道成为自由电子，称

为俄歇电子。在实际工作中，常通过观察 X 射线或俄歇电子来确定电子俘获是否发生。放射性核素发生 β 衰变或电子俘获后，母核和子核的质量数并未发生变化，只是电荷数改变了，因此母核与子核属于同量异位素。

上述三种过程的共同特点是子核的核子数与母核相同，而电荷数则增加或减少 1，因而将它们统称为 β 衰变。β 衰变过程中有中微子（或反中微子）参与，衰变释放的能量在电子（正电子）、反中微子（或中微子）和子核之间任意分配，因此，同一种核素放出的 β 粒子的动能不是单值的，而是包括从零到最大值 $E_\beta = Q_\beta$ 的所有数值，形成一个连续的能谱，如图 15-3 所示。各种核素放出的 β 射线能谱的 E_β 都各不相同，但能谱形状大致相似，其中能量接近 $E_\beta/3$ 的 β 粒子最多，或者说粒子的平均能量约为 $E_\beta/3$。

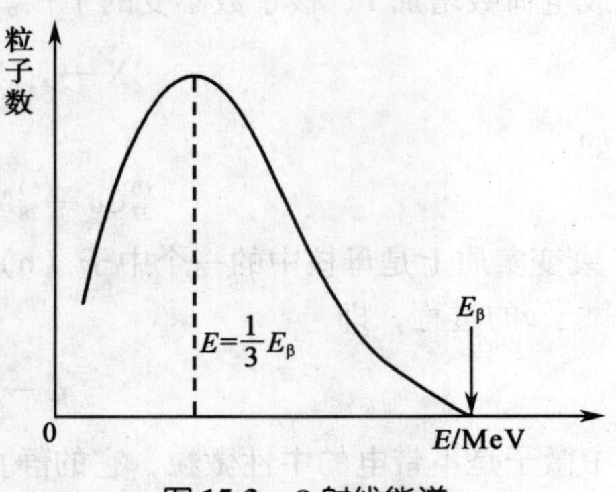

图 15-3　β 射线能谱

三、γ 衰变和内转换

1. γ 衰变　各种类型的核衰变所形成的子核往往处于激发态，受快速粒子的轰击或吸收光子也可以使原子核处于激发态。原子核从激发态向较低能态或基态跃迁时发射 γ 光子的过程，称为 γ 衰变。在大多数核衰变情况下，子核处于激发态的时间十分短暂（一般为 10^{-13}s），几乎同时就跃迁到较低能态或基态并放出 γ 射线。在 γ 衰变过程中，原子核的质量数和原子核的序数都没有改变，只是原子核的能量状态发生了变化，所以称为同核异能跃迁。其衰变过程可表示为

$$^{A}_{Z}X^{m} \rightarrow ^{A}_{Z}X + \gamma + Q_\gamma \tag{15-18}$$

例如

$$^{99}_{43}Tc^{m} \rightarrow ^{99}_{43}Tc + \gamma + Q_\gamma$$

衰变能几乎全部为 γ 光子所携带。图 15-4 为 ^{60}Co 的衰变纲图。

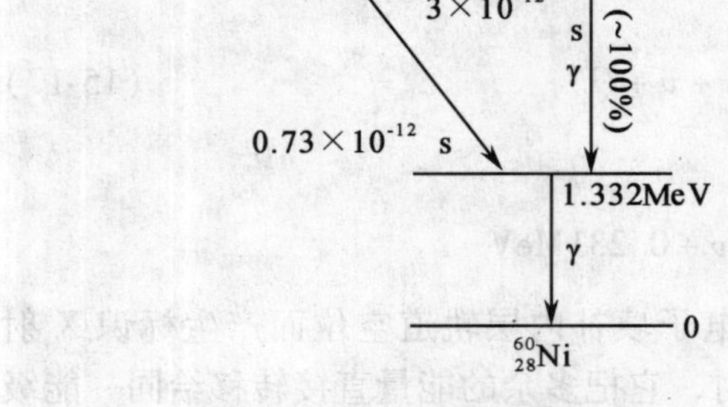

$^{60}_{27}$Co(5.27a)
β^-0.318MeV(99.88%)
β^-1.492MeV(0.12%)
2.506MeV
3×10^{-12} s
γ (~100%)
0.73×10^{-12} s
1.332MeV
γ
0
$^{60}_{28}$Ni

图 15-4　^{60}Co 的衰变纲图

2. 内转换　处在激发态的原子核向较低能态或基态跃迁时，不是把激发能量以 γ 光子的形式发射出去，而是直接传给核外某一个电子，使它利用该能量脱离原子核的束缚而成为自由电子，这一过程称为内转换。被发射的核外电子称为内转换电子。内转换电子主要是来自 K 层的电子，也有少量其他壳层的电子。内转换是原子核与核外电子发生电磁相互作用的结果。

内转换发生以后，在原子核内层电子

壳层中会产生空位，因此会伴有标识X射线或俄歇电子发射。

处于激发态的原子核向低能态或基态跃迁时，如果原子核的激发能大于1.02MeV（两个电子的静止质量能）时，原子核还可能直接发射一对正负电子而回到基态，这种内转换称为电子对内转换。

第三节　原子核衰变的规律

一、衰变定律

放射性现象是原子核从不稳定状态趋于稳定状态的过程。由于放射性核素能自发地进行衰变，使原来的核素不断减少，新生的核素不断增加。新生的核素有的是稳定的，有的仍旧是放射性的并继续进行衰变。对于任意一种放射性核素，虽然它的每一个核都能发生衰变，但它们并不同时进行衰变，而是有先有后，对于某一个核，无法预测它在什么时候衰变，但对于大量的相同原子核所组成的放射性样品，它们的衰变过程都服从一定的统计规律。

实验证明，在 Δt 时间内发生衰变的原子核数目 $-\Delta N$ 一定正比于当时存在的原子核数目 N 及时间间隔 Δt，即

$$-\Delta N=\lambda N\Delta t \tag{15-19}$$

式中，λ 称为衰变常量，表示1个原子核在单位时间内发生衰变的概率；$-\Delta N$ 可表示原子核的减少量。

设 $t=0$ 时原子核的数目为 N_0，则可得 t 时刻原子核数目 N 为

$$N=N_0\mathrm{e}^{-\lambda t} \tag{15-20}$$

这就是核衰变服从的指数规律，称为衰变定律。

λ 是表征衰减快慢的物理量，对某种核素而言，λ 有一定的数值。如果一种核素同时发生 n 种类型的核衰变，且它们的衰变常数分别为 λ_1、λ_2、…、λ_n，则总的衰变常数 λ 等于各衰变常数之和，即

$$\lambda=\lambda_1+\lambda_2+\cdots+\lambda_n \tag{15-21}$$

放射性核素衰变定律是一个统计规律，放射性样品在一定时间内实际衰变的原子核个数，通常并不等于按照衰变定律计算的结果，有时多些，有时少些，称为统计涨落现象。统计涨落现象是一切放射性测量中的制约因素，为了使按衰变规律计算的结果更接近实际衰变原子核的个数，应用中必须探测到足够多的原子核衰变。

二、半衰期

原子核数目因衰变减少到原来的一半所需的时间称为半衰期（half life）。将半衰期记作 $T_{1/2}$，根据式（15-20）有

$$N=\frac{N_0}{2}=N_0\mathrm{e}^{-\lambda T_{1/2}}$$

即

$$T_{1/2}=\frac{\ln 2}{\lambda}=\frac{0.693}{\lambda} \tag{15-22}$$

$T_{1/2}$与 λ 一样，是放射性核素的特征常数，λ 越大，$T_{1/2}$越小。衰变定律式（15-20）也可用 $T_{1/2}$表示为

$$N=N_0\left(\frac{1}{2}\right)^{t/T_{1/2}} \tag{15-23}$$

表 15-1 列出了医学上常用的几种放射性核素的半衰期。

表 15-1　一些放射性核素的衰变类型和半衰期

核素	核衰变类型	半衰期
$^{68}_{31}Ga$	$\beta^+(90\%)$,EC,γ	68min
$^{99m}_{43}Tc$	γ	6.1h
$^{198}_{79}Au$	β^-,γ	2.7d
$^{131}_{53}I$	β^-,γ	8.04d
$^{32}_{15}P$	β^-	14.3d
$^{203}_{80}Hg$	β^-,γ	46.8d
$^{125}_{53}I$	EC,γ	60d
$^{60}_{27}Co$	β^-,γ	5.27a
$^{90}_{38}Sr$	β^-	28.8a
$^{137}_{55}Cs$	β^-,γ	30a

在核医学中，进入人体内的放射性核素除自身衰变而减少外，还可以通过机体的代谢而排出体外。因此，生物有机体内放射性核素数目的减少比单纯的核衰变要快。我们将由于各种排泄作用而使生物体内的放射性原子核数目减少一半所需的时间 T_b 称为生物半衰期。生物机体排出放射性核素的规律，也近似服从衰变定律式（15-20）。同样，生物衰变常量 λ_b 与生物半衰期 T_b 也满足式（15-20）。

在生物机体内，衰变定律可改写为

$$N=N_0e^{-(\lambda+\lambda_b)t}=N_0e^{-\lambda_e t} \tag{15-24}$$

式中 $\lambda_e=\lambda+\lambda_b$ 称为有效衰变常数。与 λ_e 对应的半衰期称为有效半衰期 $T_{1/2e}$，它表示生物机体内放射性原子核数目减少一半所需的时间，有效半衰期 $T_{1/2e}$、物理半衰期 $T_{1/2}$和生物半衰期 $T_{1/2b}$之间的关系为

$$\frac{1}{T_{1/2e}}=\frac{1}{T_{1/2}}+\frac{1}{T_{1/2b}} \tag{15-25}$$

采用放射性物质做生物机体示踪剂时，有效半衰期是一个很重要的参数。

三、平 均 寿 命

放射性核素在衰变过程中，有的核先行衰变，有的核经过长时间才衰变，每一个核在衰变前都有一定的存在时间，有长有短，这就是它们的寿命。如果把一定量的放射性核素中所有核的寿命加起来再用总核素相除，就成为所有核衰变前存在时间的平均值，称为平均寿命（mean life），用 τ 表示。

由式（15-19）知，在 $t \to t+\Delta t$ 间隔内发生衰变的原子核数为 $-\Delta N=\lambda N\Delta t$，这些核的寿命为 t，它们的总寿命为 $\lambda N\,t\Delta t$。由于有的核在 $t\approx 0$ 时就衰变掉，有的核要到 $t\to\infty$ 时才衰变掉。通过积分计算可知，任一核素的平均寿命为

$$\tau=\frac{1}{\lambda}=\frac{T_{1/2}}{\ln 2}=1.44T_{1/2} \tag{15-26}$$

即平均寿命是衰变常量的倒数，衰变常量越大，衰变越快，平均寿命也越短。

四、放射性活度

放射性物质在单位时间内发生衰变的原子核数称为该物质的放射性活度（radio activity），用 A 表示。即

$$A=-\frac{\Delta N}{\Delta t}=\lambda N=\lambda N_0\mathrm{e}^{-\lambda t}=A_0\mathrm{e}^{-\lambda t} \tag{15-27}$$

式中，$A_0=\lambda N_0$，为 $t=0$ 时的放射性活度。将 $\lambda=\frac{\ln 2}{T_{1/2}}$代入式（15-27），可得到用半衰期表示的放射性活度按指数规律衰减的表达式

$$A=A_0\left(\frac{1}{2}\right)^{t/T_{1/2}} \tag{15-28}$$

由式（15-22）和式（15-27）可得

$$A=\frac{0.693}{T_{1/2}}N \tag{15-29}$$

该式表明放射性活度 A 与半衰期 T 成反比，与现有原子核个数 N 成正比。

在国际单位制中，A 的单位是贝可（Bq），$1\mathrm{Bq}=1$ 次核衰变·秒$^{-1}$。在此之前，放射性活度的单位是居里（Ci）。$1\mathrm{Ci}=3.7\times10^{10}\mathrm{Bq}$。

例 15-1 设一台^{60}Coγ 刀初装时的活度为 6040Ci，使用 5 年后，钴源的活度为多少 1Bq？其平均寿命是多少？

解： 由表 15-1 查得的半衰期为 $T_{1/2}=5.27\mathrm{a}$，已知 $A_0=6040\mathrm{Ci}\approx 224\mathrm{TBq}$，将以上数据代入式（15-27），得 5 年后钴源的活度

$$A=A_0\mathrm{e}^{-\lambda t}=A_0\mathrm{e}^{-\frac{0.693}{T_{1/2}}t}=224\times\mathrm{e}^{-\frac{0.693}{5.27}\times 5}\mathrm{TBq}=116\mathrm{TBq}$$

由式（15-26），可得^{60}Co 的平均寿命

$$\tau=1.44T_{1/2}=7.6\mathrm{a}$$

例 15-2 向一人静脉注射含有放射性^{24}Na而活度为300kBq的生理盐水。10小时后他的血液的每立方厘米的活度为30Bq。求此人全身血液的总体积。已知^{24}Na的半衰期为14.97h。

解： 由 $A_1V=A_0e^{-\lambda t}$ 可得

$$V=\frac{A_0}{A_1}e^{-\lambda t}=\frac{300\times10^3}{30}e^{-\frac{0.693\times10}{14.97}}=6.29\times10^3\,cm^3=6.29L$$

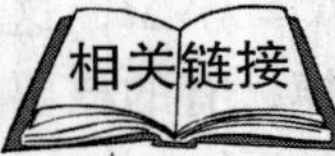

放射性鉴年法

放射性的一个重要应用是鉴定古物年龄，这种方法称为放射性鉴年法。例如，测定岩石中铀和铅的含量可以确定该岩石的地质年龄。下面介绍一种对于生物遗物的^{14}C放射性鉴年法。

^{14}C放射性鉴年法是利用^{14}C的天然放射性来鉴定有生命物体的遗物（如骨骼、皮革、木头、纸等）的年龄的方法。它是20世纪50年代美国放射化学家利比（W. F. Libby）发明的，并因此获得1960年诺贝尔化学奖。各种生物都要吸收空气中的CO_2用来合成有机分子。这些天然碳中，绝大部分是^{12}C，只有很小一部分是^{14}C。这些^{14}C是来自太空深处的宇宙射线中的中子和地球大气中的^{14}N核发生下述核反应产生的：

$$n+{}^{14}N\rightarrow{}^{14}C+p$$

这^{14}C核接着以（5730±30）a的半衰期进行下述衰变：

$$^{14}C\rightarrow{}^{14}N+\beta+\bar{\nu}$$

由于^{14}C产生的速率不变，同时又进行衰变，经过上万年后空气中的^{14}C已达到了恒定的自然丰度，约$1.3\times10^{-10}\%$。植物活着的时候，它不断地吸收空气中的CO_2来制造新的组织代替旧的组织。动物一般要吃植物，所以它们也要不断地吸收碳进行新陈代谢。生物组织不能区别^{12}C和^{14}C，所以它们身体组织中的^{14}C的丰度和大气中的一样。但是，一旦它们死了，就再不吸收CO_2了。在它们的遗体中，^{12}C的含量不会改变，但^{14}C由于衰变而不断减少，于是由此衰变产生的活度也将不断减小，测量一定量遗体的活度就能判定该遗体的存在时间，或说年龄。

第四节 放射性射线与物质的相互作用

原子核在衰变过程中放出的各种射线在通过物质时，都要与物质发生相互作用。研究射线与物质的相互作用可以了解原子核的结构、射线的性质以及射线对生物机体组织的影响；另一方面，射线与物质的相互作用也是对核辐射进行探测、防护及应用放射线进行诊断和治疗的重要基础。

一、带电粒子与物质的相互作用

1. 电离和激发　α、β、质子、电子等带电粒子穿过物质时，通过与物质中的核外电子作非弹性碰撞将能量转移给电子，电子获得能量后脱离原子核，产生自由电子和正离子，合称为离子对，这一过程称为电离（ionization）。若脱离出来的自由电子能量足够大，它又可以使其他原子电离，称为间接电离或次级电离。如果电子获得的能量不足以使它脱离原子，它将由低能级跃迁到高能级，使原子处于激发态，这一过程称为激发（excitation）。退激时释放出来的能量，可以光的形式发射出来或转变为热运动的能量。带电粒子因与核外电子的非弹性碰撞，导致物质原子电离或激发而损失能量的过程称为电离损失，这是质子、α 粒子等重带电粒子动能损失的主要方式。

由于带电粒子的电离作用，它通过物质的路径周围将留下许多离子对，每厘米路径上产生的离子对称为电离比值。它表示带电粒子电离本领的大小，在生物体内表示对有机体的损伤程度。电离比值与带电粒子的电量、速度和物质的密度有关。带电粒子的电荷数越多，带电粒子的速度越小、物质的密度越大，电离比值就越大。因为粒子电荷多，静电场作用就强，对原子中电子的作用力也大；粒子的速度小，它与电子的作用时间长；物质的密度大，它的电子密度也大，粒子和电子作用的机会增多，所以电离比值就越大。

由于 α 粒子比 β 粒子的电荷多、速度小，因此在相同的能量条件下，在同种物质中 α 粒子的电离比值约为 4×10^4 对离子/厘米，而 β 粒子的电离比值只有 50 对离子/厘米。由于它们的电离比值不同，其生物效应就有明显差异。

2. 散射　带电粒子通过物质时，因受到物质中原子核电场的作用而改变运动方向，这种现象称为散射。如果带电粒子散射前后能量不变，仅改变运动方向，这种散射称为弹性散射。若带电粒子不仅改变运动方向并且损失一部分能量，则称为非弹性散射。由于 α 粒子质量较大，散射不太明显，它的径迹基本上可以看成是一条直线。β 粒子质量较小，散射较为明显，因散射作用而不断改变运动方向，所以 β 粒子的径迹十分曲折。

3. 韧致辐射　带电粒子通过物质时，受到物质原子核电场的作用，速度突然变小，损失的能量以电磁波的形式辐射出来，这种辐射称为韧致辐射。辐射的电磁波就是连续 X 射线。

实验和理论表明，由于韧致辐射的能量损失随物质的原子序数以及带电粒子的能量增加而增加，并随带电粒子质量的增加而减少。因此 α 粒子等重粒子的韧致辐射极弱，而 β 粒子的韧致辐射就不能忽略。

4. 射程和吸收规律　带电粒子在通过物质时，由于电离、激发、散射和韧致辐射，其能量不断减少，最后停止在物质层内，即穿透的粒子数减少了，这种现象称为粒子吸收。能量耗尽的 α 粒子将俘获两个自由电子，变成中性的氦原子；β 粒子则成为一般的电子；而 β^+ 粒子则与自由电子结合，转化为两个能量各为 0.511MeV 的光子。粒子在被吸收前所通过的距离称为射程。电离比值越大，β 粒子的能量损失越快，射程就越短。β 粒子的电离比值比 α 粒子小得多，所以 β 粒子的射程比 α 粒子大得多，也可以说，β 粒子的穿透本领比 α 粒子强得多。α 粒子在空气中的射程约为

2～10cm，在生物体内的射程只有0.03～0.13mm；而β粒子在空气中的射程可达数百厘米，在生物体内的射程也有几毫米到几十毫米。因此，在外照射的情况下，α粒子的危险性不大，也易于防护，而β粒子的危害就大得多。至于内照射，则由于α粒子的电离比值大，伤害很集中，应特别注意防护。

图15-5是α射线在空气中吸收的情况，曲线自开始的一段相当长的距离内是近似水平的，射线的能量在这段距离内虽然不断减少，但粒子数并没有明显减少。但是，当超过某一穿透厚度时，粒子数很快减少到零。而β粒子的情况则不同，图15-6是β射线通过铝片时的吸收曲线，表明在射程内其粒子数近似地按照指数规律衰变。

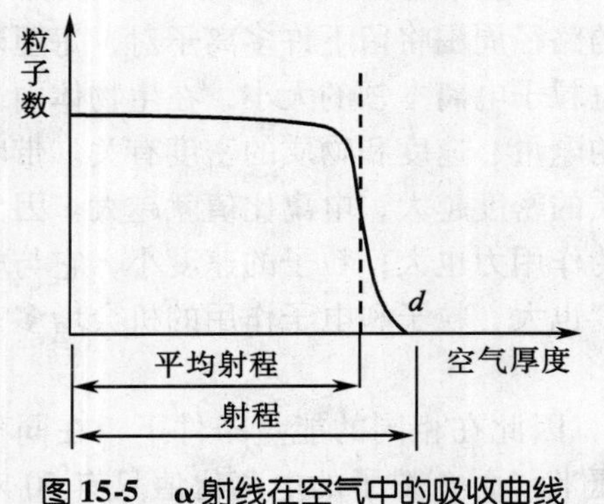

图15-5 α射线在空气中的吸收曲线

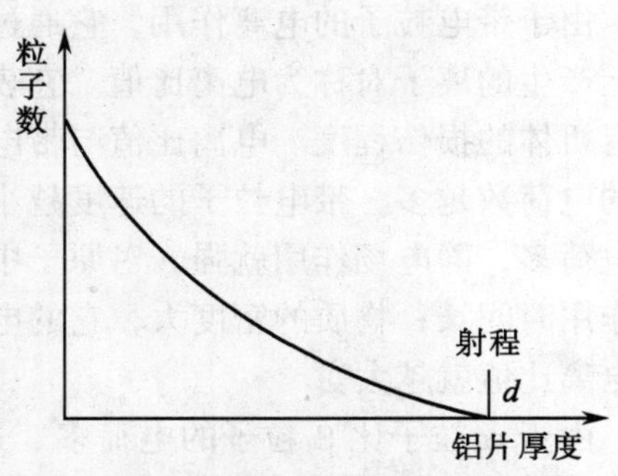

图15-6 β射线在铝片中的吸收曲线

二、光子与物质的相互作用

X射线与γ射线都是光子流，它们自身不带电，都是电磁辐射。它们和物质相互作用的微观过程与带电粒子不同，其作用方式主要有如下三种。

1. 光电效应　如图15-7（a）所示，当光子与物质中的原子作用时，将其全部能量传递给原子中的一个电子，使电子脱离原子，而光子本身消失，这种作用称为光电效应。脱离出来的电子称为光电子，当光子的能量等于或略高于电子的脱出功时，发生光电效应的几率最大。按照光子的能量不同，可见光和紫外光的光电效应主要发生在外壳层电子，而X射线、γ射线的光电效应则主要发生在内壳层电子。发生光电效应后，在原子内壳层留下空位，被外层电子填补，则将发射特征X射线或俄歇电子。

2. 康普顿效应　当能量较高的光电子与自由电子或原子中的外层电子碰撞时，光子把一部分能量传递给电子，使之脱离原子而成为反冲电子，而光子本身的能量减少（或者说射线的波长增加），且改变了运动方向，这种作用称为康普顿效应，如图15-7（b）所示。

3. 电子对效应　当入射电子的能量大于1.022MeV时，光子在原子核电场的作用下会转化为一个电子和一个正电子，这种现象称为电子对效应，如图15-7（c）所示。这时光子的能量除了转化为两个电子的静止质量外，其余的转化为这两个电子的动能。正电子在物质中射程很短，它与物质的原子碰撞而很快失去动能，并与一个电

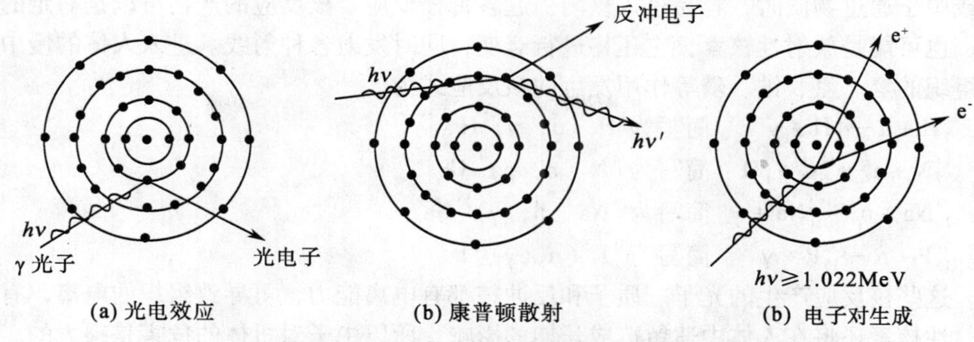

图 15-7　光子与物质相互作用的三种方式

子结合而产生湮没辐射。

光子与物质的这三种作用形式产生的概率与光子的入射能量和物质的原子序数 Z 有关。从图 15-8 可知，能量低的光子和高原子序数的物质，以光电效应为主；中等能量的γ射线以康普顿散射为主；电子对效应主要发生在高能光子和高原子序数的物质中。

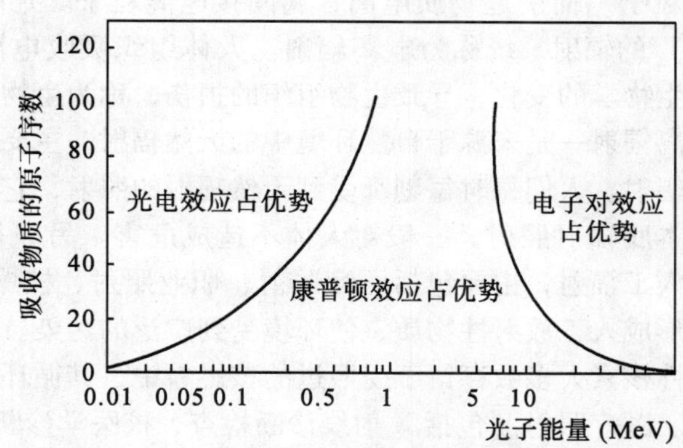

图 15-8　光子与物质作用时各种过程占优势的区域

三、中子与物质的相互作用

1. 弹性散射　当中子通过物质时，由于中子本身不带电，不能像带电粒子那样直接引起电离而损失能量，所以中子在物质中可以穿过很长的距离。由于中子和物质原子核间没有库仑力的作用，所以它比带电粒子更容易接近原子核，与原子核碰撞时，将部分能量传递给核，引起原子核发生反冲，中子能量减少被核散射而改变运动方向。这种作用称为中子的弹性散射。反冲核在物质中快速运动时，能够引起其他原子电离。一般说来，当中子与质量和它相近的原子核碰撞时，损失的能量较多。中子射线容易被含氢多的物质所吸收，因此常常采用石蜡或水来防护中子照射。

2. 非弹性散射　高能中子穿过原子核，与原子核相互作用，使原子核处于激发态，然后立即放出γ射线而回到基态，这样出射中子和原子核的总动量就不再守恒，这种现象称为非弹性散射。

3. 俘获反应　如果中子被物质中的原子核所俘获，就会引起各种核反应。慢中子或中子通过物质时，容易进入核内引起各种核反应。核反应的产物可以是稳定的核素，也可能是放射性核素，它还将进行衰变，同时发射各种射线。进入人体的慢中子与组织的氢、氮、钠、磷等作用发生的核反应式为

$^{1}_{1}H + n \rightarrow ^{2}_{1}H + \gamma$　　简写为^{1}H (n, γ) ^{2}H

$^{14}_{7}N + n \rightarrow ^{14}_{6}C + ^{1}_{1}H$　　简写为^{14}N (n, p) ^{14}C

$^{24}_{11}Na + n \rightarrow ^{24}_{11}Na + \gamma$　　简写为^{23}Na (n, γ) ^{24}Na

$^{31}_{15}P + n \rightarrow ^{32}_{15}P + \gamma$　　简写为^{31}P (n, γ) ^{32}P

这些核反应产生的光子、质子和反冲核都有电离能力，可导致组织的电离，有些放射性核素还将在人体中遗留造成长期的影响，所以中子对机体的危害是很大的。

第五节　放射性射线的生物效应

高速的带电粒子，如α粒子、β粒子、质子等，能直接引起被穿透的物质产生电离，属直接电离粒子；而X射线和γ射线及中子等不带电粒子，是在与物质作用时产生带电的“次级粒子”而引起物质电离，属间接电离粒子。凡能与物质作用引起电离（直接和间接）的辐射，统称为电离辐射。人体组织吸收电离辐射能量后，会产生物理、化学和生物学的变化，导致生物组织的损伤，称为生物效应。

人类受到的电离辐射一是来源于自然环境中的天然辐射，主要包括宇宙辐射、地壳中放射性核素的辐射。人们每时每刻都受到天然辐射的照射，它随时间只有较小的变化，故又称天然本底辐射照射，一般对人体不造成危害。另一是来源于人类在生产、生活中产生的人工辐射，主要包括医疗照射、职业照射、核爆炸和核动力生产。核爆炸在大气层中形成人工放射性物质，使环境受到广泛的污染。核能发电等核动力生产中产生的放射性核素大多数存留于受照过的核燃料中，其循环运行的每个环节都在释放放射性物质。医疗照射（包括X射线诊断检查、核医学诊断以及放射治疗等）是人类受到人工照射的主要来源，也是造成人体危害的主要原因。

一、电离辐射损伤的表观特性

电离辐射无形、无色、无声、无味，其损伤有时不会马上表现出来，所以常被忽视。电离辐射损伤的程度不能简单地用接受多少辐射能量来衡量。例如人接受了$10J \cdot kg^{-1}$的X射线的均匀辐照就会致死。如果按接受能量而造成体温升高来看，人体仅仅升高0.002℃；而紫外线致人死亡的剂量是X射线剂量的$10^3 \sim 10^4$倍。电离辐射产生的是非热生物效应。

除非特大的电离辐射剂量，一般剂量下，电离辐射损伤的临床表现具有“潜伏期”。这个“潜伏期”的长短随接收剂量的减少而增长，短者可几小时、几天，长者可达数年，或者以一定可能性的形式出现在更长的时间里，或出现在被辐射者的后代身上，即表现为遗传效应。应该特别关注的是电离辐射剂量具有累积性。

二、电离辐射损伤机制

当辐射能量被生物体所吸收时，射线有可能直接与细胞中的关键部位（俗称靶，按照

现代放射生物学的观点,DNA 和膜特别是核膜是受照细胞中的主要靶子)作用,靶分子的原子本身被电离或激发,导致一系列后果,引起生物学变化,这就是所谓的直接作用。

射线也可以与细胞中的其他原子或分子（特别是水分子）作用，产生自由基，这些自由基有一定的扩散范围，自由基可以破坏靶分子的结构，这就是所谓的间接作用。所谓自由基就是具有不配对电子的离子或原子甚至是分子。自由基的活性很强，极易造成 DNA 损伤。染色体的畸变就是 DNA 受损的结果。如果引起蛋白质、酶的损伤，又会引起代谢的紊乱。由于细胞也有自我修复的功能，所以电离辐射过程是损伤与修复两个相反作用的动态变化过程。此过程决定了在电离辐射中细胞的存活、老化、死亡及引起相应的病变（如癌变）。

直接作用与射线粒子在其径迹上释放的能量有关。对应的物理量称之为传能线密度（linear energy transfer，LET）。LET 定义为单位长度径迹上释放辐射能的多少，其单位为 $J \cdot m^{-1}$或 $keV \cdot m^{-1}$。LET 与粒子种类及能量大小有关。一般规律是 LET 越大，直接作用概率越高。

三、确定性效应和随机性效应

根据辐射损伤发生的条件和出现的临床表现规律，可以把电离损伤效应分成确定性效应和随机性效应。

1. 确定性效应　当辐射作用于生物体的整体或某一器官、局部组织时，若新增殖的细胞不足以弥补受损细胞数量上的损失，或者受损细胞的自我修复能力丧失或修复细胞数目不能补偿受损细胞的数量时，便产生了在临床可以表现出来的功能性损伤，这称之为确定性效应。确定性效应造成的损伤程度与所受辐射的剂量有正相关，且存在一个剂量阈值，即剂量低于某一确定值时，效应不会发生。应该指出，不同组织、器官上发生的确定性效应的阈值大小不同。例如骨髓及造血系统、眼球晶状体（致混浊）及生殖系统的阈值较低，而造成皮肤辐射损伤的阈值较高。从接受辐射到临床现象发生有几小时到几周的时间间隔。

2. 随机性效应　此类效应不存在剂量阈值，损伤的严重程度与受辐射剂量大小无关，但效应发生的概率与所受剂量的大小有正相关。注意这个剂量是累积剂量，因此有日、月、年及终身剂量之说。随机性效应分成两大类：损伤发生在生物体的体内细胞，可以诱发包括肺、胃、甲状腺及血液等组织器官的癌变；如果损伤发生在生殖细胞内，则可以发生遗传性疾病。从接受辐射到癌症的发生的时间间隔可以从几年到数十年甚至更长。

随机性效应发生的概率称为危险度。其含义是接受单位辐射剂量的人、器官、组织发生癌变及遗传疾病的概率。不同组织与器官的危险度不同，结肠、肺、胃、红骨髓的致癌危险度较高。造成遗传疾病的危险度与红骨髓的致癌危险度相差不多。此危险度与受辐射者的年龄、性别有关。女性与低龄者的危险度偏高。

第六节　放射性射线的辐射剂量与防护

肿瘤的放射治疗即利用辐射的生物效应杀伤肿瘤组织，同时正常组织受到射线照射时也会产生辐射损伤。生物效应的危害程度与生物体吸收的电离辐射能量成正比。因此，了解组织中吸收的电离辐射能量，对评估放射治疗的疗效及其副作用有重要的意义，是进行放射治疗及辐射防护最基本的医学物理学知识。

一、放射性射线的辐射剂量

1. 吸收剂量　单位质量的物质所吸收到的辐射能称为吸收剂量，用 D 表示。它是电离辐射授予某一体积之中物质的平均能量 $\overline{\Delta E}$ 与该体积之中物质质量 Δm 的比值，即

$$D = \frac{\overline{\Delta E}}{\Delta m} \tag{15-30}$$

吸收剂量的单位是戈瑞（Gy），$1\text{Gy} = 1\text{J} \cdot \text{kg}^{-1}$。曾用单位是拉德（rad），$1\text{Gy} = 100\text{rad}$。

吸收剂量适用于任何类型和任何能量的电离辐射，并适用于受照射的任何物质。

2. 当量剂量　由于不同种类、不同能量的射线释放出来的能量在组织中的分布有明显的差异，因此在吸收剂量相同的情况下，种类、能量不同的射线所产生的生物效应也有明显的差异。为表示各种射线或粒子被吸收后引起生物效应的程度，或对生物组织的危害程度，引入当量剂量概念，用 H_T 表示。当量剂量 H_T 等于某一组织或器官 T 所接受的平均吸收剂量 $D_{T \cdot R}$ 与辐射权重因子 w_R 的乘积：

$$H_T = w_R \cdot D_{T \cdot R} \tag{15-31}$$

H_T 的单位为希沃特（Sv），$1\text{Sv} = 1\text{J} \cdot \text{kg}^{-1} = 10^3\text{mSv}$。曾用单位为雷姆（rem），$1\text{rem} = 0.01\text{Sv}$。

表 15-2 给出了不同辐射类型、相应能量范围内的辐射权重因子 w_R。

表 15-2　辐射权重因子 w_R

辐射类型与能量范围	辐射权重因子
光子，所有能量	1
电子和 μ 子，所有能量	1
中子，能量 <10keV	5
10～100keV	10
100～2MeV	20
2～20MeV	10
>20MeV	5
质子，能量 >2MeV	5
α 粒子，裂变碎片，重核	20

当辐射场由具有 w_R 值的不同类型和不同能量的辐射构成时，组织或器官 T 总的当量剂量为各辐射在该组织或器官上形成的当量剂量的线性叠加，即

$$H_T = \sum_R w_R \cdot D_{T \cdot R} \tag{15-32}$$

例 15-3　某工作人员全身同时均匀受到 X 射线和能量在 10～100keV 范围的中子

照射，其中 X 射线的吸收剂量为 10mGy，中子的吸收剂量为 3mGy。计算该工作人员所吸收的当量剂量。

解：$H_T = \sum_R w_R \cdot D_{T \cdot R} = w_X \cdot D_X + w_n \cdot D_n = (1 \times 10 + 10 \times 3)\,\text{mSv} = 40\text{mSv}$

3. 有效剂量　人体所受的照射，几乎总是不止涉及一个组织或器官，为了计算所受照射给不同组织或器官造成的总危险度，评价辐射对其产生的危害，引入有效剂量这一概念，用 E 表示，单位同当量剂量，为希沃特（Sv）。

$$E = \sum_T w_T \cdot H_T \tag{15-33}$$

式中，H_T 为组织 T 受到的当量剂量；w_T 为组织 T 的权重因子，其值见表 15-3。

表 15-3　组织权重因子 w_T

组织或器官	w_T	组织或器官	w_T
性腺	0.2	肝	0.05
红骨髓	0.12	食管	0.05
结肠	0.12	甲状腺	0.05
肺	0.12	皮肤	0.01
胃	0.12	骨表面	0.01
膀胱	0.05	其他组织	0.05
乳腺	0.05		

例 15-4　某次胸部检查（胸片或胸透），病人各组织器官受到的当量剂量（mSv）见表 15-4，试比较病人接受的有效剂量。

表 15-4　某次胸部检查病人各组织受到的当量器官剂量

当量剂量/mSv 及组织权重因子	性腺	乳腺	红骨髓	肺	甲状腺	骨表面	其余组织
$H_{胸片}$	0.01	0.06	0.25	0.05	0.08	0.08	0.11
$H_{胸透}$	0.15	1.30	4.1	2.3	0.16	2.6	0.85
w_T	0.20	0.05	0.12	0.12	0.05	0.01	0.05

解：利用式（15-33）有

$E_{胸片} = (0.01 \times 0.20 + 0.06 \times 0.05 + 0.25 \times 0.12 + 0.05 \times 0.12 + 0.08 \times 0.05 + 0.08 \times 0.01 + 0.11 \times 0.05)\ \text{mSv} = 0.0513\text{mSv}$

$E_{胸透} = (0.15 \times 0.20 + 1.30 \times 0.05 + 4.1 \times 0.12 + 2.3 \times 0.12 + 0.16 \times 0.05 + 2.6 \times 0.01 + 0.85 \times 0.05)\ \text{mSv} = 0.9395\text{mSv}$

由此可以看出，这次胸透病人所接受的有效剂量当量相当于 18 次胸片的有效剂量当量。

二、放射性射线的防护

放射性核素在医学等领域应用广泛，接触放射性核素的人日益增多，因此在使用、保存和清除放射性废料时，都要采用相应的措施，以达到安全使用的目的。

1. 辐射的防护标准　表15-5是现行防护标准中规定的职业照射和公众照射的剂量限值。

表15-5　剂量限值（$mSv \cdot a^{-1}$）

	职业放射人员	青少年	孕妇	公众
年有效剂量（五年平均）	20	6	—	1
晶状体（年当量剂量）	150	50	—	15
皮肤（年当量剂量）	500	150	—	50
手和足（年当量剂量）	500	150	—	—
腹部（当量剂量）	—	—	2	—

职业放射人员接受照射的连续5年的年平均有效剂量不超过20mSv，且5年中任何一年不得超过50mSv。

2. 外照射的防护　放射源在体外对人体进行照射称为外照射。人体接受外照射的剂量与离放射源的距离及照射时间有关。因此，与放射性核素接触的工作人员，应尽可能利用远距离的操作工具，并减少在放射源附近停留的时间。此外在放射源与工作人员之间应设置屏蔽，以减弱放射性强度。对α射线，因其贯穿本领低，射程短，工作时只要戴上手套就能有效进行防护。对β射线，除利用距离防护和时间防护外，注意使用的屏蔽物质不宜用高原子序数的材料，以避免由于韧致辐射产生大量光子，一般可采用有机玻璃、铝等中等原子序数的物质作屏蔽材料。对于X（γ）射线，因其穿透能力强，应采用高原子序数的物质，如铅衣，铅和混凝土等作为屏蔽材料。

3. 内照射防护　将放射性核素注入体内进行照射称为内照射。由于α射线在体内的电离比值较高，其造成的损害比β、γ射线都要严重。因此，除去介入疗法或诊断的需要必须向体内引入放射性核素外，任何内照射都应尽量避免。这就要求使用放射性核素的单位要有严格的规章制度，在放射性工作场所内严禁进食、吸烟、饮水或存放食物等，对接触人员的一切行为进行规范，以防止放射性物质从呼吸道、食管或外伤部位进入体内。

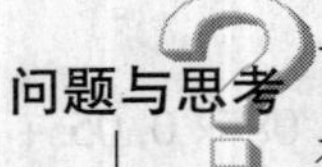

问题与思考

在日常生活中，什么地方可能有放射源的存在？

第七节　放射性核素的医学应用

一、示踪原理

放射性核素由于它发出的射线容易被探测，这就相当于提供一种特殊的标记，使得它的踪迹很容易寻找。把放射性核素与稳定的化合物相混合，制成标记药物并注入人体，通过探测器就可以检测标记药物在人体内的吸收、分布、代谢、排泄过程。这种方法称为同位素示踪法，被引入的放射性同位素称为示踪原子。这种方法的灵敏度很高，极微量的放射性物质都可以准确地测出来。一般光谱分析法只能鉴定 10^{-9}g 的放射性物质，而同位素示踪法可检出 10^{-18} ~ 10^{-14}g 的放射性物质。另外，该方法测量简单，具有无创伤性，特别适合于对机体生理过程的研究，而且用量极微，不会干扰正常生理状态。

示踪诊断在临床上的应用日益广泛。例如用 ^{131}I 标记的马尿酸作示踪剂，从静脉注入后，通过肾图仪可以描记肾区放射性活度随时间的变化，反映肾动脉血流、肾小管分泌和尿路的排泄情况，从而提供肾功能和尿路有无梗阻的诊断依据。又如，把胶体 ^{198}Au 注入体内后，容易通过血液运输而集积在肝脏内，但它不能进入肝肿瘤中。如果从体外探测 ^{198}Au 发出的 γ 射线，就可以了解这种核素在肝脏内的分布，为肝癌的诊断提供有用信息。

二、放射诊断

放射诊断主要是指放射性核素成像，简称核素成像，它是一种利用放射性核素示踪方法显示人体内部结构、功能的医学影像技术。它的基本原理是：用不同的放射性核素制成标记化合物注入人体，在体外对体内核素发射的 γ 射线进行跟踪探测，可以获得反映放射性核素在脏器或组织中的浓度分布及其随时间变化的图像。目前在临床上广泛应用的放射性核素成像有三种：γ 照相机、单光子发射型体层成像和正电子发射型体层成像。下面分别介绍这些影像设备的工作原理。

1. γ 照相机　γ 照相机可将体内的放射性核素分布一次性成像，其特点是成像速度快，可以提供静态和动态图像，把形态和功能结合起来进行观察和诊断。使用时只要将 γ 照相机的探头放置在待测部位体表上一段时间，采集这段时间内从体内放射出的 γ 射线，即可得到 γ 射线在该方向的全部投影，在屏幕上得到放射性核素分布的图像。

γ 照相机一般由探头、位置通道、能量通道及显示系统组成。图 15-9 是 γ 照相机的方框图，其中探头包括准直器、闪烁晶体和光电倍增管等。由于引入体内的放射性核素放射出来的 γ 射线向四面八方传播，而且其在每一个方向上的概率相同，靠它们在闪烁晶体上激发产生的闪烁光点无法确定射线的空间位置。因此在探头前方有

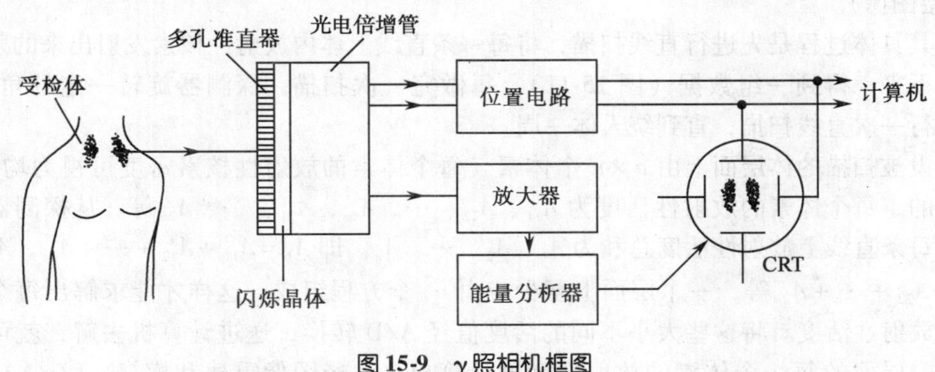

图 15-9　γ 照相机框图

千个以上紧密排列整齐的孔道，每一个孔道就是一个准直器。

图 15-10 是准直器及其视野示意图。准直器由铅或铅钨合金制成，能有效吸收 γ 射线。从图中可知，凡在灵敏区内的放射源发出的射线通过准直孔射线立体角均能引起闪烁体晶体发出荧光。在半影区内的放射源只有部分射线能打到闪烁晶体；在屏蔽区的放射源，其射线无法进入闪烁晶体。这就是说，晶体上每个点只能采集到来自体内相应点的射线，所以准直器能起到空间定位作用。γ 照相机配有若干个可交替使用的准直器，其孔道的大小、长度、数目及孔道排列方式和方向各不相同。选用不同的准直器可以提高采集特定检查部位射线的灵敏度，进而提高图像的质量。探头使用的闪烁晶体的直径可达 511mm，探测通过准直器的 γ 射线，并将其转变为闪烁光点。此时晶体上的荧光像与探头在探查方向上的放射性核素分布一一对应，但其荧光像的强度还不足以直接照相，而需要通过紧贴在其背后的光电倍增管，使光电子成 S^n 倍数的增加（S 为倍增极的增益，n 是倍增管中倍增极的数目），把晶体上的光点转变成电脉冲。输出的电脉冲信号分成三路：一路通过能量通道进入显示系统，用来表示 γ 射线的强弱；另外两路分别代表水平位置和垂直位置，以控制进入显示系统的电信号在屏幕上的位置。这一过程相当于把放射性核素在体内的三维分布，通过一系列紧密排列的平行孔（准直器）转换为 NaI（TI）晶体闪烁点的二维分布，再把这种光点分布通过能量通道进行灰度定标，通过位置通道进行坐标定位，最后显示在屏幕或胶片上。

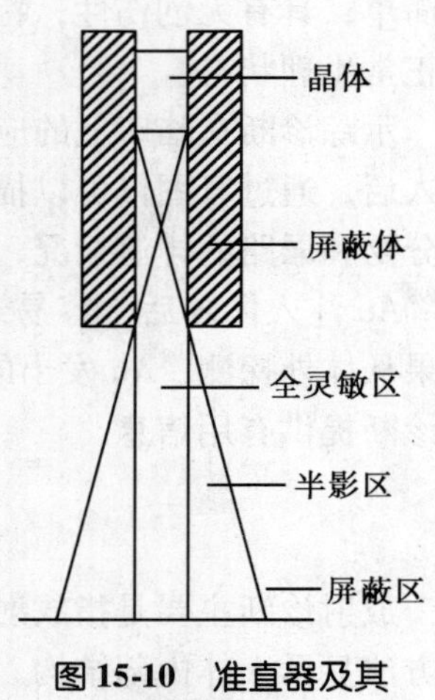

图 15-10 准直器及其视野示意图

2. 单光子发射型计算机体层成像 单光子发射型计算机体层成像（single photon emission computed tomography，SPECT）的图像重建原理与 X-CT 有某些相似之处，所不同的是：X-CT 的 X 射线源位于体外，X 射线透过组织时，根据不同组织对 X 射线的衰减值的不同，重建某体层的 CT 数矩阵，并用灰度来显示体层图像；而 SPECT 是先将示踪核素（如 $^{99}Tc^m$、^{131}I、^{201}TI 等）注入体内，人体本身成为一个发射体，再利用探测器绕着人体某一体层进行旋转，测出各个方向的放射性活度，然后求解出人体体层平面上各点的放射性活度（放射性活度分布），计算机重建图像活度的二维分布（体层图像）。

其具体过程是先进行直线扫描，将每一条直线上体内放射性核素发射出来的射线记录下来，得到一组数据（图 15-11）。每做完一次扫描，探测器旋转一定的角度，再进行一次直线扫描，直到绕人体一周。

设被扫描的体层面上由 $n \times n$ 个体素（每个体素的放射性核素密度可视为均匀）组成的，每个体素的放射性活度为 A_{11}、A_{12}、…、A_{1n}，A_{21}、…、A_{2n} 等。从探测器得到的每条直线上放射性活度总和为 A_1、A_2、…、A_n。即 $A_1 = A_{11} + A_{12} + \cdots + A_{1n}$，$A_2 = A_{21} + A_{22} + \cdots + A_{2n}$ 等，一个层面上至少应由 n^2 个方程组成，这样才能求解出每个体素的放射性活度。将这些大小不同的活度值经 A/D 转换，送进计算机去解，就可以把这一层面的每一个体素的放射性活度计算出来，经图像重建和模/数（D/A）转

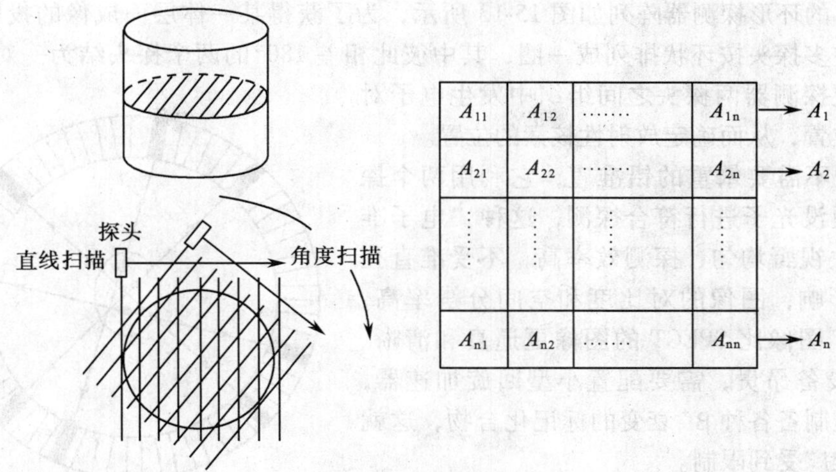

图 15-11 SPECT 扫描示意图

换，用不同的灰度等级显示，就得到一个层面的放射性活度分布图像。

SPECT 所产生的图像仅是描绘出了人体内组织和脏器体层中放射性核素活度分布，这种分布能较好地反映出组织、脏器与放射性核素相关的生理、生化过程，但形态学信息不及 X-CT 及磁共振图像。

3. 正电子发射型计算机体层成像　正电子发射型计算机体层成像（positron emission tomography，PET）的基本原理是利用正电子的湮没辐射特性，将能发生 β^+ 衰变的核素或其标记化合物引入体内某些特定的脏器或病变部位，通过探测正电子湮没时向体外辐射的 γ 光子，获得成像所需的各方向数据，再由计算机分析处理，实现图像重建。发射正电子的示踪核素有 ^{11}C、^{13}N、^{15}O、^{18}F 等，这些放射性核素半衰期短（^{11}C 为20min、^{13}N 为 10min、^{15}O 为 2min、^{18}F 为 110min）、衰变快，对受检者的辐射剂量很小，在短时间内可重复使用，也可大剂量使用以获取清晰影像，其中 C、H、O 是人体组成的基本元素，易于标记各种生命活动所必须的化合物或代谢产物而不改变其生物活性。

体内引入的 β^+ 放射性在衰变时放出一个正电子，该正电子在人体组织中与周围的物质发生作用而消耗能量，只穿行几毫米路径便与一个电子结合，发生电子对湮没，同时放射出两个运动方向相反、能量各为 0.511MeV 的 γ 光子。如图 15-12 所示，一对探头置于被扫描体层的两侧，只有当两个探头同时接受到湮没光子（如图中 C 点发射的一对光子）时，符合电路才有信号输出。实际上符合探测有一定的分辨时间，目前这个时间是 10^{-8}s，也就是说在 10^{-8}s 时间内两探测器分别接收到一个光子，符合电路即给出一个计数。

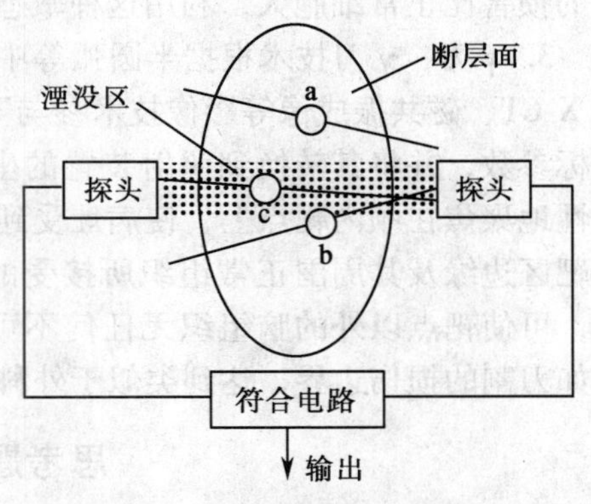

图 15-12 湮没光子的符合探测

PET的环形探测器阵列如图15-13所示，为了获得某一体层面成像的投影数据，需要将许多探头按环状排列成一圈，其中彼此相差180°的两个探头结为一对，由此可以测定探测器两探头之间组织中发生电子对湮没的位置，从而确定放射性核素的位置。

PET不需要笨重的铅准直，它利用两个探测器对湮没光子进行符合探测，这种“电子准直”方法视野均匀、探测效率高，不受准直孔深度的影响，图像的对比度和空间分辨率高，因此PET图像比SPECT的图像更逼真和清晰。但PET设备昂贵，需要配置小型回旋加速器，以便快速制备各种β^+衰变的标记化合物，这就使它的推广受到限制。

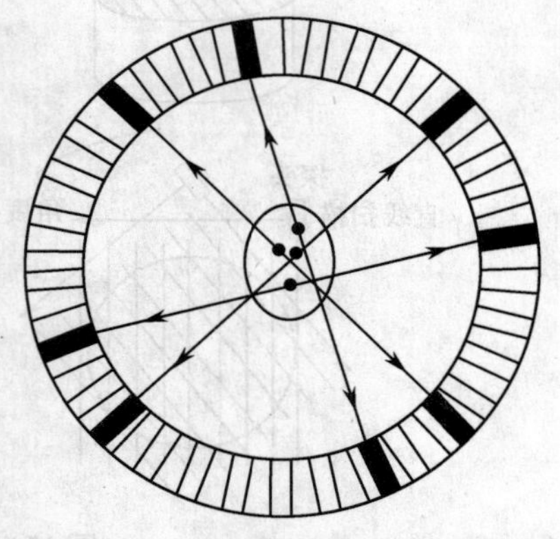

图15-13 PET的环形探测器阵列

目前PET的临床应用主要有以下几个方面：①肿瘤检查，包括肝癌、肺癌、乳腺癌和骨骼、淋巴肿瘤等都可以用PET作早期诊断；②神经系统疾病及脑功能研究，例如卒中、癫痫、神经紊乱和老年性痴呆等，包括生理刺激对脑的影响及各种病理状态下脑组织代谢的变化，都可应用PET图像进行研究；③心脏功能和心血管疾病研究，例如通过对示踪剂^{18}F-DG的摄取量的检测可以准确鉴定心肌缺损或阻塞程度，判断是否采用搭桥或心脏移植。

三、放射治疗

1. 碘-131治疗　将放射源^{131}I引入体内，由于甲状腺有收集碘的功能，通过血液循环，^{131}I很快地集中在甲状腺中，^{131}I能够发射β与γ射线，它发射的β射线将杀伤部分甲状腺组织，而发射的γ射线则基本逸出体外。因此，通过将放射性核素^{131}I引入体内可以治疗甲状腺功能亢进和部分甲状腺癌。

2. 钴-60治疗　利用^{60}Co所放出的γ射线，从人体外照射患病部位。^{60}Co发出能量分别为1.17MeV和1.33MeV的两种γ射线，主要用于治疗深部肿瘤，如颅脑内的肿瘤。癌细胞较正常细胞生长迅速，对射线的敏感性高，因此经射线照射，癌细胞受到的损害比正常细胞大，利用这种敏感性的差别，可以杀死癌细胞或抑制其发展。

3. γ刀　γ刀技术根据半圆弧等中心聚焦技术原理，借助高精度的立体定向仪，在X-CT、磁共振成像等影像技术参与下对颅内病灶施行准确定位，确定靶点的三维坐标参数，并将其转换到照射装置的坐标系统中，使用大剂量γ射线一次多方向限制性地聚焦在颅内靶点上，使病灶受到不可逆性摧毁，发生放射性坏死。同时又能保证靶区边缘及其周围正常组织所接受的放射性剂量呈锐减分布，控制在安全剂量以内，可使靶点以外的脑组织无任何不可逆损伤。由于γ刀技术可以使靶区边缘形成一如刀割的损伤边界，达到类似于外科手术刀的治疗效果，故称为γ刀。

思考题与习题十五

15-1　计算^{5}Li核和^{6}Li核的结合能，给定^{5}Li原子核的质量为$m_5=5.012539$u，^{6}Li

原子核的质量为 $m_6=6.015121\text{u}$。

15-2　在α、β^-、β^+、电子俘获衰变中，所产生的子核的原子序数和质量数是怎样变化的？在元素周期表中的位置有何变化？

15-3　为什么在α衰变时产生的α射线能谱是线状谱，而在β衰变中产生的β射线是连续谱？

15-4　^{32}P 的半衰期为 14.3d，求它的衰变常数和平均寿命？

15-5　$^{226}_{86}$Ra 的半衰期为 1.6×10^3a，如果一样品在某时刻含有 3.0×10^{16} 个 $^{226}_{86}$Ra 核，计算这一时刻其放射性活度。

15-6　某放射性样品包含 3.50μg 纯 $^{11}_{6}$C，其半衰期为 20.4min。(1) 计算最初的原子核数；(2) 计算最初的放射性活度及 8h 后的活度。

15-7　分别计算要经过多少个半衰期某种放射性核素可以减少到原来的 1%、0.1%？

15-8　^{131}I 的半衰期为 8.04d，利用 ^{131}I 的溶液作甲状腺扫描，在溶液出厂时只需注射 0.5ml 就够了，如果溶液出厂后贮存了 11d，作同样的扫描需注射多少溶液？

15-9　哪些射线可以用铅屏蔽？哪些射线不能用铅屏蔽？不能用铅屏蔽的那些射线应用什么材料屏蔽？

15-10　甲乙两人肝区都受到放射性内照射，甲为α射线源辐照，吸收剂量为 1.5mGy，乙为γ射线辐照，吸收剂量为 15mGy，问哪一位所受的辐射伤害大？大几倍？

15-11　试比较 SPECT 与 PET 的成像原理。

（刘东华）

第十六章

核磁共振

1924年奥地利物理学家泡利（W. Pauli）为了解释原子光谱的精细结构，提出有些原子核具有自旋和磁矩，在外磁场的作用下，它们的能级会发生分裂的假设。1946年美国哈佛大学的珀塞尔（E. Purcell）和斯坦福大学的布洛赫（F. Bloch）分别发现了核磁共振（nuclear magnetic resonance，NMR）现象，二位学者为此获得了1952年的诺贝尔物理学奖。由于核磁共振现象与物质的分子结构有关，所以在化学、分子生物学、医学、药学、遗传学等方面得到了广泛应用。20世纪80年代发展起来的核磁共振医学成像技术，不仅能获得人体器官、组织解剖信息的图像，还能获得提供生理、病理变化有关的功能信息的图像。从核磁共振现象发现到核磁共振成像（习惯上称为磁共振成像）技术成熟的几十年期间，有关核磁共振的研究领域曾在三个领域（物理、化学、生理学或医学）内获得了6次诺贝尔奖，足以说明此领域及其衍生技术的重要性。本章将介绍核磁共振的基本概念、核磁共振波谱（magnetic resonance spectroscopy，MRS）、磁共振成像（magnetic resonance imaging，MRI）的基本原理等。

第一节　核磁共振

一、磁场中的核磁矩

1. 核自旋角动量与核磁矩在外磁场中的运动　由第十五章的学习可知原子核具有自旋角动量，$L_I=\sqrt{I\ (I+1)}\hbar$ 及核磁矩 $\mu_I=g\left(\frac{e}{2m_p}\right)L_I$。原子核自旋角动量在空间某一选定方向（例如 z 轴方向）上的投影是量子化的，$L_{Iz}=m_I h$，($m_I=I,\ I-1,\ \cdots,\ -I$)；处于外磁场的核磁矩在空间某一选定方向（通常是外磁场方向）的投影也是量子化的，$\mu_{Iz}=gm_I\mu_N$，($m_I=I,\ I-1,\ \cdots,\ -I$)。原子核角动量与核磁矩在空间某一选定方向上投影量子化的现象称为空间量子化。氢核（质子）的自旋量子数 $I=$

$\frac{1}{2}$，自旋磁量子数 $m_I = \pm\frac{1}{2}$，所以当外加磁场方向为 z 轴方向时，有 $L_{Iz} = \pm\frac{1}{2}\hbar$，$\mu_{Iz} = \pm\frac{1}{2}g\,\mu_N$。

由于 $\boldsymbol{\mu}_I = \gamma L_I$，原子核带正电，核磁矩的方向与核自旋角动量的方向一致，大小只差一个系数，所以核自旋角动量与核磁矩的行为是一致的，在后面的讨论中，有时不加以区分。

原子核具有磁矩，在外磁场中会受到磁力矩的作用，使核磁矩绕外磁场方向旋进。

如图 16-1（a）所示，将磁矩为 $\boldsymbol{\mu}_I$ 的原子核置于恒定磁场 $\boldsymbol{B}_0$ 中，则其所受到的磁力矩为

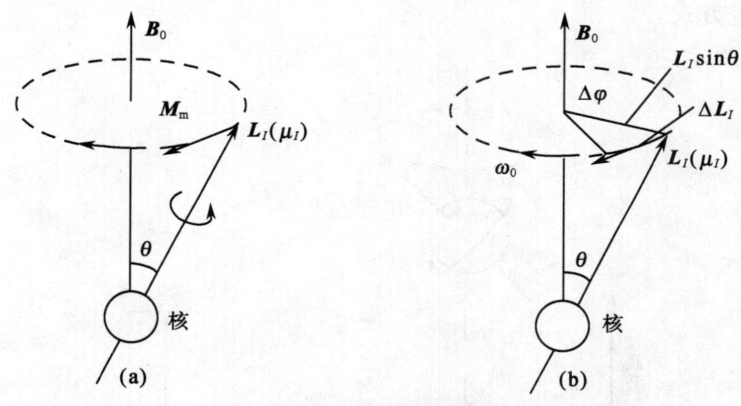

图 16-1　自旋核在磁场中的旋进

$$\boldsymbol{M}_m = \boldsymbol{\mu}_I \times \boldsymbol{B}_0 \tag{16-1}$$

$\boldsymbol{M}_m$ 是矢量，其方向用右手螺旋来决定，伸开右手，拇指与其余四指垂直，四指由 $\boldsymbol{\mu}_I$ 经小于 π 的角度绕向 $\boldsymbol{B}_0$，拇指所指的方向就是磁力矩 $\boldsymbol{M}_m$ 的方向，显然 $\boldsymbol{M}_m$ 垂直于 $\boldsymbol{\mu}_I$（$\boldsymbol{L}_I$）与 $\boldsymbol{B}_0$ 决定的平面。由于 $\boldsymbol{M}_m$ 的作用，引起原子核角动量 $\boldsymbol{L}_I$ 改变，如图 16-1（b）所示。由于 $\boldsymbol{M}_m$ 总是垂直于 $\boldsymbol{L}_I$ 与 $\boldsymbol{B}_0$ 决定的平面，$\boldsymbol{L}_I$ 只改变方向不改变大小，所以 $\boldsymbol{L}_I$ 沿图 16-1（b）所示方向旋进，核角动量（或磁矩矢量）的末端形成圆周运动，这种运动称为拉莫尔旋进。

设核角动量旋进的增量为 $\Delta\boldsymbol{L}_I$，由图 16-1（b）可见

$$\Delta\boldsymbol{L}_I = \boldsymbol{L}_I \sin\theta \cdot \Delta\varphi$$

方程两边同时除以所用的时间 Δt，得

$$\frac{\Delta\boldsymbol{L}_I}{\Delta t} = \boldsymbol{L}_I \sin\theta \frac{\Delta\varphi}{\Delta t}$$

根据角动量定理有：

$$\frac{\Delta\boldsymbol{L}_I}{\Delta t} = \boldsymbol{M}_m = \boldsymbol{\mu}_I \boldsymbol{B}_0 \sin\theta$$

令$\frac{\Delta\varphi}{\Delta t}=\omega_0$，$\omega_0$ 为旋进的角速度，称为拉莫尔频率。

因此，有

$$L_I\sin\theta \cdot \omega_0 = \mu_I B_0 \sin\theta$$

进而可得

$$\omega_0 = \frac{\mu_I}{L_I}B_0 = \gamma B_0 \tag{16-2}$$

上式被称为拉莫尔公式。

通过以上讨论可知，核磁矩在恒定磁场中将绕磁场方向旋进，旋进的角频率 ω_0 取决于核的磁旋比与磁场的磁感应强度 $\boldsymbol{B}_0$ 的大小。图 16-2（a）为氢核在磁场中两种可能的旋进方式。

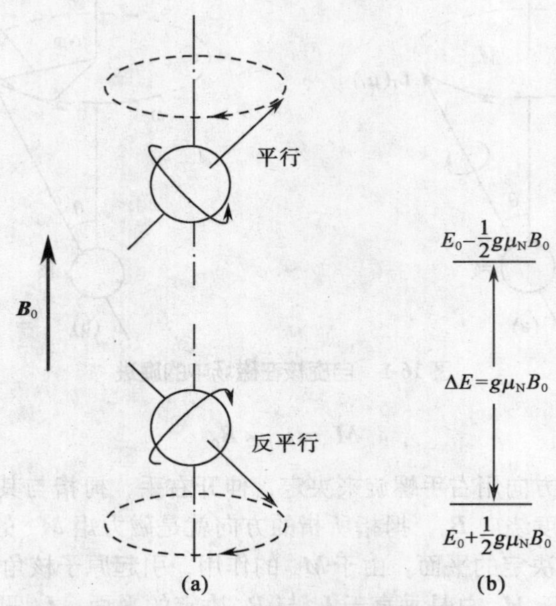

图 16-2　氢核在磁场中的旋进与能级分裂

2. 磁场中核能级分裂　磁矩受外磁场作用而具有势能，根据电磁学的理论可知，磁矩具有的势能为

$$\Delta E = -\mu B_0 \cos\theta = -\mu_m B_0 \tag{16-3}$$

式中，θ 为磁矩 $\boldsymbol{\mu}$ 与磁感应强度 $\boldsymbol{B}_0$ 的夹角，μ_m 是磁矩在磁场方向上的分量。该式表明，当 $\boldsymbol{\mu}$ 与 $\boldsymbol{B}_0$ 方向一致时（平行），系统处于低能状态；$\boldsymbol{\mu}$ 与 $\boldsymbol{B}_0$ 方向相反时（反平行），系统处于高能状态。

将 $\mu_{Iz} = gm_I\mu_N$ 代入式（16-3）中，得核磁矩在外磁场中的能量（也称附加能量）为

$$\Delta E = -gm_I\mu_N B_0 \tag{16-4}$$

由于原子核磁矩在外磁场中的取向，具有空间量子化的特征，m_I 有 $2I+1$ 个可能的取值，因此自旋核在恒定外磁场的作用下，将分裂为 $2I+1$ 个能级（$2I+1$ 个可能的能量状态）。

设自旋核原来的能级为 E_0，施加恒定外磁场后产生附加能量叠加于原能级之上，使能级产生分裂，分裂后的能级

$$E=E_0+\Delta E=E_0+(-gm_I\mu_N B_0)(m_I=I,\ I-1,\ \cdots,\ -I)$$

裂距 $$A=g\mu_N B_0 \tag{16-5}$$

对于氢核：$m_I=\pm\dfrac{1}{2}$，$\Delta E=\pm\dfrac{1}{2}g\mu_N B_0$。图 16-2（b）给出了氢核在磁场中与旋进对应的能级，即能级分裂。

二、核磁共振

处于恒定外磁场 $\boldsymbol{B}_0$ 中的自旋核，由于核磁矩取向和旋进引起能级分裂，且裂距 $A=g\mu_N B_0$。如果在与外磁场垂直的平面内再加一个旋转的磁场 $\boldsymbol{B}_1$（也称为射频场，记为 RF），只要 $\boldsymbol{B}_1$ 的能量子 $h\nu$ 恰好等于原子核能级分裂的裂距，即 $h\nu=g\mu_N B_0$ 时，原子核就会吸收这个能量，从低能态跃迁到高能态，这一过程就是核磁共振中的共振吸收跃迁。这里需要注意的是，跃迁发生时，遵守跃迁法则，只有 $\Delta m_I=\pm1$ 的跃迁才能发生。对于原子核的分裂能级来说，就是跃迁只在相邻能级间进行，对应的能级差等于裂距，因此有 $h\nu=A=g\mu_N B_0$。

根据式（15-11）、式（15-9），可求出发生共振吸收时射频场的频率

$$\nu=g\cdot\frac{eh}{2m_p}\cdot\frac{1}{h}\cdot B_0=\frac{1}{2\pi}g\cdot\frac{e}{2m_p}\cdot B_0=\frac{1}{2\pi}\cdot\gamma B_0$$

所以 $$\nu=\frac{1}{2\pi}\cdot\gamma B_0 \tag{16-6}$$

也可以写成 $$\omega=\gamma B_0 \tag{16-7}$$

由式（16-7）可以看出，原子核发生共振吸收时的射频场的角频率 ω 等于自旋核在磁场中旋进的角频率（拉莫尔频率 ω_0），这就是核磁共振条件。氢核在磁场中的能级跃迁如图 16-3 所示。

三、核磁共振的宏观描述

个别原子核在磁场中的行为是观测不到的，所能观测到的只能是大量微观粒子的集体表现，即宏观现象。

1. 磁化强度矢量　对于大量的原子核，从宏观的角度来看，它们核磁矩的矢量总和更能说明它们的行为。因此，引入磁化强度矢量 $\boldsymbol{M}$ 来描述核系统的宏观特性及其运动规律。

$$\boldsymbol{M}=\sum_{i=1}^{n}\mu_i \tag{16-8}$$

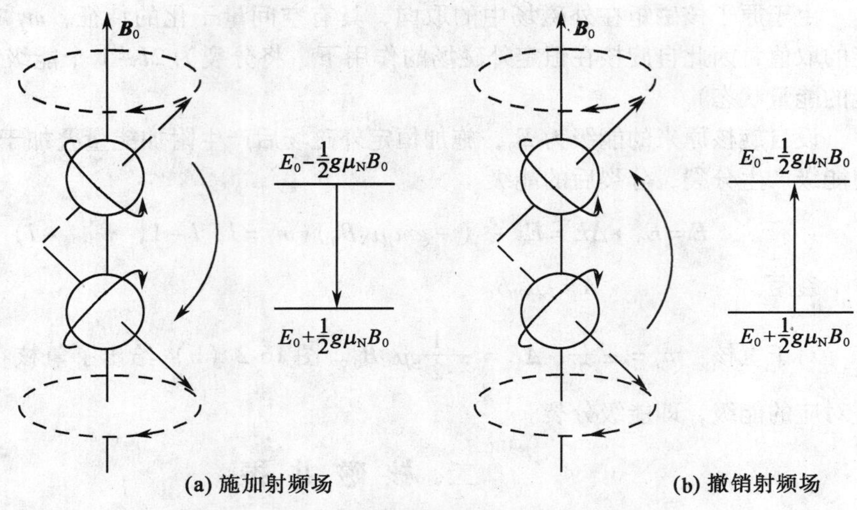

图 16-3　氢核在磁场中的能级跃迁

求和遍及单位体积，可见 $\boldsymbol{M}$ 具有磁矩的本质。

在没有外加磁场时，因热运动的作用，大量原子核磁矩的空间取向是随机的、杂乱无章的，从统计规律上来看各方向是对称的，不存在特殊方向，所以是均匀分布的，$\boldsymbol{M}=\sum_{i=1}^{n}\mu_i=0$。当在 z 轴方向施加恒定外磁场 $\boldsymbol{B}_0$ 时，系统中所有自旋核磁矩都会绕 $\boldsymbol{B}_0$ 旋进，由于自旋核磁矩取向空间量子化，根据玻耳兹曼能量分布律可知，在常温下，处于低能级的原子核数会略高于处于高能级的原子核数，$\boldsymbol{M}=\sum_{i=1}^{n}\mu_i\neq 0$。此时系统被磁化，可见 $\boldsymbol{M}$ 是量度原子核系统磁化程度的物理量。磁化强度矢量 M 在力矩作用下产生绕 $\boldsymbol{B}_0$ 的旋进（严格讲，应是与 $\boldsymbol{M}$ 相对应的核总角动量 $\boldsymbol{L}$ 旋进，$\boldsymbol{L}=\sum_{i=1}^{n}\boldsymbol{L}_i$，但为了叙述上的方便，以下仍说 $\boldsymbol{M}$ 旋进）。同样，$\boldsymbol{B}_0$ 应包括所有对 $\boldsymbol{M}$ 产生影响的磁场，不管它们是否随时间变化该式都适用。

从 ^{1}H 核磁矩的经典图像可以想象出，处于恒定外磁场 $\boldsymbol{B}_0$ 中的大量氢核，有的核磁矩处于低能态（与外磁场平行），有的处于高能态（与外磁场反平行），相对于外磁场按 $\omega=\gamma B_0$ 旋进，磁矩与磁场 $\boldsymbol{B}_0$ 方向的夹角是确定的两个角度，所以把各原子核磁矩矢量初始点平移到一起，将形成以 z 轴（磁场方向）为对称轴的上、下两个圆锥面，如图 16-4 所示。每个磁矩处于圆锥面上的位置称为它的初相位，初相位的大小是随机的，上圆锥面是由处于低能级的原子核磁矩围成的，下圆锥面是由高能级上的原子核磁矩围成的。根据微观粒子在热平衡状态下的玻耳兹曼分布律，在高能级上的粒子数要比低能级上的少。由于上、下圆锥面上旋进的核磁矩的分布是均匀对称的，所以它们在 xy 平面上的投影相互抵消，即核系统的磁化强度横向分量 $\boldsymbol{M}_{xy}=0$。因此，在外磁场中，核系统在平衡状态时，核磁化强度矢量 $\boldsymbol{M}_0$ 与 $\boldsymbol{B}_0$ 方向一致，并等于其纵向分量 $\boldsymbol{M}_z$，其大小与自旋核密度 ρ、外磁场 $\boldsymbol{B}_0$ 的大小及温度有关。密度 ρ 大，外磁场 $\boldsymbol{B}_0$ 增加，都会使 $\boldsymbol{M}_0$ 增大，温度高，热运动剧烈，会使 $\boldsymbol{M}_0$ 减小。

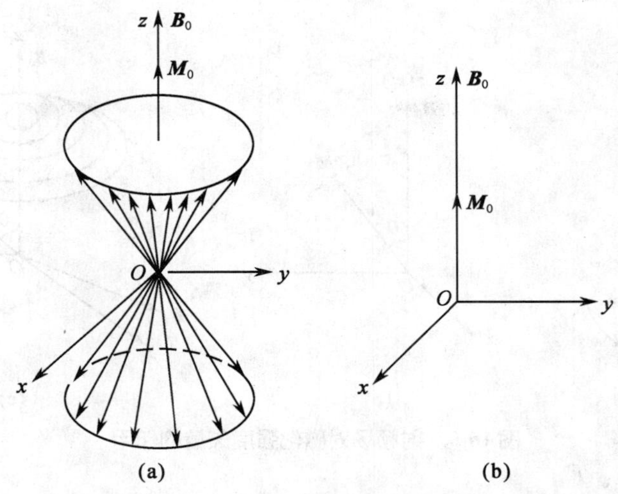

图 16-4　氢核系统的磁化强度矢量

2. 核磁共振的宏观表现　对于核系统，如果在与外磁场 $\boldsymbol{B}_0$ 垂直的方向加一个旋转的磁场 $\boldsymbol{B}_1$（即射频场 RF），其频率等于拉莫尔频率 ω_0，便会产生共振吸收，处于低能态的自旋核会吸收能量跃迁至高能态，从而使磁化强度 $\boldsymbol{M}_0$ 在绕磁场 $\boldsymbol{B}_0$ 旋进的同时，逐渐偏离磁场 $\boldsymbol{B}_0$ 的方向，而倒向 xy 平面。此时，$\boldsymbol{M}_{xy} \neq 0$，$\boldsymbol{M}_z < \boldsymbol{M}_0$，核系统处于非平衡状态。$\boldsymbol{M}_0$ 离开 z 轴方向后用 $\boldsymbol{M}$ 表示，当低能态核的数量与高能态核的数量相等时，$\boldsymbol{M}$ 位于 xy 平面，且 $\boldsymbol{M} = \boldsymbol{M}_{xy} = \boldsymbol{M}_0$；随着高能态核的不断增加，$\boldsymbol{M}$ 与 z 轴的夹角越来越大，直至 $\boldsymbol{M}$ 与 z 轴反向，此时 $\boldsymbol{M} = \boldsymbol{M}_z = -\boldsymbol{M}_0$。

为了观察 $\boldsymbol{M}$ 的运动，引入旋转坐标系（x'，y'，z'），其 z'轴与静止坐标系（x，y，z）的 z 轴重合，整个坐标系（x'，y'，z'）以拉莫尔频率 ω_0 绕 z 轴旋转，其旋转方向与 $\boldsymbol{M}$ 绕 z 轴方向相同，$\boldsymbol{B}_1$ 的方向沿着 x'轴正向，如图 16-5（a）所示。在旋转坐标系（x'，y'，z'）中，$\boldsymbol{B}_1$ 相当于作用在 $\boldsymbol{M}$ 上的恒定磁场，使 $\boldsymbol{M}$ 绕 $\boldsymbol{B}_1$ 即 x'轴旋进，如图 16-5（b）所示。在静止坐标系（x，y，z）中观察，则 $\boldsymbol{M}$ 在绕 $\boldsymbol{B}_1$ 即 x'轴旋进的同时，又以拉莫尔频率 ω_0 绕 $\boldsymbol{B}_0$（即 z 轴）旋进，所以 $\boldsymbol{M}$ 的运动应是这两种运动的合成，其结果是 $\boldsymbol{M}$ 顶端的运动轨迹是一球形螺旋线，如图 16-5（c）所示。

$\boldsymbol{M}$ 倾倒的角度 θ 与射频场作用的时间有关，由于射频场都做成脉冲形式，所以 θ 与脉冲宽度成正比，作用时间越长，θ 越大，核系统从射频场中获得的能量也越多。起初矢量 $\boldsymbol{M} = \boldsymbol{M}_0$ 沿 z 轴方向。使 $\boldsymbol{M}$ 偏离 z 轴 θ 角的射频脉冲称为做 θ 角脉冲，所以使 $\boldsymbol{M}_0$ 偏离 90°角的脉冲称为 90°脉冲，同理使 $\boldsymbol{M}_0$ 偏离 180°角的脉冲称为 180°脉冲，如图 16-6 所示。

四、弛豫过程与弛豫时间

从不平衡状态恢复到平衡状态的过程称为弛豫过程（relaxation process），所谓平衡指起初的热平衡状态。弛豫过程始于射频脉冲结束，原子核不再受 $\boldsymbol{B}_1$ 的束缚，只受磁场 $\boldsymbol{B}_0$ 的作用，这个过程从微观上看是氢原子核从高能态回到低能态的过程。宏观上，由磁场中大量原子核形成的磁化强度矢量 $\boldsymbol{M}$ 由与 $\boldsymbol{B}_0$ 成 θ 角的非平衡位置，逐

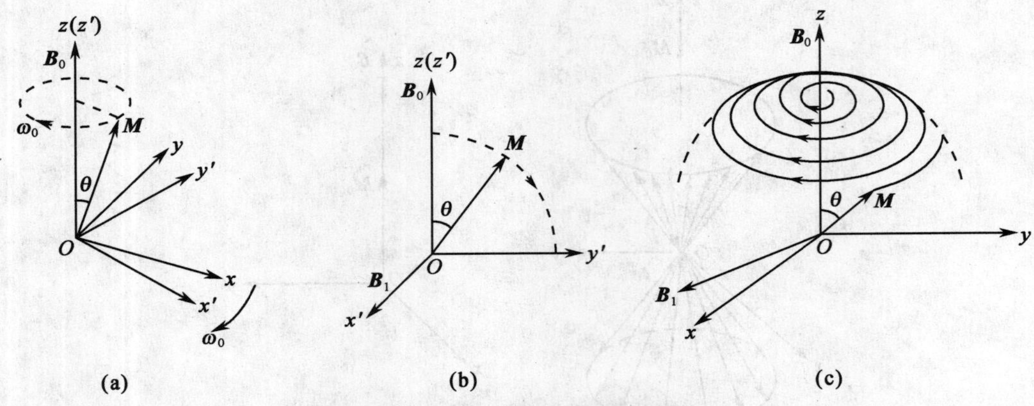

图 16-5　射频场对磁化强度矢量的作用

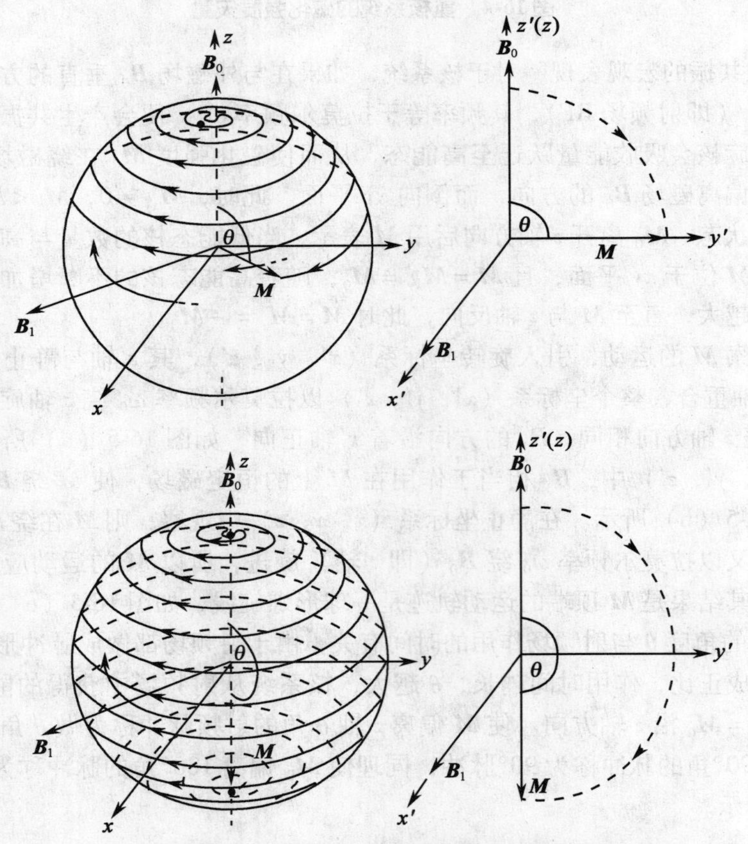

图 16-6　90°脉冲和 180°脉冲及其对磁化强度矢量的作用

渐向平衡位置恢复，最后回到平衡位置（M_0）处。

1. 纵向弛豫过程　受射频场作用，偏离开 z 方向后的 $\boldsymbol{M}$ 在 z 轴方向上的投影为 M_z，撤销 RF 后，M_z 逐渐由最小恢复到初始值或最大值（M_0）的过程称为纵向弛豫。其实质是处于高能态的核在迁跃到低能态的同时，把放出的能量传给周围的介质。由于是通过自旋核与晶格之间进行能量交换，所以又称为自旋-晶格弛豫。

弛豫过程中，相对于静止坐标系，$\boldsymbol{M}$ 绕 $\boldsymbol{B}_0$ 旋转变化，但在旋转坐标系中只显示其增减，可简化为二维曲线。因此，在旋转坐标系（x'，y'，z'）中，90°脉冲后，$\boldsymbol{M}_{z'}$ 随时间的变化规律可用式 16-8 表示：

$$\boldsymbol{M}_{z'} = \boldsymbol{M}_0 \ (1 - e^{-t/T_1}) \tag{16-8}$$

式中 T_1 是描述纵向弛豫过程进行快慢的时间常数，称为纵向弛豫时间，也称为自旋-晶格弛豫时间，是 90°脉冲后 $M_{z'}$ 由 0 恢复到 $0.63M_0$ 时所用的时间，如图 16-7（a）所示。由于不同核系统具有不同的核密度与化学环境，所以它们的弛豫时间 T_1 各不相同，T_1 的大小还取决于外磁场 $\boldsymbol{B}_0$ 的强度。

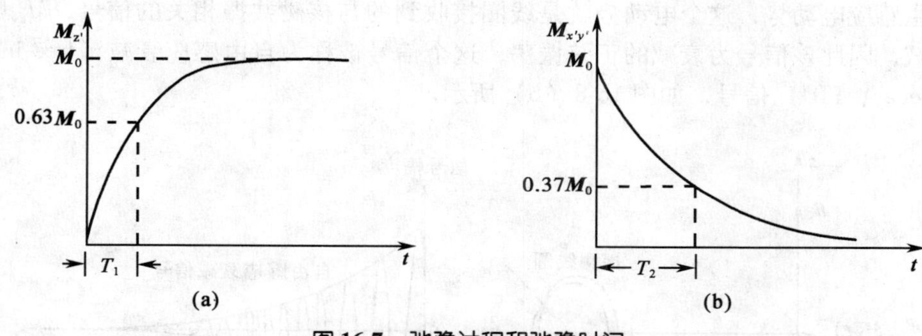

图 16-7　弛豫过程和弛豫时间

2. 横向弛豫过程　受射频磁场作用，偏离开 z 方向后的 $\boldsymbol{M}$ 在 xy 平面上的投影为 M_{xy}，撤销 RF 后，M_{xy} 由最大恢复到零的过程称为横向弛豫。核磁共振吸收发生时，由于射频脉冲的作用，各个原子核磁矩相位相同。撤销 RF 后，各个原子核绕磁场 $\boldsymbol{B}_0$ 旋进，但各个原子核所处的微观环境可能不相同，任何一个核磁矩都会在它周围产生局部磁场，核外电子也可能产生磁场，各种因素综合考虑，相当于存在一个微小的附加磁场，由于系统中各处附加磁场不相同，各处核磁矩旋进频率不同，使 M_{xy} 逐渐减少，最终为 $M_{xy}=0$，其实质是各个自旋核从相位一致到相位不一致的过程，这个过程也称为散相或失相。由于这种弛豫是自旋核之间的能量交换，所以又称为自旋-自旋弛豫。

在旋转坐标系（x'，y'，z'）中，90°脉冲后，$M_{x'y'}$ 随时间的变化规律可用式 16-9 表示：

$$M_{x'y'} = M_0 e^{-t/T_2} \tag{16-9}$$

式中 T_2 是描述横向弛豫过程进行快慢的时间常数，称为横向弛豫时间，也称为自旋-自旋弛豫时间，是 90°脉冲后 $M_{x'y'}$ 由 M_0 减小 $0.37M_0$ 时所用的时间，见图 16-7（b）。自旋-自旋弛豫只是磁的相互作用不存在能量向外的释放，故 T_2 与环境温度、粘度无关；T_2 与磁场 $\boldsymbol{B}_0$ 的大小相关性不大，但与磁场的均匀性关系特别大，因为磁场的不均匀会大大加剧自旋核磁矩方向分散，使 T_2 明显缩短，常把存在 $\boldsymbol{B}_0$ 磁场不均匀性因素的横向弛豫时间标记为 T_2^*。

需注意的是横向弛豫与纵向弛豫是同时发生的，横向弛豫时间比较短，在一般情况 T_2 的大小比 T_1 值小一个数量级。

问题与思考

在核磁共振吸收、弛豫过程中，磁化强度矢量 $\boldsymbol{M}$ 的变化与核系统自旋核磁矩 $\boldsymbol{\mu}$ 的变化有怎样的关系？

3. 自由感应衰减信号　当射频脉冲结束后，由于自旋核之间及自旋核与晶格之间进行能量交换产生纵向弛豫和横向弛豫，使自旋核将从射频脉冲吸收的能量又释放出来。从宏观上看，M 继续围绕 B_0 以 $\omega=\gamma B_0$ 的频率进动，但它在 xy 平面上的投影逐渐减小为零。当在 x 或 y 轴方向设置一个探测线圈，如图 16-8（a）所示，由于 M_{xy} 在变化，相当于线圈内磁场方向在改变，根据法拉第电磁感应原理，在线圈两端会产生感应电动势，这个电动势就是线圈接收到的与核磁共振相关的信号，M_{xy} 随时间衰减，因此该信号为衰减的正弦振荡，这个信号被称为自由感应衰减（free induction decay，FID）信号，如图 16-8（b）所示。

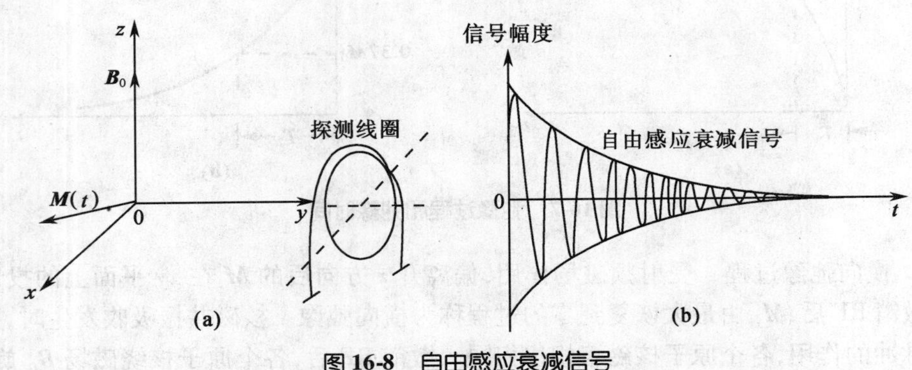

图 16-8　自由感应衰减信号

第二节　核磁共振波谱

核磁共振波谱技术是获得活体内生化参数定量信息和诊断信息的唯一非侵入技术，MRS 是基于人体在各种代谢等生理过程中，原子核周围的微环境发生变化因而使核磁共振峰发生位移的原理来进行分析的。

一、化学位移

不同分子中的同一类原子核，在相同的外磁场 $\boldsymbol{B}_0$ 中会有不同的共振频率。其原因是自旋核不是孤立的，核外有电子包围，电子的自旋运动和轨道运动会产生磁矩，当电子处于外磁场中时，这些磁矩也会绕 $\boldsymbol{B}_0$ 旋进，电子带负电，产生的磁场与外磁场 $\boldsymbol{B}_0$ 方向相反（抗磁性），尽管 $\boldsymbol{B}_0$ 相同，但自旋核感受到的总磁场则会有所不同，因而有不同的旋进频率。分子中的核不是裸露的核，其周围的电子环境更复杂一些，这些电子也产生局部磁场，使得不同分子中的核周围环境有很大的不同。这些复杂作用大多数都是抵抗外磁场的作用，使自旋核处于一个磁屏蔽中，磁场 $\boldsymbol{B}_0$ 不能直接作用于原子核。这种磁屏蔽作用可用下式表示：

$$B_N = (1-\sigma)\ B_0 \tag{16-10}$$

式中，B_N 为自旋核所在位置的合磁场，B_0 为外磁场，σ 称为屏蔽系数。σ 是个小量，其值 $<10^{-3}$，核周围的化学环境不同，屏蔽系数 σ 就会不同。由于核外环境极其复杂，σ 可正、可负。σ 取负值时自旋核感受到的磁场会大于主磁场。同类核在不同的分子中，会产生不同的共振频率。自旋核共振频率随其所在的化学环境不同而产生微小波动的现象称为化学位移（Chemical shift）。

在实际应用中，当同种自旋核置于相同的外磁场中，定义样品中自旋核与标准物质自旋核的共振频率之差为化学位移，即 $\Delta\nu=\nu-\nu_s$，式中 ν 与 ν_s 分别代表样品自旋核与标准物质自旋核的共振频率。标准物质根据具体情况可以选为水（H_2O）、乙醇（CH_3CH_2OH）、硫酸（H_2SO_4）等。由于共振频率随外磁场 B_0 而变，这种定义显然不方便，化学位移的另一定义是

$$\delta=\frac{B-B_s}{B_s}=\frac{\nu-\nu_s}{\nu_s} \tag{16-11}$$

式中，B、B_s 分别表示在射频场频率维持不变情况下，欲使测试样品、标准物质中同类自旋核发生 NMR 所需要的外磁场大小。δ 一般很小，约在 ppm 数量级。

二、核磁共振波谱

以发生共振吸收的强度为纵坐标、共振频率（或发生共振的磁感应强度）的相对值为横坐标，可以得到共振吸收强度随共振频率（或磁感应强度）变化的曲线，称为核磁共振谱。

图 16-9 是乙基苯质子的核磁共振谱线。乙基苯有 C_6H_6、CH_2、CH_3 三个基团，由于各基团中氢核所处化学环境不同，谱线出现不同的位移，同是氢核却产生了三条谱线。

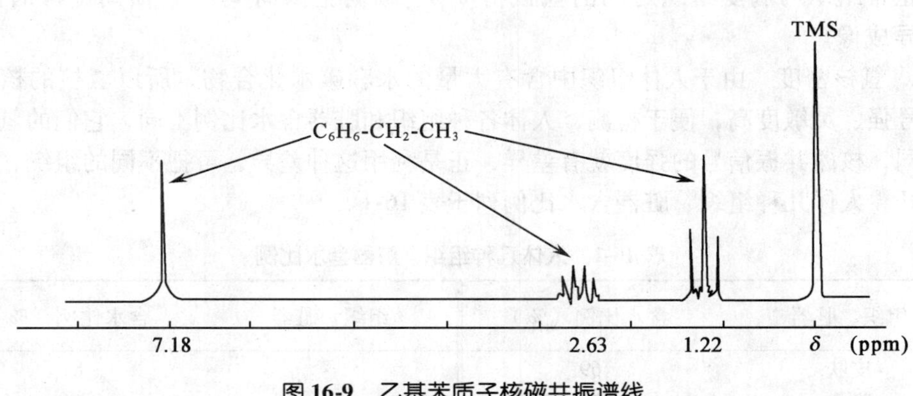

图 16-9　乙基苯质子核磁共振谱线

^{1}H 谱常用四甲基硅（$(CH_3)_4Si$）（tetramethylsilane，TMS）作为参考物质，它只有一个峰，屏蔽作用高，而且一般化合物的峰大都出现在它的左边。

三、核磁共振波谱在医学中的应用

MRS 技术是获得活体内生化参数定量信息和诊断信息的唯一非侵入技术，磁矩不为零的原子核都可测量其 MRS，如^{31}P、^{23}Na、^{39}K、^{19}F 等，这些元素在人体中都有较多的含量。

近几十年来，MRS 技术发展很快，它的深入研究对疾病的早期诊断、性质鉴别、不同病理期区分及治疗将会产生深刻影响。特别有助于对脑梗死患者的早期诊断，在脑梗死临床症状出现之前，首先出现局部生化异常（如脑组织出血、缺氧、细胞代谢紊乱），胆碱（Cho）、肌酸（Cr）、N-乙酰门冬氨酸（NAA）水平降低，NAA/Cr 比值下降等。这些局部环境的改变在结构图像中表现不出来，而在 MRS 中则有比较明显的改变。对精神疾病的鉴别 MRS 也具有独到的优越性。比如通过研究额叶部的磷酸单酯（PME），与健康人相比减少，但成为狂躁者或沮丧者后 PME 却增加，且与治疗无关，据此可判定是无药物依赖性的精神分裂症。通过 MRS 可以发现阿尔茨海默（Alzheimer）型痴呆的早期生物学特异性指标，比如 PME 和磷酸二酯（PDE）的变化。另外，MRS 在区分肿瘤性质、癫痫源组织及手术前计划方面都有别的方法所不能比拟的优势。

第三节　磁共振成像的基本原理和方法

一、磁共振成像的主要依据

在 X-CT 成像中，成像参数是物质对 X 射线的线性衰减系数 μ，利用人体不同组织之间、正常组织与病变组织之间的 X 射线的线性衰减系数 μ 的差别成像，物质对 X 射线的线性衰减系数 μ 与组织密度成正比，所以 X-CT 得到的基本上是由于密度不同而形成的组织结构断层图像。目前磁共振成像主要是利用人体不同组织之间、正常组织与病变组织之间的氢核密度 ρ、纵向弛豫时间 T_1、横向弛豫时间 T_2 的差异成像。

1. 氢核密度　由于人体组织中含有大量的水和碳水化合物，所以氢核的核磁共振信号强、灵敏度高，便于检测；人体各种组织和脏器含水比例不同，它们的氢核密度不同，核磁共振信号的强度就有差异，正是利用这种差异，可把不同的组织、脏器区分开。人体几种组织、脏器含水比例列于表 16-1。

表 16-1　人体几种组织、脏器含水比例

组织、脏器	含水比例（%）	组织、脏器	含水比例（%）
皮肤	69	肾	81
肌肉	79	心	80
脑灰质	83	脾	79
脑白质	72	肝	71
脂肪	80	骨	13

2. 弛豫时间　表 16-2 和表 16-3 列出了人体几种正常组织和病变组织的纵向弛豫时间 T_1、横向弛豫时间 T_2 值范围。从表中可以看出人体各种组织的纵向弛豫时间 T_1、横向弛豫时间 T_2 是不同的；正常组织和病变组织的纵向弛豫时间 T_1、横向弛豫时间 T_2 值也各不相同。这就提供了用 T_1 或 T_2 值来建立人体组织分布图像、从图像中辨别出病变组织及病变的不同发展阶段的可能性，为临床诊断提供依据。

表 16-2　人体几种正常组织的 T_1、T_2 值范围（0.5T）

组织	T_1（ms）	T_2（ms）
脂肪	240 ± 20	60 ± 10
肌肉	400 ± 40	50 ± 20
肝	380 ± 20	40 ± 20
胰	398 ± 20	60 ± 40
肾	670 ± 60	80 ± 10
主动脉	860 ± 510	90 ± 50
骨髓（脊柱）	380 ± 50	70 ± 20
胆道	890 ± 140	80 ± 20
尿	2200 ± 610	570 ± 230

表 16-3　人体几种病变组织的 T_1、T_2 值范围（0.5T）

组织	T_1（ms）	T_2（ms）
肝癌	570 ± 190	40 ± 10
胰腺癌	840 ± 130	40 ± 10
肾上腺癌	570 ± 160	110 ± 40
肺癌	940 ± 460	20 ± 10
前列腺癌	610 ± 60	140 ± 90
膀胱癌	600 ± 280	140 ± 110
骨髓炎	770 ± 20	220 ± 40

人体组织的核磁共振信号强度取决于这些组织中的氢核密度与氢核周围的环境（人体组织结构与生理、病理状态），以氢核密度 ρ、纵向弛豫时间 T_1、横向弛豫时间 T_2 作为成像参数，不仅可以获得层面组织的形态学图像，还可以获得反映人体组织生理、病理变化的功能图像，磁共振成像是一种多参数断层成像技术，通常将氢核密度 ρ、纵向弛豫时间 T_1、横向弛豫时间 T_2 称为磁共振成像的组织特性参数。

二、磁共振信号与加权图像

在磁共振成像中，图像中各像素的明暗差异取决于各自所对应的磁共振信号强度，而磁共振信号强度则取决于成像物体的一些基本参数，如质子密度 ρ、纵向弛豫时间 T_1 和横向弛豫时间 T_2 等。为了对成像物体的基本参数进行测量，获得反映这些参数的图像，常采用不同的脉冲序列对成像物体进行扫描。所谓的脉冲序列是由一些 90°和（或）180°脉冲构成，磁共振信号的强度不仅与这些脉冲的高度、宽度有关，而且与脉冲间的时间间隔和组成方式有关，脉冲高度、脉冲宽度、脉冲间的时间间隔、脉冲组成方式等这些脉冲序列参数称为扫描参数。改变这些扫描参数，便可改变 ρ、T_1 和 T_2 对图像灰度的影响程度。

在磁共振成像中，出于分析图像的方便，希望一帧磁共振图像的灰度主要由某一个特定的成像参数决定，这就是所谓的加权图像（weighted imaging，WI）。例如，图像灰度主要由 T_1 决定时就是 T_1 加权图像，主要由 T_2 决定时就是 T_2 加权图像，主要由质子密度 ρ 决定时就是质子密度 ρ 加权图像。

1. 自由感应衰减信号与加权图像　在恒定外磁场 $\boldsymbol{B}_0$ 均匀的情况下，自由感应衰减信号（FID）的衰减速度反映了被探测核的自旋-自旋相互作用时间常数 T_2；但在 $\boldsymbol{B}_0$ 不均匀的情况下，FID 信号的衰减还要受到磁场非均匀性的作用，因此衰减得更快，用时间常数 T_2^* 描述。

如果在 90°脉冲过后立即采集 FID 信号，FID 信号的初始幅度就正比于 M_0，而 M_0 又与单位体积内的质子的数量（目前临床是探测氢核的核磁共振信号进行成像）成正比，因此 FID 信号的初始幅度就反映了被探测体系内质子的平均密度 ρ，所得的磁共振图像就是质子密度图像；如果在 90°脉冲过后不立即采集 FID 信号，而是等待一段时间，这样采集到的 *FID* 信号幅度就不仅与质子密度相关，还要受到 T_2^* 影响（在 $\boldsymbol{B}_0$ 不均匀时），于是所得的磁共振图像就有了一定程度的 T_2^* 加权。

2. 自旋回波信号与加权图像

（1）自旋回波序列：自旋回波（spin echo，SE）序列是目前临床磁共振成像中最基本、最常用的脉冲序列，它包括单回波 **SE** 序列和多回波 **SE** 序列。

1）单回波 **SE** 序列：单回波 **SE** 序列首先使用一个 90°脉冲，等待一段时间再施加一个 180°脉冲使质子相位重聚，产生自旋回波信号，如图 16-10 所示，T_I 为 90°脉冲和 180°脉冲的间隔时间，T_E 为回波时间，T_R 为序列重复时间，一般情况下 $T_E=2T_I$。

90°脉冲后，$M_z=0$，$M_{xy}=M_0$，M_{xy} 开始在 xy 平面上进行旋进和衰减，在接收线圈两端感应出 FID 信号。如果 $\boldsymbol{B}_0$ 是均匀的，M_{xy} 就以 T_2 为时间常数衰减，但 $\boldsymbol{B}_0$ 总有一定程度的不均匀，这会使 M_{xy} 的衰减速度加快，衰减的时间常数就是 T_2^*。为消除磁场不均匀性的影响，在经过 T_1 时间后施加 180°脉冲，这样在接收线圈中将出现一个幅值先增长后衰减的磁共振信号，即 SE 信号。自旋回波在形状上就像两个背靠背的 FID 信号，左边的信号逐渐上升，为自旋核重聚的过程；右边的信号逐渐下降，为自旋核逐渐散开的过程。SE 信号在 $t=T_E$ 处出现最大值，但这一最大值要小于 FID 信号幅度，而且回波时间 T_E 越长回波幅度越小，FID 信号与 SE 信号幅值之间以时间常数 T_2 衰减，如图 16-10 所示。

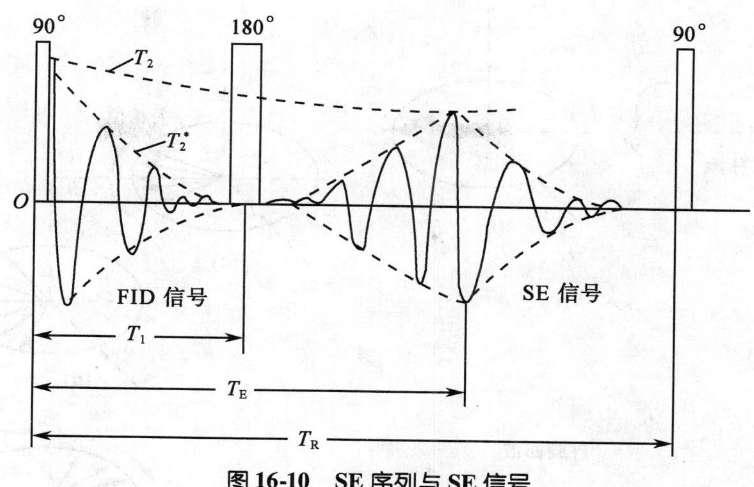

图 16-10　SE 序列与 SE 信号

图 16-11 定性表示了以角速度 ω_0 旋转的旋转坐标系中 180°脉冲的作用。在 90°脉冲作用下磁化强度矢量偏离 z'轴 90°到 $x'y'$平面上，如图 16-11（b）所示。由于旋进速度与 ω_0 相同的核相对坐标系静止，旋进速度大于 ω_0 的核顺时针旋转远离正 y'轴，旋进速度小于 ω_0 的核逆时针旋转远离正 y'轴，于是经过一段时间$\frac{T_E}{2}$，自旋核开始在 $x'y'$平面上分散开，如图 16-11（d）所示；在图 16-11（d）所示的状态下，沿 x'方向施加 180°脉冲，各自旋核绕 x'旋转 180°，转到与 x'轴对称的位置，形成图 16-11（e）所示的情形；180°脉冲后，各自旋核还按原来方向旋进，即旋进速度大于 ω_0 的核按顺时针旋转，旋进速度小于 ω_0 的核逆时针旋转，这样经过又一段时间$\frac{T_E}{2}$，分散的自旋核在负 y'轴重新会聚起来，形成回波，如图 16-11（g）所示，称为自旋核的相位重聚。但需注意，在相位重聚过程中，不是所有的自旋核都能准确地重聚相位，180°脉冲只能使由于静磁场不均匀所造成的自旋去相位产生相位重聚，而由于自旋-自旋作用所致的局部磁场不均匀性是随机变化的，180°脉冲不能重聚其相位，这便是 T_2 弛豫的持续作用，回波时间越长，回波信号越小。

2）多回波 SE 序列：多回波 SE 序列是在一个 T_R 周期中，于 90°脉冲后，再以特定的时间间隔连续施加多个 180°脉冲，由此产生多个自旋回波，这样就可在一次扫描中获取多幅具有不同 T_E 值的质子密度加权像和 T_2 加权像，但由于横向弛豫的作用，相继产生的回波信号幅值以 T_2 时间常数作指数衰减，图像的信噪比会逐步降低。

（2）自旋回波的幅值：在自旋回波的第一个周期中，横向磁化强度矢量变化为

$$M_{x'y'} = M_0 e^{-t/T_2} \tag{16-12}$$

由于磁共振信号的幅值正比于 $M_{x'y'}$，所以第一个周期的 SE 信号的幅值 I_1 可表示为

$$I_1 = M_0 e^{-T_E/T_2} \tag{16-13}$$

在第一个周期结束时，纵向磁化强度恢复为

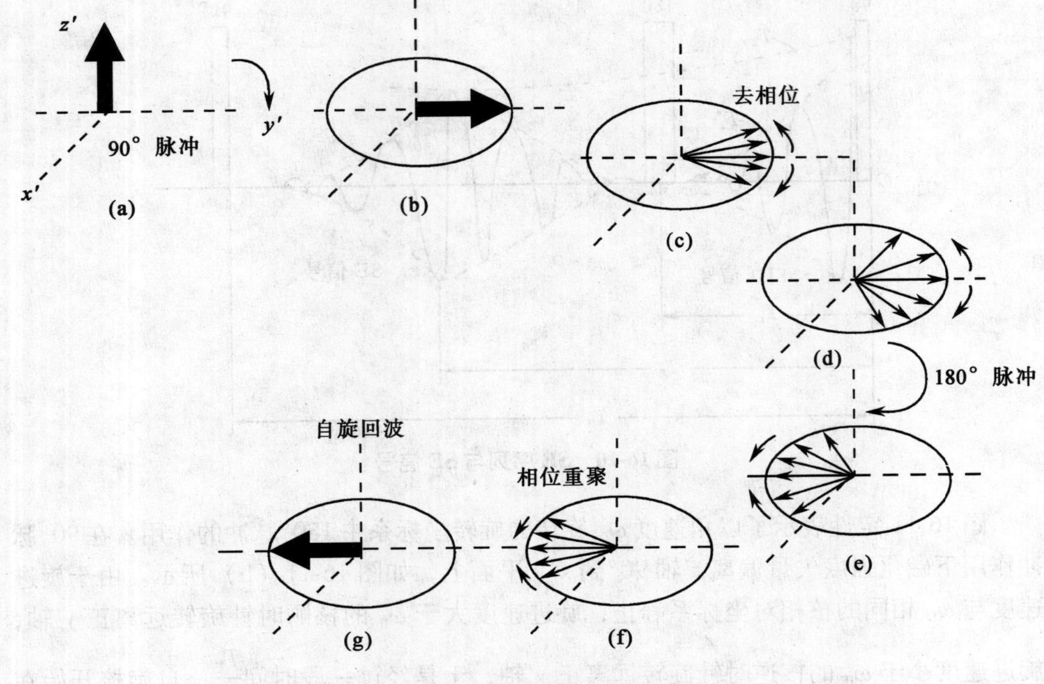

图 16-11　180°脉冲的作用

$$M_{l'} = M_0\ (1 - e^{-T_R/T_1}) \tag{16-14}$$

因此第二个周期的回波幅值 I_2 为

$$\begin{aligned} I_2 &= M_{z'} e^{-T_E/T_2} \\ &= M_0\ (1 - e^{-T_R/T_1})\ \cdot e^{-T_E/T_2} \end{aligned} \tag{16-15}$$

由于 M_0 正比于 B_0 和自旋核密度 ρ，所以式（16-15）可写成

$$I_2 = KB \cdot \rho \cdot\ (1 - e^{-T_R/T_1})\ \cdot e^{-T_E/T_2} \tag{16-16}$$

式中 K 是与主磁场、自旋核种类有关的常数。由于回波信号的大小还与自旋核的运动状态 $f\ (\upsilon)$ 有关，式（16-16）一般写成

$$I_2 = KB_0 \cdot \rho \cdot f\ (\upsilon) \cdot (1 - e^{-T_R/T_1}) \cdot e^{-T_E/T_2} \tag{16-17}$$

由此可以看出 SE 信号幅值实际上由多个参数决定，假定自旋核静止不动，核的种类、磁场 B_0 不变，则 SE 信号幅值还与 T_1、T_2、T_R、T_E 和 ρ 有关。

（3）SE 序列的加权图像：在 SE 脉冲序列中，图像的加权主要由扫描参数 T_R 和 T_E 决定。其中 T_R 的长度决定了纵向磁化的恢复程度；而 T_E 的长度决定了横向磁化的衰减程度。以下讨论在自旋回波中如何通过对扫描参数 T_R 和 T_E 的选择来获得静态组织的 T_1 加权图像、T_2 加权图像和质子密度 ρ 加权图像。

1）T_1 加权图像：选择短 T_E（10 ~ 20ms）和短 T_R（300 ~ 600ms）。由于 T_E 远小于 T_2，式（16-17）中的因子 e^{-T_E/T_2} 就趋近于 1，式（16-17）变成

$$I = KB_0 \cdot \rho \cdot (1 - e^{-T_R/T_1}) \tag{16-18}$$

式中，K、B_0 均为不变常量，图像灰度主要由 ρ、T_1 决定，称为 T_1 加权图像。在 T_1 加权图像中，如不考虑 ρ，T_1 大的组织 I 值较小，即图像呈现弱信号；T_1 小的组织 I 值较大，也即图像呈现强信号。由此可以看出，在磁共振图像中，物质密度相同的组织，只要 T_1 存在差异，就可以通过 T_1 加权成像将其分辨开来，如图 16-12 所示。

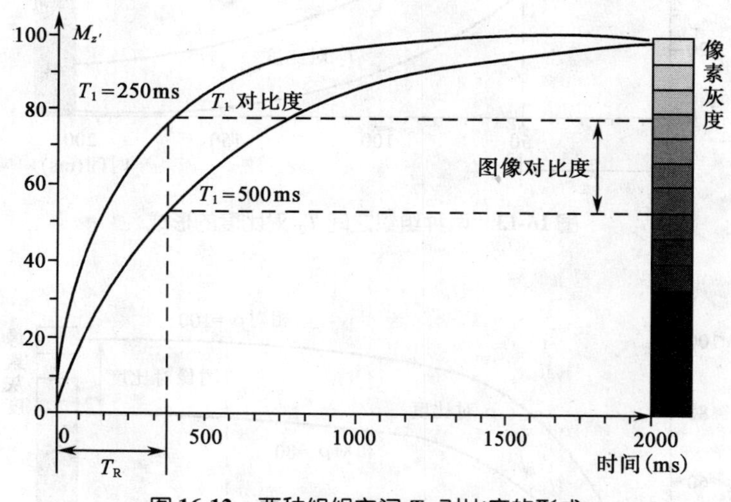

图 16-12 两种组织之间 T_1 对比度的形成

2）T_2 加权图像：选择长 T_E（80ms）和长 T_R（2000ms）。由于 T_R 远大于 T_1，式（16-17）中因子（$1 - e^{-T_R/T_1}$）就趋近于零，式（16-17）变成

$$I = KB_0 \cdot \rho \cdot e^{-T_E/T_2} \tag{16-19}$$

由此可见，图像灰度主要由 ρ、T_2 决定，称为 T_2 加权图像。在 T_2 加权图像中，如不考虑 ρ，T_2 大的组织 I 值较大，即图像呈现强信号；T_2 小的组织 I 值较小，即图像呈现弱信号。与 T_1 加权情况类似，在磁共振图像中，物质密度相同的组织，只要 T_2 存在差异，就可以通过 T_2 加权成像将其分辨开来，如图 16-13 所示。

3）质子密度加权图像：选择短 T_E（20ms）和长 T_R（2000ms）。由于 T_R 远大于 T_1 加权图像，式（16-17）中因子（$1 - e^{-T_R/T_1}$）就趋近于 1，即纵向磁化强度矢量在下一个 90°脉冲到来时已完全恢复；又由于 T_E 远小于 T_2，式（16-17）中因子 e^{-T_E/T_2} 趋近于 1，因此式（16-17）就变成

$$I = KB_0\rho \tag{16-20}$$

由此可见，此时图像灰度仅由 ρ 决定，与 T_1、T_2 关系不大，因此称为质子密度加权图像，如图 16-14 所示。

3. 反转恢复信号与加权图像

（1）反转恢复序列：反转恢复序列（inversion recovery，IR）首先使用一个 180°

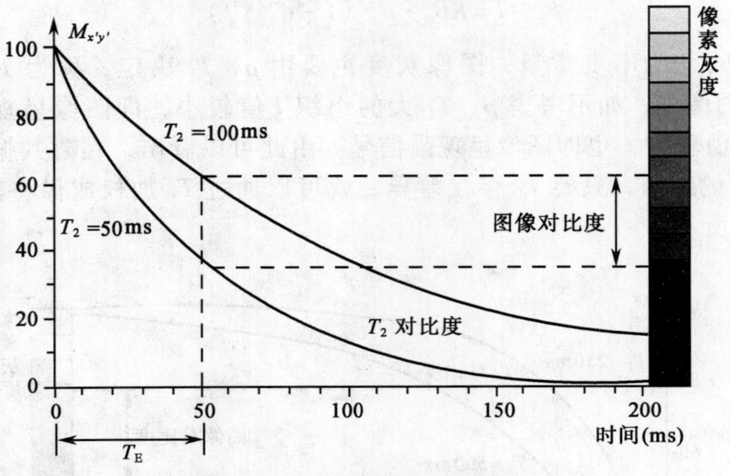

图 16-13 两种组织之间 T_2 对比度的形成

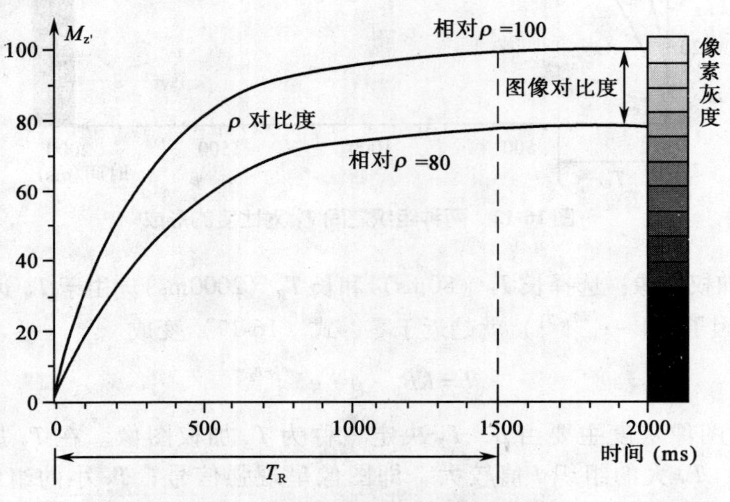

图 16-14 两种组织之间 ρ 对比度的形成

脉冲，然后等待一段时间 T_I 再施加一个 90°脉冲，如图 16-15 所示，其中 T_I 为反转时间，T_R 为脉冲重复时间。在 IR 序列中，180°脉冲使纵向磁化强度矢量 $\boldsymbol{M}_0$ 偏离 z 轴正方向 180°，转到 z 轴负方向上。在 180°脉冲停止后，纵向磁化开始恢复，由 $M_z=-M_0$，经过 $M_z=0$，最后恢复到 $M_z=M_0$，如图 16-16 所示。在此过程中，由于不存在横向磁化，xy 平面内的接收线圈不存在磁通量的变化，因此检测不到磁共振信号。

在 180°脉冲过后，M_z 开始逐渐恢复，经过时间 T_I 后再施加一个 90°脉冲，这样就把 M_z 在 z 轴上的恢复量转到了 xy 平面上来检测，由此产生的磁共振信号称为反转恢复信号。在实际应用中，一般不采集这一信号，而是在 90°脉冲后再施加一个 180°脉冲产生 SE 信号，这种序列称为反转恢复自旋回波序列（IRSE），如图 16-17 所示，其中回波时间 T_E 为 90°脉冲和回波间的距离，T_I 为初始 180°脉冲和 90°脉冲间的距离，T_R 为整个序列的重复时间。

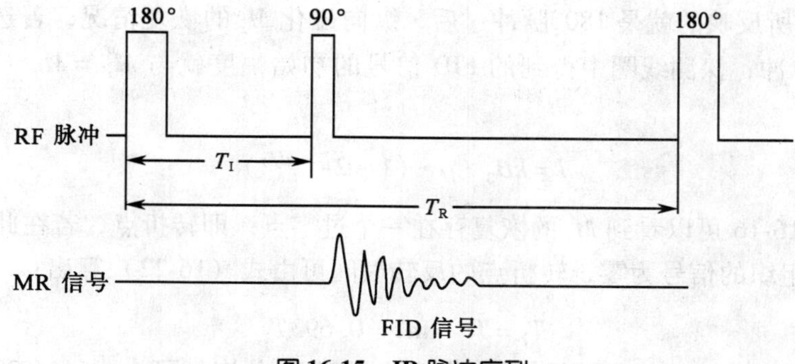

图 16-15　IR 脉冲序列

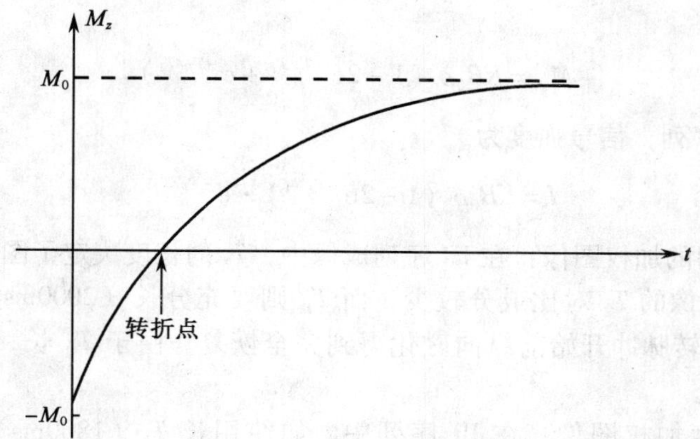

图 16-16　180°脉冲后 M_z 的恢复

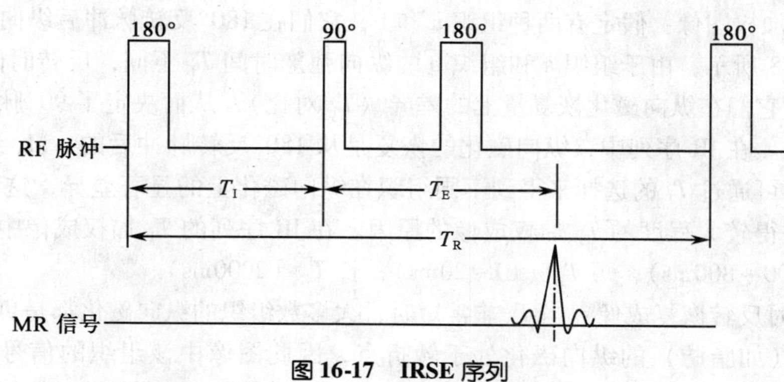

图 16-17　IRSE 序列

（2）反转恢复信号的幅值：通过弛豫过程的讨论可以知道，在旋转坐标系（x'，y'，z'）中，90°脉冲后，纵向磁化强度矢量 $M_{z'}$ 随时间的变化规律为

$$M_{z'} = M_0 \ (1 - e^{-t/T_1}) \tag{16-21}$$

180°脉冲后，纵向磁化强度矢量 $M_{z'}$ 随时间的变化规律为

$$M_{z'} = M_0 \ (1 - 2e^{-t/T_1}) \tag{16-22}$$

式（16-22）所反映的就是180°脉冲过后，纵向磁化$M_{z'}$的恢复情况，若选择在$t=T_{\mathrm{I}}$时施加90°脉冲，探测线圈中得到的FID信号的初始幅度就与$M_{z'}=M_0\ (1-2\mathrm{e}^{-t/T_1})$成正比，即

$$I=kB_0\cdot\rho\cdot(1-2\mathrm{e}^{-T_I/T_1})\tag{16-23}$$

另外，由图16-16可以看到$M_{z'}$的恢复存在一个过零点，即转折点，若在此时施加90°脉冲，该种组织的信号为零，转折点的反转时间可由式（16-22）算出：

$$T_I=T_1\cdot\mathrm{In}2=0.693T_1\tag{16-24}$$

在反转恢复序列中，90°脉冲后纵向磁化强度$M_{z'}$的恢复可由式（16-23）和式（$1-\mathrm{e}^{-t/T_1}$）相乘获得，在T_I远小于T_R时，纵向磁化强度$M_{z'}$的恢复在$t=T_{\mathrm{R}}$时可简化为

$$M_{z'}=KB_0\rho\ (1-2\mathrm{e}^{-T_I/T_1}+\mathrm{e}^{-T_R/T_1})\tag{16-25}$$

对于IRSE序列，信号强度为

$$I=KB_0\rho\ (1-2\mathrm{e}^{-T_I/T_1})\cdot\mathrm{e}^{-T_E/T_2}\tag{16-26}$$

（3）IR序列的加权图像：在IR序列成像中，T_{I}的长度决定了图像的T_1对比度，T_{E}选择较短时图像的T_2对比成分较少，而T_{R}则要充分长（2000ms以上），以保证在下一次180°反转脉冲开始前纵向磁化得到完全恢复。由于T_{R}长，因而一般IR序列扫描时间较长。

1）质子密度加权图像：在IR序列中，如使用长T_{I}（1800ms），短T_{E}（10～20ms），长T_{R}（2000ms以上），则所有组织的纵向磁化均可完全恢复，此时的图像就是质子密度加权图像。

2）T_1加权图像：假定有两种组织a和b，它们在180°反转脉冲后纵向磁化的恢复如图16-18所示，由于组织a和组织b的纵向弛豫时间T_1不同，反转时间T_{I}的选择就决定了它们在纵向磁化恢复量上的差异（T_1对比），从而决定了90°脉冲后信号强度的对比。在IR序列中，纵向磁化的恢复是从180°反转脉冲后的$-M_0$到M_0，范围大，因而可通过T_{I}的选择来得到不同组织在纵向磁化上的显著差异，这也就是IR序列能够获得较大程度的T_1加权成像的原因。在IR序列的T_1加权成像中，一般取中等T_{I}（400～800ms），短T_E（10～20ms），长T_{R}（2000ms）。

3）短时反转恢复成像：当T_I非常短时，大多数组织的纵向磁化都是负值，只有短T_1组织（如脂肪）的纵向磁化处于转折点，因此图像中该组织的信号完全被抑制，短时反转恢复序列利用的就是这一特点。短时反转恢复图像为T_1加权，主要用于抑制脂肪的短T_1高信号。短时反转恢复序列扫描参数一般为短T_I（150～175ms），短T_E（10～30ms），长T_R（2000ms以上）。

4）流动衰减反转恢复图像：当T_1非常长时，几乎所有组织的纵向磁化都已恢复，只有T_1非常长的组织（如水）的纵向磁化处于转折点，因此图像中该组织的信号完全被抑制，流动衰减反转恢复序列就是利用了这一特点。流动衰减反转恢复序列可用于T_2加权图像和质子密度加权图像中抑制脑脊液（含水组织）的高信号，使脑

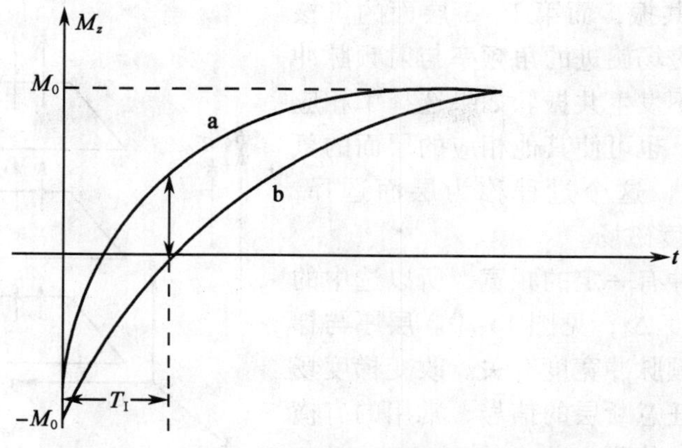

图 16-18　IR 序列中 T_I 对图像加权的影响

脊液周围的病变在图像中得以突出。流动衰减反转恢复序列扫描参数一般为长 T_I（2000ms 以上），短 T_E 用于质子密度加权成像）或长 T_E（用于 T_2 加权成像），长 T_R（6000ms 以上）。

三、磁共振成像的空间定位与图像重建

在磁共振成像过程中，探测线圈在某一时刻接收到的核磁共振信号是受检体某一部分或一个体层中多个体素在同一时刻产生的混合信号，这就需要对采集到这个混合信号进行处理，把每个体素的核磁共振信号与其他体素的核磁共振信号分离出来，才能转换成相应像素的灰度值。为了达到这一目的，一般要通过层面选择和空间编码两个步骤建立起体素的空间坐标，利用特定的图像重建算法（例如傅立叶变换）处理数据，获得图像的像素矩阵后，才能在荧光屏上显示图像。

1. 线性梯度磁场及作用　沿空间某一方向，磁感应强度随距离呈线性关系变化的磁场称为梯度磁场。若在恒定均匀磁场 $\boldsymbol{B}_0$ 上，沿 z 轴方向施加梯度为 G_z 的线性梯度磁场 B_{Gz}，则 z 轴上各点磁感应强度的大小为

$$B_z = B_0 + B_{Gz} = B_0 + z \cdot G_z \tag{16-27}$$

若 $G_z > 0$，B_z 随 z 线性增大；若 $G_z < 0$，B_z 随 z 线性减小。施加线性梯度磁场后，各处的磁场大小不同了，但磁场方向都是沿同一个方向。

2. 空间编码　空间编码方法就是在原恒定均匀磁场 $\boldsymbol{B}_0$ 的基础上叠加一个线性梯度磁场，使受检体的每个体层及各行（列）体素所处的磁感应强度的大小（B_i）有所不同，由拉莫尔方程可知，各层面和各行（列）体素自旋核所对应的核磁共振频率（ω_i）也将不同，这就意味着用磁感应强度值标记了体素的空间位置。

（1）层面选择：置欲成像物体的体轴于 z 轴方向，在恒定均匀磁场 $\boldsymbol{B}_0$ 的基础上叠加一个同方向的线性梯度磁场 $\boldsymbol{B}_{Gz}$，磁感应强度沿 z 轴方向由小到大均匀改变，如图 16-19 所示。由图可知，垂直于 z 轴方向同一层面上的磁感应强度相同，不同层面（图中的 1、2、3 层面）的磁感应强度不同，用长短不一的箭头表示。若要选择某一层面，假定第 2 层为成像层面，根据拉莫尔公式调节射频脉冲的频率，使位于第 2 层

面内的氢核发生共振，而第 1、3 层面的氢核由于其核磁矩绕磁场旋进的角频率与射频脉冲频率不等，所以不发生共振。如果选择了相应的射频脉冲频率，也可使其他相应的层面的氢核分别发生共振，这个过程称为层面选择，$\boldsymbol{B}_{Gz}$也称为选层梯度磁场。

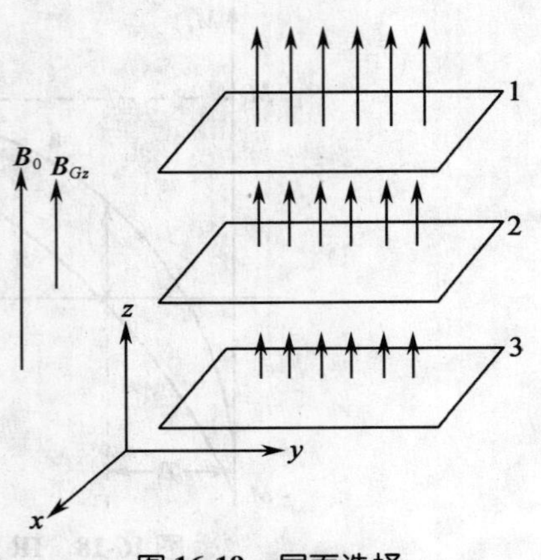

图 16-19 层面选择

由于射频脉冲有一定的频宽，所以选中的层面有一定的厚度 Δz，见图 16-20。层厚与梯度场的梯度或射频脉冲宽度有关。改变梯度场的方向，可获得任意断层的信号，常用的有横断面、冠状面、矢状面。

（2）相位编码：设已通过沿 z 轴方向施加

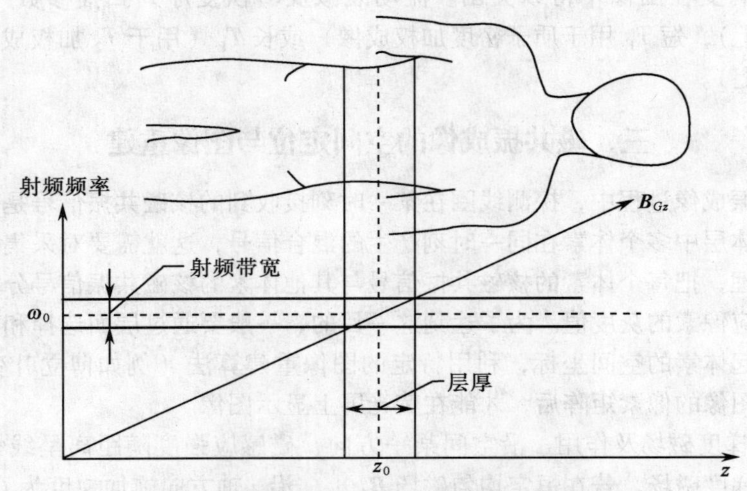

图 16-20 层厚与选层磁场梯度及射频脉冲宽度的关系

线性梯度场 $\boldsymbol{B}_{Gz}$ 选出了一个层面，且该层面的磁感应强度为 B_0，假定该层面上有 $n\times n$ 个体素，由于各体素内自旋核以同样的频率 ω_0 旋进着，如图 16-21（a）所示，无法区分同一层面上各体素的位置。但若沿 y 轴方向再施加一个线性梯度磁场 $\boldsymbol{B}_{Gy}$，则有

$$B_y = B_0 + B_{Gy} = B_0 + y \cdot G_y \quad (16\text{-}28)$$

式中 G_y 为梯度。根据 $\omega = \gamma B$ 可知

$$\omega_y = \gamma B_y = \gamma\ (B_0 + yG_y)\ = \omega_0 + \Delta\omega_y\ (y) \quad (16\text{-}29)$$

显然 ω_y 是 y 的函数，坐标 y 不同的各体素自旋核磁矩有不同的旋进角速度。经时间 Δt_y 后，各体素自旋核磁矩在各自旋进圆锥上将处于不同的相位，如图 16-21（b）所示。自旋核磁矩旋过的角度

$$\phi = \omega_y \cdot \Delta t_y = \ (\omega_0 + \Delta\omega_y \cdot \Delta t_y)\ = \phi_0 + \Delta\phi\ (y) \quad (16\text{-}30)$$

由式（16-28）、式（16-29）和式（16-30）可得不同体素自旋核磁矩旋进的相位

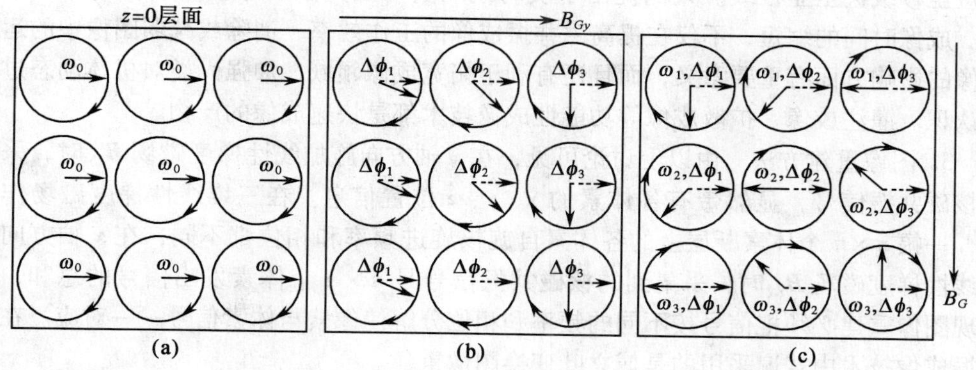

图 16-21　相位编码与频率编码

差$\Delta\phi=\gamma\cdot y\cdot G_y\cdot\Delta t_y$，$\Delta\phi$与$y$成正比，当线性梯度磁场$\boldsymbol{B}_{Gy}$停止后，所有自旋核磁矩又以相同的频率旋进，但施加于y轴的线性梯度磁场$\boldsymbol{B}_{Gy}$造成的相位差却一直保持着，成为各体素的位置信息。由于是通过各体素自旋核磁矩相位差来确定体素的空间位置y，即体素的空间位置y用各体素自旋核磁矩的相位进行了编码，故这个过程被称为相位编码。

（3）频率编码：通过选层和相位编码，确定了体素的z坐标和y坐标，但此时y相同的体素还不能被区分，即各体素的x坐标还无法确定。为了确定各体素的x坐标，在关闭z轴方向和y轴方向的线性梯度磁场$\boldsymbol{B}_{Gz}$与$\boldsymbol{B}_{Gy}$，采集磁共振信号的同时，在x轴方向施加一个线性梯度磁场$\boldsymbol{B}_{Gx}$，此时，有

$$B_x=B_0+B_{Gx}=B_0+x\cdot G_x \tag{16-31}$$

式中G_x为梯度。根据$\omega=\gamma B$可知

$$\omega_x=\gamma B_x=\gamma\left(B_0+xG_x\right)=\omega_0+\Delta\omega_x(x) \tag{16-32}$$

显然ω_x是x的函数，坐标x不同的各体素自旋核磁矩的旋进频率不同，随x增大，自旋核磁矩的旋进频率增大，如图 16-21（c）所示。因此，可通过核磁共振信号中的频率ω_x来确定该信号所产生的位置x，即体素的空间位置x用各体素自旋核磁矩的旋进频率进行了编码，故这个过程被称为频率编码。

实际上频率编码与相位编码的原理没有本质的不同，这样称呼一是为了表述的方便，另一方面体现了编码的过程，因相位编码的结果是使各体素具有了不同的相位，在此基础上进行频率编码。

在磁共振成像中，相位编码需要重复几百次，且每次均需等待M_Z恢复到必要强度的时间，成像时间比较长。在快速成像出现之前，一组磁共振图像往往需要 10～20min 的时间才能获得，如此长的成像时间，不仅会给被检查者带来不适，而且由于呼吸、心搏、肠胃蠕动以及一些自主运动会使磁共振图像出现由于运动产生的伪像，因此人们一直在探索快速成像的方法。

以 1986 年小角度激励技术的诞生为标志，磁共振快速成像技术取得了突破性进展，随着各种缩短扫描时间的快速成像脉冲序列的出现，目前，磁共振成像时间已可

缩短至秒级甚至亚秒级。人们提出了实时或准实时磁共振及电影或透视磁共振的概念。成像时间的缩短，不仅在提高磁共振成像的工作效率、消除或减弱图像中的运动伪像的影响方面有重要意义，而且还有利于拓宽成像领域，加强人类对机体动态过程的认识。灌注成像、扩散成像等功能性成像技术都是快速成像的产物。

3. 图像重建方法　由以上讨论可见，在 x 轴方向施加线性梯度磁场 $\boldsymbol{B}_{Gx}$ 时，采集的核磁共振信号，显然带有各体素的 x、y、z 位置信息。在三维线性梯度磁场作用下，一幅 $n\times n$ 个体素断层上的各体素自旋核旋进频率和相位都不同，在 x 轴方向施加线性梯度磁场 $\boldsymbol{B}_{Gx}$ 时，采集到的核磁共振信号是 $n\times n$ 个体素发出信号的总和，要实现图像重建必须把信号按不同的频率和相位分解使像素与体素信号一一对应。在磁共振成像技术中普遍采用的是傅立叶变换图像重建。

傅立叶变换是把由多种频率合成的核磁共振信号分解为单一频率成分的数学过程，傅立叶变换对多种频率合成信号的分频处理，可以用人的听觉系统对弦乐合奏的音频分析来比喻。乐队指挥能够从合奏乐声中分辨出各种乐器所发出的不同音频信号，人的听觉系统就是一台“傅立叶变换器”。同理，磁共振成像系统可以通过傅立叶变换，将探测线圈接收到的合成信号分解为各种频率成分。然后对每一种频率的信号强度量化（转换成相应的灰度值），并赋值于与信号所在体素相对应的像素，构成被检层面的像素矩阵，这就完成了图像重建，可以在荧光屏上显示反映被检层面形态或功能信息的图像。

问题与思考

X-CT、发射型计算机断层成像及磁共振成像三者在体层和体素的确定、信号探测、成像参数及成像性质等方面有何异同?

相关链接

血氧水平依赖功能性磁共振成像

磁共振功能性成像（functional magnetic resonance imaging，fMRI）是通过刺激特定感官，引起大脑皮层相应部位的神经活动（功能区激活），并通过磁共振图像来显示的一种研究方法，它不但包含解剖学信息，而且具有神经系统的反应机制，作为一种无创、活体的研究方法，对进一步了解人类中枢神经系统的作用机制及临床研究提供了一个重要的途径。血氧水平依赖功能性磁共振成像（blood oxygenation level dependent functional magnetic resonance imaging，BOLD-fMRI）是目前应用最广泛的脑功能成像方法。

人体血液中血红蛋白以两种形式存在：氧合血红蛋白和脱氧血红蛋白。氧合血红蛋白是反磁性物质，对质子弛豫没有影响；脱氧血红蛋白是顺磁性物质，其铁离子有4个不成对电子，可以引起局部磁场的不均匀，加速质子失相位，缩短 T_2、$T_2{}^*$，使 T_2、$T_2{}^*$ 加权图像信号减低。但实际上 BOLD-fMRI 观察到的激活组织为高信号。这是因为脑活动的增加，伴随局部灌注和氧化代谢的增强，使局部脑组织血流、血流容积以及血氧消耗均增加，但消耗增加的比例不同。脑血流量增加超出血流容积2～4倍，而氧耗量仅轻微增加，即氧的供应量增加超出了氧耗量的增加。这种差异导致脑激活区的静脉血氧合血红蛋白含量增加，脱氧血红蛋白反而相对少，使磁化率诱导的体素内自旋核磁矩失相位作用减低，导致 T_2、$T_2{}^*$ 时间延长，从而在 $T_2{}^*$ 加权图像上信号增强。也就是说，脑活动能引起局部 $T_2{}^*$ 加权图像信号增强，即 $T_2{}^*$ 加权图像信号能反映局部脑活动。由于这种成像方法取决于局部血氧含量，故称为血氧水平依赖功能性磁共振成像。

BOLD-fMRI 最早应用于神经生理活动的研究，主要是视觉和功能皮层的研究。后来随着刺激方案的精确、实验技术的进步，BOLD-fMRI 的研究逐渐扩展于听觉、语言、认知与情绪等功能皮层及记忆等心理活动的研究。

思考题与习题十六

16-1 氢原子核置于磁场 $\boldsymbol{B}_0$ 中，其核能级分裂的裂距等于多少？（已知${}^1_1$H 的核磁旋比 $\gamma = 2.6753 \times 10^8 \mathrm{s}^{-1}\mathrm{T}^{-1}$）

16-2 试计算氢核在 $\boldsymbol{B}_0 = 1.5\mathrm{T}$ 磁场中拉莫尔旋进的频率。

16-3 何谓90°和180°射频脉冲？试解释横向弛豫和纵向弛豫。

16-4 在磁共振成像中生物组织信息通过哪几个参量携带？各参量的物理意义是什么？

16-5 什么是加权图像？加权图像有何优点？

16-6 简述 SE 序列时序和180度脉冲的作用。

16-7 采用 SE 序列实现 T_1 加权或 T_2 加权成像 T_E 和 T_R 应满足什么条件？

16-8 试简单分析采用 SE 序列获得的 T_1 加权图像与 T_2 加权图像的区别。

16-9 为了获得脑脊液被抑制的图像（压水）在液体衰减反转恢复序列中应选用什么样的 T_I 值？

16-10 什么是选层、相位编码、频率编码？

（侯淑莲）

主要参考文献

1. 胡新珉．医学物理学（第六版）．北京：人民卫生出版社，2004.
2. 喀蔚波．医用物理学．北京：高等教育出版社，2005.
3. 潘志达．医学物理学（第四版）．北京：人民卫生出版社，2004.
4. 舒辰惠．物理学（第四版）．北京：人民卫生出版社，2003.
5. 陈仲本、况明星．医用物理学．北京：高等教育出版社，2005.
6. 洪洋、鲍修增．医用物理学．北京：高等教育出版社，2004.
7. 谭小丹．医用物理学．北京：科学出版社，2002.
8. 潘正．物理学（第二版）．北京：中国医药科技出版社，2005.
9. 鲍修增、洪洋．医用物理学．北京：人民卫生出版社，2002.
10. 程守洙、江之永．普通物理学（第五版）．北京：高等教育出版社，1998.
11. 马文蔚等．物理学（第四版）．北京：高等教育出版社，1999.
12. 王建邦．大学物理学．北京：机械工业出版社，2003.
13. 梁路光、赵大源．医用物理学．北京：高等教育出版社，2004.
14. 赵凯华、钟锡华．光学（上册）．北京：北京大学出版社，1998.
15. 陆果．基础物理学教程．北京：高等教育出版社，1998.
16. 张三慧．大学基础物理学（下册）．北京：清华大学出版社，2003.
17. 张泽宝、吉强．医学影像物理学（第二版）．北京：人民卫生出版社，2005.
18. 李月卿．医学影像成像理论．北京：人民卫生出版社，2003.

中英文名词对照

A

艾里斑	Airy disk

B

半波损失	half-wave loss
半价层	half value layer
半衰期	half life
毕奥-萨伐尔定律	Biot-Savart law
表面能	surface energy
表面张力	surface tension
波函数	wave function
玻尔兹曼定律	Bolzmann law
伯努利方程	Bernoulli equation
泊肃叶定律	Poiseuille law
薄透镜	thin lens
不确定原理	uncertainty principle
布儒斯特角	Brewster angle
部分偏振光	partial polarized light

C

层流	laminar flow
超声波	ultrasonic wave
弛豫过程	relaxation process
初相位	initial phase

传能线密度	linear energy transfer, LET
窗口	window
窗宽	window width
窗位	window level
磁场	magnetic field
磁场强度	magnetic field strength
磁导率	permeability
磁感应强度	magnetic induction
磁感应线	magnetic induction line
磁共振成像	magnetic resonance imaging, MRI
磁化	magnetization
磁介质	magnetic medium
磁矩	magnetic moment
磁量子数	magnetic quantum number
磁通量	magnetic flux
次声波	infrasonic wave

D

单光子发射型计算机体层成像	single photon emission computed tomography, SPECT
导体	conductor
等角量	angular quantity
第一焦点	focal point
电场	electric field
电场强度	electric field intensity
电场线	electric field line
电磁波	electromagnetic wave
电磁波谱	electromagnetic spectrum
电磁感应	electromagnetic induction
电导	conductance
电导率	conductivity
电动势	electromotive force
电离	ionization
电流	electric current
电流密度	current density
电偶极子	electric dipole
电渗	electroosmosis
电势	electric potential
电势差	electric potential difference
电势能	electric potential energy
电通量	electric flux
电压	voltage

电泳	electrophoresis
电子自旋	electron spin
电阻	resistance
电阻率	resistivity
定常流动	steady flow
动能	kinetic energy
对比剂	contrast medium
多普勒效应	Doppler effect

E

二向色性	dichroism

F

反转恢复序列	inversion recovery,IR
放大镜	magnifier
放射性活度	radio activity
非常光	extraordinary light
附加压强	additive pressure

G

概率密度	probability density
感应电动势	induced electromotive force
功	work
共振	resonance
共轴球面系统	coaxial spherical system
管电流	tube current
管电压	tube voltage
光程	optical path
光程差	optical path difference
光的干涉	interference of light
光的吸收	absorption of light
光的衍射	diffraction of light
光电流	photoelectric current
光电效应	photoelectric effect
光电子	photoelectron
光量子	light quantum
光矢量	light vector
光学显微镜	microscope
光栅	grating
光栅常数	grating constant

光栅方程 grating equation
光轴 optical axis
光子 photon

H

核磁共振 nuclear magnetic resonance, NMR
核磁共振波谱 magnetic resonance spectroscopy, MRS
核力 unclear force
核素 nuclide
核子 nucleon
核自旋 unclear spin
黑体 black body
横波 transverse wave
厚透镜 thick lens
化学位移 Chemical shift

J

机械波 mechanical wave
基点 cardinal point
基尔霍夫定律 Kirchoff's law
基态 ground state
激发 excitation
激发态 excited state
激光 Laser
激光医学 Laser medicine
几何光学 geometrical optics
计算机 X 射线摄影 computed radiography, CR
加权图像 weighted imaging, WI
加速度 acceleration
简谐振动 simple harmonic vibration
交变电流 alternating current
焦度 focal power
焦距 focal length
角动量 angular momentum
角放大率 angular magnification
角加速度 angular acceleration
角量子数 angular quantum number
角频率 angular frequency
角速度 angular velocity
角位移 angular displacement
接触角 contact angle

节点	nodal point
结合能	binding energy
静电场	electrostatic field

K

库仑定律	Coulomb's law
雷诺数	Reynolds number

L

理想流体	ideal fluid
力矩	moment of force
粒子数反分布	population inversion distribution
粒子数反转	population inversion
连续性方程	continuity equation
量子生物学	quantum biology
量子物理学	quantum physics
量子药物学	quantum pharmacology
流场	flow field
流管	stream tube
流体动力学	hydrodynamics
流体静力学	hydrostatics
流线	stream line
流阻	flow resistance
洛伦兹力	Lorentz force

M

脉压	pulse pressure
毛细现象	capillary phenomenon

N

能量子	energy quantum
粘度	viscosity
黏力	viscous force
粘性	viscosity

O

欧姆定律	Ohm's law

P

偏振	polarization
偏振光	polarized light
偏振面	plane of polarization
偏振片	polaroid
偏振态	polarization state
频率	frequency
平动	translation
平均寿命	mean life
平均速度	mean velocity
平均速率	mean speed
谱线宽度	line width

Q

气体栓塞	air embolism
起偏器	polarizer
切变模量	shear modulus
切应变	shear strain
切应力	shear stress
球面像差	spherical aberration

R

热辐射	thermal radiation
润湿现象	wetting phenomenon

S

色像差	chromatic aberration
声波	sound wave
声强	intensity of sound
声强级	intensity level of sound
声速	sound speed
声压	sound pressure
时间常数	time constant
势能	potential energy
试探电荷	test charge
视角	visual angle
收缩压	systolic pressure
受激辐射	stimulated radiation

受激辐射光放大 light amplification by stimulated emission radiation
受激吸收 stimulated absorption
舒张压 diastolic pressure
数字 X 射线摄影 digital radiography, DR
数字减影血管造影 digital subtraction angiography, DSA
双折射 birefringence
瞬时速度 instantaneous velocity
斯特藩-玻尔兹曼定律 Stefan-Boltzmann law
速度 velocity
塑性变形 plastic deformation

T

弹性变形 elastic deformation
弹性极限 elastic limit
弹性模量 modulus of elasticity
体变模量 bulk modulus
体积流量 volume flow rate
体素 voxel
听觉区域 auditory region
同位素 isotope
透镜 lens
图像存储与通讯系统 picture archiving and communication system, PACS
湍流 turbulent flow

W

维恩位移定律 Wien displacement law
位移 displacement
位移电流 displacement current
位置矢量 position vector
稳恒电流 steady current
物体的辐射出射度 radiant exitance
物质波 matter wave

X

X 射线计算机体层成像 X-ray computer tomography, X-CT
X 射线谱 X-ray spectrum
X 射线强度 X-ray intensity
X 射线硬度 X-ray hardness
吸收率 absorptivity
线量 linear quantity

线性衰减系数	linear attenuation coefficient
相干长度	coherent length
相干时间	coherence time
相位	phase
响度	soundness
响度级	soundness level
像差	aberration
形变	deformation
旋光率	specific rotation
旋光现象	rota-optical phenomena
旋光性	optical activity
旋进	precession
寻常光	ordinary light

Y

压应变	compressive strain
压应力	compressive stress
亚稳态	metastable state
衍射角	diffraction angle
阳极	anode
杨氏模量	Young modulus
阴极	cathode
应变	strain
应力	stress

Z

张应变	tensile strain
张应力	tensile stress
振动面	plane of vibration
振幅	amplitude
正电子发射型计算机体层成像	positron emission tomography, PET
质点	mass point
质量亏损	mass defect
质量流量	mass flow rate
质子	proton
中子	neutron
周期	period
主光轴	principal axis
主量子数	principal quantum number
柱面透镜	cylindrical lens
转动	rotation

转动轴	rotation axis
自发辐射	spontaneous emission
自然光	natural light
自旋磁量子数	spin magnetic quantum number
自旋回波	spin echo, SE
自旋量子数	spin quantum number
自由感应衰减	free induction decay, FID
纵波	longitudinal wave

附录　基本物理常量

物理常量	符号	数值	单位
真空中光速	c	299792458	$m \cdot s^{-1}$
真空磁导率	μ_0	$4\pi \times 10^{-7}$	$N \cdot A^{-2}$
真空电容率	ε_0	$8.854187817\cdots \times 10^{-12}$	$F \cdot m^{-1}$
万有引力常量	G	$6.6742(10) \times 10^{-11}$	$m^3 \cdot kg^{-1} \cdot s^{-2}$
普朗克常量	h	$6.6260693(11) \times 10^{-34}$	$J \cdot s$
约化普朗克常量	$\hbar$	$1.05457168(18) \times 10^{-34}$	$J \cdot s$
基本电荷	e	$1.60217653(14) \times 10^{-19}$	C
玻尔磁子	μ_B	$927.400949(80) \times 10^{-26}$	$J \cdot T^{-1}$
核磁子	μ_N	$5.05078343(43) \times 10^{-27}$	$J \cdot T^{-1}$
电子质量	m_e	$9.1093826(16) \times 10^{-31}$	kg
质子质量	m_p	$1.67262171(29) \times 10^{-27}$	kg
中子质量	m_n	$1.67492728(29) \times 10^{-27}$	kg
原子质量单位	m_u	$1.66053886(28) \times 10^{-27}$	kg
阿伏伽德罗常量	N_A	$6.0221415(10) \times 10^{23}$	mol^{-1}
摩尔气体常量	R	$8.314472(15)$	$J \cdot mol^{-1} \cdot K^{-1}$
玻耳兹曼常量	K	$1.3806505(24) \times 10^{-23}$	$J \cdot K^{-1}$